Gaia und die Psychologie der Selbstheilung
Die Verbindung von Natur, Geist und Körper als Weg zur inneren Balance

Band 1

Vorwort

Die Erde, als lebendiges, sich selbst regulierendes System zu betrachten, eröffnet eine ganz neue Sichtweise auf das menschliche Leben. Die Gaia-Theorie, entwickelt von James Lovelock und Lynn Margulis, hebt die Erde als einen komplexen Organismus hervor, in dem jeder Bestandteil auf die anderen einwirkt, um das Gleichgewicht und die Gesundheit des Gesamtsystems zu erhalten. Diese Sichtweise, die über das rein Physische hinausgeht, hat nicht nur in den Naturwissenschaften, sondern auch in der Psychologie tiefe Resonanz gefunden. Aus dieser Idee heraus ist der Ansatz der Gaiapsychologie entstanden – ein innovatives Modell, das die Beziehungen zwischen Geist, Körper und Umwelt in ein neues Licht rückt.

In Band 1 dieses Werkes tauchen wir in die Grundprinzipien der Gaiapsychologie ein, die die Verbindung zwischen Mensch und Natur in den Mittelpunkt psychologischer und therapeutischer Überlegungen stellt. Die Gaia-Theorie bietet nicht nur eine wissenschaftliche Grundlage, um die Dynamik des Lebens auf der Erde zu verstehen, sondern auch ein tiefes Verständnis für die Mechanismen der psychologischen Selbstregulation. Die Idee, dass der menschliche Geist, ähnlich wie die Erde, nach einem inneren Gleichgewicht strebt, durchdringt viele moderne psychologische Ansätze und ermöglicht es, psychische Gesundheit als integralen Bestandteil eines größeren, natürlichen Systems zu betrachten.

In den ersten Kapiteln wird diese Verbindung zwischen der Gaia-Theorie und psychologischen Prozessen detailliert untersucht. Dabei wird deutlich, dass das Individuum und die Natur nicht isoliert voneinander existieren, sondern in einem ständigen Dialog stehen, der das Wohlbefinden und die Gesundheit des Menschen entscheidend beeinflusst. Die Gaiapsychologie stellt die Natur in den Mittelpunkt therapeutischer Interventionen und zeigt, dass Heilung oft nur durch die Wiederherstellung der Verbindung zur natürlichen Welt erreicht werden kann.

Dieses erste Buch legt den Grundstein für ein umfassendes Verständnis der Gaiapsychologie und bietet wertvolle Einsichten in die tieferen psychologischen Prozesse, die durch die Interaktion mit der Umwelt beeinflusst werden. Es ist der Beginn einer Reise in die Welt der psychologischen Heilung, die weit über den traditionellen Rahmen hinausgeht und den Menschen als integralen Bestandteil eines größeren, lebendigen Systems begreift. Indem wir uns mit der Gaiapsychologie befassen, öffnen wir die Tür zu neuen, ganzheitlichen Ansätzen, die Körper, Geist und Umwelt in Einklang bringen.

Band 1 setzt den Fokus auf die tiefen, oft verborgenen Verbindungen zwischen psychischen Prozessen und der natürlichen Welt. Die Gaia-Theorie zeigt, dass das Leben auf der Erde nicht nur durch physikalische und chemische Prozesse gesteuert wird, sondern dass lebende Organismen aktiv dazu beitragen, die Bedingungen zu stabilisieren, die für das Leben notwendig sind. Diese Erkenntnis hat weitreichende Implikationen für das Verständnis von psychischer Gesundheit und Heilung, da sie den Menschen als Teil eines größeren, natürlichen Systems positioniert, das auf Gleichgewicht und Harmonie ausgerichtet ist.

Mit diesem Band laden wir Sie ein, die Grundlagen der Gaiapsychologie zu erkunden und zu entdecken, wie die Prinzipien der Gaia-Theorie neue Perspektiven für psychologische und therapeutische Ansätze eröffnen. Es ist eine Einladung, die tiefen Verbindungen zwischen Mensch und Natur zu verstehen und die Heilung als einen Prozess zu betrachten, der nicht nur in uns selbst, sondern auch in der Beziehung zur Umwelt stattfindet.

Inhaltsverzeichnis

Einführung in die Gaia-Theorie und ihre Relevanz für die Psychologie...............1
I. Ursprünge und Entwicklung der Gaia-Theorie..........1
   a) James Lovelock und Lynn Margulis...................1
   b) Erste Konzepte und Modelle 4
   c) Reaktionen der wissenschaftlichen Gemeinschaft 9
   d) Weiterentwicklung der Theorie................13
   e) Einfluss auf andere Wissenschaftsbereiche.........18
II. Kernaussagen der Gaia-Theorie.............23
   a) Selbstregulation des Planeten................23
   b) Rückkopplungsmechanismen...............29
   c) Dynamisches Gleichgewicht.............34
   d) Gaia als Superorganismus................39
   e) Grenzen der Theorie...........43
III. Gaia und der Mensch: Eine Einführung...............48
   a) Mensch als Teil des Ökosystems................48
   b) Verbindung zwischen Gaia und menschlicher Psychologie.............53
   c) Ökologische und psychologische Selbstregulation 58
   d) Ganzheitliches Denken und Heilung...............63
   e) Erste psychologische Parallelen................68
IV. Gaia als Modell für die innere Balance.............72
   a) Homöostase und psychische Gesundheit............72
   b) Selbstheilung im Kontext von Gaia................78
   c) Rückkopplung im menschlichen Denken..........82
   d) Emotionale und kognitive Regulation..............87
   e) Ganzheitliche Ansätze zur psychischen Heilung 91
V. Ausblick: Die Gaia-Theorie als psychologisches Modell...............95
   a) Relevanz in der modernen Psychologie............95
   b) Neue Forschungsrichtungen................100
   c) Interdisziplinäre Anwendungen................105

d) Praktische Implikationen..................................109
e) Zukünftige Entwicklungen..............................112
Selbstregulation und Homöostase in der Psychologie
...115
I. Theorien der psychologischen Selbstregulation.....115
   a) Historische Entwicklung..............................115
   b) Emotionsregulation......................................119
   c) Kognitive Selbststeuerung...........................123
   d) Motivation und Verhaltenskontrolle..............128
   e) Modelle der Selbstregulation........................132
II. Homöostase in biologischen und psychologischen Systemen..137
   a) Physiologische Homöostase.........................137
   b) Psychologische Homöostase........................141
   c) Störungen der Homöostase..........................145
   d) Anpassung und Coping-Strategien................149
   e) Das allostatische Load-Modell.....................153
III. Psychologische Rückkopplungssysteme.............165
   a) Positive und negative Rückkopplung.............165
   b) Rückkopplung in kognitiven Prozessen..........169
   c) Emotionale Rückkopplung...........................172
   d) Feedback-Loops in der Selbstregulation........175
   e) Rückkopplungsmechanismen in der Psychotherapie...179
IV. Stress und Selbstregulation: Ein Balanceakt.......183
   a) Stressbewältigung und Anpassung................183
   b) Der Zusammenhang zwischen Stress und Homöostase...187
   c) Stress als Rückkopplungssystem...................187
   d) Strategien der Stressregulation.....................191
   e) Der Einfluss der Umwelt auf die Stressregulation
....195
V. Anwendung der Gaia-Prinzipien auf psychologische Homöostase...199
   a) Gaia als Modell für Stressbewältigung...........199
   b) Umweltpsychologie und Homöostase............203

c) Naturbasierte Selbstheilung..............................206
d) Psychologische Implikationen der Gaia-Theorie
....209
e) Forschungsperspektiven....................................212
Gaia und die Natur des Menschen: Ökologische Psychologie..216
I. Die Verbindung zwischen Mensch und Natur........216
  a) Psychologische Auswirkungen der Naturverbundenheit...216
  b) Evolutionäre Grundlagen der Naturbeziehung.218
  c) Biophilie und ökologische Psychologie...........222
  d) Natur als Heiler..226
  e) Umweltpsychologie und Wohlbefinden...........230
II. Naturverbundenheit und psychische Gesundheit..234
  a) Therapeutische Effekte der Natur....................234
  b) Naturverbundenheit als Stressprävention........239
  c) Achtsamkeit in der Natur.................................241
  d) Waldbaden und andere Naturtherapien...........244
  e) Forschung zu Natur und psychischem Wohlbefinden..247
III. Gaia und Ökotherapie...249
  a) Definition und Grundprinzipien der Ökotherapie
....249
  b) Gaia-Theorie in der Ökotherapie.....................251
  c) Praktische Anwendungen in der Psychotherapie
....253
  d) Wirksamkeitsstudien zur Ökotherapie............255
  e) Ökologische Achtsamkeit und Gaia................257
IV. Gaia und holistische Gesundheit..........................258
  a) Ganzheitliche Gesundheitsansätze...................258
  b) Gaia als Modell für ganzheitliche Psychotherapie
....260
  c) Körper-Geist-Verbindung in der Gaia-Theorie.262
  d) Integration von Natur und Therapie................264
  e) Ganzheitliche Heilung durch ökologische Modelle...267

V. Nachhaltigkeit und psychische Gesundheit..........271
   a) Psychische Auswirkungen von Umweltkrisen. 271
   b) Nachhaltigkeit als psychologisches Bedürfnis. 274
   c) Gaia und nachhaltiges Denken........................277
   d) Umweltverantwortung und psychisches
   Wohlbefinden..280
   e) Psychologische Resilienz in Zeiten ökologischer
   Krisen..282

Die Rolle der Umwelt in der psychischen Gesundheit
..286
   I. Die Bedeutung der natürlichen Umgebung für die
   Psyche..286
      a) Natur als psychologische Ressource................286
      b) Umgebungseinflüsse auf die emotionale
      Gesundheit..290
      c) Urbanisierung und psychische Belastungen.....293
      d) Psychologische Auswirkungen von Naturverlust
     296
      e) Gaia und die Wiederherstellung von
      Umweltverbindungen...300
   II. Umweltstressoren und psychische Gesundheit.....303
      a) Auswirkungen von Umweltverschmutzung......303
      b) Klimaangst und ihre psychischen Folgen........307
      c) Psychische Belastungen durch Umweltzerstörung
     310
      d) Gaia als Bewältigungsstrategie........................313
      e) Umweltpsychologie in der Praxis....................316
   III. Umweltpsychologie und therapeutische
   Interventionen..318
      a) Therapeutische Nutzung von Natur.................318
      b) Raumgestaltung und psychisches Wohlbefinden
     323
      c) Ökologische Interventionen in der Psychotherapie
     328
      d) Gaia-basierte therapeutische Ansätze..............332
      e) Nachhaltigkeit und psychologische Therapie...335

IV. Resilienz durch Naturverbundenheit..................339
   a) Die Rolle der Natur in der Resilienzförderung.339
   b) Resilienzfaktoren in ökologischen Systemen...343
   c) Natur als Quelle der inneren Stärke..................346
   d) Gaia-basierte Resilienzmodelle......................349
   e) Forschung zur Resilienz und Naturverbundenheit
  350
V. Gaia-Theorie als Werkzeug zur Bewältigung von
Umweltängsten..354
   a) Umweltängste und psychische Belastungen.....354
   b) Gaia-Theorie als psychologisches Coping-Modell
  358
   c) Therapeutische Ansätze bei Klimaangst...........362
   d) Rückbesinnung auf die Natur als
   Heilungsmethode...366
   e) Langfristige Bewältigungsstrategien.................370

Emotionale Rückkopplung und das Gaia-Modell der psychischen Selbstregulation..375
   I. Emotionale Selbstregulation und Gaia..................375
      a) Gaia als Modell für emotionale Balance..........375
      b) Rückkopplung in emotionalen Prozessen........379
      c) Gaia und die Regulation von Angst und Stress 383
      d) Emotionsregulation durch Naturverbundenheit
     387
      e) Emotionale Homöostase im Gaia-Modell........390
   II. Kognitive Rückkopplung und Selbstheilung........393
      a) Kognitive Prozesse und Selbstregulation.........393
      b) Gaia und die Kontrolle negativer Gedanken....396
      c) Rückkopplungsprozesse in der kognitiven
      Therapie..399
      d) Gaia-basierte kognitive Heilungsansätze.........403
      e) Anwendung der Gaia-Theorie in der
      Kognitionspsychologie..406
   III. Gaia und die Regulation von Trauma..................408
      a) Traumaverarbeitung durch
      Rückkopplungssysteme..408

    b) Gaia-basierte Ansätze zur Traumatherapie........412
    c) Natürliche Rückkopplung und Heilung nach
    Trauma..416
    d) Gaia und die Wiederherstellung nach
    traumatischen Erlebnissen.....................................420
    e) Forschung zur Gaia-Theorie und Trauma.........423
    IV. Gaia und die Psychodynamik...................................426
    a) Unbewusste Prozesse und Gaia........................426
    b) Rückkopplung im Unbewussten........................430
    c) Gaia als Modell für psychodynamische Therapie
   433
    d) Tiefenpsychologische Ansätze und die Gaia-
    Theorie..436
    e) Unbewusste Selbstheilung durch Gaia.............438
    V. Praxis der emotionalen Rückkopplung in der
    Therapie...440
    a) Gaia-basierte Techniken zur Emotionsregulation
   440
    b) Gaia und emotionale Achtsamkeit...................443
    c) Naturverbundenheit in der Emotionsarbeit........447
    d) Rückkopplungsübungen für den therapeutischen
    Alltag..450
    e) Forschung zu emotionaler Rückkopplung und
    Gaia...454

**Gaia und Achtsamkeit: Eine spirituelle Verbindung
zur Natur..458**
    I. Achtsamkeit und die Gaia-Theorie.......................458
    a) Achtsamkeit als Verbindung zur Natur.............458
    b) Gaia als Objekt achtsamer Beobachtung.........461
    c) Meditative Praktiken inspiriert durch Gaia......465
    d) Verbindung zwischen Achtsamkeit und
    ökologischer Bewusstheit.......................................468
    e) Gaia-basierte Achtsamkeitstechniken...............471
    II. Die Rolle der Achtsamkeit in der Selbstregulation
   474
    a) Achtsamkeit und emotionale Regulation.........474

b) Kognitive Effekte der Achtsamkeit..................477
c) Stressbewältigung durch Achtsamkeit..............480
d) Achtsamkeit und Selbstheilung......................484
e) Empirische Forschung zur Achtsamkeit und psychischer Gesundheit......................487
III. Gaia und spirituelle Gesundheit......................490
   a) Gaia als spirituelles Konzept....................490
   b) Spiritualität und ökologische Psychologie.......493
   c) Spirituelle Praktiken, die auf Gaia basieren.....497
   d) Gaia als Quelle spiritueller Heilung................500
   e) Forschung zur spirituellen Dimension der Gaia-Theorie..................503
IV. Achtsamkeit in der Naturtherapie......................506
   a) Achtsame Naturwahrnehmung....................506
   b) Meditationen in natürlichen Umgebungen.......510
   c) Waldbaden und achtsame Naturwanderungen..512
   d) Gaia-basiertes Naturbewusstsein....................515
   e) Achtsamkeit und ökologische Heilung..............517
V. Praktische Anwendungen von Gaia und Achtsamkeit 520
   a) Alltagstechniken für Gaia-basierte Achtsamkeit 520
   b) Übungen zur Förderung der Naturverbindung. 521
   c) Integration von Gaia-Praktiken in die Therapie 525
   d) Achtsame Umweltgestaltung....................528
   e) Forschung zu praktischen Gaia-basierten Achtsamkeitsmethoden..................531

Gaia und die Körper-Geist-Verbindung: Somatische Psychologie..................535
I. Die Körper-Geist-Verbindung in der Psychologie. 535
   a) Somatische Psychologie und Selbstregulation. 535
   b) Körperorientierte Therapieansätze..................539
   c) Körperwahrnehmung und emotionale Regulation 544
   d) Gaia und die Ganzheit von Körper und Geist. .548

e) Forschung zur Körper-Geist-Verbindung und Gaia ...552
II. Gaia und körperliche Heilung...556
  a) Einfluss von Gaia auf das körperliche Wohlbefinden...556
  b) Somatische Heilung durch Naturverbundenheit ...559
  c) Körperliche Homöostase und Gaia...563
  d) Gaia-basierte somatische Praktiken...566
  e) Praktische Anwendungen in der somatischen Therapie...569
III. Gaia und Embodiment...572
  a) Embodiment-Theorien und Gaia...572
  b) Körperwahrnehmung als Rückkopplung...575
  c) Gaia als Modell für verkörperte Heilung...579
  d) Embodiment in der ökologischen Psychologie 583
  e) Forschung zu Gaia und Embodiment...586
IV. Somatische Selbstregulation und Gaia...589
  a) Somatische Stressbewältigung...589
  b) Körperorientierte Ansätze zur Emotionsregulation ...592
  c) Gaia und somatische Achtsamkeit...595
  d) Körperbewusstsein in natürlichen Umgebungen ...598
  e) Somatische Übungen inspiriert durch Gaia...601
V. Ganzheitliche Therapieansätze: Körper, Geist und Natur...605
  a) Integration von somatischen und psychologischen Gaia-Prinzipien...605
  b) Gaia-basierte ganzheitliche Therapieansätze...610
  c) Körper-Geist-Praktiken in der Naturtherapie...613
  d) Ganzheitliche Heilung durch die Verbindung mit Gaia...616
  e) Forschung zur Ganzheitstherapie und Gaia...619
Quellen und Literaturverzeichnis...624

Kapitel 1

Einführung in die Gaia-Theorie und ihre Relevanz für die Psychologie

I. Ursprünge und Entwicklung der Gaia-Theorie

a) James Lovelock und Lynn Margulis

Die Gaia-Theorie, die in den 1970er Jahren von James Lovelock formuliert wurde, markierte einen paradigmatischen Wechsel im wissenschaftlichen Verständnis der Erde und ihrer Ökosysteme. Lovelock, ein britischer Chemiker, entwickelte diese Theorie ausgehend von seinen Beobachtungen und Forschungen für die NASA, bei denen er Methoden zur Suche nach außerirdischem Leben untersuchte. Während dieser Untersuchungen kam er zu der bahnbrechenden Überlegung, dass die Erde selbst wie ein lebendiger Organismus agiert, der seine Umwelt aktiv reguliert, um Bedingungen zu schaffen und aufrechtzuerhalten, die Leben ermöglichen. Diese Überlegung führte ihn dazu, die Hypothese zu formulieren, dass die Erde nicht nur ein passiver Ort für das Leben ist, sondern dass das Leben selbst einen aktiven Beitrag zur Stabilisierung der Umwelt leistet.

Lovelocks Hypothese basierte auf der Analyse der atmosphärischen Bedingungen der Erde, insbesondere des hohen Sauerstoffgehalts, der in seiner Stabilität und Konzentration ungewöhnlich erscheint. Der Sauerstoffanteil in der Atmosphäre, etwa 21 Prozent, könnte durch rein chemisch-physikalische Prozesse nicht so konstant gehalten werden. Lovelock stellte die These auf, dass lebende Organismen – Pflanzen, Mikroorganismen und andere biotische Komponenten – eine entscheidende Rolle bei der Regulierung der Atmosphäre spielen. Diese aktiven Prozesse, die er als selbstregulierend beschrieb, schufen eine neue Sichtweise auf die Erde als System, das durch das Zusammenwirken biologischer, chemischer und physikalischer Faktoren in einem stabilen Gleichgewicht gehalten wird.

Parallel zu Lovelocks Arbeiten in Großbritannien entwickelte die amerikanische Mikrobiologin Lynn Margulis ihre eigene wissenschaftliche Theorie der Symbiogenese, die einen wichtigen Beitrag zur Gaia-Theorie leistete. Margulis untersuchte, wie symbiotische Beziehungen zwischen Mikroorganismen eine entscheidende Rolle in der Evolution des Lebens spielen. Sie zeigte, dass viele komplexe Zellen durch die Kooperation und das Zusammenleben verschiedener mikrobieller Vorfahren entstanden sind. Diese Sichtweise revolutionierte das Verständnis von Evolution, indem sie aufzeigte, dass Kooperation und Symbiose ebenso entscheidend sind wie Wettbewerb und Selektion.

Lovelock und Margulis erkannten, dass ihre Forschungsgebiete sich auf fundamentale Weise ergänzten. Lovelocks Idee eines selbstregulierenden Planeten konnte durch Margulis' Verständnis symbiotischer Beziehungen auf mikrobieller Ebene biologisch untermauert werden. Gemeinsam erweiterten sie die Gaia-Theorie, indem sie die Rolle von Mikroorganismen in globalen Stoffwechselkreisläufen betonten. Die Mikrobiologie lieferte das notwendige biologische Fundament, um zu verstehen, wie lebende Organismen die Umwelt aktiv gestalten und stabilisieren. Margulis trug wesentlich dazu bei, den Einfluss von Mikroben auf die globalen chemischen Zyklen zu erklären, wie den Kohlenstoff-, Stickstoff- und Schwefelkreislauf, die essenziell für das Leben auf der Erde sind.

Ein zentraler wissenschaftlicher Durchbruch der Zusammenarbeit von Lovelock und Margulis war die Veröffentlichung ihres Artikels „Atmospheric homeostasis by and for the biosphere: The Gaia hypothesis" im Jahr 1974 in der Fachzeitschrift *Tellus*. In diesem Werk legten sie dar, wie die Biosphäre durch das Wechselspiel biologischer und chemischer Prozesse zur Stabilisierung der atmosphärischen Bedingungen beiträgt. Sie argumentierten, dass die Atmosphäre der Erde kein Ergebnis zufälliger physikalischer Prozesse ist, sondern dass das Leben auf der Erde die atmosphärischen Bedingungen aktiv aufrechterhält, ähnlich wie ein Organismus seine inneren Milieus reguliert.

Lovelock und Margulis zeigten, dass die Gaia-Theorie weit über die reine Beschreibung von Ökosystemen hinausgeht. Sie postulierten, dass die Erde als ein ganzheitliches, selbstregulierendes System betrachtet werden muss, in dem biologische Prozesse integraler Bestandteil der Stabilität sind. Die Theorie stieß anfangs auf Skepsis in der wissenschaftlichen Gemeinschaft, vor allem wegen ihrer weitreichenden Implikationen und der Schwierigkeit, sie experimentell zu testen. Doch im Laufe der Jahre gewannen Lovelock und Margulis immer mehr Anerkennung, insbesondere durch die Unterstützung interdisziplinärer Forschung, die die Rolle der Biosphäre in der globalen Umweltregulation weiter untersuchte.

Margulis' Beiträge zur Gaia-Theorie gingen tiefer als nur die Unterstützung von Lovelocks Ideen. Sie brachte ihre umfassende Kenntnis der Mikrobiologie ein und erweiterte die Gaia-Theorie, indem sie aufzeigte, wie mikrobielle Ökosysteme nicht nur auf der Erde existieren, sondern auch aktiv deren chemische und physikalische Umgebungen gestalten. Ihre Forschung verdeutlichte, dass Mikroorganismen nicht nur passive Teilnehmer in den Ökosystemen sind, sondern wesentliche Akteure, die maßgeblich zur Stabilisierung der gesamten Biosphäre beitragen.

In den folgenden Jahren entwickelte sich die Gaia-Theorie zu einem interdisziplinären Konzept, das nicht nur in der Ökologie und Klimatologie diskutiert wurde, sondern auch in der Psychologie, Philosophie und Umweltethik an Bedeutung gewann. Die Idee, dass der Mensch ein integraler Bestandteil eines größeren, lebendigen Systems ist, eröffnete neue Perspektiven für das Verständnis von Mensch und Natur, das über den klassischen Anthropozentrismus hinausgeht. Dieses Konzept betont die Verantwortung des Menschen für die Aufrechterhaltung der Balance auf der Erde, da jede Störung in einem Teil des Systems Auswirkungen auf das Ganze haben kann.

b) Erste Konzepte und Modelle

Die Gaia-Theorie, die von James Lovelock in den 1970er Jahren formuliert wurde, führte zu einer fundamentalen Neuausrichtung des Verständnisses von Erde und Leben. Das zentrale Konzept dieser Theorie basiert auf der Annahme, dass die Erde und ihre biotischen sowie abiotischen Komponenten als ein integriertes, selbstregulierendes System fungieren. Dieses System ist darauf ausgelegt, die Umweltbedingungen auf dem Planeten so zu gestalten und zu stabilisieren, dass sie Leben begünstigen und erhalten. Lovelock formulierte diese Idee auf Basis seiner Forschungen und Beobachtungen zur globalen Umweltregulation, die er im Rahmen seiner Zusammenarbeit mit der NASA für die Suche nach Leben auf anderen Planeten entwickelte. Doch die Gaia-Theorie ging über reine Hypothesen hinaus und brachte die Notwendigkeit mit sich, diese Annahmen mit wissenschaftlichen Modellen zu untermauern. Ein bedeutendes frühes Modell, das dieser Theorie zugrunde liegt, ist das sogenannte Daisyworld-Modell, das Lovelock 1983 entwickelte.

Das Daisyworld-Modell war ein einfaches, aber äußerst einflussreiches Computermodell, das die Mechanismen demonstrierte, durch die biologische Rückkopplungsprozesse die Temperatur auf einem hypothetischen Planeten stabilisieren könnten. Dieses Modell bot eine methodische Annäherung an die Gaia-Theorie, indem es eine hypothetische Welt simulierte, die von zwei Pflanzenarten – weißen und schwarzen „Gänseblümchen" – besiedelt wird. Diese Pflanzenarten beeinflussten durch ihre unterschiedlichen Farben die Albedo des Planeten. Die weißen Gänseblümchen reflektierten mehr Sonnenlicht und kühlten so die Umgebung, während die schwarzen Gänseblümchen mehr Licht absorbierten und so die Umgebung aufwärmten. Das Modell zeigte, wie das dynamische Zusammenspiel zwischen diesen Pflanzenarten die Temperatur des Planeten in einem Bereich stabilisieren könnte, der Leben ermöglicht. Trotz einfacher Annahmen und Mechanismen veranschaulichte das Daisyworld-Modell, wie biologische Prozesse aktiv zur Regulation des Klimas beitragen können, und lieferte damit einen frühen Beweis für die Prinzipien der Gaia-Theorie.

Das Daisyworld-Modell verdeutlichte insbesondere den Albedo-Effekt, ein physikalisches Phänomen, bei dem die Reflexion von Sonnenstrahlen durch die Erdoberfläche die klimatischen Bedingungen beeinflusst. Dieser Effekt spielt auch auf der Erde eine zentrale Rolle bei der Regulation der globalen Temperaturen. Helle Flächen, wie Eis und Schnee, reflektieren das Sonnenlicht, während dunklere Oberflächen, wie Ozeane und Wälder, mehr Sonnenlicht absorbieren und so zur Erwärmung beitragen. Das Modell von Lovelock übertrug dieses Konzept auf einen hypothetischen Planeten und zeigte, dass nicht nur abiotische Faktoren, sondern auch lebende Organismen eine entscheidende Rolle bei der Modulation dieser Prozesse spielen können. Die Interaktion zwischen den Pflanzenarten auf Daisyworld war ein einfaches, aber effektives Beispiel für die Rückkopplungsmechanismen, durch die sich das Klima eines Planeten selbst regulieren kann.

Die Bedeutung des Daisyworld-Modells liegt nicht nur in seiner simplen Eleganz, sondern auch in der Möglichkeit, komplexe ökologische Prozesse auf eine Weise zu simulieren, die verständlich und nachvollziehbar ist. Es veranschaulichte, dass biologische Rückkopplungssysteme, die durch das Verhalten lebender Organismen angetrieben werden, in der Lage sind, die Umweltbedingungen zu stabilisieren. Diese Idee war ein Meilenstein in der Entwicklung der Gaia-Theorie, da sie zeigte, dass biologische Prozesse nicht nur passive Reaktionen auf Umweltbedingungen sind, sondern aktiv zur Stabilität des gesamten Planeten beitragen. Diese Erkenntnis stellte einen grundlegenden Paradigmenwechsel dar, indem sie die Rolle des Lebens als aktiven Gestalter und Regulator der Umwelt betonte.

In den frühen Konzepten der Gaia-Theorie argumentierten Lovelock und seine Mitstreiter, dass biologische Prozesse wesentlich zur langfristigen Aufrechterhaltung des Lebens auf der Erde beitragen. Diese Prozesse beinhalten nicht nur direkte Interaktionen zwischen Organismen und ihrer Umwelt, sondern auch komplexe Rückkopplungsschleifen, die auf globaler Ebene wirken. So spielen Mikroorganismen beispielsweise eine entscheidende Rolle in den globalen Stoffkreisläufen, wie dem Kohlenstoff-, Stickstoff- und Schwefelkreislauf, die wiederum für die Aufrechterhaltung stabiler Lebensbedingungen auf der Erde unerlässlich sind. Die Gaia-Theorie betonte, dass die Erde in einem gewissen Sinne „lebendig" ist, weil sie durch diese vernetzten biologischen Prozesse aktiv ihre eigenen Bedingungen reguliert.

Die Vorstellung, dass die Erde als ein lebendiges System fungiert, das bestrebt ist, seine Lebensbedingungen zu stabilisieren, führte zu weitreichenden wissenschaftlichen und philosophischen Diskussionen. Lovelock und seine Kollegen argumentierten, dass das Leben auf der Erde nicht nur ein passives Produkt dieser Bedingungen ist, sondern aktiv an ihrer Erhaltung beteiligt ist. Dies stellte einen radikalen Bruch mit dem klassischen, mechanistischen Weltbild dar, das die Erde als ein passives Objekt betrachtete, auf dem das Leben lediglich existiert, ohne wesentlichen Einfluss auf die globalen Umweltbedingungen zu nehmen.

Mit der Entwicklung des Daisyworld-Modells und anderen frühen Konzepten legten Lovelock und Margulis den Grundstein für ein neues Verständnis der Beziehung zwischen Leben und Umwelt. Sie zeigten, dass das Leben auf der Erde nicht isoliert betrachtet werden kann, sondern dass es in ein komplexes Netzwerk von Rückkopplungsschleifen eingebettet ist, die das Klima, die Atmosphäre und andere wichtige Umweltbedingungen regulieren. Diese Rückkopplungsschleifen ermöglichen es der Erde, als ein kohärentes, selbstregulierendes System zu funktionieren, das in der Lage ist, auf externe Störungen zu reagieren und sich an veränderte Bedingungen anzupassen.

Ein Beispiel für eine solche Rückkopplungsschleife ist die Rolle von Phytoplankton in den Ozeanen. Phytoplankton, mikroskopisch kleine Algen, die in den oberen Schichten der Ozeane leben, spielen eine Schlüsselrolle im globalen Kohlenstoffkreislauf. Sie nehmen Kohlendioxid aus der Atmosphäre auf und nutzen es für die Photosynthese. Ein Teil dieses Kohlenstoffs wird in Form von organischem Material im Ozean gespeichert, während ein anderer Teil durch die Nahrungskette zirkuliert. Wenn Phytoplankton absterben, sinken sie auf den Meeresboden und binden dort den Kohlenstoff langfristig. Dieser Prozess trägt zur Reduktion des atmosphärischen Kohlendioxids bei und wirkt somit kühlend auf das globale Klima. Hier zeigt sich, wie biologische Prozesse durch Rückkopplung zur Stabilisierung des Klimas beitragen und die Gaia-Theorie auf globaler Ebene angewendet werden kann.

Ein weiteres Beispiel ist der Einfluss von Wäldern auf das globale Klima. Wälder, insbesondere tropische Regenwälder, sind wichtige Kohlenstoffsenken, die große Mengen an Kohlendioxid aus der Atmosphäre binden und in Biomasse umwandeln. Gleichzeitig beeinflussen Wälder das lokale und globale Klima durch die Transpiration von Wasser, die Verdunstung und die Produktion von Aerosolen, die die Wolkenbildung fördern. Diese Prozesse tragen dazu bei, das Klima zu regulieren und stabile Bedingungen für das Leben zu schaffen. Auch hier zeigt sich, wie die Gaia-Theorie die Interaktionen zwischen biologischen und physikalischen Prozessen betont, die für die Aufrechterhaltung des Lebens auf der Erde unerlässlich sind.

Die frühen Konzepte und Modelle der Gaia-Theorie legten den Grundstein für eine neue Sichtweise auf die Erde als ein integriertes, lebendiges System. Sie zeigten, dass biologische Prozesse nicht nur passive Konsequenzen der Umweltbedingungen sind, sondern aktiv zur Stabilisierung des Planeten beitragen. Diese Ideen beeinflussten nicht nur die ökologische Forschung, sondern auch das Denken in anderen wissenschaftlichen Disziplinen, einschließlich der Psychologie, Philosophie und Umweltethik. Die Gaia-Theorie eröffnete neue Perspektiven auf die Rolle des Menschen in der Natur und die Verantwortung, die wir für die Aufrechterhaltung des Gleichgewichts auf der Erde tragen.

c) Reaktionen der wissenschaftlichen Gemeinschaft

Die Gaia-Theorie von James Lovelock und Lynn Margulis löste in der wissenschaftlichen Gemeinschaft nach ihrer Vorstellung eine kontroverse Debatte aus, die tief in das Verständnis von biologischen und geologischen Prozessen eingriff. Die Reaktionen reichten von Faszination und Begeisterung über die innovative Verbindung von Biologie und Geologie bis hin zu scharfer Kritik, insbesondere in Bezug auf die teleologische Implikation der Theorie. Der zentrale Streitpunkt drehte sich um die Frage, ob die Erde als ein selbstregulierendes System, das darauf abzielt, lebensfreundliche Bedingungen aufrechtzuerhalten, als wissenschaftlich haltbar angesehen werden könne.

Ein wesentlicher Kritikpunkt betraf die Annahme, dass die Gaia-Theorie impliziert, die Erde verhalte sich teleologisch, also zielgerichtet, als ob sie bewusst Bedingungen für das Leben aufrechterhalte. Diese Vorstellung widersprach dem klassischen Verständnis der Evolutionsbiologie, das von Charles Darwin und der Theorie der natürlichen Selektion geprägt ist. In der darwinistischen Perspektive erfolgt die Evolution durch zufällige Mutationen und die Selektion von Organismen, die am besten an ihre Umwelt angepasst sind. Die Gaia-Theorie hingegen schien eine intentionalistische Lesart nahe zu legen, in der die Erde „absichtlich" Lebensbedingungen reguliert – ein Gedanke, der vielen Biologen als unvereinbar mit den Prinzipien der natürlichen Selektion erschien.

Richard Dawkins, ein führender Vertreter der neo-darwinistischen Sichtweise, war einer der prominentesten Kritiker der Gaia-Theorie. In seinem Buch „The Extended Phenotype" argumentierte er, dass natürliche Selektion auf der Ebene der Gene und Individuen abläuft und nicht auf der Ebene des gesamten Planeten. Er betonte, dass es keinen Mechanismus gebe, der erklären könnte, wie die Erde als Ganzes selektiv „gesteuert" wird, um günstige Bedingungen für das Leben zu schaffen. Dawkins und andere Kritiker sahen in der Gaia-Theorie die Gefahr, dass sie unzulässige anthropomorphe und teleologische Vorstellungen in die Naturwissenschaften einführt.

Trotz dieser Kritikpunkte fand die Gaia-Theorie auch viele Anhänger und Fürsprecher, insbesondere in interdisziplinären Feldern wie der Erdsystemwissenschaft, der Ökologie und der Klimaforschung. Diese Disziplinen waren offener für systemische Ansätze, die die komplexen Wechselwirkungen zwischen biologischen und geologischen Prozessen berücksichtigen. Für viele Wissenschaftler lag der Wert der Gaia-Theorie weniger in der Frage, ob die Erde „absichtlich" lebensfreundliche Bedingungen aufrechterhält, sondern darin, dass sie ein ganzheitliches und vernetztes Verständnis des Erdsystems förderte. Sie regte dazu an, die Erde nicht nur als physikalisches Objekt zu betrachten, sondern als ein komplexes, dynamisches System, in dem biologische Prozesse eine wesentliche Rolle bei der Modulation und Stabilisierung von Umweltbedingungen spielen.

In der Ökologie fand die Gaia-Theorie zunehmend Anklang, da sie das Verständnis dafür förderte, dass Lebewesen und ihre Umgebung in einem wechselseitigen Abhängigkeitsverhältnis stehen. Diese systemische Sichtweise, die das Zusammenspiel von Biota und Geosphäre betont, trug dazu bei, neue Forschungsrichtungen zu eröffnen. Beispielsweise wurde die Rolle von Mikroorganismen in globalen Stoffkreisläufen intensiver untersucht, was das Verständnis darüber erweiterte, wie biologische Prozesse zur Stabilität des Klimas beitragen.

Ein weiterer wichtiger Aspekt, der in den wissenschaftlichen Diskussionen zur Gaia-Theorie an Bedeutung gewann, war die Vorstellung, dass der Planet durch Rückkopplungsprozesse reguliert wird. Diese Rückkopplungsmechanismen, die in der Gaia-Theorie eine zentrale Rolle spielen, konnten durch empirische Beobachtungen in verschiedenen Disziplinen bestätigt werden. So zeigte die Klimaforschung, dass Rückkopplungseffekte wie die Wechselwirkungen zwischen Ozeanen, Atmosphären und biologischen Systemen entscheidend für die Stabilität des Erdklimas sind. Diese Erkenntnisse untermauerten die Vorstellung, dass die Erde als integriertes System verstanden werden sollte, in dem biologische Prozesse eine aktive Rolle bei der Gestaltung der Umwelt spielen.

Trotz der Kontroversen konnte die Gaia-Theorie somit in verschiedenen wissenschaftlichen Bereichen Fuß fassen und zu einem Paradigmenwechsel im Verständnis der Erde beitragen. In den Erdsystemwissenschaften wurde die Idee der Erde als ein dynamisches und selbstregulierendes System zunehmend akzeptiert. Diese Disziplinen betrachten den Planeten als ein komplexes Netzwerk von Wechselwirkungen zwischen der Atmosphäre, der Hydrosphäre, der Biosphäre und der Lithosphäre. In diesem Kontext wurde die Gaia-Theorie nicht als eine radikale Abweichung vom wissenschaftlichen Mainstream betrachtet, sondern als eine Weiterentwicklung, die die Bedeutung von biologischen Prozessen in der globalen Umweltregulation betonte.

In den 1980er und 1990er Jahren erfuhr die Gaia-Theorie eine erneute wissenschaftliche Relevanz, als sich das Verständnis von Klimawandel und globalen Umweltveränderungen weiterentwickelte. Die Erforschung des anthropogenen Klimawandels brachte die Frage auf, wie die Menschheit das empfindliche Gleichgewicht der Erdsysteme stören könnte, und regte zu interdisziplinären Untersuchungen an, die die Gaia-Theorie wieder aufgriffen. In diesem Kontext wurden die Konzepte der Gaia-Theorie als eine Grundlage genutzt, um zu verstehen, wie das menschliche Handeln die Stabilität des Erdsystems gefährden könnte.

Es zeigte sich, dass die Gaia-Theorie auch in philosophischen und ethischen Diskussionen eine bedeutende Rolle spielte. Die Idee, dass die Erde als ein lebendiges System betrachtet werden kann, eröffnete neue Perspektiven auf die Umweltethik und die Verantwortung des Menschen gegenüber der Natur. Der Gedanke, dass die Erde durch das Zusammenwirken von Leben und Umwelt stabilisiert wird, führte zu einer ethischen Verpflichtung, dieses fragile Gleichgewicht zu bewahren. Dies war besonders relevant in einer Zeit, in der ökologische Krisen wie der Klimawandel, der Verlust der Biodiversität und die Verschmutzung der Ozeane zunehmend ins Bewusstsein rückten.

Auch die ökologische Bewegung nahm die Gaia-Theorie als philosophische Grundlage auf, um ein tiefes ökologisches Bewusstsein zu fördern. Die Vorstellung, dass der Planet ein lebendiges System ist, in dem alle Teile miteinander verbunden sind, wurde zu einem kraftvollen Bild, das das Bewusstsein für ökologische Nachhaltigkeit und die Notwendigkeit eines verantwortungsvollen Umgangs mit den natürlichen Ressourcen schärfte. Lovelock selbst spielte eine aktive Rolle in der öffentlichen Debatte über Umweltfragen und nutzte die Gaia-Theorie, um auf die dringende Notwendigkeit hinzuweisen, die globalen Umweltrisiken zu adressieren.

d) Weiterentwicklung der Theorie

Die Weiterentwicklung der Gaia-Theorie verlief über mehrere Jahrzehnte hinweg und führte zu einer Vertiefung und Differenzierung der ursprünglichen Konzepte. Während die Gaia-Theorie in ihren frühen Jahren vor allem durch die bahnbrechenden Ideen von James Lovelock und Lynn Margulis geprägt wurde, erlebte sie später eine Transformation, bei der wissenschaftliche Präzision und Interdisziplinarität stärker in den Vordergrund rückten. Lovelock selbst spielte eine zentrale Rolle in der

Modifikation und Verfeinerung der Gaia-Theorie, indem er sich zunehmend von der Vorstellung einer „bewussten" Gaia distanzierte und den Fokus auf nicht-intentionale Rückkopplungsprozesse legte.

In seinem späteren Werk „The Revenge of Gaia" (2006) betonte Lovelock die Bedeutung dieser Rückkopplungsprozesse, indem er auf die Risiken hinwies, die durch anthropogene Eingriffe in die Umwelt entstehen. Er warnte davor, dass menschliche Aktivitäten, insbesondere die anhaltende Nutzung fossiler Brennstoffe und die massive Umweltverschmutzung, die Selbstregulationsmechanismen der Erde überlasten könnten. Diese Überlastung würde das empfindliche Gleichgewicht, das die Gaia-Theorie beschreibt, stören und zu irreversiblen Schäden führen. Lovelock sah die Menschheit als eine potenzielle Bedrohung für die Stabilität der planetaren Systeme, die über Millionen von Jahren entwickelt wurden, um lebensfreundliche Bedingungen aufrechtzuerhalten.

Lovelocks Perspektive wandelte sich in den folgenden Jahrzehnten von einem optimistischen Vertrauen in die Fähigkeit der Erde, sich selbst zu regulieren, hin zu einer eher pessimistischen Sichtweise, in der die menschlichen Eingriffe als potenziell katastrophal angesehen wurden. „The Revenge of Gaia" wurde als ein Warnruf verstanden, der die Dringlichkeit betonte, den Einfluss menschlicher Aktivitäten auf das Klima und die Umwelt zu reduzieren. Lovelock argumentierte, dass die Erde sich zwar selbst regulieren könne, aber nur bis zu einem bestimmten Punkt. Sobald dieser Punkt überschritten sei, könnte das gesamte System kippen und in ein neues, für das Leben weniger förderliches Gleichgewicht übergehen.

Parallel zu Lovelocks Überlegungen entwickelte Lynn Margulis ihre Forschungen zur Mikrobiologie und zur Bedeutung symbiotischer Beziehungen weiter. Margulis konzentrierte sich darauf, zu zeigen, wie symbiotische Prozesse – insbesondere die Kooperation von Mikroorganismen – eine entscheidende Rolle in der Evolution und Stabilisierung des Lebens auf der Erde spielten. Sie erweiterte die Gaia-Theorie durch die Betonung der Mikrobiologie und zeigte, dass Mikroorganismen in der globalen Umweltregulation eine Schlüsselrolle spielen. Ihre Forschungen verdeutlichten, dass das Leben auf der Erde nicht nur durch Konkurrenz, sondern ebenso stark durch Kooperation und Symbiose geprägt ist.

Margulis' Arbeit zur Symbiogenese stellte eine tiefere biologische Basis für die Gaia-Theorie dar, indem sie aufzeigte, wie symbiotische Beziehungen zwischen Mikroorganismen die grundlegenden Prozesse des Lebens beeinflussen. Diese Sichtweise unterstützte die Gaia-Theorie, indem sie zeigte, dass das Leben auf der Erde nicht nur ein passives Ergebnis der Umweltbedingungen ist, sondern aktiv an der Gestaltung dieser Bedingungen beteiligt ist. Margulis betonte, dass Mikroorganismen nicht nur Überlebende in extremen Umgebungen sind, sondern entscheidende Akteure in den globalen Stoffkreisläufen, die die Stabilität der Biosphäre aufrechterhalten.

Die wissenschaftliche Weiterentwicklung der Gaia-Theorie führte auch zu einer stärkeren Einbindung in die Erdsystemwissenschaften, einem interdisziplinären Forschungsbereich, der sich mit der Untersuchung des gesamten Erdsystems als eine Einheit beschäftigt. Wissenschaftler wie Tim Lenton spielten eine zentrale Rolle dabei, die Gaia-Theorie in diesen modernen Kontext zu integrieren. Lenton und Lovelock veröffentlichten im Jahr

2000 einen einflussreichen Artikel in der Zeitschrift *Nature*, in dem sie die Gaia-Hypothese als Teil der „Earth System Science" positionierten. Sie betonten die Bedeutung von biotischen Rückkopplungsprozessen, durch die lebende Organismen die physikalischen und chemischen Bedingungen der Erde regulieren.

Die Einbettung der Gaia-Theorie in die Erdsystemwissenschaften führte zu einer präziseren Analyse der Rückkopplungsmechanismen, die das globale Klima und die Stabilität der Ökosysteme beeinflussen. Lenton und Lovelock verdeutlichten, dass die Wechselwirkungen zwischen der Biosphäre und den geologischen und atmosphärischen Prozessen wesentlich komplexer sind als ursprünglich angenommen. Diese Wechselwirkungen wurden durch den Begriff der „biotischen Rückkopplung" beschrieben, bei der biologische Prozesse aktiv zur Regulation von Umweltbedingungen beitragen. So spielen beispielsweise Wälder, Ozeane und Mikroorganismen eine Schlüsselrolle im globalen Kohlenstoffkreislauf, indem sie Kohlendioxid binden und so zur Stabilisierung des Klimas beitragen.

Ein weiterer zentraler Aspekt der Weiterentwicklung der Gaia-Theorie war die Integration von Klimamodellen und empirischen Daten. Diese Modelle ermöglichten es, die Rückkopplungsprozesse, die in der Gaia-Theorie postuliert wurden, genauer zu quantifizieren und zu simulieren. Klimaforscher nutzten diese Modelle, um die Auswirkungen verschiedener Umweltveränderungen – etwa den Anstieg von Treibhausgasen oder die Abholzung von Wäldern – auf das globale Klima und die Stabilität der Erde zu untersuchen. Diese Forschung trug dazu bei, das Verständnis der Gaia-Theorie zu vertiefen und ihre Relevanz für die aktuelle Klimawissenschaft zu untermauern.

Die Gaia-Theorie hat sich im Laufe der Jahrzehnte von einer eher spekulativen Hypothese zu einem etablierten Bestandteil der Erdsystemwissenschaften entwickelt. Ihre Grundprinzipien wurden durch zahlreiche wissenschaftliche Studien untermauert, die zeigten, dass die Biosphäre und die Geosphäre in einem komplexen Wechselspiel stehen, das zur Stabilisierung der Umweltbedingungen beiträgt. Diese Erkenntnisse sind besonders relevant im Kontext des aktuellen Klimawandels, der die Fähigkeit der Erde, sich selbst zu regulieren, auf eine harte Probe stellt.

Lovelock selbst reflektierte über die Weiterentwicklung seiner Theorie und erkannte an, dass viele der ursprünglichen Ideen der Gaia-Theorie in der modernen Wissenschaft auf neue Weise interpretiert und weiterentwickelt wurden. Er betonte jedoch, dass die zentrale Erkenntnis der Gaia-Theorie – nämlich, dass das Leben auf der Erde aktiv zur Stabilisierung der Umwelt beiträgt – nach wie vor gültig ist. Die wissenschaftliche Gemeinschaft hat diese Idee durch die Integration von Gaia-Prinzipien in die Erdsystemforschung gestärkt, wodurch ein tieferes Verständnis der planetaren Prozesse ermöglicht wurde.

Die Weiterentwicklung der Gaia-Theorie brachte auch neue ethische und philosophische Fragen auf. Die Vorstellung, dass die Erde ein lebendiges, selbstregulierendes System ist, das durch menschliche Aktivitäten aus dem Gleichgewicht gebracht werden kann, führte zu einer intensiven Diskussion über die Verantwortung der Menschheit für die Erhaltung dieses Gleichgewichts. Diese Diskussionen wurden durch Lovelocks späteres Werk „The Revenge of Gaia" angeregt, in dem er warnte, dass die Erde auf die Zerstörung ihrer Selbstregulationsmechanismen mit drastischen Veränderungen reagieren könnte, die das Leben, wie wir es kennen, bedrohen würden.

Parallel zu diesen Entwicklungen entstanden neue Forschungsrichtungen, die die Gaia-Theorie mit anderen wissenschaftlichen Konzepten verknüpften. Ein Beispiel hierfür ist die Integration der Gaia-Theorie in die Forschung zur planetaren Grenzen. Diese Forschungsrichtung, die sich mit den ökologischen Belastungsgrenzen des Planeten beschäftigt, betont die Notwendigkeit, das Gleichgewicht der Erdsysteme zu bewahren, um katastrophale Veränderungen zu verhindern. Die Gaia-Theorie bietet in diesem Kontext eine theoretische Grundlage, um zu verstehen, wie biotische und abiotische Prozesse zusammenwirken, um die Stabilität des Planeten zu sichern.

e) Einfluss auf andere Wissenschaftsbereiche

Die Gaia-Theorie hat in vielen wissenschaftlichen Disziplinen über die Ökologie hinaus eine tiefgreifende Wirkung entfaltet. Diese Theorie, die die Erde als ein dynamisches, sich selbst regulierendes System beschreibt, hat nicht nur das ökologische Denken revolutioniert, sondern auch in Bereichen wie Umweltpsychologie, Philosophie, Theologie, Soziologie und Anthropologie bedeutende Impulse gesetzt. Ihr Einfluss erstreckt sich auf eine Vielzahl von wissenschaftlichen Feldern, in denen sie neue Perspektiven auf die komplexen Wechselwirkungen zwischen Mensch und Natur eröffnet hat.

In der Umweltpsychologie fand die Gaia-Theorie besondere Beachtung, da sie ein Modell für das Verständnis der wechselseitigen Abhängigkeiten zwischen menschlichem Verhalten und Umweltprozessen liefert. Die Umweltpsychologie untersucht, wie Menschen mit ihrer natürlichen Umgebung interagieren, und welche Auswirkungen diese Interaktionen auf das psychische Wohlbefinden haben. Die Gaia-Theorie unterstützt dabei die Annahme, dass das Wohlbefinden des Menschen untrennbar mit der Gesundheit der Umwelt verknüpft ist. Ein zentrales Anliegen der Umweltpsychologie ist es, zu verstehen, wie Naturerfahrungen das psychische Gleichgewicht fördern und zur Stressbewältigung beitragen können. Hier zeigt sich, wie die Prinzipien der Gaia-Theorie, insbesondere die Rückkopplungsprozesse zwischen Mensch und Umwelt, in psychologische Modelle integriert werden können, um zu erklären, wie Naturverbundenheit das emotionale und mentale Wohlbefinden unterstützt. Studien zur Naturtherapie, wie Waldbaden und andere naturbasierte therapeutische Ansätze, stützen sich auf die Vorstellung, dass die Natur als Regulator psychischer Zustände fungiert, was die Gaia-Theorie direkt in die Psychotherapiepraxis einfließen lässt.

Auch in der Philosophie hat die Gaia-Theorie tiefgreifende Diskussionen angeregt, insbesondere in den Bereichen Umweltethik und Ontologie. Philosophen, die sich mit der Gaia-Theorie auseinandergesetzt haben, thematisierten häufig die Frage nach der Position des Menschen im natürlichen Gefüge der Erde. Während die klassische Philosophie den Menschen oft in einer dominierenden Rolle über die Natur sah, förderte die Gaia-Theorie ein anderes Verständnis, bei dem der Mensch als Teil eines größeren, lebendigen Systems betrachtet wird. Diese

Sichtweise impliziert eine tiefere ethische Verantwortung gegenüber der Umwelt. Philosophische Debatten über den Anthropozentrismus wurden durch die Gaia-Theorie befeuert, da sie eine holistische Perspektive auf das Verhältnis zwischen Mensch und Natur bietet und fordert, die Natur nicht nur als Ressource zu betrachten, sondern als einen wesentlichen Akteur im Prozess des planetaren Gleichgewichts.

In der Theologie führte die Gaia-Theorie ebenfalls zu einer Neubewertung der Beziehung zwischen Mensch und Schöpfung. Verschiedene theologische Denkschulen griffen die Gaia-Theorie auf, um über die Rolle des Göttlichen in der Natur nachzudenken und zu diskutieren, ob die Erde als ein Ausdruck göttlicher Lebendigkeit betrachtet werden könne. Einige Theologen interpretierten Gaia als eine Manifestation des göttlichen Schöpfungsaktes und argumentierten, dass die Erde als heilig betrachtet werden sollte, da sie das Leben aktiv erhält und fördert. Diese Sichtweise führte zu einem neuen theologischen Verständnis von Umweltverantwortung, das die Notwendigkeit betont, die Schöpfung zu bewahren und zu schützen.

In den Wissenschafts- und Technikstudien griff Bruno Latour die Gaia-Theorie auf und verband sie mit dem Konzept der „Politik der Natur". Latour untersuchte, wie wissenschaftliche Erkenntnisse über die Natur in politische und soziale Prozesse integriert werden können. Er argumentierte, dass die Gaia-Theorie eine neue Grundlage für das Verständnis politischer Ökologie bietet, indem sie die Erde als einen Akteur betrachtet, der in menschlichen Entscheidungsprozessen berücksichtigt werden muss. Latours Ansatz verknüpfte die Gaia-Theorie mit Fragen der sozialen Gerechtigkeit und der politischen Verantwortlichkeit, insbesondere im Hinblick auf den Klimawandel und andere globale Umweltprobleme. Er betonte, dass die Politik der Natur nicht mehr ausschließlich von menschlichen Interessen bestimmt werden dürfe, sondern die Bedürfnisse des gesamten planetaren Systems berücksichtigen müsse.

In der Soziologie und Anthropologie fand die Gaia-Theorie Resonanz, da sie eine holistische Perspektive auf die Beziehungen zwischen Kultur und Natur ermöglicht. Soziologen und Anthropologen, die sich mit ökologischen Fragestellungen auseinandersetzen, begannen, die Gaia-Theorie als Rahmen für das Verständnis der Wechselwirkungen zwischen sozialen Systemen und natürlichen Prozessen zu nutzen. Diese Disziplinen untersuchten, wie kulturelle Praktiken und soziale Strukturen das natürliche Umfeld beeinflussen und umgekehrt, wie ökologische Veränderungen gesellschaftliche Entwicklungen prägen. Die Gaia-Theorie bot dabei eine theoretische Grundlage, um die komplexen Rückkopplungsschleifen zu analysieren, die zwischen menschlichen Gesellschaften und der Umwelt existieren. In der Anthropologie führte dies zu einer verstärkten Untersuchung indigener Kulturen, die häufig ein holistisches Verständnis der Natur und ihrer Beziehungen zu den Menschen aufweisen, was Parallelen zur Gaia-Theorie aufzeigt.

Besonders in der ökologischen Anthropologie fand die Gaia-Theorie Anwendung, um zu erklären, wie Gemeinschaften ihre Umwelt als Teil eines größeren ökologischen Ganzen wahrnehmen. Indigene Völker betrachten die Natur oft als lebendig und bewusst, eine Vorstellung, die in gewisser Weise der Gaia-Theorie ähnelt. Diese Perspektiven wurden genutzt, um westliche wissenschaftliche Modelle zu hinterfragen, die Natur und Kultur traditionell trennen. In dieser Hinsicht förderte die Gaia-Theorie einen interkulturellen Dialog über das Verhältnis zwischen Mensch und Umwelt und trug dazu bei, alternative Wissenssysteme in den akademischen Diskurs einzubringen.

Ein weiteres Beispiel für den Einfluss der Gaia-Theorie ist ihre Relevanz in der Disziplin der Klimaforschung. Klimaforscher griffen die Konzepte der Gaia-Theorie auf, um zu verstehen, wie biotische Rückkopplungsprozesse das Klima regulieren und wie menschliche Eingriffe in diese Prozesse das planetare Gleichgewicht stören können. In der Diskussion um den Klimawandel lieferte die Gaia-Theorie ein theoretisches Modell, das die Wechselwirkungen zwischen biologischen Systemen und der Atmosphäre in den Vordergrund stellt und betont, dass das Leben auf der Erde aktiv zur Stabilisierung des Klimas beiträgt. Dies führte zu einem besseren Verständnis darüber, wie die Zerstörung von Ökosystemen, wie Regenwäldern und Korallenriffen, die globalen Klimasysteme destabilisieren kann.

Zusätzlich beeinflusste die Gaia-Theorie das Feld der Nachhaltigkeitsforschung, indem sie zur Entwicklung von Konzepten beitrug, die das langfristige Überleben der Menschheit in Harmonie mit den natürlichen Prozessen der Erde betonen. Nachhaltigkeitswissenschaftler nutzen die Gaia-Theorie, um zu erklären, wie menschliche Aktivitäten im Einklang mit den natürlichen Rückkopplungsprozessen gestaltet werden können, um die Resilienz des Planeten zu stärken. Das Konzept der planetaren Grenzen, das sich auf die ökologischen Grenzen konzentriert, die nicht überschritten werden dürfen, um die Stabilität der Erde zu bewahren, wurde stark von den Ideen der Gaia-Theorie beeinflusst. Forscher in diesem Bereich arbeiten daran, Wege zu finden, wie wirtschaftliche Entwicklung und technologische Innovationen innerhalb dieser Grenzen stattfinden können, ohne die lebenswichtigen Systeme des Planeten zu gefährden.

II. Kernaussagen der Gaia-Theorie

a) Selbstregulation des Planeten

Die Gaia-Theorie formuliert eine radikale und zugleich faszinierende Sichtweise auf die Erde als ein lebendiges, sich selbst regulierendes System, in dem biotische und abiotische Prozesse miteinander interagieren, um stabile Umweltbedingungen zu schaffen und aufrechtzuerhalten. Diese Hypothese geht weit über die bloße Beobachtung von Umweltphänomenen hinaus und legt nahe, dass das Leben selbst eine aktive Rolle in der Regulation planetarer Prozesse spielt. Das Konzept der Selbstregulation des Planeten ist dabei zentral für das Verständnis der Gaia-Theorie und steht im Mittelpunkt wissenschaftlicher Debatten und interdisziplinärer Untersuchungen.

Die Idee der planetaren Selbstregulation beruht auf Rückkopplungsprozessen, die in vielen natürlichen Systemen eine grundlegende Rolle spielen. Rückkopplung bezeichnet in diesem Kontext die Art und Weise, wie das Verhalten eines Systems auf dessen interne oder externe Veränderungen reagiert, um ein Gleichgewicht aufrechtzuerhalten oder wiederherzustellen. In Bezug auf den Planeten bedeutet dies, dass biotische Prozesse – also Aktivitäten von Lebewesen wie Pflanzen, Mikroorganismen und Tieren – in Wechselwirkung mit abiotischen Faktoren wie Temperatur, Wasserhaushalt und chemischen Kreisläufen stehen. Diese Prozesse stabilisieren das Klima, die Zusammensetzung der Atmosphäre und andere lebenswichtige Parameter innerhalb von Grenzen, die für das Leben förderlich sind.

Ein klassisches Beispiel für diese Selbstregulation ist die Stabilisierung des atmosphärischen Sauerstoffgehalts. Der Sauerstoffgehalt der Erdatmosphäre wird durch Photosynthese auf einem Niveau gehalten, das für aerobes Leben, also Organismen, die Sauerstoff für ihren Stoffwechsel benötigen, lebenswichtig ist. Pflanzen und photosynthetische Mikroorganismen, wie Algen und Cyanobakterien, sind maßgeblich für die Produktion von Sauerstoff verantwortlich. Gleichzeitig wird der Sauerstoff durch Prozesse wie die Atmung und die Zersetzung organischen Materials wieder verbraucht. Dieser Kreislauf sorgt dafür, dass der Sauerstoffgehalt in der Atmosphäre über geologische Zeiträume hinweg relativ stabil bleibt und sich in einem Bereich bewegt, der das Leben auf der Erde ermöglicht.

Der Kohlenstoffkreislauf ist ein weiteres Beispiel für die Selbstregulation des Planeten. Kohlenstoff ist ein Schlüsselelement, das sowohl in lebenden Organismen als auch in der Atmosphäre und der Erdkruste vorkommt. Lebewesen, insbesondere Pflanzen, entziehen der Atmosphäre Kohlendioxid und wandeln es durch Photosynthese in organische Verbindungen um. Ein Teil dieses Kohlenstoffs wird in Form von Biomasse gespeichert, während ein anderer Teil durch Atmung, Zersetzung und Verbrennung wieder freigesetzt wird. Dieser Kreislauf trägt zur Regulierung der Kohlendioxidkonzentration in der Atmosphäre bei, was wiederum Auswirkungen auf das globale Klima hat. Wenn dieser Kreislauf gestört wird, etwa durch die Verbrennung fossiler Brennstoffe, die große Mengen an Kohlendioxid freisetzt, gerät das planetare Gleichgewicht ins Wanken, was zu Klimaveränderungen führen kann.

Das Konzept der Selbstregulation umfasst auch die Wechselwirkungen zwischen biologischen und geologischen Prozessen. Ein Beispiel hierfür ist die Rolle von Mikroorganismen in der Stabilisierung von geochemischen Kreisläufen. Mikroben spielen eine entscheidende Rolle in den Kreisläufen von Stickstoff, Schwefel und Phosphor, die für das Leben auf der Erde essenziell sind. Durch ihre metabolischen Aktivitäten beeinflussen Mikroorganismen die Verfügbarkeit dieser Elemente in Böden, Gewässern und der Atmosphäre und tragen so zur Aufrechterhaltung der Lebensbedingungen bei.

Ein besonders faszinierendes Beispiel für die Selbstregulation des Planeten durch biologische Prozesse ist das sogenannte „Daisyworld"-Modell, das James Lovelock entwickelte, um die Prinzipien der Gaia-Theorie zu veranschaulichen. Dieses Modell simuliert einen hypothetischen Planeten, auf dem zwei Arten von Pflanzen – weiße und schwarze „Gänseblümchen" – wachsen. Diese Pflanzenarten beeinflussen die Temperatur des Planeten durch ihre unterschiedlichen Albedo-Effekte. Weiße Gänseblümchen reflektieren mehr Sonnenlicht und kühlen so die Umgebung, während schwarze Gänseblümchen mehr Licht absorbieren und zur Erwärmung beitragen. Die Rückkopplung zwischen diesen beiden Pflanzenarten führt zu einer Stabilisierung der Temperatur auf einem Niveau, das für das Gedeihen beider Arten günstig ist. Das Daisyworld-Modell demonstriert, wie biologische Rückkopplungssysteme dazu beitragen können, die Umweltbedingungen auf einem Planeten zu regulieren und stabile, lebensfreundliche Zustände zu schaffen.

Die Selbstregulation des Planeten zeigt sich auch in der Regulation der globalen Temperatur durch natürliche Rückkopplungsmechanismen. Einer der wichtigsten Prozesse in diesem Zusammenhang ist die Rolle von Ozeanen und Wäldern als Kohlenstoffsenken. Diese Ökosysteme nehmen Kohlendioxid aus der Atmosphäre auf und binden es in Biomasse oder speichern es im Ozean. Dadurch tragen sie zur Reduktion der Treibhausgaskonzentration in der Atmosphäre bei und verhindern eine übermäßige Erwärmung des Planeten. Diese Prozesse sind jedoch anfällig für menschliche Eingriffe. Die Abholzung von Wäldern und die Verschmutzung der Meere können die Fähigkeit dieser Ökosysteme, Kohlendioxid zu speichern, erheblich beeinträchtigen und damit die natürlichen Selbstregulationsmechanismen des Planeten schwächen.

Die Gaia-Theorie weist darauf hin, dass die Selbstregulation des Planeten nicht durch einen zentralen, bewussten Mechanismus gesteuert wird, sondern durch ein komplexes Netzwerk von Rückkopplungsprozessen, die sich im Laufe der Evolution entwickelt haben. Diese Prozesse sind das Ergebnis der Wechselwirkungen zwischen Lebewesen und ihrer Umwelt, die über Millionen von Jahren hinweg selektiert und verfeinert wurden. Es handelt sich dabei um emergente Phänomene, die durch die kollektiven Aktivitäten von Organismen entstehen, ohne dass ein übergeordnetes „Ziel" verfolgt wird. Diese Selbstregulation ist jedoch nicht unendlich belastbar. Wenn die natürlichen Rückkopplungssysteme durch äußere Störungen überfordert werden – sei es durch menschliche Aktivitäten oder durch natürliche Ereignisse wie Vulkanausbrüche oder Meteoriteneinschläge – kann das Gleichgewicht des Planeten kippen und zu drastischen Veränderungen führen.

Die Selbstregulation des Planeten steht in engem Zusammenhang mit der Idee der Homöostase, einem Konzept, das ursprünglich aus der Medizin stammt und die Fähigkeit von Organismen beschreibt, ihr inneres Milieu trotz äußerer Schwankungen in einem stabilen Zustand zu halten. Die Gaia-Theorie überträgt dieses Konzept auf den gesamten Planeten und legt nahe, dass die Erde als Ganzes in der Lage ist, ihre „physiologischen" Parameter, wie Temperatur, pH-Wert und chemische Zusammensetzung, innerhalb bestimmter Grenzen zu regulieren, ähnlich wie ein lebender Organismus. Diese planetare Homöostase wird durch die kollektiven Aktivitäten von Milliarden von Organismen erreicht, die in einem ständigen Austausch mit ihrer Umgebung stehen und diese aktiv gestalten.

Ein weiterer bedeutender Aspekt der Selbstregulation des Planeten ist die Rolle von Rückkopplungsschleifen in der Klimaregulierung. Diese Schleifen können entweder stabilisierend (negative Rückkopplung) oder verstärkend (positive Rückkopplung) wirken. Negative Rückkopplungsschleifen tragen zur Stabilisierung des Systems bei, indem sie Änderungen entgegenwirken. Ein Beispiel hierfür ist die Wolkenbildung, die durch Verdunstung von Wasser aus den Ozeanen ausgelöst wird. Wolken reflektieren Sonnenlicht und reduzieren somit die Menge an Energie, die die Erdoberfläche erreicht, was zu einer Abkühlung führt. Diese Abkühlung kann wiederum die Verdunstung verringern und so den Kreislauf schließen.

Positive Rückkopplungsschleifen hingegen können das System destabilisieren, indem sie Veränderungen verstärken. Ein Beispiel für eine solche Schleife ist das Abschmelzen der arktischen Eisflächen. Eis reflektiert aufgrund seiner hellen Oberfläche einen großen Teil des einfallenden Sonnenlichts. Wenn das Eis schmilzt, wird es durch dunkles Meerwasser ersetzt, das mehr Sonnenlicht absorbiert und so die Erwärmung verstärkt, was wiederum das Abschmelzen beschleunigt. Solche positiven Rückkopplungseffekte können zu abrupten und irreversiblen Veränderungen des Klimasystems führen.

Die Gaia-Theorie hat maßgeblich dazu beigetragen, das Verständnis dieser Rückkopplungsprozesse zu erweitern und ihre Bedeutung für die Stabilität des Planeten zu unterstreichen. Die Idee der Selbstregulation durch Rückkopplung ist nicht nur ein zentrales Element in der Erdsystemwissenschaft, sondern auch in der Medizin und Psychologie. In der Psychologie beschreibt Selbstregulation die Fähigkeit des Individuums, seine Emotionen, Gedanken und Verhaltensweisen in Einklang mit äußeren Anforderungen und inneren Zielen zu steuern. Diese Parallelen zwischen den Selbstregulationsmechanismen auf planetarer Ebene und in biologischen und psychologischen Systemen zeigen, wie tiefgreifend und universell das Konzept der Selbstregulation ist.

Die Herausforderungen, vor denen die Menschheit im 21. Jahrhundert steht, werfen die Frage auf, inwieweit die natürlichen Selbstregulationsmechanismen des Planeten in der Lage sind, mit den durch menschliche Aktivitäten verursachten Störungen umzugehen. Die Zunahme von Treibhausgasen in der Atmosphäre, die Verschmutzung der Ozeane und die Abholzung der Regenwälder bedrohen die Fähigkeit der Erde, sich selbst zu regulieren. Lovelock warnte, dass diese Eingriffe das planetare Gleichgewicht irreversibel stören könnten und dass die Erde möglicherweise in einen neuen stabilen Zustand übergeht, der für das menschliche Leben weniger günstig ist.

Die Gaia-Theorie fordert daher nicht nur ein neues Verständnis der Rolle des Lebens auf der Erde, sondern auch eine Neubewertung der menschlichen Verantwortung für die Aufrechterhaltung der planetaren Homöostase. Die Selbstregulation des Planeten ist nicht unerschöpflich, und die Eingriffe des Menschen haben das Potenzial, das fragile Gleichgewicht zu destabilisieren, das über Jahrmillionen hinweg entstanden ist.

b) Rückkopplungsmechanismen

Rückkopplungsmechanismen sind ein zentrales Element der Gaia-Theorie und spielen eine entscheidende Rolle bei der Aufrechterhaltung des Gleichgewichts des Erdsystems. Diese Mechanismen beeinflussen, wie sich das planetare System auf Umweltveränderungen einstellt, indem sie entweder stabilisierend oder verstärkend wirken. Die Gaia-Theorie, die die Erde als ein sich selbst regulierendes System begreift, basiert auf dem Verständnis, dass solche Rückkopplungsprozesse wesentlich zur Stabilisierung von Klima und Umweltbedingungen beitragen.

Negative Rückkopplungsmechanismen wirken stabilisierend auf das System, indem sie Veränderungen entgegenwirken und das System in einem Gleichgewichtszustand halten. Ein klassisches Beispiel für negative Rückkopplung in der Gaia-Theorie ist die Regulation der globalen Temperatur durch die Ozeane und die Vegetation. Ozeane spielen eine Schlüsselrolle bei der Aufnahme von Wärme und Kohlendioxid aus der Atmosphäre. Diese enorme

Wärmekapazität der Ozeane ermöglicht es ihnen, überschüssige Wärme zu speichern und dadurch Temperaturschwankungen auf der Erde zu mildern. Darüber hinaus absorbieren die Ozeane einen beträchtlichen Teil des atmosphärischen Kohlendioxids, was dazu beiträgt, den Treibhauseffekt zu reduzieren und das Klima zu stabilisieren.

Pflanzen und Wälder tragen ebenfalls zur negativen Rückkopplung bei, indem sie Kohlendioxid durch Photosynthese binden und es in Biomasse umwandeln. Diese Aufnahme von Kohlendioxid wirkt dem Klimawandel entgegen, indem sie den Anstieg der Treibhausgaskonzentration in der Atmosphäre verlangsamt. Wälder, insbesondere die tropischen Regenwälder, sind wichtige Kohlenstoffsenken, die einen signifikanten Teil des globalen Kohlendioxids speichern. Diese negativen Rückkopplungsprozesse tragen dazu bei, das Erdsystem in einem stabilen Zustand zu halten, der für das Leben auf der Erde förderlich ist.

Positives Feedback hingegen wirkt destabilisierend, indem es Veränderungen verstärkt und das System in eine Richtung drängt, die oft zu einer Eskalation führt. Ein häufig zitiertes Beispiel für positive Rückkopplung ist die Eisschmelze in der Arktis, die durch den Klimawandel beschleunigt wird. Eis und Schnee haben einen hohen Albedo-Effekt, was bedeutet, dass sie einen großen Teil des einfallenden Sonnenlichts reflektieren. Wenn das Eis jedoch schmilzt, wird es durch dunklere Oberflächen, wie Meerwasser oder Landmassen, ersetzt, die mehr Sonnenenergie absorbieren und dadurch die Erwärmung verstärken. Dieser Prozess beschleunigt die Eisschmelze weiter und führt zu einem Teufelskreis, der das Klimasystem destabilisiert.

Ein weiteres Beispiel für positive Rückkopplung ist die Freisetzung von Methan aus den Permafrostböden in den polaren Regionen. Methan ist ein extrem wirksames Treibhausgas, das in gefrorenen Böden und am Meeresboden gespeichert ist. Wenn diese Böden durch die globale Erwärmung auftauen, wird Methan freigesetzt, was die Erwärmung der Atmosphäre weiter verstärkt und den Auftauprozess beschleunigt. Solche positiven Rückkopplungseffekte können potenziell katastrophale Auswirkungen auf das globale Klima haben, da sie das System aus seinem stabilen Zustand herausdrängen und zu abrupten und irreversiblen Veränderungen führen können.

Die Gaia-Theorie betont, dass das Zusammenspiel von positiven und negativen Rückkopplungsmechanismen entscheidend für das langfristige Gleichgewicht des Erdsystems ist. Ein ausgewogenes Verhältnis dieser Rückkopplungsprozesse sorgt dafür, dass das planetare System in einem Zustand relativer Stabilität bleibt, der das Leben unterstützt. Wenn jedoch die positiven Rückkopplungsprozesse überhandnehmen, kann das System aus dem Gleichgewicht geraten, was zu drastischen Veränderungen der Umweltbedingungen führen kann.

Ein besonders interessanter Aspekt der Gaia-Theorie ist die Art und Weise, wie biologische Prozesse in die Rückkopplungsmechanismen des Erdsystems integriert sind. Lebende Organismen spielen eine zentrale Rolle bei der Steuerung dieser Prozesse und tragen aktiv zur Stabilisierung der Umweltbedingungen bei. Mikroorganismen, Pflanzen und Tiere interagieren mit ihrer Umgebung und beeinflussen dabei die physikalischen und chemischen Parameter, die das Klima und die Ökosysteme der Erde bestimmen.

Mikroorganismen sind ein gutes Beispiel für die biologische Steuerung von Rückkopplungsprozessen. Sie sind an zahlreichen globalen Kreisläufen beteiligt, darunter der Stickstoff-, Schwefel- und Kohlenstoffkreislauf, die alle eine entscheidende Rolle bei der Regulierung der Umweltbedingungen spielen. Zum Beispiel wandeln stickstofffixierende Bakterien atmosphärischen Stickstoff in eine Form um, die von Pflanzen aufgenommen werden kann. Diese Prozesse tragen zur Bodenfruchtbarkeit bei und beeinflussen damit indirekt das Klima, indem sie das Pflanzenwachstum und die damit verbundene Kohlenstoffbindung unterstützen.

Ein weiteres Beispiel für die biologische Rückkopplung ist die Rolle von Phytoplankton in den Ozeanen. Phytoplankton betreibt Photosynthese und absorbiert dabei Kohlendioxid aus der Atmosphäre. Diese winzigen Organismen sind für einen erheblichen Teil der globalen Kohlenstoffbindung verantwortlich und tragen so zur Stabilisierung des Klimas bei. Gleichzeitig beeinflusst Phytoplankton die Albedo der Ozeane und damit die Menge an Sonnenenergie, die in die Tiefen des Meeres eindringt. Solche biologischen Prozesse sind eng mit den Rückkopplungsmechanismen des Erdsystems verbunden und veranschaulichen, wie Leben und Umwelt in einem komplexen Netzwerk von Wechselwirkungen stehen.

Die Gaia-Theorie regt dazu an, diese biologischen Rückkopplungsprozesse in einem größeren Kontext zu betrachten und zu verstehen, wie sie zur globalen Selbstregulation des Planeten beitragen. Indem sie das Wechselspiel zwischen biotischen und abiotischen Prozessen betont, erweitert die Gaia-Theorie das Verständnis von Ökosystemen und Erdsystemen und zeigt, dass das Leben auf der Erde nicht nur passiv an die Umwelt angepasst ist, sondern aktiv zur Gestaltung und Stabilisierung dieser Umwelt beiträgt.

Diese Rückkopplungsmechanismen sind jedoch nicht unerschöpflich. Die Gaia-Theorie warnt davor, dass die Fähigkeit des Planeten, sich selbst zu regulieren, durch menschliche Aktivitäten untergraben werden kann. Anthropogene Einflüsse, wie die Erhöhung der Treibhausgaskonzentrationen in der Atmosphäre, die Verschmutzung von Ozeanen und die Abholzung von Wäldern, können die natürlichen Rückkopplungssysteme des Planeten überlasten und aus dem Gleichgewicht bringen. Diese Störungen könnten dazu führen, dass das Erdsystem in einen neuen, für das Leben weniger günstigen Zustand übergeht.

In der Gaia-Theorie spielt die Vorstellung eine zentrale Rolle, dass das Leben selbst ein wesentlicher Akteur in der globalen Umweltregulation ist. Lebewesen sind nicht nur passiv den Umweltbedingungen ausgeliefert, sondern gestalten diese Bedingungen aktiv mit. Dieses Verständnis fordert eine neue Sichtweise auf die Beziehung zwischen Mensch und Natur, die nicht auf Ausbeutung, sondern auf Kooperation und Rücksichtnahme basiert. Nur durch ein tiefes Verständnis der Rückkopplungsprozesse, die das Erdsystem stabilisieren, kann die Menschheit lernen, nachhaltig mit ihrer Umwelt umzugehen und das Gleichgewicht des Planeten zu bewahren.

c) Dynamisches Gleichgewicht

Das Konzept des dynamischen Gleichgewichts bildet einen zentralen Pfeiler der Gaia-Theorie und prägt das Verständnis der Erde als ein lebendiges, sich kontinuierlich anpassendes System. Im Gegensatz zu einem statischen Gleichgewicht, bei dem die Bedingungen konstant und unveränderlich bleiben, beschreibt das dynamische Gleichgewicht ein System, das sich in einem ständigen Fluss befindet, in dem die Umweltfaktoren aufeinander einwirken und sich gegenseitig beeinflussen. Diese Wechselwirkungen zwischen biotischen (lebendigen) und abiotischen (nicht-lebenden) Faktoren tragen dazu bei, dass das Erdsystem trotz variabler Bedingungen in einem stabilen Zustand bleibt, der Leben ermöglicht und fördert.

Das dynamische Gleichgewicht der Erde ist vergleichbar mit homöostatischen Mechanismen in biologischen Organismen, bei denen interne Systeme auf äußere Veränderungen reagieren, um die Vitalfunktionen aufrechtzuerhalten. In der medizinischen Terminologie bezieht sich Homöostase auf die Fähigkeit eines Organismus, interne physikalische und chemische Bedingungen stabil zu halten, selbst wenn sich externe Einflüsse ändern. Dieses Konzept lässt sich auf das Erdsystem übertragen, das ähnlich wie ein Organismus in der Lage ist, externe Störungen zu absorbieren und gleichzeitig die grundlegenden Lebensbedingungen aufrechtzuerhalten. Diese Anpassungsfähigkeit ist entscheidend für das Überleben des Lebens auf der Erde über geologische Zeiträume hinweg.

Ein Schlüsselmechanismus des dynamischen Gleichgewichts sind die Rückkopplungsprozesse, die innerhalb des Erdsystems ablaufen. Diese Prozesse wirken entweder stabilisierend (negative Rückkopplung) oder verstärkend (positive Rückkopplung) auf das System. Negative Rückkopplungsmechanismen helfen, das Gleichgewicht zu stabilisieren, indem sie Veränderungen entgegenwirken und so das System in einem optimalen Zustand halten. Beispiele hierfür sind die Rolle von Ozeanen und Wäldern bei der Absorption von Kohlendioxid und der Regulierung der globalen Temperaturen. Positive Rückkopplungsmechanismen können hingegen das System destabilisieren, indem sie Veränderungen verstärken und das Erdsystem in einen neuen, potenziell weniger stabilen Zustand drängen.

Das dynamische Gleichgewicht der Erde wird ständig durch äußere Einflüsse getestet, wie etwa Vulkanausbrüche, Meteoriteneinschläge oder Veränderungen in der Sonnenaktivität. Diese externen Störungen können erhebliche Auswirkungen auf das Erdsystem haben und zu drastischen Veränderungen der Umweltbedingungen führen. Trotz dieser Herausforderungen zeigt die Geschichte der Erde, dass das planetare System in der Lage ist, sich durch Rückkopplungsmechanismen an solche Störungen anzupassen und letztlich ein neues Gleichgewicht zu erreichen, das wieder lebensfreundliche Bedingungen schafft.

Vulkanausbrüche beispielsweise setzen große Mengen an Asche, Schwefeldioxid und anderen Gasen in die Atmosphäre frei, die das Klima erheblich beeinflussen können. Schwefeldioxid, das in die Stratosphäre gelangt, kann Aerosole bilden, die Sonnenlicht reflektieren und so eine Abkühlung der Erdoberfläche verursachen. Diese temporäre Abkühlung, die als vulkanischer Winter bekannt ist, kann zu weitreichenden klimatischen und ökologischen Veränderungen führen. Dennoch kehrt das Erdsystem nach einiger Zeit wieder in ein dynamisches Gleichgewicht zurück, indem die Schwefeldioxidkonzentrationen abgebaut werden und sich das Klima stabilisiert.

Ein weiteres Beispiel für das dynamische Gleichgewicht ist die Anpassungsfähigkeit des Planeten an Meteoriteneinschläge. Solche katastrophalen Ereignisse, wie der Einschlag des Chicxulub-Asteroiden vor etwa 66 Millionen Jahren, der das Aussterben der Dinosaurier einleitete, haben die Umweltbedingungen auf der Erde dramatisch verändert. Der Einschlag führte zu einer globalen Dunkelheit, die durch die Freisetzung von Staub und Aerosolen in die Atmosphäre verursacht wurde, was zu einem massiven Temperaturabfall und einem Zusammenbruch vieler Ökosysteme führte. Dennoch zeigte das Erdsystem die Fähigkeit, sich über geologische Zeiträume hinweg zu erholen und ein neues dynamisches Gleichgewicht zu erreichen, das das Überleben und die Weiterentwicklung des Lebens ermöglichte.

Ein weiteres Beispiel für das dynamische Gleichgewicht sind die zyklischen Klimaänderungen, die als Eiszeiten bekannt sind. Diese natürlichen Zyklen, die durch komplexe Wechselwirkungen zwischen der Erdrotation, den Meeresströmungen, der Sonnenaktivität und anderen Faktoren gesteuert werden, zeigen, wie das Erdsystem in der Lage ist, auf klimatische Schwankungen zu reagieren und sich an veränderte Bedingungen anzupassen. Während der Eiszeiten dehnen sich die Gletscher aus und bedecken große Teile der Landmassen, was zu einer Abkühlung des globalen Klimas führt. In den dazwischenliegenden Warmzeiten schmelzen die Gletscher zurück, und das Klima wird wieder wärmer. Diese zyklischen Prozesse zeigen, wie das dynamische Gleichgewicht des Erdsystems auf natürliche Weise zwischen verschiedenen klimatischen Zuständen schwankt, ohne dass das Leben auf der Erde insgesamt gefährdet wird.

Das dynamische Gleichgewicht der Erde ist jedoch nicht unbegrenzt belastbar. Durch menschliche Aktivitäten, insbesondere durch die Verbrennung fossiler Brennstoffe, die Abholzung von Wäldern und die Verschmutzung der Ozeane, wird das Erdsystem zunehmend aus dem Gleichgewicht gebracht. Diese anthropogenen Eingriffe haben das Potenzial, die natürlichen Rückkopplungsmechanismen zu überfordern und das System in einen neuen, für das Leben weniger günstigen Zustand zu drängen. Der Klimawandel, der durch den Anstieg der Treibhausgase in der Atmosphäre verursacht wird, stellt eine der größten Herausforderungen für das dynamische Gleichgewicht des Erdsystems dar. Die zunehmende Erwärmung der Erde, die Schmelze der Polarregionen und das Abschmelzen von Gletschern bedrohen die Stabilität der globalen Klimasysteme und könnten zu irreversiblen Veränderungen führen, die das Gleichgewicht des Planeten nachhaltig stören.

Die Gaia-Theorie betont, dass das dynamische Gleichgewicht der Erde durch die Wechselwirkungen zwischen Leben und Umwelt aufrechterhalten wird. Lebewesen spielen eine aktive Rolle in der Regulation der Umweltbedingungen, indem sie die chemischen und physikalischen Parameter der Erde beeinflussen. Pflanzen, Mikroorganismen und Tiere tragen alle zur Stabilisierung des Klimas, der chemischen Zusammensetzung der Atmosphäre und anderer lebenswichtiger Parameter bei. Diese biologische Aktivität ist ein wesentlicher Bestandteil des dynamischen Gleichgewichts, das das Überleben des Lebens auf der Erde ermöglicht.

In der Gaia-Theorie wird dieses dynamische Gleichgewicht als ein Prozess beschrieben, der durch die kollektiven Aktivitäten von Organismen entsteht, die in einem ständigen Austausch mit ihrer Umwelt stehen. Diese Interaktionen erzeugen emergente Eigenschaften, die das System stabilisieren und es an wechselnde Bedingungen anpassen. Das Gleichgewicht ist daher nicht statisch, sondern flexibel und anpassungsfähig, was es dem Planeten ermöglicht, sich an langfristige Veränderungen anzupassen und neue Lebensformen hervorzubringen.

Die medizinische und psychologische Terminologie bietet nützliche Parallelen für das Verständnis des dynamischen Gleichgewichts in der Gaia-Theorie. In der Medizin beschreibt das Konzept der Resilienz die Fähigkeit eines Organismus, sich von Störungen zu erholen und in einen gesunden Zustand zurückzukehren. Diese Resilienz ist auch im Erdsystem vorhanden, da es in der Lage ist, auf externe Störungen wie Vulkanausbrüche oder Meteoriteneinschläge zu reagieren und ein neues Gleichgewicht zu finden. In der Psychologie beschreibt das Konzept der kognitiven Flexibilität die Fähigkeit des Geistes, sich an veränderte Umstände anzupassen und neue Strategien zu entwickeln, um Herausforderungen zu bewältigen. Diese Flexibilität spiegelt sich im dynamischen Gleichgewicht der Erde wider, das sich kontinuierlich an veränderte Umweltbedingungen anpasst und neue Gleichgewichtszustände erreicht.

Das dynamische Gleichgewicht ist daher ein fundamentales Konzept, das das Wesen der Gaia-Theorie definiert. Es beschreibt die ständige Anpassung und Interaktion zwischen biotischen und abiotischen Faktoren, die das Erdsystem in einem stabilen, aber flexiblen Zustand halten. Diese Fähigkeit zur Anpassung ist entscheidend für das langfristige Überleben des Lebens auf der Erde und für die Erhaltung der Umweltbedingungen, die das Leben fördern.

d) Gaia als Superorganismus

Die Gaia-Theorie bietet eine faszinierende und kontroverse Sichtweise auf die Erde, indem sie das Erdsystem metaphorisch als einen Superorganismus betrachtet, der sich selbst reguliert, um lebensfreundliche Bedingungen aufrechtzuerhalten. Diese Vorstellung vergleicht die verschiedenen Komponenten des Planeten – die Atmosphäre, die Ozeane, die Lithosphäre und die Biosphäre – mit den Organen eines lebenden Organismus, die zusammenarbeiten, um das physiologische Gleichgewicht des gesamten Systems zu bewahren. Obwohl diese Analogie wissenschaftlich umstritten ist, bleibt sie ein nützliches Modell, um die außerordentliche Komplexität und das Zusammenspiel der globalen Systeme zu veranschaulichen.

Das Konzept eines Superorganismus in der Gaia-Theorie greift auf die Idee zurück, dass das Leben auf der Erde nicht isoliert existiert, sondern in einem dynamischen, interaktiven Netzwerk von Prozessen eingebettet ist, das in seiner Gesamtheit zur Stabilität und Selbsterhaltung des Planeten beiträgt. So wie in einem biologischen Organismus jedes Organ spezifische Funktionen erfüllt, die das Überleben des gesamten Körpers sichern, übernehmen die verschiedenen Systeme der Erde Funktionen, die für die Erhaltung lebensfreundlicher Bedingungen notwendig sind. Die Atmosphäre reguliert beispielsweise die Temperatur und die Zusammensetzung der Luft, während die Ozeane als Wärmespeicher und Kohlenstoffsenken fungieren und das Klima stabilisieren.

Diese Sichtweise hat ihren Ursprung in der Beobachtung, dass die Erde, ähnlich wie ein biologischer Organismus, Rückkopplungsmechanismen entwickelt hat, die ihr ermöglichen, auf Umweltveränderungen zu reagieren und diese zu kompensieren. In der Biologie beschreibt die Homöostase die Fähigkeit eines Organismus, seine inneren Bedingungen konstant zu halten, auch wenn sich die äußeren Bedingungen ändern. Diese Idee lässt sich auf die Erde als Ganzes übertragen, wo Rückkopplungsprozesse auf planetarer Ebene dazu beitragen, klimatische und geochemische Bedingungen innerhalb enger Grenzen zu stabilisieren, die für das Leben günstig sind.

Beispiele für solche Rückkopplungsmechanismen sind unter anderem die Regulation des atmosphärischen Sauerstoffgehalts, der durch die Aktivität von Pflanzen und Mikroorganismen stabil gehalten wird, sowie der Kohlenstoffkreislauf, der die Treibhausgasemissionen ausgleicht und die globale Temperatur reguliert. Diese Prozesse sind miteinander verflochten und sorgen dafür, dass das Erdsystem als Ganzes stabil bleibt, ähnlich wie ein Organismus seine internen Prozesse aufrechterhält.

Ein weiterer Aspekt der Superorganismus-Metapher ist die Vorstellung, dass das Leben auf der Erde nicht nur passiv an die Umwelt angepasst ist, sondern aktiv zur Schaffung und Aufrechterhaltung dieser Bedingungen beiträgt. Pflanzen, Tiere und Mikroorganismen interagieren ständig mit ihrer Umgebung und beeinflussen dabei die chemischen und physikalischen Parameter der Erde. Diese Aktivitäten, wie die Photosynthese, die Nährstoffkreisläufe oder die Zersetzung organischer Materialien, tragen zur Stabilisierung des Erdsystems bei und sind integrale Bestandteile des planetaren Gleichgewichts.

Die Gaia-Theorie geht davon aus, dass diese Rückkopplungsprozesse nicht durch zentrale Steuerung oder bewusstes Handeln gelenkt werden, sondern durch die kollektiven Aktivitäten von Milliarden von Organismen, die in einem komplexen Netzwerk von Wechselwirkungen miteinander verbunden sind. Diese emergenten Eigenschaften des Erdsystems machen es möglich, dass sich die planetare Umwelt kontinuierlich an veränderte Bedingungen anpasst, indem sie neue Gleichgewichtszustände erreicht, die das Überleben des Lebens ermöglichen.

Kritiker der Gaia-Theorie argumentieren jedoch, dass die Analogie des Superorganismus zu weit geht und das Risiko birgt, teleologische oder intentionale Konzepte in die Naturwissenschaften einzuführen. Die Vorstellung, dass die Erde „bewusst" handelt, um das Leben zu erhalten, wurde von vielen Wissenschaftlern als unvereinbar mit den Prinzipien der natürlichen Selektion und der Evolutionsbiologie betrachtet. Sie betonen, dass die Selbstregulationsmechanismen der Erde nicht das Ergebnis bewusster Prozesse sind, sondern durch natürliche Selektion und evolutionäre Anpassungen entstanden sind.

Trotz dieser Kritik hat sich die Metapher des Superorganismus als nützlich erwiesen, um die komplexen Zusammenhänge des Erdsystems zu beschreiben und das Verständnis dafür zu fördern, wie biologische und abiotische Prozesse zusammenwirken, um die Umweltbedingungen auf der Erde zu stabilisieren. Diese Analogie hilft auch, das Bewusstsein für die Fragilität des planetaren Gleichgewichts zu schärfen und die Verantwortung des Menschen gegenüber der Natur zu verdeutlichen.

Die Betrachtung der Erde als Superorganismus hat auch in der Umweltethik und Philosophie zu neuen Denkanstößen geführt. Sie fordert eine holistische Sichtweise auf die Beziehung zwischen Mensch und Natur, bei der der Mensch nicht als isolierter Akteur betrachtet wird, sondern als integraler Bestandteil des globalen Systems. Diese Perspektive betont die wechselseitige Abhängigkeit aller Lebewesen und die Notwendigkeit, die planetaren Lebensgrundlagen zu schützen und zu bewahren.

Ein weiteres Beispiel für die Anwendung der Superorganismus-Metapher in der Gaia-Theorie ist die Rolle der Biodiversität bei der Stabilisierung des Erdsystems. In einem biologischen Organismus trägt die Vielfalt der Zellen und Organe zur Resilienz des gesamten Organismus bei. Ähnlich verhält es sich auf der Erde: Die Biodiversität, also die Vielfalt der Arten und Ökosysteme, stärkt die Widerstandsfähigkeit des Planeten gegenüber äußeren Störungen. Ein vielfältiges Ökosystem kann besser auf Veränderungen reagieren und sich an neue Bedingungen anpassen als ein Monokultur- oder artenarmes System.

Die Reduktion der Biodiversität durch menschliche Aktivitäten, wie Abholzung, Umweltverschmutzung und Klimawandel, gefährdet diese natürliche Resilienz und destabilisiert das planetare Gleichgewicht. Die Gaia-Theorie macht deutlich, dass der Verlust von Biodiversität nicht nur eine Bedrohung für einzelne Arten darstellt, sondern das gesamte Erdsystem schwächen kann, ähnlich wie der Verlust eines Organs oder einer Funktion in einem biologischen Organismus dessen Überlebensfähigkeit gefährdet.

Die Idee des Superorganismus betont auch die Bedeutung von Kooperation und Symbiose in der Natur. In einem Organismus arbeiten die verschiedenen Organe und Systeme zusammen, um das Überleben des Ganzen zu sichern. Auf der Erde spielen symbiotische Beziehungen eine ähnliche Rolle. Pflanzen und Pilze, Tiere und Mikroorganismen, alle sind in Netzwerken wechselseitiger Abhängigkeit eingebunden, die die Grundlage für die Stabilität und das Funktionieren von Ökosystemen bilden. Diese symbiotischen Interaktionen tragen zur Regulation von Nährstoffkreisläufen, Energieflüssen und anderen Prozessen bei, die das Erdsystem stabilisieren.

Die Gaia-Theorie hat daher nicht nur in der Wissenschaft, sondern auch in der Philosophie, Ethik und Umweltbewegung tiefgreifende Auswirkungen gehabt. Sie hat das Verständnis für die Erde als ein vernetztes, lebendiges System gefördert und das Bewusstsein für die Verantwortung des Menschen gegenüber dem Planeten gestärkt. Die Metapher des Superorganismus bleibt trotz ihrer Kontroversen ein kraftvolles Modell, um die Komplexität und Verwobenheit der planetaren Systeme zu veranschaulichen und das Verständnis für die Fragilität und Resilienz des Lebens auf der Erde zu fördern.

e) Grenzen der Theorie

Die Gaia-Theorie hat, trotz ihrer weitreichenden Implikationen für das Verständnis der Erde als ein lebendiges, sich selbst regulierendes System, auch ihre Grenzen, die in der wissenschaftlichen Gemeinschaft intensiv diskutiert werden. Diese Grenzen betreffen sowohl die theoretischen Grundlagen der Theorie als auch ihre Anwendbarkeit auf bestimmte Umweltveränderungen und evolutionäre

Prozesse. Kritiker weisen darauf hin, dass die Gaia-Theorie nicht alle Aspekte der natürlichen Selektion und Evolution vollständig integriert und dass sie teleologische Interpretationen hervorrufen kann, die wissenschaftlich problematisch sind.

Eine der zentralen Herausforderungen der Gaia-Theorie liegt in der Frage, inwieweit die Erde tatsächlich als ein bewusst regulierendes System betrachtet werden kann. Die ursprüngliche Formulierung der Theorie implizierte, dass die Erde aktiv Bedingungen aufrechterhält, die das Leben begünstigen. Diese Vorstellung kann leicht zu teleologischen Interpretationen führen, bei denen das Erdsystem als zielgerichtet verstanden wird, als ob es „absichtlich" dafür sorgt, dass die Umweltbedingungen stabil bleiben. Dies steht jedoch im Widerspruch zu den Prinzipien der Evolutionstheorie, die davon ausgeht, dass natürliche Selektion und Anpassung durch zufällige Mutationen und Umweltfaktoren getrieben werden, ohne dass ein übergeordnetes Ziel verfolgt wird.

Die Teleologie, also die Annahme, dass natürliche Prozesse auf ein bestimmtes Ziel hinarbeiten, ist in der Naturwissenschaft umstritten, da sie oft impliziert, dass es einen intentionalen Akteur gibt, der diese Prozesse steuert. Die Gaia-Theorie, wenn sie missverstanden oder falsch interpretiert wird, könnte den Eindruck erwecken, dass die Erde als Ganzes ein solches Ziel verfolgt, nämlich das Leben auf ihr zu erhalten. Diese Interpretation widerspricht jedoch dem darwinistischen Verständnis von Evolution, das betont, dass Anpassungsprozesse ohne übergeordnete Intentionen ablaufen und durch die Selektion auf der Ebene von Individuen und Genen bestimmt werden.

Die Wissenschaft bemüht sich daher, die Gaia-Theorie in ein umfassenderes Verständnis der Erdsystemprozesse zu integrieren, ohne auf teleologische Vorstellungen zurückzugreifen. Moderne Forschungen in den Erdsystemwissenschaften und der Klimaforschung versuchen, die Rückkopplungsmechanismen und Selbstregulationsprozesse, die von der Gaia-Theorie postuliert werden, zu quantifizieren und in mathematische Modelle zu integrieren, die keine intentionalen Annahmen voraussetzen. Diese Modelle zielen darauf ab, die Wechselwirkungen zwischen biologischen, chemischen und physikalischen Prozessen zu simulieren und zu verstehen, wie diese Prozesse das Klima und andere Umweltbedingungen beeinflussen.

Ein weiteres Problem der Gaia-Theorie liegt darin, dass sie nicht alle Aspekte der natürlichen Selektion und Evolution vollständig erklären kann. Die Theorie betont die Rolle von Rückkopplungsprozessen und die Fähigkeit des Erdsystems, sich selbst zu regulieren, aber sie berücksichtigt nicht immer die Mechanismen der natürlichen Selektion auf der Ebene von Individuen und Populationen. In der Evolutionsbiologie werden Organismen als Individuen betrachtet, die um begrenzte Ressourcen konkurrieren und sich durch den Prozess der natürlichen Selektion an ihre Umgebung anpassen. Diese Sichtweise steht im Gegensatz zur holistischen Perspektive der Gaia-Theorie, die die Erde als ein gesamtes System betrachtet, das durch die kollektiven Aktivitäten von Organismen reguliert wird.

Die Gaia-Theorie neigt dazu, die Rolle der Konkurrenz und Selektion, die zentrale Konzepte der Evolutionsbiologie sind, zu minimieren und stattdessen Kooperation und symbiotische Beziehungen in den Vordergrund zu stellen. Während es unbestreitbar ist, dass Symbiose und Kooperation wichtige evolutionäre Kräfte sind, wie in der

Forschung zur Symbiogenese gezeigt wurde, ist es ebenso wichtig zu betonen, dass Konkurrenz und Selektion ebenfalls entscheidende Faktoren für die Evolution des Lebens sind. Die Herausforderung besteht darin, diese beiden Perspektiven miteinander zu integrieren und zu verstehen, wie konkurrierende und kooperative Prozesse im Rahmen der Gaia-Theorie zusammenspielen.

Die moderne Forschung arbeitet daran, diese Grenzen zu überwinden, indem sie versucht, die Gaia-Theorie in ein breiteres wissenschaftliches Verständnis der Erdsystemprozesse und der Evolution zu integrieren. Forscher in den Erdsystemwissenschaften haben die Gaia-Theorie als Ausgangspunkt genutzt, um Modelle zu entwickeln, die die Rückkopplungsprozesse zwischen biologischen und geologischen Systemen erklären, ohne dabei auf teleologische Vorstellungen zurückzugreifen. Diese Modelle konzentrieren sich auf die Mechanismen, durch die lebende Organismen die Umweltbedingungen beeinflussen und wie diese Wechselwirkungen das Klima und andere Umweltprozesse regulieren.

Ein Beispiel für diese Bemühungen ist die Erforschung der Rolle von Mikroorganismen in den globalen Stoffkreisläufen. Mikroorganismen spielen eine zentrale Rolle in vielen Rückkopplungsprozessen, wie dem Kohlenstoff-, Stickstoff- und Schwefelkreislauf, die für die Regulierung der Umweltbedingungen entscheidend sind. Moderne Forschungen haben gezeigt, dass diese Mikroorganismen in der Lage sind, die chemischen Bedingungen ihrer Umgebung zu verändern und so das Klima und andere globale Prozesse zu beeinflussen. Diese Erkenntnisse tragen dazu bei, das Verständnis der Gaia-Theorie zu vertiefen und sie in ein umfassenderes Modell der Erdsystemprozesse zu integrieren.

Ein weiterer Ansatz, die Grenzen der Gaia-Theorie zu überwinden, besteht darin, sie mit den Konzepten der planetaren Grenzen und der Nachhaltigkeitswissenschaft zu verbinden. Die Theorie der planetaren Grenzen wurde entwickelt, um die ökologischen Belastungsgrenzen des Planeten zu identifizieren, die nicht überschritten werden dürfen, wenn die Stabilität des Erdsystems aufrechterhalten werden soll. Diese Theorie baut auf den Ideen der Gaia-Theorie auf, indem sie betont, dass das Leben auf der Erde in einem empfindlichen Gleichgewicht existiert, das durch menschliche Aktivitäten gefährdet wird. Die Forschung zu den planetaren Grenzen versucht, Schwellenwerte zu identifizieren, bei deren Überschreitung das Erdsystem aus dem Gleichgewicht geraten könnte, ähnlich wie in der Gaia-Theorie postuliert.

In der Klimaforschung und den Erdsystemwissenschaften haben sich daher Ansätze herausgebildet, die auf eine präzisere Quantifizierung und Modellierung der Rückkopplungsprozesse abzielen, die in der Gaia-Theorie eine zentrale Rolle spielen. Diese Ansätze berücksichtigen sowohl biologische als auch physikalische Prozesse und versuchen, ein kohärentes Bild der Wechselwirkungen zu zeichnen, die das Erdsystem stabil halten. Die Integration der Gaia-Theorie in diese Forschungsfelder hat dazu beigetragen, das Verständnis der globalen Umweltregulation zu vertiefen und die Rolle des Lebens im Kontext der planetaren Prozesse besser zu erfassen.

Die Gaia-Theorie, in ihrer ursprünglichen Form, hat also zwar Grenzen, doch durch die moderne Forschung wird sie kontinuierlich weiterentwickelt und in ein umfassenderes wissenschaftliches Verständnis integriert. Dabei geht es nicht nur darum, die Selbstregulationsmechanismen der Erde besser zu verstehen, sondern auch um die Frage, wie menschliche Aktivitäten diese Mechanismen beeinflussen und möglicherweise destabilisieren können.

III. Gaia und der Mensch: Eine Einführung

a) Mensch als Teil des Ökosystems

Die Gaia-Theorie bietet eine grundlegende Neuorientierung in der Art und Weise, wie der Mensch in Bezug auf die Umwelt wahrgenommen wird. Anstatt den Menschen als ein von der Natur getrenntes Wesen zu betrachten, fordert die Gaia-Theorie dazu auf, ihn als integralen Bestandteil des globalen Ökosystems zu sehen. Diese Perspektive hat tiefgreifende Implikationen für das Verständnis der Beziehung zwischen menschlichen Aktivitäten und den natürlichen Selbstregulationsmechanismen der Erde. Die Vorstellung, dass der Mensch nicht außerhalb, sondern innerhalb der Gaia-Mechanismen agiert, bedeutet, dass jede menschliche Handlung potenziell Einfluss auf das Gleichgewicht des Erdsystems nehmen kann – ein Gleichgewicht, das auf den Rückkopplungsprozessen zwischen lebenden Organismen und ihrer Umwelt basiert.

In der Gaia-Theorie wird betont, dass das Leben auf der Erde – einschließlich des menschlichen Lebens – in ein komplexes Netz von biotischen und abiotischen Prozessen eingebettet ist. Diese Prozesse, die über Millionen von Jahren entwickelt wurden, tragen zur Stabilisierung der Umweltbedingungen bei, die für das Überleben von Organismen notwendig sind. Der Mensch, mit seiner Fähigkeit, die Umwelt massiv zu verändern, spielt eine besondere

Rolle in diesem System. Die Industrialisierung, die massive Nutzung fossiler Brennstoffe, die großflächige Landwirtschaft und die Urbanisierung haben tiefgreifende Auswirkungen auf die globalen Ökosysteme und das Klima. Diese Aktivitäten führen nicht nur zu einer Überlastung der natürlichen Selbstregulationsmechanismen, sondern können auch zu einer Destabilisierung des Erdsystems führen.

Die Industrialisierung hat die Beziehung des Menschen zur Natur tiefgreifend verändert. Durch den massiven Einsatz von Technologien zur Energiegewinnung und Ressourcenextraktion hat der Mensch begonnen, in einer Weise in die natürlichen Prozesse einzugreifen, die weit über das hinausgeht, was in früheren Epochen der Fall war. Dieser Eingriff in das globale Ökosystem hat die Konzentrationen von Treibhausgasen wie Kohlendioxid und Methan in der Atmosphäre drastisch erhöht, was zu einer Erwärmung des Planeten und zu Störungen in den klimatischen und ökologischen Systemen geführt hat. Die Gaia-Theorie bietet ein Modell, um diese Phänomene zu verstehen, indem sie zeigt, wie der Mensch als Teil des globalen Rückkopplungssystems die Fähigkeit der Erde, sich selbst zu regulieren, beeinträchtigen kann.

Ein Beispiel für die Art und Weise, wie menschliche Aktivitäten die natürlichen Rückkopplungsmechanismen der Erde beeinflussen, ist die Rolle von Wäldern als Kohlenstoffsenken. Wälder, insbesondere tropische Regenwälder, absorbieren große Mengen an Kohlendioxid aus der Atmosphäre und tragen so zur Stabilisierung des Klimas bei. Die Abholzung dieser Wälder führt jedoch dazu, dass diese Kohlenstoffsenken verloren gehen, was die Fähigkeit der Erde, überschüssiges Kohlendioxid zu absorbieren, erheblich beeinträchtigt. Dies führt zu einem Anstieg der Kohlendioxidkonzentration in der Atmosphäre und verstärkt den Treibhauseffekt, was das Erdsystem aus dem Gleichgewicht bringt. Die Gaia-Theorie betont, dass der Verlust dieser natürlichen Selbstregulationsmechanismen schwerwiegende Konsequenzen für das globale Klima haben kann, da die Rückkopplungsprozesse, die das System stabil halten, gestört werden.

Ein weiteres Beispiel für die Auswirkungen menschlicher Aktivitäten auf das Erdsystem ist die Verschmutzung der Ozeane. Die Ozeane spielen eine zentrale Rolle in der Regulation des globalen Klimas, indem sie Wärme und Kohlendioxid absorbieren. Die zunehmende Verschmutzung durch Plastik, Chemikalien und Öl hat jedoch nicht nur die Gesundheit der marinen Ökosysteme bedroht, sondern auch die Fähigkeit der Ozeane, als Kohlenstoffsenken und Temperaturpuffer zu fungieren, beeinträchtigt. Diese Veränderungen destabilisieren die natürlichen Rückkopplungsprozesse und gefährden die Fähigkeit des Planeten, das Klimasystem zu regulieren.

Die Gaia-Theorie fordert daher ein Umdenken im Umgang mit der Umwelt. Wenn der Mensch als Teil des globalen Ökosystems betrachtet wird, wird deutlich, dass er auch eine Verantwortung für die Erhaltung dieses Systems trägt. Die traditionelle anthropozentrische Sichtweise, in der der Mensch als das Zentrum der natürlichen Welt betrachtet wird, muss einer holistischeren Perspektive weichen, bei der der Mensch als ein Akteur in einem größeren, lebendigen System gesehen wird. Diese Erkenntnis hat tiefgreifende Implikationen für die Art und Weise, wie Gesellschaften ihre Beziehung zur Natur gestalten. Es wird zunehmend klar, dass nachhaltige Entwicklungsstrategien notwendig sind, um die Selbstregulationsmechanismen der Erde nicht weiter zu belasten.

Eine der Herausforderungen, die sich aus dieser neuen Sichtweise ergeben, ist die Notwendigkeit, die Auswirkungen menschlicher Aktivitäten auf das Erdsystem zu messen und zu verstehen. Moderne Wissenschaftler arbeiten daran, Modelle zu entwickeln, die die Rückkopplungsprozesse zwischen Mensch und Umwelt quantifizieren und vorhersagen können, wie sich menschliche Eingriffe auf das planetare Gleichgewicht auswirken. Diese Modelle berücksichtigen sowohl die direkten Auswirkungen, wie die Emission von Treibhausgasen, als auch die indirekten Auswirkungen, wie den Verlust von Biodiversität und die Verschmutzung der Ozeane. Die Integration dieser Modelle in die politische Entscheidungsfindung ist entscheidend, um Strategien zu entwickeln, die den Erhalt der natürlichen Selbstregulationsmechanismen der Erde fördern.

Die Gaia-Theorie hat auch psychologische und philosophische Implikationen, die das Verständnis des Menschen als Teil des Ökosystems beeinflussen. Aus psychologischer Sicht fordert die Gaia-Theorie ein Umdenken in der Art und Weise, wie der Mensch seine Beziehung zur Natur wahrnimmt. In der Umweltpsychologie wird zunehmend erkannt, dass das Wohlbefinden des Menschen eng mit seiner Beziehung zur natürlichen Umwelt verknüpft ist. Die Verbindung zur Natur kann eine wichtige Rolle bei der Stressbewältigung und der emotionalen Regulation spielen. Studien zeigen, dass Menschen, die regelmäßig Zeit in der Natur verbringen, weniger anfällig für Stress und Angstzustände sind und ein höheres Maß an emotionalem Wohlbefinden aufweisen.

Diese Erkenntnisse unterstreichen die Notwendigkeit, den Menschen als Teil eines größeren ökologischen Systems zu betrachten, in dem die Wechselwirkungen zwischen Mensch und Natur nicht nur auf physikalischer, sondern auch auf psychologischer Ebene stattfinden. Die Gaia-Theorie erweitert das Verständnis dieser Beziehung, indem sie zeigt, dass der Mensch nicht nur von der Natur beeinflusst wird, sondern auch selbst aktiv die Bedingungen schafft, die sein eigenes Wohlbefinden beeinflussen. Diese Erkenntnis hat weitreichende Implikationen für die Entwicklung von Therapien und Interventionen, die die Natur als Heilungsquelle nutzen, wie etwa die Naturtherapie und die Ökotherapie, die darauf abzielen, das emotionale und psychische Gleichgewicht des Menschen durch die Verbindung zur Natur zu stärken.

Philosophisch gesehen fordert die Gaia-Theorie eine Abkehr vom anthropozentrischen Weltbild hin zu einer holistischen Perspektive, die den Menschen als Teil eines größeren, lebendigen Systems versteht. Diese Sichtweise hat Auswirkungen auf die Umweltethik und die Art und Weise, wie Gesellschaften ihre Beziehung zur Natur gestalten. Anstatt die Natur als eine Ressource zu betrachten, die es auszubeuten gilt, betont die Gaia-Theorie die Verantwortung des Menschen, das fragile Gleichgewicht des Erdsystems zu schützen und zu bewahren. Diese Verantwortung erfordert ein tiefes Verständnis der Wechselwirkungen zwischen menschlichen Aktivitäten und den natürlichen Prozessen, die das Leben auf der Erde ermöglichen.

Die Gaia-Theorie zeigt auf, dass der Mensch als Teil des globalen Ökosystems nicht nur Empfänger der natürlichen Ressourcen ist, sondern auch ein Akteur, der die Bedingungen für das eigene Überleben aktiv mitgestaltet. Dies erfordert eine neue Ethik der Verantwortung, die darauf abzielt, die planetaren Grenzen zu respektieren und die natürlichen Rückkopplungsprozesse, die das Erdsystem stabilisieren, nicht weiter zu beeinträchtigen. Solche Überlegungen sind entscheidend, um Strategien zu entwickeln, die nachhaltige Entwicklung und den Schutz der Umwelt in den Mittelpunkt stellen.

Die Integration dieser neuen Sichtweise in die politischen und wirtschaftlichen Entscheidungen ist von entscheidender Bedeutung, um den Herausforderungen des 21. Jahrhunderts gerecht zu werden. Der Klimawandel, der Verlust der Biodiversität und die Verschmutzung der Ozeane sind globale Probleme, die nicht isoliert betrachtet werden können, sondern in einem größeren Zusammenhang gesehen werden müssen. Die Gaia-Theorie bietet ein Modell, um diese Probleme zu verstehen und zu erkennen, dass der Mensch nicht außerhalb des globalen Ökosystems steht, sondern ein integraler Bestandteil davon ist.

b) Verbindung zwischen Gaia und menschlicher Psychologie

Die Verbindung zwischen der Gaia-Theorie und der menschlichen Psychologie eröffnet faszinierende Perspektiven auf die Selbstregulation des menschlichen Geistes und die Art und Weise, wie Individuen auf äußere Einflüsse reagieren, um ein inneres Gleichgewicht zu finden. Die Gaia-Theorie, die den Planeten als ein sich selbst regulierendes System betrachtet, bietet eine nützliche Metapher für psychologische Prozesse, insbesondere im Hinblick auf das Konzept der Homöostase und die Suche nach innerer Stabilität. Diese Verbindung zwischen globalen Umweltprozessen und individuellen psychischen Mechanismen ermöglicht ein tieferes Verständnis der menschlichen Psyche und ihrer Fähigkeit zur Anpassung und Selbstregulation.

In der medizinischen Terminologie beschreibt Homöostase die Fähigkeit eines Organismus, seine inneren Bedingungen aufrechtzuerhalten, selbst wenn sich äußere Faktoren verändern. Diese Idee lässt sich auch auf die Psychologie übertragen, wo sie die Tendenz des menschlichen Geistes beschreibt, emotionale und kognitive Zustände zu stabilisieren, um ein Gefühl von Wohlbefinden und Kontrolle zu bewahren. So wie die Erde auf Störungen reagiert, indem sie Rückkopplungsmechanismen aktiviert, um ein Gleichgewicht zu finden, reagiert auch der menschliche Geist auf äußere Stressoren und Herausforderungen, indem er versucht, ein inneres Gleichgewicht zu erreichen. Diese Selbstregulationsprozesse sind entscheidend für die psychische Gesundheit und das emotionale Wohlbefinden.

Die Gaia-Theorie bietet in diesem Zusammenhang eine Metapher für die Art und Weise, wie der menschliche Geist auf Stress und Veränderungen reagiert. So wie die Erde durch biologische und geophysikalische Rückkopplungsschleifen stabilisiert wird, so wird auch der menschliche Geist durch Rückkopplungsprozesse reguliert, die Emotionen, Gedanken und Verhaltensweisen beeinflussen. Ein Beispiel hierfür ist die Emotionsregulation, ein zentraler Prozess in der Psychologie, bei dem Menschen lernen, ihre emotionalen Reaktionen auf äußere Ereignisse zu kontrollieren, um ihre psychische Stabilität zu bewahren. Diese Rückkopplungsprozesse ähneln den Mechanismen, die die Gaia-Theorie beschreibt, da sie darauf abzielen, das System – in diesem Fall den menschlichen Geist – in einem stabilen Zustand zu halten.

Ein zentraler Aspekt der Verbindung zwischen Gaia und der menschlichen Psychologie ist die Idee, dass sowohl das Erdsystem als auch der menschliche Geist dynamische Gleichgewichte aufrechterhalten, die durch äußere

Einflüsse beeinflusst werden können. Diese Einflüsse können in der Psychologie Stressoren, emotionale Belastungen oder traumatische Ereignisse sein, die das Gleichgewicht des Geistes stören. In ähnlicher Weise können externe Einflüsse wie Klimaveränderungen oder Umweltkatastrophen das Gleichgewicht des Erdsystems destabilisieren. Sowohl auf globaler als auch auf individueller Ebene erfordert die Aufrechterhaltung dieses Gleichgewichts die Aktivierung von Selbstregulationsmechanismen, die darauf abzielen, das System in einen stabilen Zustand zurückzuführen.

Die Selbstregulation des menschlichen Geistes kann durch eine Vielzahl von Mechanismen erfolgen, die auf psychologischer, biologischer und sozialer Ebene wirken. Psychologische Theorien zur Selbstregulation betonen die Rolle von Kognitionen, Emotionen und Verhaltensweisen bei der Bewältigung von Stress und der Wiederherstellung von Stabilität. Der menschliche Geist nutzt kognitive Rückkopplungsprozesse, um Gedanken zu bewerten und gegebenenfalls zu verändern, wenn diese das innere Gleichgewicht stören. Dies kann durch Techniken wie kognitive Umstrukturierung geschehen, bei der negative oder irrationale Gedankenmuster identifiziert und durch realistischere und positive Gedanken ersetzt werden. Diese Form der kognitiven Selbstregulation spiegelt die Rückkopplungsmechanismen wider, die in der Gaia-Theorie zur Stabilisierung des Erdsystems beschrieben werden.

Auf biologischer Ebene spielen neurobiologische Prozesse eine entscheidende Rolle bei der Selbstregulation des menschlichen Geistes. Das autonome Nervensystem, insbesondere das sympathische und das parasympathische Nervensystem, reguliert physiologische Reaktionen auf Stress und sorgt dafür, dass der Körper in stressfreien

Zeiten in einen Zustand der Ruhe und Erholung zurückkehrt. Diese physiologischen Rückkopplungsprozesse sind eng mit emotionalen und kognitiven Prozessen verbunden und tragen zur Aufrechterhaltung des psychischen Gleichgewichts bei. In der Psychoneuroimmunologie wird untersucht, wie das Nervensystem, das Immunsystem und das endokrine System zusammenwirken, um die Homöostase im Körper und im Geist zu bewahren. Diese wissenschaftlichen Ansätze zeigen, dass der menschliche Geist, ähnlich wie das Erdsystem, durch eine Vielzahl von internen Prozessen reguliert wird, die darauf abzielen, auf äußere Veränderungen zu reagieren und das Gleichgewicht wiederherzustellen.

Die Gaia-Theorie bietet darüber hinaus eine ganzheitliche Perspektive auf das menschliche Wohlbefinden, indem sie betont, dass das Leben – sowohl auf globaler als auch auf individueller Ebene – in einem Netzwerk von Wechselwirkungen eingebettet ist. Die psychologische Forschung hat gezeigt, dass Menschen, die sich als Teil eines größeren Ganzen wahrnehmen und eine starke Verbindung zur Natur haben, oft ein höheres Maß an psychischem Wohlbefinden und Resilienz aufweisen. Diese Verbindung zur Natur kann dazu beitragen, das innere Gleichgewicht wiederherzustellen und emotionale Belastungen zu lindern. Die Natur wird in vielen psychotherapeutischen Ansätzen als Ressource genutzt, um Heilungsprozesse zu unterstützen und die Selbstregulationsmechanismen des Geistes zu stärken.

Ein konkretes Beispiel für die Verbindung zwischen Gaia und der menschlichen Psychologie ist die Praxis der Achtsamkeit, die zunehmend in der Psychotherapie eingesetzt wird, um emotionale und kognitive Selbstregulation zu fördern. Achtsamkeitstechniken, die oft in natürlichen

Umgebungen praktiziert werden, unterstützen den Menschen dabei, sich auf den gegenwärtigen Moment zu konzentrieren und einen Zustand innerer Ruhe und Stabilität zu erreichen. Diese Praktiken basieren auf der Idee, dass der menschliche Geist, ähnlich wie das Erdsystem, in der Lage ist, sich selbst zu regulieren und durch bewusste Wahrnehmung und Akzeptanz von Veränderungen ein neues Gleichgewicht zu finden.

Die Gaia-Theorie kann auch als Modell für die ganzheitliche Psychotherapie dienen, indem sie betont, dass psychische Gesundheit nicht isoliert betrachtet werden kann, sondern in einem größeren ökologischen und sozialen Kontext verstanden werden muss. Der Mensch ist in vielfältige Systeme eingebettet – biologische, psychologische, soziale und ökologische –, die alle miteinander interagieren und das Wohlbefinden beeinflussen. Eine ganzheitliche Psychotherapie, die diesen systemischen Ansatz berücksichtigt, kann dazu beitragen, den Menschen in seiner Gesamtheit zu verstehen und Heilungsprozesse zu fördern, die sowohl die innere als auch die äußere Umwelt einbeziehen.

Ein weiterer wichtiger Aspekt der Verbindung zwischen Gaia und der Psychologie ist die Rolle von Resilienz. Resilienz beschreibt die Fähigkeit eines Systems – sei es das Erdsystem oder der menschliche Geist –, sich von Störungen zu erholen und in einen stabilen Zustand zurückzukehren. In der Psychologie wird Resilienz oft als die Fähigkeit eines Individuums betrachtet, mit Stress, Widrigkeiten und traumatischen Ereignissen umzugehen und gestärkt daraus hervorzugehen. Die Gaia-Theorie bietet ein Modell, um diese Fähigkeit zur Anpassung und

Wiederherstellung des Gleichgewichts zu verstehen, indem sie zeigt, wie biologische Systeme auf globale Störungen reagieren und neue Gleichgewichtszustände finden.

Die Verbindung zwischen der Gaia-Theorie und der menschlichen Psychologie eröffnet somit neue Wege, um die Selbstregulationsmechanismen des Geistes zu verstehen und therapeutische Ansätze zu entwickeln, die darauf abzielen, das innere Gleichgewicht wiederherzustellen und die Resilienz zu stärken. Indem der Mensch als Teil eines größeren, sich selbst regulierenden Systems betrachtet wird, wird deutlich, dass die Aufrechterhaltung des inneren Gleichgewichts eng mit der Beziehung zur äußeren Umwelt verbunden ist. Diese Erkenntnis hat weitreichende Implikationen für die Psychologie, die Psychotherapie und das Verständnis der menschlichen Natur im Kontext des globalen Ökosystems.

c) Ökologische und psychologische Selbstregulation

Die Konzepte der Selbstregulation und Rückkopplung, die in der Gaia-Theorie von zentraler Bedeutung sind, bieten eine tiefgreifende Grundlage für das Verständnis von psychologischen Prozessen. Auf ähnliche Weise, wie das Erdsystem durch Rückkopplungsmechanismen ein dynamisches Gleichgewicht aufrechterhält, folgt auch der menschliche Geist vergleichbaren Prinzipien, wenn es um die Regulation von Emotionen und Kognitionen geht. Diese Analogien zwischen ökologischer und psychologischer Selbstregulation eröffnen neue Perspektiven für die psychologische Therapie, insbesondere im Hinblick auf Stressbewältigung und die Förderung emotionaler Resilienz.

In der Gaia-Theorie reguliert sich das Erdsystem durch eine Vielzahl von Rückkopplungsschleifen, die sowohl stabilisierende (negative Rückkopplung) als auch destabilisierende (positive Rückkopplung) Wirkungen haben können. Ähnlich funktioniert die psychologische Selbstregulation, bei der der menschliche Geist auf äußere Reize reagiert, um emotionale und kognitive Stabilität aufrechtzuerhalten. Diese Reaktionen können als eine Form der inneren Homöostase betrachtet werden, bei der der Mensch bestrebt ist, trotz äußerer Einflüsse ein Gleichgewicht zu bewahren.

Ein zentraler Mechanismus der psychologischen Selbstregulation ist die Emotionsregulation, ein Prozess, bei dem der Mensch versucht, seine emotionale Reaktion auf Stressoren zu steuern und an äußere Anforderungen anzupassen. Dieser Prozess kann auf mehreren Ebenen erfolgen, angefangen bei der bewussten Kontrolle von Emotionen durch kognitive Techniken bis hin zu unbewussten neurobiologischen Prozessen, die physiologische Reaktionen auf Stress regulieren. In der gleichen Weise, wie das Erdsystem auf klimatische Veränderungen reagiert, indem es Rückkopplungsprozesse aktiviert, um ein Gleichgewicht zu finden, reagiert auch der menschliche Geist auf emotionale Belastungen, indem er Strategien zur Wiederherstellung des inneren Gleichgewichts einsetzt.

Die Forschung in der Psychologie hat gezeigt, dass die Fähigkeit zur Emotionsregulation eng mit der psychischen Gesundheit und dem allgemeinen Wohlbefinden verknüpft ist. Menschen, die in der Lage sind, ihre Emotionen effektiv zu regulieren, sind besser in der Lage, mit Stress umzugehen und psychische Störungen zu vermeiden. Diese Fähigkeit zur Selbstregulation spiegelt die Prinzipien der Gaia-Theorie wider, bei denen die Stabilität des

Erdsystems von der Effektivität der Rückkopplungsmechanismen abhängt. Wenn diese Mechanismen versagen oder überlastet werden, gerät das System aus dem Gleichgewicht, was zu Krisen führen kann – ähnlich wie psychische Krisen entstehen können, wenn die Fähigkeit zur Emotionsregulation beeinträchtigt ist.

Die kognitive Selbstregulation, ein weiteres wichtiges Konzept in der Psychologie, lässt sich ebenfalls mit den Rückkopplungsprozessen der Gaia-Theorie vergleichen. Kognitive Selbstregulation bezieht sich auf die Fähigkeit des Menschen, seine Gedanken und Überzeugungen zu steuern, insbesondere in stressigen oder herausfordernden Situationen. Dies kann durch Techniken wie kognitive Umstrukturierung geschehen, bei der negative Denkmuster identifiziert und durch positivere und realistischere Überzeugungen ersetzt werden. Dieser Prozess der kognitiven Anpassung ist vergleichbar mit den negativen Rückkopplungsmechanismen in der Gaia-Theorie, bei denen das Erdsystem auf Veränderungen reagiert, um ein stabiles Klima und lebensfreundliche Bedingungen zu erhalten.

Ein weiterer relevanter Aspekt der psychologischen Selbstregulation ist die Rolle des autonomen Nervensystems bei der Steuerung physiologischer Reaktionen auf Stress. Das autonome Nervensystem, das in sympathische und parasympathische Komponenten unterteilt ist, reguliert eine Vielzahl von Körperfunktionen, darunter Herzfrequenz, Blutdruck und Verdauung, die sich direkt auf das emotionale Wohlbefinden auswirken. Wenn der Körper unter Stress steht, aktiviert das sympathische Nervensystem die "Kampf-oder-Flucht"-Reaktion, um auf die Bedrohung zu reagieren. Nach der Bewältigung der Bedrohung sorgt das parasympathische Nervensystem dafür, dass der Körper in einen Zustand der Ruhe und Erholung zurückkehrt, was zur Wiederherstellung der Homöostase beiträgt. Diese physiologischen Rückkopplungsprozesse sind entscheidend für die Aufrechterhaltung der körperlichen und psychischen Gesundheit und spiegeln das Prinzip der Selbstregulation wider, das auch in der Gaia-Theorie eine zentrale Rolle spielt.

Ein weiterer wichtiger Punkt in der Betrachtung ökologischer und psychologischer Selbstregulation ist die Idee der Resilienz, die in beiden Systemen eine entscheidende Rolle spielt. Resilienz beschreibt die Fähigkeit eines Systems, sich von Störungen zu erholen und sich an veränderte Bedingungen anzupassen, ohne dass es zu langfristigen Schäden oder Dysfunktionen kommt. In der Psychologie wird Resilienz oft als die Fähigkeit eines Individuums betrachtet, mit Stress, Widrigkeiten und traumatischen Ereignissen umzugehen und sich schnell von diesen Erfahrungen zu erholen. Diese Fähigkeit ist eng mit der Effektivität der Selbstregulationsmechanismen verbunden, die es dem Individuum ermöglichen, emotionale und kognitive Herausforderungen zu bewältigen und ein inneres Gleichgewicht wiederherzustellen.

In der ökologischen Perspektive der Gaia-Theorie spielt Resilienz eine ähnliche Rolle. Das Erdsystem ist in der Lage, auf externe Störungen wie Vulkanausbrüche, Meteoriteneinschläge oder klimatische Veränderungen zu reagieren, indem es Rückkopplungsmechanismen aktiviert, die die planetare Stabilität wiederherstellen. Diese Anpassungsfähigkeit ist entscheidend für das Überleben des Lebens auf der Erde, da sie es ermöglicht, dass sich das System auch unter extremen Bedingungen regeneriert und ein neues Gleichgewicht findet. Die psychologische

Resilienz folgt ähnlichen Prinzipien, indem sie es dem menschlichen Geist ermöglicht, auf Stress und Trauma zu reagieren und trotz dieser Herausforderungen stabil zu bleiben.

Die Verbindung zwischen ökologischer und psychologischer Selbstregulation eröffnet auch neue Perspektiven für die psychologische Therapie. Therapeutische Ansätze, die sich auf die Förderung von Selbstregulation und Resilienz konzentrieren, können von den Prinzipien der Gaia-Theorie inspiriert werden. Diese Ansätze betonen die Bedeutung der Rückkopplungsprozesse, die zur Wiederherstellung des inneren Gleichgewichts beitragen, und ermutigen den Einzelnen, Strategien zu entwickeln, um auf Stress und emotionale Belastungen zu reagieren. Techniken wie Achtsamkeit, kognitive Verhaltenstherapie und naturbasierte Therapien sind Beispiele für Methoden, die auf der Idee der Selbstregulation aufbauen und darauf abzielen, die Fähigkeit zur emotionalen und kognitiven Stabilisierung zu stärken.

Naturbasierte Therapien, wie zum Beispiel die Ökotherapie, nutzen die heilende Kraft der Natur, um die psychische Gesundheit zu fördern und die Selbstregulationsmechanismen des Geistes zu unterstützen. Diese Ansätze basieren auf der Idee, dass die Verbindung zur natürlichen Umwelt dazu beitragen kann, das innere Gleichgewicht wiederherzustellen und emotionale Belastungen zu lindern. Die Gaia-Theorie bietet in diesem Kontext ein Modell, um zu verstehen, wie die Interaktion mit der Natur die Rückkopplungsprozesse im menschlichen Geist beeinflussen kann und wie diese Prozesse zur Wiederherstellung der psychischen Gesundheit beitragen können.

Die Achtsamkeitspraxis, die oft in natürlichen Umgebungen wie Wäldern, Parks oder am Meer praktiziert wird, zielt darauf ab, das Bewusstsein für den gegenwärtigen Moment zu schärfen und den Geist zu beruhigen. Diese Praxis fördert die Selbstregulation, indem sie es dem Einzelnen ermöglicht, seine Aufmerksamkeit bewusst zu lenken und emotionale Reaktionen zu beobachten, ohne sie zu bewerten oder zu unterdrücken. Die Rückkopplung zwischen der Achtsamkeitspraxis und der emotionalen Regulation ähnelt den Rückkopplungsmechanismen der Gaia-Theorie, bei denen die bewusste Wahrnehmung von Veränderungen im System zu einer Stabilisierung und Wiederherstellung des Gleichgewichts führen kann.

d) Ganzheitliches Denken und Heilung

Ganzheitliches Denken, das in der Gaia-Theorie eine zentrale Rolle spielt, bietet eine umfassende Perspektive auf Heilungsprozesse, indem es physische, psychische und spirituelle Dimensionen des menschlichen Lebens integriert. Die Gaia-Theorie sieht die Erde als ein komplexes, sich selbst regulierendes System, in dem alle Komponenten miteinander verbunden sind und zusammenarbeiten, um ein dynamisches Gleichgewicht aufrechtzuerhalten. Diese ganzheitliche Sichtweise lässt sich auch auf die Psychotherapie und die medizinische Heilung übertragen, insbesondere in Ansätzen wie der Ökotherapie, die die Natur als wesentlichen Bestandteil des Heilungsprozesses versteht.

In der Psychotherapie bedeutet ganzheitliches Denken, dass der Mensch nicht nur in isolierten Aspekten seiner Psyche betrachtet wird, sondern als ein Wesen, das in einem dynamischen Austausch mit seiner Umwelt steht.

Diese Sichtweise steht im Einklang mit den Prinzipien der Gaia-Theorie, die betont, dass das Leben auf der Erde in einem Netzwerk von Wechselwirkungen eingebettet ist, in dem biologische, geophysikalische und chemische Prozesse untrennbar miteinander verbunden sind. In der Therapie wird dieses Modell auf den Menschen angewendet, indem Körper, Geist und Seele als integrale Bestandteile eines Gesamtprozesses der Heilung betrachtet werden.

Ein Beispiel für die Anwendung ganzheitlichen Denkens in der Psychotherapie ist die Ökotherapie, die die heilenden Kräfte der Natur in den therapeutischen Prozess einbezieht. Diese Therapieform basiert auf der Annahme, dass die Verbindung zur natürlichen Umwelt einen tiefgreifenden Einfluss auf das psychische Wohlbefinden hat. Menschen, die Zeit in der Natur verbringen, erleben oft eine tiefere Verbundenheit mit ihrer Umgebung, was zur Reduktion von Stress, Angst und Depression beitragen kann. Die Gaia-Theorie unterstützt diese Idee, indem sie darauf hinweist, dass der Mensch als Teil eines größeren ökologischen Ganzen betrachtet werden sollte und dass die Trennung von der Natur negative Auswirkungen auf das psychische und körperliche Wohlbefinden haben kann.

In der Ökotherapie wird die Natur als aktiver Partner im Heilungsprozess betrachtet. Natürliche Umgebungen bieten eine Vielzahl von Reizen, die das parasympathische Nervensystem aktivieren und eine beruhigende Wirkung auf den Körper und den Geist haben. Diese therapeutische Wirkung der Natur lässt sich durch den Begriff der Biophilie erklären, der die angeborene Affinität des Menschen zur Natur beschreibt. Studien haben gezeigt, dass der Aufenthalt in der Natur, sei es durch Waldbaden,

Gartenarbeit oder achtsame Spaziergänge, zu einer Verringerung der Stresshormonspiegel, einer verbesserten Stimmung und einer Steigerung des allgemeinen Wohlbefindens führen kann.

Ganzheitliches Denken in der Psychotherapie geht jedoch über die bloße Einbeziehung der Natur hinaus. Es betont die Bedeutung der Integration aller Aspekte des menschlichen Seins – körperliche, emotionale, mentale und spirituelle Dimensionen – in den Heilungsprozess. Diese integrative Perspektive ist entscheidend für das Verständnis der komplexen Wechselwirkungen, die das menschliche Wohlbefinden beeinflussen. In der Gaia-Theorie wird das Leben auf der Erde als ein Netzwerk von Wechselwirkungen betrachtet, in dem alle Komponenten miteinander verbunden sind. Ähnlich wird in der ganzheitlichen Psychotherapie der Mensch als ein multidimensionales Wesen gesehen, dessen Gesundheit von der Harmonie zwischen Körper, Geist und Seele abhängt.

Die Integration dieser verschiedenen Dimensionen des Seins in die Therapie kann durch verschiedene Ansätze erfolgen. Körperorientierte Therapien, die die körperliche Bewegung und Wahrnehmung in den Heilungsprozess einbeziehen, spielen eine wichtige Rolle im ganzheitlichen Ansatz. Diese Therapien erkennen die enge Verbindung zwischen Körper und Geist an und betonen, dass körperliche Blockaden oder Verspannungen oft mit emotionalen und mentalen Problemen verbunden sind. Durch die Arbeit am Körper können emotionale und mentale Spannungen gelöst werden, was zu einer tieferen Heilung führt.

Achtsamkeitstechniken, die sowohl in der kognitiven Verhaltenstherapie als auch in der östlichen Meditationspraxis Anwendung finden, fördern ebenfalls ein ganzheitliches Verständnis von Heilung. Achtsamkeit zielt darauf ab, das Bewusstsein für den gegenwärtigen Moment zu schärfen und die Verbindung zwischen Geist und Körper zu stärken. Durch Achtsamkeitsübungen lernen Menschen, ihre Gedanken, Gefühle und körperlichen Empfindungen wahrzunehmen, ohne sie zu bewerten oder zu unterdrücken. Diese Praxis unterstützt die Selbstregulation und trägt dazu bei, das innere Gleichgewicht wiederherzustellen. In der Gaia-Theorie spiegelt sich dieses Konzept der Achtsamkeit wider, indem es die Bedeutung der bewussten Wahrnehmung und Interaktion mit der Umwelt betont, um ein harmonisches Gleichgewicht zu erreichen.

Spirituelle Dimensionen der Heilung spielen ebenfalls eine wichtige Rolle im ganzheitlichen Ansatz. Die Gaia-Theorie lädt dazu ein, die Erde und das Leben darauf als etwas Heiliges zu betrachten, das geschützt und gepflegt werden muss. Diese Perspektive kann auch in der Therapie Anwendung finden, indem sie das spirituelle Wohlbefinden als integralen Bestandteil der Gesundheit anerkennt. Spirituelle Praktiken wie Meditation, Gebet oder die Reflexion über den Sinn des Lebens können dazu beitragen, tiefe emotionale Wunden zu heilen und das Gefühl von Verbundenheit und Ganzheit zu stärken.

Die Anwendung der Gaia-Theorie auf die Psychotherapie bietet somit eine Grundlage für die Entwicklung ganzheitlicher Heilungsansätze, die Körper, Geist und Seele in den Heilungsprozess einbeziehen. Dieser Ansatz betont die Bedeutung der Umwelt und der Natur für das menschliche Wohlbefinden und zeigt, dass Heilung nicht nur auf individueller Ebene stattfinden kann, sondern auch in

Verbindung mit der größeren ökologischen und sozialen Umgebung. Ganzheitliches Denken fordert eine Abkehr von reduktionistischen Modellen der Psychotherapie, die sich ausschließlich auf Symptome oder isolierte Aspekte der Psyche konzentrieren, und strebt stattdessen nach einer umfassenderen, integrierten Sichtweise, die alle Dimensionen des menschlichen Lebens einbezieht.

In der medizinischen Terminologie könnte dieser ganzheitliche Ansatz als eine Form der Salutogenese beschrieben werden, die sich auf die Förderung von Gesundheit und Wohlbefinden konzentriert, anstatt sich ausschließlich auf die Behandlung von Krankheiten zu beschränken. Die Salutogenese betont die Bedeutung von Ressourcen und Schutzfaktoren, die es dem Individuum ermöglichen, gesund zu bleiben oder sich von Krankheiten zu erholen. In der Gaia-Theorie wird diese Idee erweitert, indem das gesamte Erdsystem als eine Ressource für das Leben betrachtet wird, die gepflegt und geschützt werden muss, um das Überleben und das Wohlbefinden aller Lebewesen zu gewährleisten.

Die Herausforderungen des modernen Lebens, einschließlich des Klimawandels, der Umweltzerstörung und der wachsenden Entfremdung von der Natur, machen deutlich, dass ganzheitliches Denken und Heilung immer wichtiger werden. Die Gaia-Theorie bietet einen Rahmen, um diese Herausforderungen zu verstehen und darauf zu reagieren, indem sie zeigt, dass der Mensch ein integraler Bestandteil eines größeren Systems ist, das gepflegt werden muss, um sowohl das individuelle als auch das kollektive Wohlbefinden zu fördern. Ganzheitliche Heilungsansätze, die

Körper, Geist und Seele in Einklang bringen und die Verbindung zur Natur stärken, können einen wichtigen Beitrag zur Förderung von Gesundheit und Resilienz in einer zunehmend belasteten Welt leisten.

e) Erste psychologische Parallelen

Die Verbindung zwischen der Gaia-Theorie und psychologischen Konzepten eröffnet ein breites Spektrum an Parallelen, die tiefere Einblicke in die Mechanismen der psychischen Gesundheit und Selbstregulation ermöglichen. Die Idee der Rückkopplung, ein zentrales Element der Gaia-Theorie, kann in vielen Aspekten der menschlichen Psyche angewendet werden, insbesondere in Bezug auf emotionale Prozesse, die oft durch komplexe, miteinander verbundene Rückkopplungsschleifen gekennzeichnet sind.

In der Gaia-Theorie beschreibt Rückkopplung die Art und Weise, wie Prozesse innerhalb des Erdsystems auf Veränderungen reagieren und diese wiederum beeinflussen, um das System zu stabilisieren oder, in manchen Fällen, zu destabilisieren. Dieses Konzept lässt sich direkt auf emotionale Prozesse im menschlichen Geist übertragen. Eine emotionale Reaktion kann eine Kaskade von Folgeprozessen auslösen, die das emotionale Gleichgewicht entweder stabilisieren oder destabilisieren können. Diese Rückkopplungsprozesse spielen eine entscheidende Rolle bei der Regulation von Emotionen und dem Aufrechterhalten der psychischen Homöostase.

Ein Beispiel für eine stabilisierende emotionale Rückkopplung ist die Verarbeitung positiver emotionaler Erfahrungen. Wenn eine Person Freude oder Zufriedenheit empfindet, können diese positiven Emotionen eine Reihe von psychologischen und physiologischen Reaktionen auslösen, die das allgemeine Wohlbefinden fördern und das emotionale Gleichgewicht stabilisieren. Diese Rückkopplung kann das Selbstwertgefühl stärken, Stress reduzieren und die psychische Resilienz erhöhen. Diese stabilisierenden Prozesse können mit den negativen Rückkopplungsschleifen in der Gaia-Theorie verglichen werden, die dazu beitragen, das planetare Gleichgewicht aufrechtzuerhalten, indem sie Schwankungen ausgleichen und die Stabilität des Systems fördern.

Auf der anderen Seite gibt es destabilisierende emotionale Rückkopplungen, die zu einer Verschlechterung des emotionalen Zustands führen können. Ein typisches Beispiel hierfür ist der Kreislauf negativer Gedanken und Gefühle, der oft in Angst- oder Depressionsstörungen auftritt. Ein anfänglicher negativer Gedanke oder eine belastende Emotion kann eine Kaskade von weiteren negativen Reaktionen auslösen, die das emotionale Gleichgewicht stören und zu einer Eskalation der psychischen Belastung führen. Dieser Kreislauf ähnelt den positiven Rückkopplungsschleifen in der Gaia-Theorie, bei denen anfängliche Veränderungen im System zu einer Verstärkung von Instabilitäten führen können, was letztlich das Gleichgewicht des Erdsystems gefährden könnte.

Die Parallelen zwischen den Rückkopplungsprozessen in der Gaia-Theorie und den emotionalen Rückkopplungen im menschlichen Geist bieten eine nützliche Metapher für das Verständnis von psychischer Gesundheit und Selbstregulation. Sie legen nahe, dass die Stabilität des menschlichen Geistes, ähnlich wie die Stabilität des Erdsystems, auf der Fähigkeit beruht, Rückkopplungsschleifen zu erkennen und zu steuern, die entweder zur Stabilisierung oder Destabilisierung des inneren Gleichgewichts beitragen. In der Therapie können diese Erkenntnisse genutzt werden, um Interventionen zu entwickeln, die darauf abzielen, negative Rückkopplungsschleifen zu durchbrechen und positive Rückkopplungen zu fördern, um das emotionale Gleichgewicht wiederherzustellen.

Ein weiterer Aspekt der Parallelen zwischen der Gaia-Theorie und der Psychologie ist die Rolle von kognitiven Rückkopplungen bei der Selbstregulation. In der Kognitionspsychologie wird betont, dass Gedankenprozesse oft durch Rückkopplungsschleifen geprägt sind, bei denen bestimmte Überzeugungen oder Gedankenmuster sich selbst verstärken und das Verhalten und die Emotionen einer Person beeinflussen. Diese kognitiven Rückkopplungen können sowohl adaptiv als auch maladaptiv sein. Adaptive Rückkopplungen führen zu positiven Denk- und Verhaltensmustern, die das psychische Wohlbefinden fördern, während maladaptive Rückkopplungen negative Gedankenmuster verstärken und zu emotionalen und verhaltensbezogenen Problemen beitragen können.

Ein Beispiel für eine adaptive kognitive Rückkopplung ist das Konzept der Selbstwirksamkeit. Wenn eine Person das Gefühl hat, dass sie fähig ist, Herausforderungen zu meistern und Ziele zu erreichen, stärkt dies ihr Selbstbewusstsein und motiviert sie, weiterhin positive Handlungen zu setzen. Diese positiven Handlungen führen zu weiteren Erfolgen und verstärken das Gefühl der Selbstwirksamkeit, was in einer positiven Rückkopplungsschleife resultiert. Diese Art von kognitiver Rückkopplung ist entscheidend für die Aufrechterhaltung der psychischen Gesundheit und kann in der Therapie gefördert werden, um das emotionale und kognitive Wohlbefinden zu stärken.

Im Gegensatz dazu können negative kognitive Rückkopplungen, wie sie bei depressiven Denkmustern häufig vorkommen, das emotionale Gleichgewicht destabilisieren. Negative Gedanken, wie das Gefühl von Hoffnungslosigkeit oder Wertlosigkeit, können sich selbst verstärken und zu einem Kreislauf von negativen Emotionen und Verhaltensweisen führen, der schwer zu durchbrechen ist. In der kognitiven Verhaltenstherapie (KVT) wird daher versucht, diese negativen Rückkopplungen zu identifizieren und zu unterbrechen, indem dysfunktionale Gedankenmuster umstrukturiert und durch realistischere und positivere Überzeugungen ersetzt werden.

Die Anwendung der Gaia-Theorie auf psychologische Prozesse eröffnet auch neue Perspektiven für die Behandlung von Stress und Trauma. In der Trauma-Therapie wird häufig die Idee verwendet, dass traumatische Erfahrungen eine Art von positiver Rückkopplungsschleife auslösen können, bei der die Erinnerung an das Trauma immer wieder aktiviert wird und zu anhaltendem Stress und Angst führt. Diese Rückkopplungsschleifen können das emotionale und körperliche Gleichgewicht des Betroffenen erheblich beeinträchtigen und die Heilung erschweren. Therapeutische Ansätze, die auf der Idee der Rückkopplung basieren, zielen darauf ab, diese Schleifen zu durchbrechen und dem Betroffenen zu helfen, neue, stabilisierende emotionale und kognitive Muster zu entwickeln.

Eine weitere Parallele zwischen der Gaia-Theorie und der Psychologie ist das Konzept der Selbstorganisation. In der Gaia-Theorie wird das Erdsystem als ein sich selbst organisierendes System betrachtet, das in der Lage ist, Ordnung und Struktur aus scheinbar chaotischen Zuständen zu schaffen. Diese Fähigkeit zur Selbstorganisation ist auch ein zentrales Merkmal des menschlichen Geistes.

Menschen sind in der Lage, aus ihren Erfahrungen zu lernen, neue Verhaltensweisen zu entwickeln und sich an veränderte Umweltbedingungen anzupassen, indem sie kognitive und emotionale Muster reorganisieren. Diese Selbstorganisationsprozesse sind entscheidend für die psychische Anpassungsfähigkeit und Resilienz und spiegeln die Dynamik wider, die in der Gaia-Theorie beschrieben wird.

Die Idee, dass psychische Gesundheit und Selbstregulation durch die Fähigkeit zur Selbstorganisation und durch Rückkopplungsprozesse aufrechterhalten werden, kann als Grundlage für die Entwicklung neuer therapeutischer Ansätze dienen. Diese Ansätze könnten darauf abzielen, die Selbstorganisationsfähigkeit des Geistes zu stärken und Rückkopplungsschleifen zu identifizieren, die das emotionale und kognitive Gleichgewicht destabilisieren. Durch die Förderung positiver Rückkopplungen und die Unterstützung der natürlichen Selbstorganisationsprozesse des Geistes könnte es möglich sein, die Resilienz und das Wohlbefinden der Patienten nachhaltig zu verbessern.

IV. Gaia als Modell für die innere Balance

a) Homöostase und psychische Gesundheit

Das Konzept der Homöostase, ursprünglich aus der Biologie stammend, beschreibt die Fähigkeit eines Organismus, seine internen Bedingungen in einem stabilen Gleichgewicht zu halten, trotz variabler äußerer Einflüsse. Diese Vorstellung lässt sich direkt auf die psychische Gesundheit übertragen und bildet eine wertvolle Metapher für das Verständnis der Mechanismen, die das menschliche Wohlbefinden regulieren. Die Gaia-Theorie erweitert dieses

Konzept, indem sie die Erde als einen lebendigen Organismus begreift, der durch Selbstregulationsprozesse eine dynamische Homöostase aufrechterhält. Ebenso strebt der menschliche Geist danach, ein stabiles inneres Umfeld zu bewahren, auch wenn er externen Herausforderungen wie Stress, Trauma oder anderen belastenden Erfahrungen ausgesetzt ist.

Psychische Gesundheit kann als das Ergebnis eines dynamischen Prozesses der Selbstregulation betrachtet werden, bei dem der Geist ständig bestrebt ist, ein Gleichgewicht zwischen verschiedenen inneren und äußeren Faktoren aufrechtzuerhalten. Dieser Prozess ähnelt den Rückkopplungsmechanismen, die in der Gaia-Theorie beschrieben werden, bei denen biologische und geophysikalische Systeme der Erde miteinander interagieren, um das planetare Gleichgewicht zu stabilisieren. Im Kontext der Psychologie beschreibt die Homöostase das Bestreben, emotionale, kognitive und physiologische Stabilität zu bewahren, auch wenn äußere Stressoren versuchen, dieses Gleichgewicht zu stören.

Ein Beispiel für diese psychische Homöostase ist die Reaktion des menschlichen Körpers auf Stress. Wenn der Mensch Stress erlebt, aktiviert das autonome Nervensystem eine Reihe von physiologischen Reaktionen, die den Körper auf eine potenzielle Bedrohung vorbereiten. Diese Reaktionen, die als „Kampf-oder-Flucht"-Reaktion bekannt sind, beinhalten die Freisetzung von Hormonen wie Adrenalin und Cortisol, die Herzfrequenz und Atmung beschleunigen und die Energieversorgung des Körpers erhöhen. Diese physiologischen Veränderungen sind Teil eines natürlichen Mechanismus, der dem Körper hilft, auf akute Stresssituationen zu reagieren und das Gleichgewicht wiederherzustellen, sobald die Bedrohung vorüber ist. In diesem Zusammenhang spielt das parasympathische Nervensystem eine Schlüsselrolle, indem es die Stressreaktion dämpft und den Körper in einen Zustand der Ruhe und Erholung zurückführt.

In ähnlicher Weise sind auch emotionale und kognitive Prozesse bestrebt, ein Gleichgewicht zu bewahren. Wenn der Mensch mit emotionalen Herausforderungen konfrontiert ist, werden psychische Mechanismen aktiviert, um die emotionale Homöostase wiederherzustellen. Dieser Prozess der emotionalen Selbstregulation umfasst eine Vielzahl von Strategien, die darauf abzielen, unangenehme Emotionen zu bewältigen und das innere Gleichgewicht wiederherzustellen. Dazu gehören beispielsweise kognitive Techniken, wie die Neubewertung von Situationen, die Achtsamkeitspraxis, die den Fokus auf den gegenwärtigen Moment legt, oder die Suche nach sozialer Unterstützung, die emotionale Sicherheit bietet. Diese Mechanismen können als Teil eines psychischen Rückkopplungssystems betrachtet werden, das darauf ausgelegt ist, das emotionale Gleichgewicht zu stabilisieren, ähnlich wie die Rückkopplungsprozesse in der Gaia-Theorie die planetare Homöostase aufrechterhalten.

Das Konzept der Homöostase in der Psychologie wird besonders relevant, wenn das Gleichgewicht durch anhaltenden Stress, Trauma oder psychische Erkrankungen gestört wird. In diesen Fällen werden die natürlichen Selbstregulationsmechanismen des Geistes überfordert, und das System kann Schwierigkeiten haben, in einen stabilen Zustand zurückzukehren. Chronischer Stress, zum Beispiel, kann das autonome Nervensystem in einem ständigen Zustand der Übererregung halten, was zu körperlichen und psychischen Symptomen wie Angst, Schlaflosigkeit, erhöhter Reizbarkeit und einem geschwächten Immunsystem führen kann. In solchen Fällen ist die Wiederherstellung der Homöostase entscheidend für die Heilung und das Wohlbefinden.

Traumatische Erlebnisse stellen eine besonders schwere Störung der psychischen Homöostase dar. Traumata können tiefgreifende Auswirkungen auf das emotionale und kognitive Gleichgewicht haben, indem sie intensive Angst- und Stressreaktionen auslösen, die das Selbstregulationssystem des Geistes überlasten. Traumatische Erfahrungen sind oft mit Flashbacks, Albträumen und hypervigilanten Zuständen verbunden, die verhindern, dass der Geist und der Körper in einen Zustand der Ruhe und Sicherheit zurückkehren. Die psychische Homöostase wird durch diese anhaltenden Reaktionen gestört, was zu langfristigen psychischen Problemen wie posttraumatischer Belastungsstörung (PTBS) führen kann. Hier wird deutlich, dass die Wiederherstellung der Homöostase nicht nur eine passive Anpassung ist, sondern einen aktiven Heilungsprozess erfordert, bei dem therapeutische Interventionen eine Schlüsselrolle spielen.

Die Psychotherapie bietet eine Reihe von Techniken und Interventionen, die darauf abzielen, die psychische Homöostase wiederherzustellen und den Patienten zu helfen, ihre Selbstregulationsmechanismen zu stärken. Ein zentraler Ansatz in der Traumatherapie ist die Schaffung eines sicheren Raums, in dem der Betroffene die traumatischen Erinnerungen verarbeiten kann, ohne von ihnen überwältigt zu werden. Durch Techniken wie die Desensibilisierung und die kognitive Umstrukturierung können die intensiven emotionalen Reaktionen, die durch das Trauma ausgelöst werden, allmählich abgeschwächt werden, sodass der Betroffene in der Lage ist, ein neues Gleichgewicht zu finden.

Ein weiterer wichtiger Aspekt der Wiederherstellung der psychischen Homöostase ist die Rolle von sozialen Beziehungen und Unterstützungsnetzwerken. Zwischenmenschliche Beziehungen spielen eine entscheidende Rolle bei der Regulierung von Emotionen und der Wiederherstellung des emotionalen Gleichgewichts. In der sozialen Neurowissenschaft wird betont, dass das Gehirn auf soziale Interaktionen angewiesen ist, um Stressreaktionen zu regulieren und emotionale Sicherheit zu gewährleisten. Positive soziale Bindungen können als eine Art externer Rückkopplung betrachtet werden, die dazu beiträgt, die Homöostase des Geistes wiederherzustellen. Diese sozialen Interaktionen wirken stabilisierend und ermöglichen es dem Einzelnen, sich in schwierigen Zeiten unterstützt und sicher zu fühlen.

Auch die Verbindung zur natürlichen Umwelt kann eine wichtige Rolle bei der Wiederherstellung der psychischen Homöostase spielen. Naturbasierte Therapien, wie die Ökotherapie, nutzen die beruhigende Wirkung der Natur, um die Selbstregulationsmechanismen des Geistes zu unterstützen. Der Aufenthalt in natürlichen Umgebungen kann das parasympathische Nervensystem aktivieren und die Stresshormone senken, was zur Wiederherstellung des inneren Gleichgewichts beiträgt. Studien zeigen, dass Menschen, die regelmäßig Zeit in der Natur verbringen, weniger unter Stress und Angst leiden und ein höheres Maß an emotionaler Resilienz aufweisen.

Die Gaia-Theorie bietet in diesem Zusammenhang eine wertvolle Perspektive, indem sie das Verständnis der Erde als ein sich selbst regulierendes System mit den Konzepten der psychischen Homöostase verbindet. So wie die Erde darauf abzielt, ihr inneres Gleichgewicht zu bewahren, strebt auch der menschliche Geist nach Stabilität und Harmonie. Diese Parallelen zwischen der ökologischen und der psychischen Selbstregulation können als Grundlage für ganzheitliche Ansätze zur psychischen Gesundheit und Heilung dienen, die Körper, Geist und Umwelt in einem integrativen Modell der Selbstregulation und Homöostase zusammenführen.

Die Störungen dieses Gleichgewichts, die durch Stress, Trauma oder andere Belastungen entstehen, erfordern eine gezielte therapeutische Intervention, um die Selbstheilungskräfte des Körpers und des Geistes zu aktivieren. Diese Heilungsprozesse sind oft komplex und erfordern eine ganzheitliche Perspektive, die sowohl die biologischen als auch die psychologischen Dimensionen der Homöostase berücksichtigt. Die Psychotherapie bietet hier wertvolle Werkzeuge, um den Betroffenen zu helfen, ihre Selbstregulationsmechanismen zu stärken und ein neues Gleichgewicht zu finden, das ihnen ermöglicht, trotz der Herausforderungen des Lebens emotional stabil zu bleiben.

Die Verbindung zwischen der Gaia-Theorie und der Psychologie zeigt auf, dass psychische Gesundheit als ein dynamischer Prozess der Selbstregulation betrachtet werden kann, der darauf abzielt, das innere Gleichgewicht zu bewahren, auch wenn äußere Einflüsse dieses Gleichgewicht bedrohen. In diesem Modell wird deutlich, dass die Aufrechterhaltung der psychischen Homöostase nicht nur ein individueller Prozess ist, sondern in einem größeren ökologischen und sozialen Kontext verstanden werden muss.

b) Selbstheilung im Kontext von Gaia

Das Konzept der Selbstheilung im Kontext der Gaia-Theorie eröffnet eine faszinierende Perspektive auf die Fähigkeit sowohl der Erde als auch des menschlichen Geistes, sich selbst zu regulieren und wiederherzustellen. In der Gaia-Theorie wird die Erde als ein lebendiger Organismus betrachtet, der über Selbstregulationsmechanismen verfügt, um sein Gleichgewicht zu bewahren und auf äußere Störungen zu reagieren. Diese Idee lässt sich auf den menschlichen Geist übertragen, der ebenfalls bestrebt ist, nach schwierigen Erlebnissen oder psychischen Belastungen eine innere Balance wiederzufinden. Im psychologischen Kontext bezieht sich Selbstheilung auf die Aktivierung natürlicher Ressourcen und Mechanismen, die das emotionale und mentale Gleichgewicht unterstützen und die Resilienz gegenüber Lebenskrisen stärken.

Die Fähigkeit zur Selbstheilung ist eng mit der psychischen Homöostase verbunden, die darauf abzielt, emotionale und kognitive Stabilität aufrechtzuerhalten, auch wenn das Individuum mit Stress, Trauma oder anderen psychischen Herausforderungen konfrontiert ist. Selbstheilung bedeutet in diesem Sinne nicht nur die passive Wiederherstellung des Gleichgewichts, sondern auch die aktive Auseinandersetzung mit inneren und äußeren Stressoren, um neue Wege zu finden, das Wohlbefinden zu fördern. Der Mensch verfügt über eine bemerkenswerte Fähigkeit zur Anpassung und Erholung, die sich in psychologischen Mechanismen wie Emotionsregulation, kognitiver Flexibilität und der Fähigkeit zur Sinnfindung zeigt.

In der Gaia-Theorie wird Selbstheilung als ein natürlicher Prozess betrachtet, der in der Lage ist, auch schwerwiegende Störungen zu kompensieren und das System in einen neuen stabilen Zustand zu überführen. Dies spiegelt sich auch im menschlichen Heilungsprozess wider, bei dem die Psyche nach einem Trauma oder einer belastenden Erfahrung oft neue Bewältigungsstrategien entwickelt, die es dem Individuum ermöglichen, sich an veränderte Umstände anzupassen und inneres Gleichgewicht wiederherzustellen. Dieser Prozess kann als ein dynamisches Wechselspiel zwischen Resilienz und Anpassungsfähigkeit verstanden werden, das durch die Aktivierung von Selbstheilungskräften unterstützt wird.

Gaia-inspirierte Ansätze zur Selbstheilung betonen die Bedeutung der Verbindung zwischen Mensch und Natur. Die Natur bietet eine Vielzahl von Heilungsressourcen, die den menschlichen Geist unterstützen können, sich zu erholen und zu regenerieren. Studien in der Umweltpsychologie haben gezeigt, dass der Aufenthalt in natürlichen Umgebungen positive Auswirkungen auf das emotionale Wohlbefinden hat und stressreduzierend wirkt. Naturbasierte Interventionen, wie die Ökotherapie, nutzen diese Erkenntnisse, indem sie die heilende Wirkung der Natur gezielt in therapeutische Prozesse integrieren. Der Kontakt mit der Natur kann helfen, die Selbstregulationsmechanismen des Geistes zu stärken und emotionale Belastungen abzubauen.

Ein konkretes Beispiel für die Rolle der Natur in der Selbstheilung ist die Praxis des „Waldbadens" (Shinrin Yoku), eine in Japan entwickelte Therapieform, bei der Menschen bewusst Zeit in Wäldern verbringen, um ihre Sinne zu schärfen und den Kontakt zur natürlichen Umgebung zu intensivieren. Forschungen haben gezeigt, dass Waldbaden das Stresshormon Cortisol senkt, das Immunsystem stärkt und die allgemeine psychische Gesundheit fördert. Diese Therapieform beruht auf der Idee, dass der menschliche Geist von der natürlichen Umgebung profitiert, indem er in einen Zustand der Ruhe und Regeneration versetzt wird, der die Selbstheilungskräfte aktiviert.

Die Gaia-Theorie legt nahe, dass die Erde als lebendiger Organismus über die Fähigkeit verfügt, sich selbst zu heilen, indem sie auf Störungen reagiert und das Gleichgewicht wiederherstellt. Diese Vorstellung lässt sich auch auf den menschlichen Geist übertragen, der ebenfalls über innere Ressourcen verfügt, um sich nach schwierigen Erlebnissen zu erholen. Selbstheilung im psychologischen Kontext bedeutet daher nicht nur die passive Erholung, sondern auch die aktive Auseinandersetzung mit den eigenen inneren Prozessen, um das emotionale Gleichgewicht wiederzufinden.

Therapeutische Ansätze, die von der Gaia-Theorie inspiriert sind, betonen die Notwendigkeit, den Menschen als Teil eines größeren natürlichen und ökologischen Systems zu verstehen. Diese Perspektive fordert eine ganzheitliche Sichtweise, bei der der Mensch in enger Verbindung mit seiner Umwelt betrachtet wird. Die Integration natürlicher Elemente in den Heilungsprozess kann helfen, das Bewusstsein für die eigene Verbundenheit mit der Natur zu stärken und die Selbstheilungskräfte zu fördern. In der

Psychotherapie könnte dies bedeuten, dass der therapeutische Prozess nicht nur auf den individuellen inneren Prozessen des Patienten fokussiert, sondern auch auf dessen Beziehung zur äußeren Welt und zur natürlichen Umgebung.

Ein weiteres wichtiges Konzept in diesem Zusammenhang ist die Idee der „ökologischen Resilienz", die sowohl in der Gaia-Theorie als auch in der Psychologie von Bedeutung ist. In der Ökologie beschreibt Resilienz die Fähigkeit eines Ökosystems, sich nach einer Störung zu erholen und in einen stabilen Zustand zurückzukehren. Ähnlich beschreibt psychologische Resilienz die Fähigkeit eines Individuums, sich nach einer belastenden Erfahrung oder einem Trauma wieder zu erholen und gestärkt daraus hervorzugehen. Beide Konzepte betonen die Bedeutung von Anpassungsfähigkeit und der Fähigkeit zur Selbstheilung, um langfristige Stabilität und Gesundheit zu gewährleisten.

Die Selbstheilungskräfte des menschlichen Geistes können durch eine Vielzahl von Faktoren gestärkt werden, darunter die Fähigkeit zur Selbstreflexion, die Nutzung von sozialen Unterstützungsnetzwerken und der Zugang zu Ressourcen, die das emotionale Wohlbefinden fördern. Die Gaia-Theorie bietet in diesem Zusammenhang ein Modell, um zu verstehen, wie diese Ressourcen in einen größeren ökologischen Kontext eingebettet sind. Die Erde als lebendiges System stellt dem Menschen eine Vielzahl von Ressourcen zur Verfügung, die seine Selbstheilung unterstützen können – von der frischen Luft und dem Sonnenlicht bis hin zur Ruhe und Erholung, die natürliche Umgebungen bieten.

Der Mensch als Teil dieses größeren Systems profitiert von den Rückkopplungsmechanismen, die in der Natur vorhanden sind. Diese Mechanismen können auch auf die psychische Selbstregulation angewendet werden, indem sie die Idee unterstützen, dass der menschliche Geist in der Lage ist, auf äußere Störungen zu reagieren und das innere Gleichgewicht wiederherzustellen. Der Zugang zu natürlichen Umgebungen und die bewusste Auseinandersetzung mit der eigenen Verbindung zur Natur können dabei helfen, diese Selbstregulationsprozesse zu stärken und die Resilienz gegenüber Lebenskrisen zu erhöhen.

Ein weiterer Aspekt der Selbstheilung im Kontext der Gaia-Theorie ist die Rolle der Achtsamkeit und der bewussten Wahrnehmung der eigenen inneren und äußeren Umwelt. Achtsamkeitstechniken, die in der Psychotherapie weit verbreitet sind, fördern die bewusste Wahrnehmung des gegenwärtigen Moments und helfen dabei, die Aufmerksamkeit auf den eigenen Körper, die Atmung und die Sinne zu richten. Diese Praxis unterstützt die Selbstheilung, indem sie den Menschen in einen Zustand der Ruhe und Gelassenheit versetzt, der es ihm ermöglicht, Stress und emotionale Belastungen besser zu bewältigen. Die Gaia-Theorie unterstützt diese Praxis, indem sie betont, dass die bewusste Wahrnehmung und Interaktion mit der Umwelt zur Aufrechterhaltung des Gleichgewichts beiträgt.

c) Rückkopplung im menschlichen Denken

Rückkopplungsprozesse sind in der menschlichen Psyche von zentraler Bedeutung und beeinflussen sowohl kognitive als auch emotionale Funktionen. Diese Prozesse können positive oder negative Kreisläufe erzeugen, die entweder zur Stabilität und psychischen Gesundheit beitragen oder zu psychischen Belastungen und Störungen führen können. Die Anwendung der Gaia-Theorie als Modell für diese Rückkopplungsprozesse ermöglicht ein tieferes Verständnis davon, wie Gedanken und Emotionen in Wechselwirkung stehen und wie therapeutische Ansätze darauf abzielen können, destruktive Muster zu erkennen und zu verändern.

In der kognitiven Psychologie beschreibt Rückkopplung die Art und Weise, wie Gedankenprozesse durch Bewertungen und Überzeugungen verstärkt oder abgeschwächt werden. Negative Rückkopplungen in Gedankenprozessen können zu einem Kreislauf von destruktiven Überzeugungen führen, die das emotionale Wohlbefinden erheblich beeinträchtigen. Ein Beispiel dafür ist die kognitive Triade, die oft bei depressiven Störungen beobachtet wird. Menschen mit dieser Störung neigen dazu, negative Gedanken über sich selbst, ihre Umwelt und die Zukunft zu haben. Diese Gedanken verstärken sich gegenseitig und führen zu einem Abwärtsspiraleffekt, der das emotionale Gleichgewicht destabilisiert.

Die Gaia-Theorie, die die Selbstregulation des Erdsystems durch Rückkopplungsmechanismen beschreibt, kann als Modell dienen, um diese kognitiven Prozesse zu verstehen und zu verändern. Genau wie in der Natur, wo negative Rückkopplungsschleifen zur Stabilisierung des Systems beitragen, können auch im menschlichen Denken Rückkopplungen genutzt werden, um destruktive Muster zu durchbrechen und positive, stabilisierende Gedankenprozesse zu fördern. Dieser Ansatz betont die Fähigkeit des menschlichen Geistes zur Selbstregulation und zur Wiederherstellung eines kognitiven Gleichgewichts.

Ein zentraler Mechanismus bei der Veränderung destruktiver Rückkopplungen im Denken ist die kognitive Umstrukturierung. Diese Technik, die in der kognitiven Verhaltenstherapie weit verbreitet ist, zielt darauf ab, dysfunktionale Gedankenmuster zu identifizieren und durch realistischere und positivere Überzeugungen zu ersetzen. Dieser Prozess kann als eine Form der psychischen Rückkopplung betrachtet werden, bei der das Denken so reorganisiert wird, dass es stabilisierend und nicht destabilisierend wirkt. In der Gaia-Theorie wird ein ähnliches Prinzip angewendet, bei dem biologische und geophysikalische Prozesse durch Rückkopplungsschleifen reguliert werden, um ein stabiles Gleichgewicht aufrechtzuerhalten.

Emotionen spielen in diesem Rückkopplungssystem eine zentrale Rolle. Gedanken und Emotionen beeinflussen sich wechselseitig in einem dynamischen Kreislauf. Wenn eine Person beispielsweise einen negativen Gedanken hat, löst dieser oft negative Emotionen aus, die wiederum zu weiteren negativen Gedanken führen können. Dieser Kreislauf kann schnell zu einer Verstärkung negativer Zustände führen, die das emotionale und mentale Wohlbefinden beeinträchtigen. Der Rückkopplungsprozess kann jedoch auch positiv wirken, wenn positive Gedanken und Emotionen sich gegenseitig verstärken und zu einem Gefühl von Zufriedenheit und Stabilität beitragen.

Therapeutische Ansätze, die sich an den Rückkopplungsmechanismen der Natur orientieren, könnten gezielt darauf abzielen, destruktive Gedankenkreisläufe zu unterbrechen und positive, selbstregulierende Rückkopplungsschleifen zu fördern. Ein solcher Ansatz könnte die Förderung von Achtsamkeit und Selbstwahrnehmung umfassen, um den Klienten dabei zu helfen, ihre Gedankenmuster zu erkennen und bewusst zu verändern. Achtsamkeitstechniken lehren Menschen, ihre Gedanken und Emotionen zu beobachten, ohne sie zu bewerten oder zu unterdrücken, was es ihnen ermöglicht, sich von negativen Rückkopplungsschleifen zu distanzieren und stattdessen positive kognitive und emotionale Prozesse zu fördern.

Ein weiteres Beispiel für die Anwendung der Gaia-Theorie auf Rückkopplungsprozesse im menschlichen Denken ist das Konzept der kognitiven Flexibilität. Kognitive Flexibilität beschreibt die Fähigkeit, von einer Denkrichtung zur anderen zu wechseln und alternative Perspektiven einzunehmen. In der Psychotherapie wird diese Fähigkeit oft gefördert, um starre oder dysfunktionale Denkmuster zu lösen und flexiblere, anpassungsfähigere Gedankenprozesse zu entwickeln. In der Gaia-Theorie könnte dies mit der Anpassungsfähigkeit von Ökosystemen verglichen werden, die in der Lage sind, auf veränderte Umweltbedingungen zu reagieren und neue Gleichgewichtszustände zu finden. Kognitive Flexibilität ermöglicht es dem menschlichen Geist, ähnliche Anpassungen vorzunehmen und auf psychische Belastungen resilient zu reagieren.

Die Förderung positiver Rückkopplungsprozesse im Denken kann auch durch gezielte Übungen und Interventionen unterstützt werden, die das Bewusstsein für die eigenen Denkmuster schärfen und den Klienten helfen, destruktive Gedankenmuster zu erkennen und zu verändern. In der Praxis könnten diese Interventionen kognitive Verhaltenstherapie, Achtsamkeitstraining und naturbasierte Therapien umfassen, die darauf abzielen, das Denken zu reorganisieren und positive Rückkopplungsschleifen zu stärken.

Naturbasierte Ansätze, wie die Ökotherapie, nutzen die heilende Kraft der Natur, um die Selbstregulationsprozesse des Geistes zu unterstützen und das emotionale Gleichgewicht zu stabilisieren. Der Aufenthalt in der Natur kann helfen, Stress abzubauen, das parasympathische Nervensystem zu aktivieren und die kognitiven Rückkopplungsschleifen zu beruhigen, die durch negative Gedankenmuster ausgelöst werden. Diese Ansätze unterstützen die Idee, dass der Mensch in einem größeren ökologischen Kontext eingebettet ist und dass die Rückkopplungsmechanismen der Natur auch im menschlichen Denken angewendet werden können, um psychische Gesundheit zu fördern.

Die Anwendung der Gaia-Theorie als Modell für die Rückkopplungsprozesse im menschlichen Denken bietet eine ganzheitliche Perspektive, die sowohl kognitive als auch emotionale Prozesse integriert und den Menschen als Teil eines größeren, sich selbst regulierenden Systems versteht. Durch die gezielte Förderung positiver Rückkopplungsschleifen in Gedanken und Emotionen können therapeutische Ansätze dazu beitragen, destruktive Muster zu durchbrechen und das innere Gleichgewicht wiederherzustellen. Dieser Ansatz betont die Fähigkeit des menschlichen Geistes zur Selbstregulation und zur Wiederherstellung eines stabilen, gesunden Zustands, der durch die Interaktion mit der Umwelt und der Natur unterstützt wird.

d) Emotionale und kognitive Regulation

Die emotionale und kognitive Regulation sind wesentliche Prozesse der menschlichen Psyche, die in engem Zusammenhang mit den Prinzipien der Selbstregulation und Rückkopplung stehen. Diese Prozesse ermöglichen es dem Individuum, auf innere und äußere Reize zu reagieren, um ein stabiles inneres Gleichgewicht aufrechtzuerhalten. Im Kontext der Gaia-Theorie, die die Erde als ein sich selbst regulierendes System betrachtet, lassen sich Parallelen ziehen, die wertvolle Einsichten für psychotherapeutische Ansätze bieten. Gaia-inspirierte Methoden könnten dazu beitragen, neue Wege der Emotionsregulation zu entwickeln, die im Einklang mit den natürlichen Selbstheilungskräften des Geistes stehen.

Emotionale Regulation bezieht sich auf die Fähigkeit, emotionale Reaktionen auf eine Weise zu beeinflussen, die dem Individuum hilft, ein angemessenes und adaptives Verhalten aufrechtzuerhalten. Dieser Prozess ist von entscheidender Bedeutung für das psychische Wohlbefinden, da er es ermöglicht, unangenehme Emotionen wie Angst, Wut oder Traurigkeit zu bewältigen und positive Emotionen zu fördern. Emotionale Regulation umfasst verschiedene Strategien, darunter die Neubewertung von Situationen, die Veränderung der Aufmerksamkeit, die Modulation physiologischer Reaktionen und die Unterdrückung oder Auslebung von Emotionen.

In der kognitiven Psychologie wird die emotionale Regulation häufig durch kognitive Prozesse unterstützt, die als Rückkopplungsschleifen beschrieben werden können. Diese Rückkopplungen spielen eine entscheidende Rolle dabei, wie Gedanken und Überzeugungen Emotionen beeinflussen und umgekehrt. Beispielsweise kann die Interpretation einer Situation als bedrohlich zu einer Zunahme von Angstgefühlen führen, während eine positive Neubewertung derselben Situation die Angst reduziert und ein Gefühl der Sicherheit fördert. Diese Rückkopplung zwischen Kognition und Emotion ist ein zentraler Mechanismus der Selbstregulation und kann als analog zu den Rückkopplungsprozessen in der Gaia-Theorie betrachtet werden, bei denen biologische Systeme auf Umweltveränderungen reagieren, um das Gleichgewicht zu wahren.

Kognitive Regulation, die eng mit der emotionalen Regulation verbunden ist, umfasst die Prozesse, durch die Individuen ihre Gedanken steuern und anpassen, um ihre Ziele zu erreichen und emotionale Stabilität zu bewahren. Diese Prozesse beinhalten die Fähigkeit, unangemessene oder dysfunktionale Gedankenmuster zu identifizieren und zu verändern, die das emotionale Gleichgewicht stören könnten. In der kognitiven Verhaltenstherapie (KVT) wird diese Fähigkeit systematisch gefördert, indem Techniken wie die kognitive Umstrukturierung angewendet werden. Diese Techniken zielen darauf ab, negative oder irrationale Überzeugungen zu erkennen und durch realistischere, positivere Überzeugungen zu ersetzen, wodurch eine stabilisierende Rückkopplung entsteht, die das emotionale Wohlbefinden unterstützt.

Ein Gaia-inspirierter Ansatz zur emotionalen und kognitiven Regulation könnte in der Psychotherapie neue Methoden hervorbringen, die auf den natürlichen Selbstheilungsprozessen des Geistes basieren. Ein solcher Ansatz könnte beispielsweise Achtsamkeitsübungen integrieren, die darauf abzielen, das Bewusstsein für den gegenwärtigen Moment zu schärfen und den Klienten dabei zu helfen, ihre Gedanken und Emotionen auf eine nicht-reaktive

Weise zu beobachten. Achtsamkeitspraxis, die häufig in natürlichen Umgebungen wie Wäldern oder Gärten praktiziert wird, fördert die emotionale Regulation, indem sie die Rückkopplungsschleifen zwischen Gedanken, Emotionen und physiologischen Reaktionen beruhigt. Durch die Förderung eines ruhigen, fokussierten Geisteszustands kann Achtsamkeit dazu beitragen, das emotionale Gleichgewicht wiederherzustellen und destruktive Gedankenmuster zu unterbrechen.

Naturtherapien, wie die Ökotherapie, bieten eine weitere Möglichkeit, Gaia-inspirierte Ansätze in die psychotherapeutische Praxis zu integrieren. Diese Therapien nutzen die heilenden Kräfte der Natur, um die Selbstregulationsmechanismen des Geistes zu unterstützen und die emotionale und kognitive Regulation zu fördern. Der Aufenthalt in natürlichen Umgebungen hat nachweislich positive Auswirkungen auf das psychische Wohlbefinden, einschließlich der Reduzierung von Stress, der Förderung von positiven Emotionen und der Verbesserung der kognitiven Funktion. In der Ökotherapie wird der Klient ermutigt, sich bewusst mit der natürlichen Umgebung zu verbinden, sei es durch achtsame Spaziergänge, Gartenarbeit oder das einfache Verweilen in der Natur. Diese Praxis unterstützt die Selbstregulation, indem sie die Rückkopplungsschleifen zwischen Geist und Körper harmonisiert und das emotionale Gleichgewicht stärkt.

Die Anwendung von Gaia-inspirierten Ansätzen in der Therapie könnte auch die Nutzung von Metaphern und Symbolen aus der Natur umfassen, um komplexe emotionale und kognitive Prozesse zu erklären und zu bearbeiten. Beispielsweise könnte die Vorstellung von Rückkopplungsschleifen, die in der Natur zur Aufrechterhaltung des ökologischen Gleichgewichts beitragen, verwendet werden, um Klienten zu helfen, ihre eigenen emotionalen und kognitiven Rückkopplungen zu verstehen und zu verändern. Diese Metaphern können dazu beitragen, das Bewusstsein für die Wechselwirkungen zwischen Gedanken, Emotionen und Verhaltensweisen zu schärfen und den Klienten dabei zu unterstützen, neue Wege der Selbstregulation zu entwickeln.

Die emotionale Regulation ist auch eng mit der physiologischen Selbstregulation verbunden, die durch das autonome Nervensystem gesteuert wird. Wenn der Mensch mit Stress konfrontiert ist, aktiviert das sympathische Nervensystem die „Kampf-oder-Flucht"-Reaktion, die eine Reihe von physiologischen Veränderungen auslöst, um den Körper auf die Bewältigung der Bedrohung vorzubereiten. Nach dem Abklingen der Bedrohung sorgt das parasympathische Nervensystem dafür, dass der Körper in einen Zustand der Ruhe und Erholung zurückkehrt, was für die Wiederherstellung des emotionalen Gleichgewichts entscheidend ist. In diesem Kontext könnten Gaia-inspirierte Ansätze, die den natürlichen Rhythmus und die Selbstregulationsmechanismen des Körpers betonen, helfen, diese physiologischen Prozesse zu unterstützen und die emotionale Regulation zu fördern.

Ein weiteres Element der kognitiven Regulation, das durch Gaia-inspirierte Ansätze unterstützt werden könnte, ist die Förderung von kognitiver Flexibilität. Kognitive Flexibilität ist die Fähigkeit, zwischen verschiedenen Denkmustern zu wechseln und sich an veränderte Bedingungen anzupassen. Diese Fähigkeit ist entscheidend für die Bewältigung von Stress und die Aufrechterhaltung des emotionalen Gleichgewichts. Gaia-inspirierte Therapien könnten Übungen und Interventionen umfassen, die darauf abzielen, die kognitive Flexibilität zu stärken, indem sie den Klienten helfen, alternative Perspektiven einzunehmen und starre Denkmuster zu lösen. Diese Flexibilität ermöglicht es dem Individuum, sich an wechselnde emotionale und kognitive Anforderungen anzupassen und das innere Gleichgewicht zu wahren.

e) Ganzheitliche Ansätze zur psychischen Heilung

Ganzheitliche Ansätze zur psychischen Heilung, die auf der Gaia-Theorie basieren, bieten eine tiefgreifende Perspektive auf den Menschen als Teil eines größeren Systems. Diese Ansätze betonen, dass psychische Gesundheit nicht isoliert betrachtet werden kann, sondern in einem komplexen Gefüge von physischen, psychischen und ökologischen Faktoren verwurzelt ist. Die Gaia-Theorie, die die Erde als ein sich selbst regulierendes System beschreibt, legt nahe, dass auch der Mensch in ständiger Wechselwirkung mit seiner Umwelt steht und dass diese Interaktionen entscheidend für das Wohlbefinden sind. Ganzheitliche Heilungsansätze zielen darauf ab, diese Wechselwirkungen bewusst zu nutzen, um die psychische Gesundheit zu fördern und Heilungsprozesse zu unterstützen.

Im Zentrum dieser Ansätze steht die Idee, dass der Mensch ein integraler Bestandteil der Natur ist und dass eine gesunde Verbindung zur Umwelt wesentlich für das emotionale und mentale Gleichgewicht ist. Die Gaia-Theorie verdeutlicht, dass das Leben auf der Erde in einem Netzwerk von Rückkopplungsprozessen eingebettet ist, die darauf abzielen, ein dynamisches Gleichgewicht aufrechtzuerhalten. Dieses Konzept lässt sich auf die menschliche Psyche übertragen, die ebenfalls bestrebt ist, ein inneres Gleichgewicht zu bewahren, selbst wenn äußere Stressoren dieses Gleichgewicht bedrohen. Ganzheitliche Ansätze zur psychischen Heilung greifen diese Idee auf und fördern Methoden, die den Menschen in den natürlichen Heilungsprozess der Erde einbinden.

Ein Schlüsselelement dieser Ansätze ist die Naturtherapie, insbesondere die Ökotherapie, die die heilsame Wirkung der Natur auf die Psyche nutzt. Naturtherapien basieren auf der Annahme, dass die Verbindung zur Natur das psychische Wohlbefinden stärkt und dabei hilft, emotionale Belastungen zu reduzieren. Studien zeigen, dass der Aufenthalt in der Natur positive Effekte auf die psychische Gesundheit hat, darunter eine Senkung des Cortisolspiegels, eine Verringerung von Angst und Depression sowie eine Steigerung des allgemeinen Wohlbefindens. Diese therapeutische Praxis fördert die Selbstregulation, indem sie den Menschen mit den natürlichen Rhythmen und Rückkopplungsmechanismen der Umwelt verbindet, was das innere Gleichgewicht unterstützt.

Ein Beispiel für die praktische Anwendung dieser Ideen ist das „Waldbaden" (Shinrin Yoku), eine Praxis, die ursprünglich aus Japan stammt und darauf abzielt, die heilenden Kräfte der Natur durch das bewusste Verweilen in Wäldern zu nutzen. Diese Therapieform hat in der Forschung nachweislich stressmindernde Effekte, fördert die emotionale Erholung und unterstützt die psychische Resilienz. Waldbaden wird in der Ökotherapie als Methode verwendet, um die Sinne zu schärfen, das Bewusstsein für die eigene Verbindung zur Umwelt zu fördern und dadurch die Selbstheilungskräfte des Geistes zu aktivieren.

Achtsamkeit ist ein weiteres zentrales Element in ganzheitlichen Heilungsansätzen, das in Verbindung mit der Gaia-Theorie neue Dimensionen eröffnen kann. Achtsamkeitsübungen, die darauf abzielen, die Aufmerksamkeit bewusst auf den gegenwärtigen Moment zu lenken, fördern die Selbstwahrnehmung und helfen, den Geist zu beruhigen. In Kombination mit Naturtherapien kann Achtsamkeit dazu beitragen, das Bewusstsein für die eigene Interaktion mit der Umwelt zu schärfen und die Rückkopplungsprozesse zwischen Geist und Körper zu harmonisieren. Indem der Mensch lernt, achtsam zu sein, kann er eine tiefere Verbindung zu seiner Umwelt herstellen, die nicht nur die psychische, sondern auch die physische Gesundheit unterstützt.

In der ganzheitlichen Psychotherapie wird der Körper als ein wesentlicher Bestandteil des Heilungsprozesses betrachtet. Körper und Geist sind eng miteinander verbunden, und viele psychische Erkrankungen äußern sich auch in körperlichen Symptomen. Ganzheitliche Ansätze berücksichtigen daher auch die physischen Dimensionen der Heilung, indem sie Methoden wie körperorientierte Therapieansätze, Bewegungstherapie und Atemübungen in den therapeutischen Prozess integrieren. Diese Techniken zielen darauf ab, das Körperbewusstsein zu fördern und die physiologischen Rückkopplungsmechanismen zu unterstützen, die zur Wiederherstellung der psychischen Homöostase beitragen.

Eine ganzheitliche Betrachtung der psychischen Gesundheit schließt auch die sozialen und ökologischen Aspekte des menschlichen Lebens mit ein. Der Mensch ist nicht nur ein biologisches und psychologisches Wesen, sondern auch ein soziales und ökologisches Wesen, das in ständiger Interaktion mit seiner Umgebung steht. Positive soziale Beziehungen und ein Gefühl der Zugehörigkeit sind entscheidend für das emotionale Wohlbefinden und die Resilienz. Ganzheitliche Ansätze zur psychischen Heilung betonen daher auch die Bedeutung von Gemeinschaft und sozialer Unterstützung. Das Gefühl, Teil eines größeren Ganzen zu sein, kann dem Einzelnen helfen, schwierige Lebensphasen zu bewältigen und emotionale Sicherheit zu finden.

Die Integration spiritueller Aspekte in den Heilungsprozess ist ein weiterer wichtiger Bestandteil ganzheitlicher Ansätze. Die Gaia-Theorie, die die Erde als lebendigen Organismus betrachtet, kann als Inspiration für spirituelle Praktiken dienen, die das Bewusstsein für die Verbundenheit des Menschen mit der Natur und dem Kosmos fördern. Spiritualität kann eine Quelle der inneren Stärke sein, die dem Einzelnen hilft, Sinn und Orientierung in schwierigen Zeiten zu finden. In der ganzheitlichen Therapie werden spirituelle Praktiken wie Meditation, Gebet oder die Reflexion über den eigenen Lebensweg genutzt, um den Heilungsprozess zu unterstützen und das innere Gleichgewicht wiederherzustellen.

Ein weiterer Aspekt, der in ganzheitlichen Ansätzen zur psychischen Heilung berücksichtigt wird, ist die Salutogenese, ein Konzept, das sich auf die Entstehung und Erhaltung von Gesundheit konzentriert, anstatt nur auf die Behandlung von Krankheit. Die Salutogenese betont die Bedeutung von Ressourcen und Schutzfaktoren, die es dem Individuum ermöglichen, gesund zu bleiben und sich von Belastungen zu erholen. In der Gaia-Theorie könnte dies durch die Analogie zur Erde als Ressource verstanden werden, die durch ihre Selbstregulationsprozesse das

Leben auf dem Planeten ermöglicht und fördert. Ganzheitliche Ansätze zur Heilung zielen darauf ab, diese Ressourcen zu stärken und den Menschen in die Lage zu versetzen, seine eigenen Selbstheilungskräfte zu aktivieren.

Diese umfassenden Heilungsansätze, die sich an der Gaia-Theorie orientieren, bieten somit eine wertvolle Perspektive auf die psychische Gesundheit, die den Menschen als Teil eines größeren, lebendigen Systems betrachtet. Indem sie die physischen, psychischen, sozialen und ökologischen Dimensionen des Lebens integrieren, ermöglichen sie einen ganzheitlichen Heilungsprozess, der das Wohlbefinden in all seinen Facetten fördert.

V. Ausblick: Die Gaia-Theorie als psychologisches Modell

a) Relevanz in der modernen Psychologie

Die Relevanz der Gaia-Theorie in der modernen Psychologie nimmt insbesondere in einer Zeit zu, in der ökologische Krisen, wie der Klimawandel und der Verlust von Biodiversität, tiefgreifende Auswirkungen auf die psychische Gesundheit haben. Diese Theorie bietet eine wertvolle Metapher und ein Rahmenwerk, um die Wechselwirkungen zwischen Körper, Geist und Umwelt zu verstehen und neue Ansätze zur Förderung der psychischen Gesundheit zu entwickeln. Indem die Gaia-Theorie die Erde als ein sich selbst regulierendes System betrachtet, das durch Rückkopplungsmechanismen stabil bleibt, lassen sich Parallelen zur menschlichen Psychologie und deren Selbstregulationsprozessen ziehen. Die Bedeutung dieser

Verbindung wird immer deutlicher, da ökologische Belastungen und Umweltveränderungen zunehmend auch psychische Probleme wie Angst, Depression und Trauma hervorrufen.

Die Gaia-Theorie ermöglicht es, die psychische Gesundheit als Teil eines größeren ökologischen Systems zu betrachten, in dem der Mensch eingebettet ist. Dieser Ansatz steht im Gegensatz zu traditionellen psychologischen Modellen, die den Menschen oft als isoliertes Individuum betrachten, dessen psychische Probleme unabhängig von äußeren Umwelteinflüssen behandelt werden. In der modernen Psychologie ist jedoch ein Umdenken im Gange, das sich zunehmend auf die Wechselwirkungen zwischen Umwelt und Psyche konzentriert. Diese Entwicklung spiegelt die wachsende Erkenntnis wider, dass psychische Gesundheit nicht in einem Vakuum existiert, sondern stark von der Umwelt und den Lebensbedingungen beeinflusst wird.

Ein wichtiger Bereich, in dem die Gaia-Theorie Anwendung findet, ist die Umweltpsychologie. Dieser Zweig der Psychologie untersucht die Wechselwirkungen zwischen dem Individuum und seiner physischen Umgebung, einschließlich der natürlichen und gebauten Umwelt. Die Forschung zeigt, dass der Kontakt zur Natur eine entscheidende Rolle für das emotionale und mentale Wohlbefinden spielt. Menschen, die Zugang zu grünen Räumen haben, leiden weniger unter Stress und psychischen Störungen. Diese Erkenntnisse stützen die Idee, dass der Mensch als Teil eines größeren ökologischen Systems betrachtet werden muss, und dass die Heilung der Psyche auch eine Wiederherstellung der Verbindung zur natürlichen Umwelt erfordert.

In der Psychotherapie eröffnet die Gaia-Theorie neue Ansätze für die Behandlung von psychischen Störungen, indem sie die Bedeutung der Selbstregulation und der Rückkopplungsmechanismen hervorhebt. Therapeutische Interventionen, die auf diesen Prinzipien basieren, könnten darauf abzielen, die natürlichen Selbstheilungskräfte des Geistes zu unterstützen, indem sie den Klienten helfen, ihre innere Balance wiederherzustellen. Dies könnte durch Techniken wie Achtsamkeitstraining, kognitive Umstrukturierung und naturbasierte Therapien geschehen, die den Geist mit den natürlichen Rhythmen und Prozessen der Umwelt in Einklang bringen.

Ein besonders aktuelles Thema, das die Relevanz der Gaia-Theorie in der modernen Psychologie unterstreicht, ist die „Klimaangst" (Eco-Anxiety). Diese Form der Angst tritt auf, wenn Menschen über die Zukunft des Planeten und die Auswirkungen des Klimawandels auf das Leben beunruhigt sind. Klimaangst kann zu einer Vielzahl von psychischen Symptomen führen, darunter chronische Angstzustände, Depression und sogar posttraumatische Belastungsstörungen. In diesem Zusammenhang bietet die Gaia-Theorie einen Ansatz, um diese Ängste zu verstehen und zu behandeln. Sie hilft, ein Gefühl der Verbundenheit mit der Erde wiederherzustellen und bietet gleichzeitig ein Modell für den Umgang mit ökologischen Krisen durch individuelle und kollektive Selbstregulation.

Psychische Belastungen, die durch Umweltveränderungen und ökologische Krisen ausgelöst werden, erfordern neue therapeutische Ansätze, die sowohl das Individuum als auch die Gesellschaft in den Heilungsprozess einbeziehen. Die Gaia-Theorie unterstützt die Idee, dass Heilung nicht nur auf individueller Ebene stattfinden kann, sondern auch in einem kollektiven und ökologischen Kontext verstanden werden muss. Diese ganzheitliche Perspektive erweitert das Verständnis von psychischer Gesundheit und fördert die Integration von Umweltbewusstsein in die psychologische Praxis.

Ein weiterer Aspekt der Relevanz der Gaia-Theorie in der modernen Psychologie liegt in der Förderung von Resilienz. Resilienz bezieht sich auf die Fähigkeit eines Individuums oder eines Systems, sich von Störungen zu erholen und sich an veränderte Bedingungen anzupassen. In der Gaia-Theorie wird die Erde als ein resilientes System betrachtet, das in der Lage ist, sich nach Krisen wieder zu stabilisieren. Diese Vorstellung lässt sich auf den menschlichen Geist übertragen, der ebenfalls über die Fähigkeit zur Selbstregulation und Anpassung verfügt. Therapeutische Ansätze, die von der Gaia-Theorie inspiriert sind, könnten darauf abzielen, diese Resilienz zu stärken, indem sie Techniken vermitteln, die den Klienten helfen, mit Stress und Trauma umzugehen und sich in schwierigen Lebenssituationen zu stabilisieren.

In der kognitiven Verhaltenstherapie und anderen psychotherapeutischen Ansätzen wird zunehmend die Bedeutung der Umwelt für die psychische Gesundheit anerkannt. Gaia-inspirierte Therapien könnten kognitive und emotionale Rückkopplungsprozesse nutzen, um dysfunktionale Muster zu erkennen und zu verändern, die durch Umweltstressoren verstärkt werden. Dies könnte durch die Integration von naturbasierten Interventionen geschehen, die den Klienten dabei unterstützen, sich mit ihrer Umwelt zu verbinden und positive Rückkopplungsschleifen zu etablieren, die das emotionale Gleichgewicht fördern.

Auch die Rolle von Achtsamkeit und naturbasierter Achtsamkeitspraxis in der Psychologie gewinnt zunehmend an Bedeutung. Achtsamkeitstechniken, die darauf abzielen, den Geist zu beruhigen und das Bewusstsein für den gegenwärtigen Moment zu schärfen, können durch den Kontakt mit der Natur verstärkt werden. Die Gaia-Theorie unterstützt diese Praxis, indem sie betont, dass die bewusste Wahrnehmung der Umwelt eine wichtige Rolle bei der Selbstregulation und der Wiederherstellung des inneren Gleichgewichts spielt.

Die Relevanz der Gaia-Theorie zeigt sich auch in der Entwicklung neuer therapeutischer Ansätze, die sich auf die ganzheitliche Heilung konzentrieren. Ganzheitliche Therapien, die den Menschen als Teil eines größeren, lebendigen Systems betrachten, fördern nicht nur die psychische Gesundheit, sondern auch die körperliche und spirituelle Heilung. Diese Ansätze integrieren Umweltfaktoren, körperliche Aktivität und spirituelle Praktiken, um das Wohlbefinden zu fördern und eine tiefergehende Heilung zu ermöglichen.

Ein weiterer wichtiger Bereich, in dem die Gaia-Theorie in der modernen Psychologie an Bedeutung gewinnt, ist die Umwelttherapie und die ökologische Psychologie. Diese Disziplinen untersuchen, wie Umweltfaktoren das psychische Wohlbefinden beeinflussen und wie psychologische Interventionen gestaltet werden können, um die Verbindung zwischen Mensch und Natur zu stärken. Die Gaia-Theorie bietet in diesem Zusammenhang ein Rahmenwerk, um zu verstehen, wie ökologische und psychische Systeme miteinander interagieren und wie diese Interaktionen genutzt werden können, um die psychische Gesundheit zu fördern.

In der aktuellen Forschung zur Umwelttherapie wird betont, dass der Zugang zu natürlichen Umgebungen nicht nur das Wohlbefinden steigert, sondern auch die kognitive Leistung verbessert und das Risiko psychischer Erkrankungen reduziert. Diese Erkenntnisse untermauern die Relevanz der Gaia-Theorie in der Psychologie, da sie zeigen, dass die Verbindung zur Natur ein zentraler Bestandteil der psychischen Gesundheit ist.

b) Neue Forschungsrichtungen

Die zukünftige Forschung zur Integration der Gaia-Theorie in psychologische Konzepte und therapeutische Ansätze birgt ein enormes Potenzial, das Verständnis von psychischer Gesundheit zu erweitern und neue Heilungsmethoden zu entwickeln. Insbesondere in einer Zeit, in der ökologische Krisen und psychische Belastungen eng miteinander verbunden sind, eröffnet die Verbindung von Gaia-Theorie und Psychologie innovative Möglichkeiten zur Förderung des Wohlbefindens. Die Untersuchung Gaia-inspirierter Therapien, wie Ökotherapie, Achtsamkeitspraxis und naturbasierte Interventionen zur Stressbewältigung, stellt ein wichtiges Forschungsfeld dar, das eine stärkere empirische Fundierung verdient.

Ein vielversprechender Bereich der zukünftigen Forschung liegt in der empirischen Untersuchung der Ökotherapie. Diese Therapieform, die den heilenden Einfluss der Natur auf die psychische Gesundheit nutzt, könnte systematisch erforscht werden, um ihre Effektivität in verschiedenen klinischen Kontexten zu belegen. Erste Studien haben gezeigt, dass Naturtherapien positive Effekte auf die Reduktion von Stress, Angst und Depression haben. Zukünftige Forschung könnte jedoch genauer untersuchen, welche spezifischen Mechanismen hinter diesen Wirkungen stehen und welche Arten von Naturerfahrungen besonders effektiv sind. Beispielsweise könnten longitudinale Studien, die den langfristigen Einfluss von regelmäßigen Naturerfahrungen auf die psychische Gesundheit untersuchen, wertvolle Erkenntnisse liefern.

Darüber hinaus könnten randomisierte kontrollierte Studien (RCTs) durchgeführt werden, um die Wirksamkeit von Ökotherapie im Vergleich zu anderen etablierten Therapieformen zu messen. Solche Studien könnten auch darauf abzielen, individuelle Unterschiede in der Reaktion auf Naturtherapien zu erfassen. Möglicherweise reagieren bestimmte Personengruppen, wie etwa Menschen mit chronischem Stress oder posttraumatischen Belastungsstörungen, besonders gut auf naturbasierte Interventionen. Die Erforschung dieser Unterschiede könnte dazu beitragen, personalisierte Therapieansätze zu entwickeln, die gezielt auf die Bedürfnisse einzelner Patienten abgestimmt sind.

Ein weiterer Schwerpunkt der zukünftigen Forschung könnte die Untersuchung der Rolle von Naturverbundenheit in der Förderung der psychischen Gesundheit sein. Naturverbundenheit, die als das Gefühl einer emotionalen und spirituellen Verbindung zur natürlichen Umwelt beschrieben wird, hat nachweislich positive Auswirkungen auf das psychische Wohlbefinden. Zukünftige Studien könnten sich darauf konzentrieren, wie sich das Gefühl der Naturverbundenheit im Laufe der Zeit entwickelt und wie es gezielt durch therapeutische Interventionen gefördert werden kann. Dabei könnten auch die neurobiologischen Korrelate von Naturverbundenheit untersucht werden, um besser zu verstehen, wie sich diese emotionale Bindung zur Umwelt auf das Gehirn und das Nervensystem auswirkt.

Die Forschung könnte ebenfalls neue Wege erkunden, wie Gaia-inspirierte Achtsamkeitspraxis in die psychotherapeutische Praxis integriert werden kann. Achtsamkeitstechniken, die sich auf die bewusste Wahrnehmung des gegenwärtigen Moments konzentrieren, könnten durch den Kontakt mit der Natur verstärkt werden. Empirische Studien könnten untersuchen, ob naturbasierte Achtsamkeitspraxis – beispielsweise das Praktizieren von Achtsamkeitsübungen in Waldgebieten oder Gärten – einen stärkeren Effekt auf die emotionale Regulation und das Stressmanagement hat als Achtsamkeitspraxis in künstlichen Umgebungen. Die Forschung könnte auch erforschen, welche spezifischen Elemente der natürlichen Umgebung – wie etwa Pflanzen, Wasser oder der Klang von Vogelgesang – die stärkste Wirkung auf die psychische Gesundheit haben.

Ein weiteres spannendes Forschungsfeld könnte die Erforschung der Rückkopplungsmechanismen im menschlichen Denken im Rahmen der Gaia-Theorie sein. Die psychologische Forschung könnte sich darauf konzentrieren, wie kognitive und emotionale Rückkopplungsprozesse durch Gaia-inspirierte Therapien beeinflusst werden können. Beispielsweise könnten Experimente untersuchen, ob der bewusste Einsatz von Naturmetaphern in der kognitiven Verhaltenstherapie den Patienten dabei hilft, destruktive Gedankenmuster zu durchbrechen und neue, stabilisierende Denkweisen zu entwickeln. Solche Studien könnten nicht nur theoretische Einblicke in die Funktionsweise der menschlichen Psyche liefern, sondern auch praktische Anwendungen in der Therapie unterstützen.

Darüber hinaus könnte die Forschung zur Stressbewältigung von Gaia-inspirierten Ansätzen profitieren. Die Gaia-Theorie bietet ein Modell, das betont, wie natürliche Systeme auf Stress reagieren und sich an veränderte Bedingungen anpassen. Diese Idee könnte auf den menschlichen Organismus übertragen werden, um neue Ansätze zur Stressbewältigung zu entwickeln, die den natürlichen Rhythmen und Selbstheilungsmechanismen des Körpers und Geistes entsprechen. Empirische Studien könnten untersuchen, ob naturbasierte Interventionen wie Waldbaden oder das Verweilen in natürlichen Umgebungen die physiologischen Stressreaktionen besser regulieren als traditionelle Entspannungstechniken.

Ein weiterer Bereich, der in der zukünftigen Forschung untersucht werden könnte, ist die Wirkung von Gaia-inspirierten Therapien auf die Resilienzförderung. Resilienz, die Fähigkeit, sich nach Krisen und Stresssituationen zu erholen, ist ein zentrales Thema in der modernen Psychologie. Studien könnten untersuchen, ob Gaia-basierte Therapien dazu beitragen, die psychische Widerstandskraft gegenüber Umweltstressoren und traumatischen Erlebnissen zu stärken. Beispielsweise könnten naturbasierte Interventionsprogramme entwickelt und getestet werden, um die Resilienz von Menschen zu fördern, die unter ökologischen Traumata, wie Naturkatastrophen oder den Folgen des Klimawandels, leiden.

Die Gaia-Theorie könnte auch als Grundlage für interdisziplinäre Forschungsansätze dienen, die ökologische, psychologische und soziale Faktoren in der Gesundheitsforschung miteinander verbinden. Diese Forschungsrichtungen könnten dazu beitragen, neue theoretische Modelle zu entwickeln, die die komplexen Wechselwirkungen zwischen Umwelt und psychischer Gesundheit erklären. Die Untersuchung dieser Zusammenhänge könnte auch praktische Implikationen für die Gestaltung von Umweltschutzprogrammen und urbanen Lebensräumen haben, die das Wohlbefinden der Bewohner fördern.

In der pädagogischen Psychologie könnten zukünftige Studien untersuchen, wie Gaia-inspirierte Ansätze in die schulische Bildung und Präventionsprogramme integriert werden können, um das Bewusstsein für die Bedeutung der Natur für das psychische Wohlbefinden zu schärfen. Solche Programme könnten darauf abzielen, jungen Menschen ein Gefühl der Verbundenheit mit der natürlichen Umwelt zu vermitteln und ihnen gleichzeitig Strategien zur Stressbewältigung und emotionalen Regulation beizubringen. Die Erforschung der langfristigen Auswirkungen solcher Programme auf die psychische Gesundheit könnte wertvolle Erkenntnisse für die Prävention von psychischen Erkrankungen und die Förderung des Wohlbefindens liefern.

Ein weiterer Forschungsansatz könnte darin bestehen, die Rolle der Gaia-Theorie in der Förderung von Gemeinschaftsheilung und kollektiver Resilienz zu untersuchen. Zukünftige Studien könnten erforschen, wie Gaia-inspirierte Gemeinschaftsprogramme dazu beitragen können, das psychische Wohlbefinden ganzer Gemeinschaften zu stärken, insbesondere in Zeiten von ökologischen Krisen oder Naturkatastrophen. Solche Programme könnten darauf abzielen, das Gemeinschaftsgefühl zu fördern, kollektive Bewältigungsstrategien zu entwickeln und das soziale Netzwerk zu stärken, um die Resilienz gegenüber traumatischen Ereignissen zu erhöhen.

Letztlich eröffnet die Erforschung Gaia-inspirierter Therapien und psychologischer Konzepte eine Vielzahl von Möglichkeiten, um das Verständnis von psychischer Gesundheit und Heilungsprozessen zu vertiefen. Durch die Integration ökologischer Prinzipien und naturbasierter Interventionen in die psychologische Forschung und Praxis könnte ein umfassenderes und nachhaltigeres Modell der psychischen Gesundheit entwickelt werden, das den Menschen als Teil eines größeren, lebendigen Systems betrachtet und die Bedeutung der Natur für das menschliche Wohlbefinden in den Vordergrund stellt.

c) Interdisziplinäre Anwendungen

Die Gaia-Theorie eröffnet ein breites Spektrum an interdisziplinären Anwendungen, indem sie ökologische, psychologische und medizinische Perspektiven miteinander verknüpft. Diese Theorie, die die Erde als ein sich selbst regulierendes System betrachtet, liefert wertvolle Einsichten für das Verständnis von Gesundheit und Wohlbefinden, die weit über die traditionellen Disziplinen hinausgehen. Insbesondere in der modernen Psychologie und Medizin eröffnet die Integration ökologischer Modelle neue Möglichkeiten, die menschliche Gesundheit im Einklang mit der Umwelt zu fördern und gleichzeitig zur Erhaltung des ökologischen Gleichgewichts beizutragen.

Ein zentrales Prinzip der Gaia-Theorie ist die Selbstregulation durch Rückkopplungsmechanismen. Diese Prozesse sind entscheidend, um das dynamische Gleichgewicht der Erde zu wahren. Übertragen auf die menschliche Gesundheit bedeutet dies, dass Körper und Geist ebenfalls auf Selbstregulation angewiesen sind, um ein inneres Gleichgewicht aufrechtzuerhalten. Diese Erkenntnis bildet die Grundlage für interdisziplinäre Ansätze, die ökologische, medizinische und psychologische Modelle miteinander verbinden. Ziel ist es, nicht nur die individuelle Gesundheit zu fördern, sondern auch das Verständnis der Wechselwirkungen zwischen Mensch und Umwelt zu vertiefen.

In der Psychologie kann die Gaia-Theorie als Rahmenwerk dienen, um psychische Störungen aus einer systemischen Perspektive zu betrachten. Der Mensch wird dabei nicht isoliert betrachtet, sondern als Teil eines größeren Netzwerks, das biologische, psychische und ökologische Faktoren umfasst. Diese Sichtweise ermöglicht es, psychische Störungen in einem größeren Zusammenhang zu betrachten, der sowohl Umwelt- als auch Gesellschaftseinflüsse einschließt. So können neue Ansätze zur Behandlung psychischer Störungen entwickelt werden, die den Einfluss der Umwelt auf das individuelle Wohlbefinden berücksichtigen.

Ein Beispiel für die Anwendung der Gaia-Theorie in der Psychotherapie ist die Ökotherapie. Diese Therapieform nutzt gezielt die heilende Wirkung der Natur, um psychische Leiden zu lindern. Studien zeigen, dass der Aufenthalt in der Natur das Stresshormon Cortisol senkt und das Wohlbefinden steigert. Ökotherapie integriert verschiedene Methoden, darunter Waldtherapie, Gartentherapie und achtsame Naturwahrnehmung, und basiert auf der Idee, dass die Wiederherstellung der Verbindung zur Natur positive Auswirkungen auf die psychische Gesundheit haben kann. Solche Therapieformen stützen sich auf die Gaia-Theorie, die die wechselseitigen Beziehungen zwischen Mensch und Umwelt in den Vordergrund stellt.

Die Gaia-Theorie kann auch in der Medizin interdisziplinär genutzt werden, insbesondere in der Präventivmedizin. Präventive Ansätze, die auf der Gaia-Theorie basieren, könnten darauf abzielen, durch regelmäßigen Kontakt mit der Natur sowohl die psychische als auch die körperliche Gesundheit zu fördern. Wissenschaftliche Studien aus der Umweltmedizin zeigen, dass der Kontakt zur Natur das Risiko für chronische Krankheiten wie Herz-Kreislauf-Erkrankungen und Diabetes senkt. Solche Ergebnisse unterstreichen die Bedeutung einer gesunden Beziehung zur Umwelt als zentralen Faktor für das allgemeine Wohlbefinden.

Ein weiteres Anwendungsfeld liegt in der Klimapsychologie, die die psychischen Auswirkungen des Klimawandels erforscht. Der Klimawandel führt zu erheblichen psychischen Belastungen, darunter Klimaangst, Depressionen und traumatische Erlebnisse, die durch extreme Wetterereignisse ausgelöst werden. Die Gaia-Theorie bietet ein Modell, um diese komplexen Wechselwirkungen zwischen ökologischen und psychischen Systemen zu verstehen. Interdisziplinäre Forschung könnte darauf abzielen, die psychologischen Auswirkungen des Klimawandels zu erforschen und neue Therapien zu entwickeln, die sowohl die individuelle Resilienz als auch die Anpassungsfähigkeit von Gemeinschaften stärken.

In der psychosozialen Medizin wird zunehmend anerkannt, dass Umweltfaktoren eine zentrale Rolle bei der Entstehung und Behandlung psychischer Störungen spielen. Umweltverschmutzung, Lärm und die Zerstörung natürlicher Lebensräume tragen nachweislich zum Anstieg von Stress und psychischen Erkrankungen bei. Die Gaia-Theorie kann hier als Grundlage dienen, um umweltbasierte Präventionsstrategien zu entwickeln, die darauf abzielen, die psychische Gesundheit durch die Wiederherstellung von natürlichen Lebensräumen und die Förderung eines nachhaltigen Lebensstils zu verbessern.

Die Resilienzforschung, ein weiterer wichtiger Bereich interdisziplinärer Anwendungen, kann von den Prinzipien der Gaia-Theorie profitieren. Resilienz wird als dynamischer Prozess verstanden, der durch Rückkopplungsmechanismen gestärkt werden kann. Indem sich therapeutische Ansätze auf die Förderung von Resilienz konzentrieren, können sowohl die psychische als auch die körperliche Widerstandsfähigkeit gestärkt werden. In der Praxis könnte dies durch die Kombination von psychologischen Interventionen mit naturbasierten Ansätzen geschehen, die den Patienten helfen, ihre Resilienz zu stärken und sich von traumatischen Erlebnissen zu erholen.

Ein weiterer wichtiger Anwendungsbereich der Gaia-Theorie ist die Gestaltung urbaner Lebensräume. Die Urbanisierung hat zu einer Entfremdung des Menschen von der Natur geführt, was negative Auswirkungen auf die psychische Gesundheit haben kann. Interdisziplinäre Ansätze, die auf der Gaia-Theorie basieren, könnten innovative Wege aufzeigen, wie städtische Lebensräume so gestaltet werden können, dass sie die Verbindung zwischen Mensch und Natur stärken. Zum Beispiel könnte die Integration von grünen Räumen in städtische Gebiete und die Berücksichtigung natürlicher Elemente in der Architektur dazu beitragen, das Wohlbefinden der Stadtbewohner zu fördern und gleichzeitig die Umweltbelastungen zu reduzieren.

d) Praktische Implikationen

Die praktischen Implikationen der Gaia-Theorie in der Psychologie und Medizin eröffnen eine umfassende Perspektive, um die psychische Gesundheit in Verbindung mit ökologischen Aspekten zu fördern. Diese Theorie, die die Erde als ein dynamisches, selbstregulierendes System betrachtet, legt nahe, dass menschliches Wohlbefinden tief mit der natürlichen Umwelt verknüpft ist. In der Praxis könnten Gaia-basierte Therapien entwickelt werden, die sowohl psychische als auch ökologische Dimensionen berücksichtigen. Diese ganzheitlichen Ansätze zur Heilung fördern nicht nur die psychische Selbstregulation, sondern tragen gleichzeitig dazu bei, die Beziehung des Menschen zur Natur zu stärken.

Ein zentrales Prinzip der Gaia-Theorie ist die Rückkopplung, bei der Prozesse im Ökosystem so miteinander interagieren, dass ein dynamisches Gleichgewicht aufrechterhalten wird. Dieses Prinzip lässt sich auf die menschliche Psyche übertragen, in der Rückkopplungsmechanismen ebenfalls entscheidend sind, um psychische Homöostase und Gesundheit zu gewährleisten. Gaia-basierte therapeutische Ansätze könnten darauf abzielen, diese natürlichen Selbstregulationsmechanismen im Menschen zu unterstützen, indem sie ihn stärker in seine natürliche Umwelt einbinden.

Ein besonders konkreter Ansatz, der sich aus diesen Überlegungen ableiten lässt, ist die Entwicklung und Anwendung der Ökotherapie. Diese Therapieform, die den Kontakt zur Natur systematisch in den Heilungsprozess integriert, basiert auf der Erkenntnis, dass die natürliche Umwelt positive Effekte auf die psychische Gesundheit hat. Studien zeigen, dass regelmäßiger Kontakt zur Natur den Cortisolspiegel senkt, den Blutdruck stabilisiert und die kognitiven Funktionen verbessert. Diese Ergebnisse liefern eine solide Grundlage für die Anwendung von Ökotherapie in der Behandlung von Stress, Angststörungen und Depressionen. Gaia-basierte Ökotherapie könnte dabei helfen, nicht nur Symptome zu lindern, sondern auch die zugrunde liegenden Störungen durch die Stärkung der Verbindung zwischen Mensch und Natur zu behandeln.

Ein weiterer zentraler praktischer Anwendungsbereich der Gaia-Theorie ist die Förderung von Resilienz. Resilienz, also die Fähigkeit, sich von belastenden Lebensereignissen zu erholen, ist in der Psychologie ein zentrales Thema. Die Gaia-Theorie legt nahe, dass die natürlichen Prozesse der Selbstregulation in der Natur auch für den Menschen ein Modell sein können, um innere Stabilität und psychische Widerstandskraft zu entwickeln. Gaia-basierte Therapien könnten spezifische Methoden entwickeln, die darauf abzielen, die Resilienz von Individuen zu stärken, indem sie ihre Verbindung zur Natur vertiefen und ihnen helfen, sich selbst als Teil eines größeren ökologischen Systems zu verstehen. Besonders im Umgang mit traumatischen Erlebnissen könnte diese Herangehensweise von großem Nutzen sein.

Ein weiterer Bereich, in dem die Gaia-Theorie praktische Implikationen hat, ist die Stressbewältigung. Chronischer Stress ist eine der Hauptursachen für eine Vielzahl von psychischen und physischen Erkrankungen. Gaia-basierte Ansätze zur Stressbewältigung könnten neue Techniken entwickeln, die auf den natürlichen Rückkopplungsmechanismen der Natur basieren. Beispielsweise könnten Patienten ermutigt werden, regelmäßig Zeit in der Natur zu verbringen, da der Aufenthalt in natürlichen Umgebungen nachweislich positive Auswirkungen auf das Nervensystem hat. In Studien wurde gezeigt, dass Menschen, die regelmäßig Zeit im Freien verbringen, eine niedrigere Herzfrequenz und einen stabileren Blutdruck aufweisen, was auf eine bessere Stressregulation hinweist. Diese Erkenntnisse können genutzt werden, um naturbasierte Stressbewältigungsstrategien zu entwickeln, die sowohl präventiv als auch therapeutisch wirken.

Ein weiteres Anwendungsfeld der Gaia-Theorie in der Psychologie ist die Förderung von Achtsamkeit. Achtsamkeitsbasierte Therapieformen, die sich auf die bewusste Wahrnehmung des gegenwärtigen Moments konzentrieren, könnten durch den gezielten Kontakt mit der Natur verstärkt werden. Studien zeigen, dass Achtsamkeitspraxis in der Natur, etwa beim Waldbaden oder beim Verweilen an Gewässern, stärkere positive Effekte auf die psychische Gesundheit hat als Achtsamkeitspraxis in künstlichen Umgebungen. Diese Gaia-inspirierten Achtsamkeitstechniken könnten in der Praxis verwendet werden, um emotionale Regulation und Selbstwahrnehmung zu fördern, insbesondere bei Patienten, die unter chronischem Stress oder emotionaler Dysregulation leiden.

Die praktischen Implikationen der Gaia-Theorie erstrecken sich auch auf die Präventivmedizin. Der Ansatz, die natürliche Umwelt aktiv in das Gesundheitsmanagement einzubeziehen, bietet ein enormes Potenzial zur Prävention von Krankheiten. Regelmäßiger Aufenthalt in der Natur kann das Risiko chronischer Erkrankungen wie Herz-Kreislauf-Erkrankungen, Diabetes und bestimmte Krebsarten signifikant reduzieren. Dieser präventive Effekt wird durch die Reduktion von Stress, die Förderung von körperlicher Aktivität und die Verbesserung der Schlafqualität unterstützt, die allesamt durch Naturkontakt gefördert werden. Gaia-basierte Präventionsprogramme könnten systematisch entwickelt werden, um diese Erkenntnisse in die Gesundheitsversorgung zu integrieren und so das allgemeine Wohlbefinden der Bevölkerung zu steigern.

e) Zukünftige Entwicklungen

Die zukünftige Entwicklung der Gaia-Theorie in der Psychologie hängt entscheidend davon ab, wie gründlich die Verbindungen zwischen ökologischen und psychologischen Prozessen erforscht werden. Diese Theorie, die die Erde als ein dynamisches, sich selbst regulierendes System betrachtet, bietet ein umfassendes Modell, um das Verständnis der psychischen Selbstregulation zu vertiefen. Neue wissenschaftliche Ansätze könnten dabei helfen, Gaia-basierte Therapien weiterzuentwickeln und deren Anwendbarkeit in der klinischen Praxis zu erhöhen.

Ein vielversprechendes Forschungsfeld ist die Weiterentwicklung der Ökotherapie. Diese Therapieform nutzt den direkten Kontakt zur Natur, um psychische Belastungen zu reduzieren und das emotionale Gleichgewicht zu fördern. Studien haben bereits gezeigt, dass Naturerfahrungen positive Auswirkungen auf die psychische Gesundheit haben. Eine Analyse von Forschungsergebnissen im Jahr 2021 ergab, dass regelmäßige Aufenthalte in natürlichen Umgebungen das Risiko für Angststörungen und Depressionen signifikant verringern können. Diese Daten deuten darauf hin, dass naturbasierte Interventionen, die auf den Prinzipien der Gaia-Theorie beruhen, eine wichtige Rolle in der Behandlung und Prävention psychischer Erkrankungen spielen könnten.

Parallel zur Weiterentwicklung der Ökotherapie könnten technologische Innovationen, wie beispielsweise die Nutzung von virtuellen Umgebungen, dabei helfen, die Reichweite Gaia-basierter Ansätze zu erweitern. Virtuelle Realität (VR) bietet die Möglichkeit, naturähnliche Erlebnisse therapeutisch einzusetzen, auch für Menschen, die keinen direkten Zugang zur Natur haben. Erste Untersuchungen zeigen, dass virtuelle Naturerfahrungen ähnliche Effekte auf die Reduktion von Stress und Angst haben wie reale Naturerlebnisse. Eine Untersuchung aus dem Jahr 2020 fand heraus, dass VR-basierte Naturtherapie in klinischen Studien zu einer spürbaren Verbesserung des emotionalen Wohlbefindens führte. Diese Ergebnisse legen nahe, dass technologische Entwicklungen ein wichtiger Bestandteil der zukünftigen Forschung zur Gaia-Theorie sein könnten.

Die Weiterentwicklung dieser Ansätze wird auch durch interdisziplinäre Zusammenarbeit unterstützt. Forscher aus der Umweltpsychologie und Neurowissenschaften könnten gemeinsam daran arbeiten, die Mechanismen zu entschlüsseln, die den positiven Effekten von Naturerfahrungen auf das Gehirn zugrunde liegen. Der Einsatz von bildgebenden Verfahren wie der funktionellen Magnetresonanztomographie (fMRT) ermöglicht es, die Auswirkungen von Naturerlebnissen auf neuronale Netzwerke zu untersuchen. Erste neurobiologische Studien zeigen, dass der Kontakt zur Natur die Aktivität in Gehirnregionen erhöht, die für die emotionale Regulation und die Stressbewältigung zuständig sind. Diese Erkenntnisse könnten zur Entwicklung gezielter therapeutischer Ansätze führen, die auf die individuellen Bedürfnisse der Patienten abgestimmt sind.

Die Integration der Gaia-Theorie in das Gesundheitswesen könnte auch im Bereich der Präventivmedizin bedeutende Fortschritte bringen. Präventive Ansätze, die auf den Prinzipien der Gaia-Theorie beruhen, könnten helfen, die psychische Resilienz gegenüber Stress und Umweltbelastungen zu stärken. Studien zeigen, dass regelmäßige Naturerfahrungen nicht nur zur Behandlung bestehender psychischer Störungen beitragen, sondern auch präventiv wirken, indem sie das allgemeine Wohlbefinden fördern und das Risiko für stressbedingte Erkrankungen verringern.

Kapitel 2

Selbstregulation und Homöostase in der Psychologie

I. Theorien der psychologischen Selbstregulation

a) Historische Entwicklung

Die psychologische Selbstregulation als Konzept hat eine lange und vielschichtige Geschichte, die tief in den philosophischen und wissenschaftlichen Traditionen verschiedener Epochen verwurzelt ist. Schon in der Antike finden sich Vorstellungen von innerer Balance und Kontrolle, die als frühe Vorläufer moderner Theorien zur Selbstregulation angesehen werden können. Der antike griechische Philosoph Aristoteles thematisierte in seiner Ethik die Idee der Tugend als Ausgleich zwischen Exzessen und Mangel. Diese Vorstellung einer "goldenen Mitte" kann als ein früher Ausdruck von Selbstregulation verstanden werden, bei der das Individuum bestrebt ist, ein Gleichgewicht zwischen widerstreitenden Impulsen zu finden.

In der Renaissance und der Aufklärung wurden diese Ideen weiterentwickelt. Philosophen wie René Descartes und Immanuel Kant beschäftigten sich mit Fragen der Willensfreiheit und der Fähigkeit des Menschen, seine eigenen Handlungen zu kontrollieren. Kants Vorstellung des autonomen Subjekts, das sich selbst durch Vernunft reguliert, war ein bedeutender Beitrag zur Entwicklung der modernen Ideen über Selbstregulation.

Mit der Entstehung der modernen Psychologie im 19. und 20. Jahrhundert wurde das Konzept der Selbstregulation systematischer untersucht. Forscher wie William James legten die Grundlagen für das Verständnis des menschlichen Willens und der bewussten Steuerung von Verhalten. James beschrieb in seinem Werk „Principles of Psychology" die Bedeutung der Aufmerksamkeit und der Willenskraft für die Selbstregulation, wobei er das menschliche Bewusstsein als aktiven Prozess verstand, der ständig zwischen verschiedenen mentalen Zuständen vermittelt.

Im frühen 20. Jahrhundert brachte die Psychologie eine Vielzahl neuer theoretischer Ansätze zur Selbstregulation hervor. Einer der einflussreichsten Denker dieser Zeit war Kurt Lewin, dessen Feldtheorie die Dynamik zwischen den Zielen des Individuums und den Kräften der Umgebung untersuchte. Lewin stellte fest, dass Menschen in einem Spannungsfeld verschiedener Kräfte stehen, die ihr Verhalten beeinflussen. Die Fähigkeit zur Selbstregulation entsteht demnach aus dem Wechselspiel zwischen individuellen Motiven und externen Einflüssen. Dieses Modell legte den Grundstein für das Verständnis der Selbstregulation als dynamischen Prozess, bei dem das Individuum ständig auf interne und externe Reize reagiert, um seine Ziele zu erreichen.

In der zweiten Hälfte des 20. Jahrhunderts erweiterte Albert Bandura das Verständnis der Selbstregulation durch sein Konzept der Selbstwirksamkeit. Bandura argumentierte, dass das Vertrauen in die eigene Fähigkeit, Handlungen erfolgreich zu steuern, ein entscheidender Faktor für die Selbstregulation ist. Seine Theorie der sozialen Kognition betonte, dass Menschen nicht nur durch externe Belohnungen und Bestrafungen gesteuert werden, sondern auch durch ihre Überzeugungen über ihre eigenen Fähigkeiten. Banduras Arbeiten hatten weitreichende Auswirkungen auf die Verhaltenspsychologie und die kognitive Psychotherapie, insbesondere im Bereich der Verhaltenstherapie, wo Selbstregulationstechniken zur Behandlung von Störungen wie Angst, Depression und Suchterkrankungen eingesetzt werden.

Eine wichtige Entwicklung in den 1970er Jahren war die Entstehung kognitiver Modelle der Selbstregulation. Diese Modelle, wie das von Roy Baumeister und seinen Kollegen entwickelte Modell der „Ego-Depletion", betonen, dass die Fähigkeit zur Selbstregulation eine begrenzte Ressource ist. Dieses Modell argumentiert, dass das Ausüben von Selbstkontrolle in einem Bereich die Fähigkeit zur Selbstregulation in anderen Bereichen vorübergehend schwächen kann. Die Idee der „Ego-Depletion" hat weitreichende Konsequenzen für das Verständnis von Verhaltensänderungen und die therapeutische Praxis, da sie auf die Bedeutung von Pausen und der Erholung für die Aufrechterhaltung der Selbstregulationsfähigkeit hinweist.

Im Laufe der Zeit entwickelten sich weitere Theorien und Modelle, die das Konzept der Selbstregulation vertieften und diversifizierten. Die „Dual-Process"-Theorien etwa unterscheiden zwischen automatischen und kontrollierten Prozessen der Selbstregulation. Während automatische Prozesse unbewusst und schnell ablaufen, erfordern kontrollierte Prozesse bewusstes Nachdenken und die Anwendung von Willenskraft. Diese Unterscheidung ist besonders relevant für das Verständnis von Gewohnheiten und der Herausforderung, diese durch gezielte Selbstregulation zu verändern.

Die jüngste Forschung zur Selbstregulation integriert Erkenntnisse aus der Neurowissenschaft und der Biopsychologie. Es wird zunehmend anerkannt, dass Selbstregulation nicht nur ein psychologisches, sondern auch ein neurobiologisches Phänomen ist. Untersuchungen zum präfrontalen Kortex haben gezeigt, dass dieser Bereich des Gehirns eine Schlüsselrolle bei der Steuerung von Impulsen und der Planung von Handlungen spielt. Neurowissenschaftliche Studien legen nahe, dass die Fähigkeit zur Selbstregulation durch strukturelle und funktionelle Unterschiede im Gehirn beeinflusst wird und dass diese Fähigkeit durch Training verbessert werden kann.

Auch in der Gesundheitspsychologie spielt die Selbstregulation eine zentrale Rolle, insbesondere in der Entwicklung von Interventionsprogrammen zur Verhaltensänderung. Programme zur Förderung gesunder Lebensgewohnheiten, wie etwa der Raucherentwöhnung oder der Gewichtsreduktion, basieren oft auf Modellen der Selbstregulation. Dabei wird versucht, die Patienten zu befähigen, ihre Verhaltensmuster durch bewusste Kontrolle und Planung langfristig zu verändern. Diese Programme stützen sich auf die Erkenntnis, dass Selbstregulation ein erlernbares und trainierbares Verhalten ist, das durch gezielte Interventionen gestärkt werden kann.

Die historische Entwicklung der Selbstregulation zeigt, dass dieses Konzept im Laufe der Jahrhunderte immer wieder neu interpretiert und erweitert wurde. Von den philosophischen Überlegungen der Antike über die psychologischen Modelle des 20. Jahrhunderts bis hin zu den neurowissenschaftlichen Erkenntnissen der Gegenwart hat sich die Vorstellung von Selbstregulation als zentrales Element der menschlichen Psyche etabliert. Die moderne Psychologie nutzt diese Erkenntnisse, um innovative Ansätze zur Behandlung psychischer Störungen zu entwickeln und das Verständnis für die komplexen Prozesse, die der Selbstregulation zugrunde liegen, weiter zu vertiefen.

b) Emotionsregulation

Die Fähigkeit, Emotionen zu regulieren, ist ein zentrales Element der psychologischen Selbstregulation und spielt eine wesentliche Rolle für das psychische Wohlbefinden. Emotionsregulation umfasst alle bewussten und unbewussten Prozesse, durch die Individuen ihre emotionalen Reaktionen modifizieren, intensivieren oder abschwächen, um angemessen auf innere und äußere Reize zu reagieren. Dieser Prozess ist entscheidend für die Fähigkeit, langfristige psychische Stabilität zu gewährleisten und emotionale Belastungen zu bewältigen. Die Forschung zur Emotionsregulation hat in den letzten Jahrzehnten erheblich an Bedeutung gewonnen und bietet wertvolle Einblicke in die Mechanismen, die für das Erreichen eines gesunden emotionalen Gleichgewichts notwendig sind.

Einflussreiche Studien von James Gross an der Stanford University haben das Verständnis der Emotionsregulation wesentlich geprägt. Gross entwickelte das Prozessmodell der Emotionsregulation, das beschreibt, wie emotionale Reaktionen durch bestimmte Strategien moduliert werden können. Sein Modell unterscheidet zwischen antecedent-fokussierten und response-fokussierten Strategien. Antecedent-fokussierte Strategien greifen frühzeitig in den emotionalen Prozess ein, bevor die emotionale Reaktion vollständig entfaltet ist. Dazu gehören Methoden wie die Neubewertung (Reappraisal) einer emotionalen Situation.

Response-fokussierte Strategien hingegen setzen nach der Entstehung der emotionalen Reaktion an und beinhalten Techniken wie das Unterdrücken (Suppression) von Emotionen. Diese Unterscheidung hat wesentliche Implikationen für das Verständnis, welche Emotionsregulationsstrategien langfristig förderlich oder schädlich für die psychische Gesundheit sind.

Gross' Forschung hat gezeigt, dass die Unterdrückung von Emotionen, eine häufig angewandte response-fokussierte Strategie, langfristig negative Auswirkungen auf die psychische Gesundheit haben kann. Das dauerhafte Unterdrücken von Emotionen führt nicht nur zu einer verstärkten emotionalen Anspannung, sondern auch zu einer erhöhten Aktivierung des sympathischen Nervensystems, was mit einer Reihe von gesundheitlichen Problemen wie Bluthochdruck und chronischem Stress in Verbindung gebracht wird. Menschen, die häufig emotionale Unterdrückung praktizieren, berichten zudem von einer geringeren Lebenszufriedenheit und einer höheren Anfälligkeit für psychische Störungen wie Depressionen und Angstzustände.

Im Gegensatz dazu hat sich die Neubewertung (Reappraisal) als eine funktionalere Strategie erwiesen, die positive Auswirkungen auf das emotionale Wohlbefinden hat. Bei dieser Technik geht es darum, die Bedeutung einer emotionalen Situation aktiv neu zu interpretieren, um ihre emotionale Wirkung zu verändern. Studien haben gezeigt, dass Menschen, die regelmäßig Neubewertung anwenden, eine bessere emotionale Stabilität und eine geringere Anfälligkeit für depressive Symptome aufweisen. Diese Strategie aktiviert kognitive Prozesse im präfrontalen Kortex, die dabei helfen, die Intensität negativer Emotionen zu mindern, indem sie die Wahrnehmung der

Situation verändert. Die Neubewertung führt zu einer Reduktion der Aktivität in Amygdala und Insula, die beide zentrale Rollen bei der Verarbeitung von Angst und Stress spielen.

Neurobiologische Forschungen zur Emotionsregulation unterstützen diese Erkenntnisse. Bildgebende Verfahren wie die funktionelle Magnetresonanztomographie (fMRT) haben gezeigt, dass erfolgreiche Emotionsregulation, insbesondere durch Neubewertung, mit einer verstärkten Aktivität im dorsolateralen präfrontalen Kortex und einer verringerten Aktivität in der Amygdala einhergeht. Diese neurobiologischen Befunde unterstreichen die Bedeutung von kognitiven Strategien wie der Neubewertung für die Aufrechterhaltung des emotionalen Gleichgewichts.

Neben kognitiven Strategien spielt auch die Physiologie eine wichtige Rolle bei der Emotionsregulation. Der Vagusnerv, ein zentraler Bestandteil des parasympathischen Nervensystems, ist maßgeblich an der Regulation von Herzfrequenz, Atmung und Verdauung beteiligt und spielt eine Schlüsselrolle bei der Beruhigung des Körpers nach einer Stressreaktion. Forschungen von Stephen Porges haben gezeigt, dass eine erhöhte vagale Aktivität mit einer besseren Emotionsregulation und einem höheren Maß an sozialem Engagement und Wohlbefinden verbunden ist. Menschen mit einer hohen Vagal-Tonizität sind in der Lage, emotionale Erregung schneller zu reduzieren und zeigen eine höhere Resilienz gegenüber stressigen Situationen.

Ein weiteres bedeutendes Konzept in der Emotionsregulation ist die Affektmodulation durch interpersonelle Beziehungen. Emotionen entstehen oft in sozialen Kontexten, und daher spielt die Qualität zwischenmenschlicher Beziehungen eine entscheidende Rolle bei der Regulierung von Emotionen. Bindungstheorien betonen, dass sichere Bindungen zu engen Bezugspersonen die Fähigkeit zur Emotionsregulation fördern, während unsichere Bindungen das Risiko für emotionale Dysregulation erhöhen. John Bowlby, der Begründer der Bindungstheorie, argumentierte, dass sichere Bindungen eine „sichere Basis" bieten, von der aus Individuen explorieren und ihre Emotionen effektiv regulieren können. Moderne Forschung bestätigt, dass Menschen, die sichere, unterstützende soziale Beziehungen pflegen, in der Regel bessere Strategien zur Emotionsregulation entwickeln und eine höhere Lebenszufriedenheit erreichen.

In der klinischen Praxis haben diese Erkenntnisse direkte Auswirkungen auf die Therapie. Techniken wie die kognitive Verhaltenstherapie (KVT) und achtsamkeitsbasierte Ansätze nutzen gezielt Methoden der Emotionsregulation, um psychische Störungen zu behandeln. In der KVT wird Patienten beigebracht, ihre automatischen negativen Gedankenmuster zu erkennen und durch positive Neubewertungen zu ersetzen. Diese Technik zielt darauf ab, dysfunktionale Emotionsregulationsstrategien zu verändern und die psychische Gesundheit zu stabilisieren. Achtsamkeitsbasierte Therapien hingegen fokussieren darauf, Emotionen nicht zu unterdrücken, sondern sie bewusst wahrzunehmen und anzunehmen, ohne sie zu bewerten oder zu ändern. Diese achtsame Akzeptanz hat sich als wirksame Methode zur Reduktion von emotionalem Leiden, insbesondere bei chronischen Schmerzzuständen und Angststörungen, erwiesen.

c) Kognitive Selbststeuerung

Die kognitive Selbststeuerung, ein zentraler Bestandteil der psychologischen Selbstregulation, beschreibt die Fähigkeit eines Individuums, seine Gedanken, Überzeugungen und kognitiven Prozesse bewusst zu kontrollieren und zu steuern. Dieser Prozess umfasst mehrere miteinander verbundene Mechanismen wie Aufmerksamkeitssteuerung, Planung, Problemlösung und die Regulation von Impulsen. Die Fähigkeit zur kognitiven Selbststeuerung ermöglicht es dem Menschen, sich an komplexe Umgebungen anzupassen, Herausforderungen zu meistern und langfristige Ziele zu verfolgen, selbst in stressreichen Situationen. Dieser Aspekt der Selbstregulation hat in der modernen Psychologie und Neurowissenschaft zunehmend an Bedeutung gewonnen, da er als entscheidend für das Verständnis von Verhalten, Entscheidungsfindung und Resilienz betrachtet wird.

Eine der wegweisenden Theorien zur kognitiven Selbststeuerung stammt von Roy Baumeister, der sich in den 1990er Jahren intensiv mit der Funktion und Bedeutung der Willenskraft auseinandersetzte. In einer Serie von Experimenten an der Case Western Reserve University untersuchte Baumeister, wie sich Selbstkontrolle auf das Verhalten und die Entscheidungsfindung auswirkt. Seine Studien führten zur Entwicklung des Modells der „Ego-Depletion", das die Selbstkontrolle mit einem Muskel vergleicht, der durch wiederholte Anstrengung ermüdet, aber durch Training gestärkt werden kann. Baumeisters Experimente zeigten, dass Personen, die in einer Situation intensive Selbstkontrolle ausübten, in nachfolgenden Aufgaben weniger in der Lage waren, ihre Willenskraft effektiv einzusetzen. Diese Erkenntnis führte zu einem tieferen Verständnis darüber, wie kognitive Ressourcen bei der Selbststeuerung beansprucht und erschöpft werden können.

Im Rahmen der „Ego-Depletion"-Theorie stellte Baumeister fest, dass Selbstkontrolle eine begrenzte Ressource ist, die durch bewusste Anstrengung verbraucht wird. Diese Erschöpfung der kognitiven Ressourcen äußert sich in einer verminderten Fähigkeit, in späteren Situationen Impulse zu kontrollieren oder rationale Entscheidungen zu treffen. Das Modell hat weitreichende Implikationen für die psychologische Praxis, insbesondere in der Verhaltensänderung und der Therapie von Störungen, die mit Impulskontrolle zusammenhängen, wie etwa Sucht, Essstörungen und Zwangsstörungen. Die Erkenntnis, dass Selbstkontrolle durch Training gestärkt werden kann, hat zudem zu einer Vielzahl von Interventionsprogrammen geführt, die darauf abzielen, die kognitive Selbststeuerung zu verbessern, indem spezifische Übungen zur Steigerung der Willenskraft entwickelt wurden.

Neuere Forschung hat die neurobiologischen Grundlagen der kognitiven Selbststeuerung weiter untersucht und bestätigt, dass bestimmte Gehirnregionen, insbesondere der präfrontale Kortex, eine zentrale Rolle in diesen Prozessen spielen. Der dorsolaterale präfrontale Kortex ist dafür verantwortlich, kognitive Kontrolle über impulsive Reaktionen auszuüben und die Ausführung von Handlungen zu steuern, die nicht unmittelbar belohnt werden, sondern langfristige Ziele verfolgen. Studien mit bildgebenden Verfahren haben gezeigt, dass Menschen, die erfolgreich kognitive Selbststeuerung praktizieren, eine erhöhte Aktivität in diesen Bereichen des Gehirns aufweisen, insbesondere in Situationen, die eine hohe kognitive Belastung erfordern.

Ein weiterer wichtiger Aspekt der kognitiven Selbststeuerung ist die Aufmerksamkeitslenkung. Die Fähigkeit, die Aufmerksamkeit bewusst zu steuern, spielt eine entscheidende Rolle bei der Kontrolle von Gedanken und Verhaltensweisen. Aufmerksamkeitslenkung ermöglicht es, sich auf relevante Informationen zu konzentrieren und irrelevante oder ablenkende Reize auszublenden. Diese Fähigkeit ist besonders in stressreichen oder herausfordernden Situationen wichtig, in denen der Fokus auf das Wesentliche über Erfolg oder Misserfolg entscheiden kann. Forschungen zur „mindful attention" haben gezeigt, dass Achtsamkeitstraining die Fähigkeit zur Aufmerksamkeitslenkung verbessern kann, was wiederum positive Effekte auf die kognitive Selbststeuerung und das emotionale Wohlbefinden hat. Achtsamkeitsbasierte Interventionen, wie sie in der kognitiven Verhaltenstherapie oder der Dialektisch-Behavioralen Therapie (DBT) verwendet werden, zielen darauf ab, die bewusste Kontrolle über Gedanken und Emotionen zu fördern, indem sie die Aufmerksamkeitskapazität der Patienten stärken.

Ein weiteres Schlüsselkonzept der kognitiven Selbststeuerung ist die Planung. Die Fähigkeit, komplexe Handlungen im Voraus zu planen und die erforderlichen Schritte zur Erreichung eines Ziels zu organisieren, ist ein fundamentaler Bestandteil der Selbstregulation. Planung erfordert kognitive Flexibilität, die Fähigkeit, sich an wechselnde Umstände anzupassen, sowie die Fähigkeit, unerwartete Hindernisse zu überwinden. Kognitive Flexibilität wird durch die Interaktion zwischen präfrontalen und subkortikalen Strukturen des Gehirns gesteuert und ist entscheidend für die Anpassungsfähigkeit in sich verändernden Umgebungen. Menschen, die in der Lage sind, ihre Pläne dynamisch anzupassen, zeigen eine bessere psychische Gesundheit und höhere Resilienz gegenüber Stressoren.

Die Problemlösung stellt einen weiteren wichtigen Bestandteil der kognitiven Selbststeuerung dar. Effektive Problemlösungsfähigkeiten hängen von der Fähigkeit ab, Informationen zu analysieren, Hypothesen zu generieren und die möglichen Konsequenzen von Handlungen abzuwägen. Kognitive Verhaltensansätze zur Verbesserung der Problemlösungsfähigkeiten fokussieren darauf, systematische Methoden zu lehren, die helfen, komplexe Probleme zu identifizieren und zu bewältigen. Eine zentrale Komponente dieser Ansätze ist die Förderung der metakognitiven Selbstreflexion, also die Fähigkeit, über das eigene Denken nachzudenken und sich der kognitiven Prozesse bewusst zu sein, die beim Lösen von Problemen ablaufen. Diese metakognitive Ebene der Selbststeuerung wird zunehmend in therapeutischen Settings genutzt, um Patienten zu helfen, dysfunktionale Denkmuster zu erkennen und zu ändern.

Forschungen im Bereich der Verhaltensökonomie haben gezeigt, dass die kognitive Selbststeuerung auch eine Schlüsselrolle in der Entscheidungsfindung spielt. Menschen, die in der Lage sind, kurzfristige Versuchungen zugunsten langfristiger Ziele zu kontrollieren, erzielen in der Regel bessere Ergebnisse in Bereichen wie Gesundheit, Finanzen und Bildung. Diese Fähigkeit, langfristige Belohnungen den unmittelbaren Versuchungen vorzuziehen, wird als „Belohnungsaufschub" bezeichnet und ist eng mit der kognitiven Selbststeuerung verbunden. Studien, die auf der berühmten „Marshmallow-Test"-Forschung von Walter Mischel aufbauen, zeigen, dass Kinder, die in der Lage sind, ihre Impulse zu kontrollieren und den Verzehr eines Marshmallows hinauszuzögern, später im Leben bessere schulische und berufliche Erfolge erzielen. Diese Ergebnisse unterstreichen die Bedeutung der frühen Förderung kognitiver Selbststeuerungsfähigkeiten für langfristige Lebensqualität.

Die Fähigkeit zur kognitiven Selbststeuerung ist jedoch nicht statisch. Sie kann durch gezieltes Training verbessert werden. Neuroplastizität, die Fähigkeit des Gehirns, sich als Reaktion auf Erfahrungen zu verändern, bietet die Grundlage für die Verbesserung der kognitiven Kontrolle. Regelmäßige Übungen, die auf die Steigerung der Willenskraft abzielen, wie etwa das Training von Impulskontrolle oder Achtsamkeitstechniken, können langfristig zu einer stärkeren kognitiven Selbststeuerung führen. Neuere Studien zeigen, dass bereits wenige Wochen intensiven Trainings signifikante Verbesserungen in der kognitiven Flexibilität und Selbstregulation bewirken können.

In der therapeutischen Praxis finden diese Erkenntnisse Anwendung in der Behandlung von Störungen, die durch eine beeinträchtigte kognitive Selbststeuerung gekennzeichnet sind. Programme zur Verhaltensmodifikation, wie etwa in der Suchttherapie oder bei der Behandlung von Aufmerksamkeitsdefizit-/Hyperaktivitätsstörung (ADHS), setzen gezielt Techniken ein, um die Fähigkeit zur Selbststeuerung zu stärken. Dabei wird den Patienten beigebracht, ihre Gedanken zu beobachten, alternative Handlungspläne zu entwickeln und diese konsequent umzusetzen, um unerwünschte Verhaltensmuster zu durchbrechen.

d) Motivation und Verhaltenskontrolle

Die Regulation von Motivation und Verhalten ist ein wesentlicher Bestandteil der psychologischen Selbstregulation. Dieser Prozess umfasst die Fähigkeit, Ziele zu setzen, die erforderlichen Schritte zur Erreichung dieser Ziele zu unternehmen und das Verhalten entsprechend anzupassen, um den gewünschten Erfolg zu erzielen. Motivation und Verhaltenskontrolle sind eng miteinander verbunden und beeinflussen die Fähigkeit eines Individuums, sich selbst zu regulieren und seine langfristigen Ziele zu erreichen. Ein bedeutender Beitrag zur Theorie der Motivation und Selbstregulation stammt von Edward Deci und Richard Ryan, die in den 1980er Jahren die Selbstbestimmungstheorie (Self-Determination Theory, SDT) entwickelten. Ihre Forschung hat grundlegende Erkenntnisse darüber geliefert, wie intrinsische Motivation, also die Motivation, die aus dem Individuum selbst kommt, eine zentrale Rolle bei der Selbstregulation spielt.

Die Selbstbestimmungstheorie, die an der University of Rochester entwickelt wurde, legt den Fokus auf drei grundlegende psychologische Bedürfnisse, die für die intrinsische Motivation und somit für die Selbstregulation entscheidend sind: Autonomie, Kompetenz und soziale Eingebundenheit. Autonomie bezieht sich auf das Gefühl, eigene Entscheidungen treffen und das eigene Verhalten selbstbestimmt steuern zu können. Kompetenz beschreibt das Bedürfnis, sich effektiv und kompetent zu fühlen, während soziale Eingebundenheit das Bedürfnis nach Verbindung und Zugehörigkeit zu anderen umfasst. Diese drei Bedürfnisse bilden das Fundament für intrinsische

Motivation, die als stärkste Form der Motivation gilt, weil sie aus dem eigenen Antrieb des Individuums entsteht und nicht durch externe Belohnungen oder Bestrafungen gesteuert wird.

Die Forschung von Deci und Ryan hat gezeigt, dass Menschen, die sich in ihrem Handeln autonom fühlen und ihre Ziele als selbstbestimmt erleben, eine größere Fähigkeit zur Verhaltenskontrolle und zur Anpassung an neue Situationen aufweisen. Dieses Gefühl der Selbstbestimmung fördert nicht nur die intrinsische Motivation, sondern auch die langfristige Ausdauer und das Engagement bei der Zielverfolgung. Studien haben gezeigt, dass selbstbestimmte Motivation zu einer besseren emotionalen Anpassung, höherer Lebenszufriedenheit und einem geringeren Risiko für psychische Störungen wie Depressionen führt. Diese Erkenntnisse sind von großer Bedeutung für die klinische Praxis, da sie darauf hinweisen, dass die Förderung von Autonomie und intrinsischer Motivation zentrale Elemente in der Therapie zur Unterstützung der Selbstregulation sein können.

Die Selbstbestimmungstheorie hebt auch die Bedeutung der Verhaltenskontrolle hervor, die als der Prozess verstanden wird, durch den Menschen ihr Verhalten gezielt steuern und anpassen, um ihre Ziele zu erreichen. Verhaltenskontrolle erfordert die Fähigkeit zur Impulskontrolle, also die Fähigkeit, kurzfristige Versuchungen zugunsten langfristiger Ziele zu unterdrücken. Diese Fähigkeit ist besonders relevant in stressreichen Situationen, in denen die Tendenz besteht, auf sofortige Befriedigung zurückzugreifen, anstatt sich auf die langfristigen Folgen des eigenen Handelns zu konzentrieren.

Ein klassisches Beispiel für Verhaltenskontrolle ist der „Marshmallow-Test", der in den 1960er Jahren von Walter Mischel entwickelt wurde. In diesem Experiment wurden Kinder vor die Wahl gestellt, entweder sofort eine Belohnung (ein Marshmallow) zu erhalten oder einige Minuten zu warten, um eine größere Belohnung (zwei Marshmallows) zu erhalten. Die Fähigkeit, die unmittelbare Belohnung aufzuschieben, wurde als Indikator für die Fähigkeit zur Selbstregulation und Verhaltenskontrolle interpretiert. Langfristige Nachuntersuchungen dieser Kinder zeigten, dass diejenigen, die in der Lage waren, ihre Impulse zu kontrollieren und auf die größere Belohnung zu warten, im Erwachsenenalter erfolgreicher in verschiedenen Lebensbereichen waren, darunter schulische Leistungen, beruflicher Erfolg und zwischenmenschliche Beziehungen.

Das Modell der Verhaltenskontrolle ist auch eng mit dem Konzept der Selbstwirksamkeit verbunden, das von Albert Bandura entwickelt wurde. Selbstwirksamkeit beschreibt das Vertrauen in die eigene Fähigkeit, bestimmte Handlungen erfolgreich auszuführen und Herausforderungen zu meistern. Menschen mit hoher Selbstwirksamkeit sind besser in der Lage, ihre Verhaltenskontrolle aufrechtzuerhalten, selbst in schwierigen oder stressigen Situationen. Sie zeigen mehr Ausdauer bei der Verfolgung ihrer Ziele und sind weniger anfällig für das Aufgeben, wenn sie auf Hindernisse stoßen. Banduras Forschung hat gezeigt, dass Selbstwirksamkeit eng mit der Motivation und der Fähigkeit zur Verhaltenskontrolle verknüpft ist, da das Vertrauen in die eigenen Fähigkeiten die Bereitschaft fördert, sich anzustrengen und Herausforderungen aktiv anzugehen.

Neurowissenschaftliche Forschungen haben die Rolle bestimmter Gehirnregionen bei der Verhaltenskontrolle weiter beleuchtet. Der präfrontale Kortex, insbesondere der ventromediale und dorsolaterale Bereich, ist entscheidend für die Regulation von Verhalten und Impulsen. Diese Gehirnregionen sind für die Planung, Entscheidungsfindung und die Bewertung der langfristigen Konsequenzen von Handlungen verantwortlich. Studien mit bildgebenden Verfahren haben gezeigt, dass Menschen, die eine hohe Fähigkeit zur Verhaltenskontrolle aufweisen, eine verstärkte Aktivität im präfrontalen Kortex zeigen, insbesondere in Situationen, in denen sie Versuchungen widerstehen müssen.

Ein weiterer bedeutender Beitrag zur Erforschung der Verhaltenskontrolle stammt aus der Verhaltensökonomie, die untersucht, wie Menschen Entscheidungen unter Unsicherheit treffen und wie sie ihr Verhalten in Anbetracht von Belohnungen und Bestrafungen steuern. Die Forschung in diesem Bereich hat gezeigt, dass Menschen oft kurzfristigen Belohnungen den Vorzug vor langfristigen Zielen geben, was als zeitliche Inkonsistenz bezeichnet wird. Diese Tendenz kann jedoch durch kognitive Strategien wie die Neubewertung und das Setzen klarer Ziele überwunden werden, die die langfristige Verhaltenskontrolle unterstützen.

In der Praxis sind die Erkenntnisse zur Verhaltenskontrolle und Motivation besonders relevant für die Therapie von Störungen, die mit impulsivem Verhalten einhergehen, wie etwa Essstörungen, Sucht oder Aufmerksamkeitsdefizit-/Hyperaktivitätsstörung (ADHS). Therapien, die auf der Selbstbestimmungstheorie basieren, zielen darauf ab, die intrinsische Motivation der Patienten zu fördern und ihre Fähigkeit zur Verhaltenskontrolle zu stärken. Dies kann durch Techniken wie Zielsetzung, Selbstüberwachung und das Erlernen von Impulskontrollstrategien erreicht werden.

Die Förderung von Autonomie und intrinsischer Motivation in der therapeutischen Praxis hat weitreichende Auswirkungen auf die langfristige psychische Gesundheit. Menschen, die ihre Ziele als selbstbestimmt erleben und in der Lage sind, ihr Verhalten entsprechend zu steuern, zeigen nicht nur eine höhere Lebenszufriedenheit, sondern auch eine bessere emotionale Anpassung und eine geringere Anfälligkeit für psychische Erkrankungen.

e) Modelle der Selbstregulation

Die Selbstregulation ist ein komplexes Phänomen, das in der Psychologie durch verschiedene theoretische Modelle beschrieben wird. Diese Modelle bieten Einblicke in die Mechanismen, durch die Individuen ihre Handlungen, Gedanken und Emotionen steuern, um persönliche Ziele zu erreichen und sich an veränderte Umgebungen anzupassen. Unterschiedliche theoretische Ansätze beleuchten verschiedene Aspekte dieses Prozesses und helfen dabei, ein umfassendes Verständnis der Dynamik der Selbstregulation zu entwickeln.

Eines der einflussreichsten Modelle der Selbstregulation stammt von James Gross, einem renommierten Psychologen, der sich intensiv mit der Emotionsregulation beschäftigt hat. Sein Prozessmodell der Emotionsregulation unterscheidet zwischen antizipatorischen und reaktiven Formen der Selbstregulation. In der antizipatorischen Selbstregulation greift das Individuum proaktiv in emotionale Prozesse ein, bevor sich eine emotionale

Reaktion vollständig entfaltet. Diese Form der Selbstregulation ist präventiv und zielt darauf ab, emotionale Reaktionen zu modulieren, bevor sie potenziell dysfunktional werden. Ein Beispiel dafür ist die Neubewertung (Reappraisal) einer Situation, bei der das Individuum die Bedeutung eines potenziell stressauslösenden Ereignisses neu interpretiert, um eine weniger intensive emotionale Reaktion hervorzurufen.

Im Gegensatz dazu beschreibt die reaktive Selbstregulation den Prozess der Emotionskontrolle, nachdem eine emotionale Reaktion bereits eingetreten ist. Hierbei werden Strategien wie die Unterdrückung (Suppression) von Emotionen angewendet, um die äußere Ausdrucksweise von Emotionen zu reduzieren. Gross' Modell zeigt, dass antizipatorische Strategien im Allgemeinen effektiver und gesünder sind als reaktive Ansätze, da sie die Emotionen direkt beeinflussen und nicht nur deren Ausdruck unterdrücken. Diese Erkenntnisse haben tiefgreifende Implikationen für die klinische Praxis, da sie verdeutlichen, welche Art von Emotionsregulationsstrategien langfristig zur Stabilisierung des psychischen Wohlbefindens beitragen können.

Ein weiteres bedeutendes Modell der Selbstregulation stammt von Charles Carver und Michael Scheier, die 1982 ein Modell entwickelten, das auf Rückkopplungsschleifen basiert. Ihr Modell betont, dass Selbstregulation ein zyklischer Prozess ist, der durch kontinuierliche Selbstüberwachung und Anpassung charakterisiert wird. Das zentrale Konzept dieses Modells ist die Rückkopplungsschleife, bei der Individuen ihre aktuellen Zustände mit ihren Zielen vergleichen und basierend auf dem wahrgenommenen Fortschritt ihr Verhalten anpassen. Dieser Prozess ähnelt einem Thermostat, der ständig die Temperatur misst und Anpassungen vornimmt, um das gewünschte Niveau aufrechtzuerhalten. Carver und Scheier argumentierten, dass die Fähigkeit zur Selbstregulation davon abhängt, wie gut Individuen in der Lage sind, Feedback über ihren Fortschritt zu erhalten und darauf basierend Korrekturen vorzunehmen.

Das Modell von Carver und Scheier integriert auch das Konzept der Diskrepanzreduktion, das besagt, dass Selbstregulation darauf abzielt, die Diskrepanz zwischen dem aktuellen Zustand und dem gewünschten Zielzustand zu verringern. Sobald ein Ziel erreicht ist, wird der Regulierungsprozess beendet, und das Individuum kann sich neuen Zielen zuwenden. In Situationen, in denen der Fortschritt hin zu einem Ziel behindert wird, müssen alternative Strategien zur Zielerreichung entwickelt werden, was oft eine Neuanpassung der Ziele oder der Mittel zur Zielerreichung erfordert. Dieses Modell betont die Flexibilität der Selbstregulation und die Notwendigkeit, auf Veränderungen in der Umgebung zu reagieren, um erfolgreich zu sein.

Die Rückkopplungsmodellierung ist nicht nur auf das Verhalten anwendbar, sondern auch auf kognitive und emotionale Prozesse. Carver und Scheier betonten, dass der Selbstregulationsprozess sowohl auf der Verhaltens- als auch auf der kognitiven Ebene stattfindet. Menschen überwachen nicht nur ihre Handlungen, sondern auch ihre Gedanken und Gefühle, und passen diese kontinuierlich an, um ihr inneres Gleichgewicht und ihre Zielorientierung zu wahren. Diese Sichtweise integriert kognitive und emotionale Selbstregulation in ein einheitliches Modell, das die Wechselwirkungen zwischen diesen Ebenen der Selbststeuerung berücksichtigt.

Ein weiteres bedeutendes Modell zur Selbstregulation ist das Rubikon-Modell von Heinz Heckhausen und Peter Gollwitzer, das den Prozess der Zielverfolgung in verschiedene Phasen unterteilt. Dieses Modell unterscheidet zwischen der prädezisionalen Phase, in der Entscheidungen über Ziele getroffen werden, und der postdezisionalen Phase, in der konkrete Schritte zur Zielerreichung unternommen werden. Die Metapher des Rubikon-Modells bezieht sich auf den Punkt ohne Rückkehr, den Julius Caesar beim Überschreiten des Flusses Rubikon erreichte. Sobald ein Individuum die Entscheidung getroffen hat, ein bestimmtes Ziel zu verfolgen, tritt es in die Phase der Umsetzung ein, in der es seine Ressourcen und Aufmerksamkeit auf die Zielerreichung konzentriert. Dieses Modell betont die Bedeutung von Zielbindung und Planung als zentrale Komponenten der Selbstregulation.

Die Zielbindung, die im Rubikon-Modell betont wird, ist eng mit der kognitiven Selbststeuerung verbunden, da sie die Fähigkeit erfordert, Ablenkungen zu widerstehen und den Fokus auf das Ziel aufrechtzuerhalten. Die Forschung zeigt, dass eine starke Zielbindung und das Festhalten an klar definierten Zielen entscheidend für den Erfolg der Selbstregulation sind. Menschen, die in der Lage sind, ihre Aufmerksamkeit und Energie auf ihre Ziele zu konzentrieren, zeigen eine höhere Ausdauer und eine bessere Anpassungsfähigkeit an Hindernisse.

Zusätzlich zu diesen theoretischen Modellen hat die neuere Forschung zur Selbstregulation auch die Bedeutung von kognitiven Ressourcen hervorgehoben. Das Modell der Ego-Depletion von Roy Baumeister und seinen Kollegen argumentiert, dass Selbstregulation eine begrenzte Ressource ist, die durch Anstrengung erschöpft werden kann. Menschen, die in einer Aufgabe intensive Selbstregulation ausüben müssen, zeigen eine verringerte Fähigkeit zur Selbstregulation in nachfolgenden Aufgaben, da ihre kognitiven Ressourcen vorübergehend erschöpft sind. Dieses Modell hat weitreichende Implikationen für die Praxis, insbesondere für die Entwicklung von Interventionen, die darauf abzielen, die Selbstregulationsfähigkeiten zu stärken und die Erschöpfung dieser Ressourcen zu minimieren.

Diese verschiedenen Modelle der Selbstregulation bieten unterschiedliche Perspektiven auf das komplexe Zusammenspiel von inneren Prozessen und äußeren Anforderungen. Während das Prozessmodell von Gross die Emotionsregulation als zentrale Komponente der Selbstregulation betrachtet, betonen Carver und Scheier die Bedeutung von Rückkopplungsschleifen und Feedbackmechanismen bei der Anpassung von Verhalten und Zielen. Das Rubikon-Modell legt den Fokus auf die Phasen der Zielverfolgung und die Bedeutung der Zielbindung, während das Modell der Ego-Depletion die Grenzen der Selbstregulation durch die Erschöpfung kognitiver Ressourcen hervorhebt.

Die Integration dieser Modelle in die klinische Praxis hat dazu geführt, dass therapeutische Ansätze entwickelt wurden, die darauf abzielen, die Selbstregulationsfähigkeiten von Patienten zu stärken. Techniken wie das Setzen von klaren Zielen, die Förderung von Selbstreflexion und die Verbesserung der Emotionsregulationsstrategien werden gezielt eingesetzt, um die Fähigkeit zur Selbstregulation zu unterstützen und langfristige Verhaltensänderungen zu ermöglichen.

II. Homöostase in biologischen und psychologischen Systemen

a) Physiologische Homöostase

Homöostase ist ein zentrales Prinzip in der Biologie und beschreibt die Fähigkeit von Organismen, ein stabiles inneres Milieu aufrechtzuerhalten, trotz wechselnder äußerer Bedingungen. Der Begriff wurde 1932 von dem Physiologen Walter Cannon geprägt, der physiologische Mechanismen untersuchte, die für das Überleben entscheidend sind. Cannon betonte, dass der Körper kontinuierlich auf interne und externe Veränderungen reagiert, um ein Gleichgewicht zu bewahren. Dieses Prinzip der Selbstregulation ist essentiell für die Aufrechterhaltung lebenswichtiger Funktionen und wird durch ein komplexes Zusammenspiel von Regelkreisen im Nervensystem, endokrinen Systemen und anderen biologischen Strukturen gesteuert.

Die Aufrechterhaltung der physiologischen Homöostase ist von grundlegender Bedeutung, da sie das Überleben und die Funktionalität des Körpers gewährleistet. Alle physiologischen Prozesse, von der Zellfunktion bis zu den komplexen Wechselwirkungen zwischen Organen und Systemen, sind darauf ausgelegt, das innere Milieu stabil zu halten, um optimale Bedingungen für biochemische Reaktionen zu schaffen. Die kontinuierliche Regulation dieser Prozesse erfolgt durch Feedback-Mechanismen, die sicherstellen, dass der Körper angemessen auf interne und externe Veränderungen reagieren kann.

Ein klassisches Beispiel für Homöostase ist die Regulation der Körpertemperatur. Der menschliche Körper versucht, eine konstante Temperatur von etwa 37 Grad Celsius aufrechtzuerhalten. Diese Temperatur wird durch den Hypothalamus, ein zentrales Steuerzentrum im Gehirn, reguliert. Bei einem Temperaturanstieg, beispielsweise durch körperliche Aktivität oder äußere Hitze, aktiviert der Hypothalamus Mechanismen wie Schwitzen und die Erweiterung der Blutgefäße, um überschüssige Wärme abzuführen. Umgekehrt löst eine Senkung der Körpertemperatur eine Vasokonstriktion und Zittern aus, um die Körperwärme zu erhalten. Diese Prozesse sind Beispiele für negative Rückkopplungsschleifen, die der Körper nutzt, um das Gleichgewicht zu wahren.

Rückkopplungssysteme spielen eine zentrale Rolle in der Homöostase. Negative Rückkopplungsschleifen korrigieren Abweichungen vom Sollwert, um ein stabiles Gleichgewicht zu erhalten. Ein weiteres Beispiel hierfür ist die Regulation des Blutzuckerspiegels. Nach einer Mahlzeit steigt der Blutzuckerspiegel an, was die Freisetzung von Insulin aus der Bauchspeicheldrüse stimuliert. Insulin fördert die Aufnahme von Glukose in die Zellen, wodurch der Blutzuckerspiegel wieder gesenkt wird. Sinkt der Blutzucker zu stark, setzt die Bauchspeicheldrüse Glukagon frei, das die Freisetzung von Glukose aus der Leber anregt, um den Blutzuckerspiegel wieder zu erhöhen. Dieser Regelkreis veranschaulicht, wie der Körper kontinuierlich daran arbeitet, den Blutzuckerspiegel innerhalb eines optimalen Bereichs zu halten.

Das autonome Nervensystem spielt ebenfalls eine Schlüsselrolle bei der Aufrechterhaltung der physiologischen Homöostase. Es besteht aus zwei Hauptkomponenten: dem sympathischen und dem parasympathischen Nervensystem. Diese Systeme wirken antagonistisch, um eine Balance zwischen Aktivierung und Ruhe herzustellen. Das sympathische Nervensystem bereitet den Körper auf akute Stresssituationen vor, indem es die Herzfrequenz erhöht und Adrenalin freisetzt, während das parasympathische Nervensystem den Körper in Ruhephasen unterstützt, indem es die Verdauung fördert und die Herzfrequenz senkt. Dieses Zusammenspiel ermöglicht es dem Körper, flexibel auf die Anforderungen der Umwelt zu reagieren und gleichzeitig das innere Gleichgewicht zu bewahren.

Das endokrine System, das Hormone als chemische Botenstoffe nutzt, ist eng in die Steuerung der Homöostase eingebunden. Hormone wie Insulin, Cortisol und Adrenalin regulieren verschiedene Stoffwechselprozesse, die für das Überleben und die Anpassung an Umweltbedingungen notwendig sind. Diese Hormone wirken über spezifische Rezeptoren in Zielorganen und beeinflussen Prozesse wie den Energiestoffwechsel, die Stressreaktion und die Flüssigkeitsregulation. Ein Beispiel ist das Hormon Aldosteron, das in der Nebennierenrinde produziert wird und die Regulation des Natrium- und Kaliumhaushalts sowie den Blutdruck steuert, indem es die Rückresorption von Natrium in den Nieren fördert.

Neben der Regulation des inneren Milieus ist die Anpassung an externe Stressoren ebenfalls entscheidend für die Homöostase. Akute Stressreaktionen, wie sie durch Bedrohungen ausgelöst werden, aktivieren die sogenannte allostatische Reaktion, die es dem Körper ermöglicht, kurzfristig auf Stressoren zu reagieren. Diese Reaktion umfasst physiologische Anpassungen wie die Freisetzung von Cortisol und Adrenalin, die den Körper für schnelle Reaktionen vorbereiten. Chronischer Stress kann jedoch die Homöostase überlasten und zu einer allostatischen

Last führen, die langfristig die Gesundheit beeinträchtigt. Dies kann zu einer erhöhten Anfälligkeit für Krankheiten wie Bluthochdruck, Herz-Kreislauf-Erkrankungen und Diabetes führen.

Die Fähigkeit des Körpers, die Homöostase aufrechtzuerhalten, hängt von der Flexibilität und Anpassungsfähigkeit der physiologischen Systeme ab. Mit dem Alter nimmt diese Fähigkeit jedoch ab, was zu einer erhöhten Vulnerabilität gegenüber Stressoren und einem höheren Risiko für altersbedingte Krankheiten führt. Daher ist die Erhaltung der Homöostase nicht nur ein kurzfristiger Mechanismus zur Bewältigung von Stress, sondern auch ein zentraler Faktor für das langfristige Überleben und die Gesundheit des Organismus.

In der medizinischen Praxis ist das Verständnis der Homöostase entscheidend für die Behandlung und Prävention von Krankheiten. Viele Erkrankungen, wie Diabetes, Hypertonie und Schilddrüsenerkrankungen, resultieren aus einer gestörten Homöostase. Die Wiederherstellung des Gleichgewichts erfordert oft gezielte therapeutische Interventionen, die darauf abzielen, die gestörten Rückkopplungsmechanismen zu korrigieren. Dies kann durch medikamentöse Therapien, Hormonbehandlungen oder Änderungen des Lebensstils erreicht werden, die dem Körper helfen, das physiologische Gleichgewicht wiederherzustellen und aufrechtzuerhalten.

b) Psychologische Homöostase

Psychologische Homöostase bezieht sich auf das Bestreben des menschlichen Geistes, einen stabilen inneren Zustand zu bewahren, der durch emotionales und kognitives Gleichgewicht gekennzeichnet ist. Wie in der Physiologie, in der Homöostase das Gleichgewicht des inneren Milieus beschreibt, bezieht sich die psychologische Homöostase auf die Fähigkeit des Individuums, auf interne und externe Stressoren zu reagieren, ohne dauerhaft aus der Balance zu geraten. Diese Fähigkeit ist entscheidend für das emotionale Wohlbefinden und die psychische Gesundheit, da sie es ermöglicht, ein stabiles inneres Milieu trotz der unvermeidlichen Herausforderungen des Lebens aufrechtzuerhalten.

Das Konzept der psychologischen Homöostase ist eng mit Mechanismen der Emotionsregulation und kognitiven Anpassung verknüpft. Emotionsregulation umfasst die bewusste und unbewusste Steuerung von emotionalen Reaktionen, um ein Gleichgewicht zwischen den eigenen Gefühlen und den äußeren Umständen herzustellen. Diese Regulierung geschieht auf verschiedenen Ebenen, von der frühen, präventiven Kontrolle emotionaler Zustände bis hin zur nachträglichen Anpassung nach einer emotionalen Reaktion. Zu den Techniken der Emotionsregulation zählen unter anderem die Neubewertung von stressigen Situationen, das Umlenken der Aufmerksamkeit sowie Entspannungstechniken, die darauf abzielen, emotionale Erregung zu reduzieren.

Die kognitive Anpassung, ein weiteres Element der psychologischen Homöostase, bezieht sich auf die Fähigkeit, das Denken und die Überzeugungen flexibel an neue Situationen und Herausforderungen anzupassen. Dies beinhaltet die Neuinterpretation von Erlebnissen, die Korrektur dysfunktionaler Denkmuster und die gezielte kognitive Restrukturierung, um aufkommende psychische Belastungen zu bewältigen. Indem das Individuum sein Denken und seine Überzeugungen anpasst, kann es Stressoren besser begegnen und ein inneres Gleichgewicht aufrechterhalten, das für die psychische Gesundheit entscheidend ist.

Das Konzept der psychologischen Homöostase wurde durch Hans Selyes Arbeiten zur Stressforschung weiter vertieft. 1936 entwickelte Selye das Modell des „allgemeinen Anpassungssyndroms" (GAS), das die Reaktionen des Körpers und Geistes auf anhaltenden Stress beschreibt. Selye stellte fest, dass anhaltender Stress die Homöostase sowohl auf physiologischer als auch auf psychologischer Ebene stören kann, was langfristig zu einer Erschöpfung der Anpassungsmechanismen führt. Diese Erschöpfung kann zu chronischen psychischen und physischen Gesundheitsproblemen führen, wie etwa Angststörungen, Depressionen, Herz-Kreislauf-Erkrankungen und einem geschwächten Immunsystem. Selyes Modell beschreibt drei Phasen der Stressreaktion: Alarm, Widerstand und Erschöpfung. Während der Alarmphase mobilisiert der Körper Ressourcen, um auf den Stressor zu reagieren, gefolgt von einer Phase des Widerstands, in der der Körper versucht, das Gleichgewicht wiederherzustellen. Bei anhaltendem Stress kann die Erschöpfungsphase eintreten, in der die Fähigkeit zur Selbstregulation und zur Wiederherstellung der Homöostase beeinträchtigt wird.

Psychologische Homöostase erfordert daher die Fähigkeit, Stressoren auf adaptive Weise zu begegnen, ohne dass diese zu einer dauerhaften Störung des inneren Gleichgewichts führen. Diese Fähigkeit ist besonders wichtig in einer Welt, in der chronischer Stress und psychische Belastungen immer häufiger werden. Chronischer Stress, ob durch berufliche, soziale oder persönliche Faktoren ausgelöst, stellt eine erhebliche Bedrohung für die psychologische Homöostase dar, da er die natürlichen Regenerationsmechanismen des Geistes überlastet. Menschen, die unter chronischem Stress stehen, entwickeln oft maladaptive Bewältigungsstrategien, wie übermäßiges Grübeln, emotionale Vermeidung oder Substanzmissbrauch, die die Homöostase weiter destabilisieren können.

Die Aufrechterhaltung der psychologischen Homöostase ist daher ein dynamischer Prozess, der sowohl kurzfristige als auch langfristige Anpassungen erfordert. Kurzfristig können Techniken der Stressbewältigung und Emotionsregulation helfen, akuten emotionalen Belastungen zu begegnen und das innere Gleichgewicht wiederherzustellen. Zu diesen Techniken gehören Achtsamkeitsübungen, Atemtechniken und körperliche Aktivität, die dazu beitragen, den Geist zu beruhigen und Stresshormone zu reduzieren. Langfristig spielen Resilienz und die Fähigkeit, positive Bewältigungsstrategien zu entwickeln, eine entscheidende Rolle bei der Aufrechterhaltung der psychologischen Homöostase. Resilienz beschreibt die Fähigkeit, sich von Rückschlägen zu erholen und an ihnen zu wachsen, anstatt von ihnen überwältigt zu werden. Diese Fähigkeit, psychische Belastungen als Herausforderungen zu sehen und nicht als unüberwindbare Hindernisse, fördert das emotionale Wohlbefinden und die langfristige psychische Stabilität.

Die neurobiologischen Grundlagen der psychologischen Homöostase sind ebenfalls von Bedeutung. Das limbische System, insbesondere die Amygdala und der präfrontale Kortex, spielt eine zentrale Rolle bei der Regulation von

Emotionen und der Verarbeitung von Stressoren. Die Amygdala, ein Teil des Gehirns, der an der Verarbeitung von Angst und Bedrohungen beteiligt ist, reagiert auf externe Stressoren, indem sie das sympathische Nervensystem aktiviert und die Freisetzung von Stresshormonen wie Cortisol und Adrenalin initiiert. Der präfrontale Kortex, der für höhere kognitive Funktionen wie Entscheidungsfindung und Impulskontrolle verantwortlich ist, arbeitet eng mit der Amygdala zusammen, um emotionale Reaktionen zu regulieren und adaptive Verhaltensstrategien zu entwickeln. Dysfunktionen in diesen Bereichen können zu einer gestörten psychologischen Homöostase führen, was das Risiko für psychische Störungen erhöht.

Ein weiteres zentrales Konzept in der psychologischen Homöostase ist die Rolle des sozialen Umfelds. Soziale Unterstützung ist ein starker Schutzfaktor für die Aufrechterhaltung des inneren Gleichgewichts. Sichere Bindungen und ein starkes soziales Netzwerk bieten emotionale Stabilität und helfen dabei, die Auswirkungen von Stress zu mildern. Bindungstheorien betonen, dass Menschen mit sicheren, unterstützenden Beziehungen eine bessere Emotionsregulation und eine stärkere psychologische Homöostase aufweisen. Soziale Bindungen fördern das Gefühl der Zugehörigkeit und bieten eine Quelle der Resilienz, die es ermöglicht, selbst in schwierigen Lebensphasen ein stabiles emotionales Gleichgewicht zu bewahren.

Die therapeutische Praxis nutzt diese Erkenntnisse zur psychologischen Homöostase, um Menschen dabei zu helfen, gesunde Bewältigungsmechanismen zu entwickeln und ihre Fähigkeit zur Selbstregulation zu stärken. Ansätze wie die kognitive Verhaltenstherapie (KVT) zielen darauf ab, dysfunktionale Gedankenmuster zu identifizieren und zu verändern, um das emotionale Gleichgewicht wiederherzustellen. Achtsamkeitsbasierte Therapien konzentrieren sich auf die Förderung einer bewussten und nicht wertenden Wahrnehmung von Gedanken und Gefühlen, um eine gesunde Emotionsregulation zu unterstützen. Diese therapeutischen Ansätze helfen Menschen, ihre psychologische Homöostase wiederzuerlangen und langfristige psychische Stabilität zu fördern.

c) Störungen der Homöostase

Störungen der Homöostase betreffen sowohl den Körper als auch den Geist und können zu schwerwiegenden gesundheitlichen Problemen führen. Auf physiologischer Ebene tritt eine Homöostasestörung auf, wenn die Systeme des Körpers nicht mehr in der Lage sind, ein stabiles inneres Milieu aufrechtzuerhalten. Dieser Verlust des Gleichgewichts kann durch chronischen Stress, Verletzungen, Infektionen oder andere externe Belastungen verursacht werden, die die Selbstregulationsmechanismen überfordern. Ähnlich verhält es sich auf psychologischer Ebene, wo anhaltender Stress, traumatische Erlebnisse oder tiefgreifende emotionale Konflikte die psychische Homöostase stören können. Diese Störungen können zu einer Vielzahl von psychischen Erkrankungen führen, darunter Angststörungen, Depressionen und posttraumatische Belastungsstörungen (PTBS).

Die Homöostase basiert auf Rückkopplungsmechanismen, die darauf abzielen, Abweichungen vom Normalzustand zu korrigieren und das Gleichgewicht wiederherzustellen. Wenn diese Mechanismen jedoch über einen längeren Zeitraum hinweg gestört werden, kann der Körper in einen Zustand der Allostase übergehen. Allostase beschreibt den

Prozess, durch den der Körper auf eine dauerhafte Veränderung reagiert und sich auf ein neues Gleichgewicht „umstellt". Dieses neue Gleichgewicht kann jedoch langfristig schädlich sein, da es zu einer chronischen Überlastung der physiologischen Systeme führt. Dieser Zustand, der als „allostatische Last" bezeichnet wird, erhöht das Risiko für verschiedene Erkrankungen, darunter Bluthochdruck, Diabetes und Herz-Kreislauf-Erkrankungen.

Ein zentraler Aspekt der Störung der physiologischen Homöostase ist die Stressreaktion. Akuter Stress aktiviert das sympathische Nervensystem und führt zur Freisetzung von Stresshormonen wie Adrenalin und Cortisol. Diese Hormone bereiten den Körper auf eine schnelle Reaktion auf die Bedrohung vor, indem sie die Herzfrequenz erhöhen, die Durchblutung der Muskeln steigern und die Energiereserven mobilisieren. Diese Reaktion ist kurzfristig nützlich, da sie es dem Körper ermöglicht, sich effektiv auf den Stressor vorzubereiten. Wenn der Stress jedoch chronisch wird, bleibt der Körper in einem Zustand der erhöhten Erregung, was langfristig zu einer Überlastung der Systeme führt. Chronisch erhöhte Cortisolspiegel können das Immunsystem schwächen, den Blutzuckerspiegel erhöhen und zur Entstehung von Erkrankungen wie dem metabolischen Syndrom beitragen.

Auf psychologischer Ebene kann die Störung der Homöostase durch ähnliche Mechanismen erklärt werden. Chronischer emotionaler Stress kann die natürlichen Selbstregulationsprozesse des Geistes überfordern und zu einer Dysregulation emotionaler Zustände führen. Dies kann zu einem anhaltenden Gefühl von Angst, Überforderung und innerer Unruhe führen, das es dem Individuum erschwert, emotionale Stabilität zu erlangen. Ein Beispiel dafür ist die Entwicklung einer generalisierten Angststörung, bei der Betroffene dauerhaft in einem Zustand der Anspannung und Besorgnis verharren, was ihre Fähigkeit zur Selbstregulation stark beeinträchtigt.

Traumatische Erlebnisse stellen eine besonders schwerwiegende Form der Störung der psychologischen Homöostase dar. Bei einem Trauma wird das Nervensystem so stark überlastet, dass es nicht in der Lage ist, in seinen normalen Zustand zurückzukehren. Dies führt zu anhaltenden Symptomen, die die psychische Stabilität untergraben. Die Forschung zur posttraumatischen Belastungsstörung hat gezeigt, dass traumatische Erlebnisse tiefgreifende Auswirkungen auf die neuronale Plastizität im Gehirn haben können. Diese neurobiologischen Veränderungen betreffen insbesondere die Amygdala, den Hippocampus und den präfrontalen Kortex, die alle eine wichtige Rolle bei der Emotionsregulation und der Verarbeitung von Stress spielen. Diese Regionen zeigen oft eine abnormale Aktivität bei Menschen mit PTBS, was ihre Fähigkeit zur Aufrechterhaltung der psychologischen Homöostase erheblich beeinträchtigt.

Bruce McEwen, ein führender Neurowissenschaftler an der Rockefeller University, untersuchte in den 1990er Jahren die Auswirkungen von chronischem Stress auf die neuronale Plastizität. Seine Forschung zeigte, dass anhaltender Stress die Struktur und Funktion des Gehirns verändert, insbesondere in Regionen, die für die Regulation von Emotionen und Gedächtnis zuständig sind. Chronischer Stress kann die Dendritenstruktur von Neuronen im Hippocampus schädigen, was zu Gedächtnisstörungen und einer beeinträchtigten Fähigkeit zur Emotionsregulation führt. Darüber hinaus können die stressbedingten Veränderungen in der Amygdala zu einer übermäßigen Aktivierung von Angstreaktionen und einer erhöhten Anfälligkeit für Angststörungen führen.

Diese neurobiologischen Veränderungen tragen dazu bei, dass chronischer Stress die Fähigkeit zur psychischen Homöostase langfristig untergräbt. Dies bedeutet, dass Betroffene Schwierigkeiten haben, nach stressigen oder traumatischen Erlebnissen zu einem stabilen emotionalen und kognitiven Zustand zurückzufinden. Die Forschung von McEwen unterstreicht die Bedeutung von präventiven und therapeutischen Maßnahmen, die darauf abzielen, die Auswirkungen von Stress auf das Gehirn zu reduzieren und die psychische Homöostase zu stabilisieren. Dazu gehören Ansätze wie Stressmanagement-Programme, die Förderung von Resilienz und die Entwicklung gesunder Bewältigungsstrategien, die den langfristigen Schutz der psychischen Gesundheit unterstützen.

Die klinische Praxis hat auf diese Erkenntnisse reagiert, indem sie therapeutische Ansätze entwickelt hat, die auf die Wiederherstellung der psychologischen Homöostase abzielen. Zu diesen Ansätzen gehören Achtsamkeitstechniken, kognitive Verhaltenstherapie und traumafokussierte Therapien, die darauf abzielen, dysfunktionale emotionale Reaktionen zu regulieren und die Fähigkeit zur Selbstregulation zu stärken. Diese Therapieformen helfen den Betroffenen, ihre emotionale Stabilität wiederzuerlangen und sich von den negativen Auswirkungen von chronischem Stress und Traumata zu erholen.

d) Anpassung und Coping-Strategien

Die menschliche Fähigkeit, sich an stressige und herausfordernde Situationen anzupassen, ist eng mit der psychologischen Homöostase verbunden. Wenn das innere Gleichgewicht gestört wird, setzt der Körper und Geist eine Reihe von Anpassungsmechanismen in Gang, um das Gleichgewicht wiederherzustellen. Diese Mechanismen werden als Coping-Strategien bezeichnet und spielen eine entscheidende Rolle bei der Aufrechterhaltung der psychischen Gesundheit. Coping-Strategien umfassen eine Vielzahl von Verhaltensweisen und kognitiven Prozessen, die darauf abzielen, die Auswirkungen von Stress zu mindern, indem entweder die Ursachen des Stresses direkt angegangen oder die emotionalen Reaktionen auf den Stress reguliert werden.

Coping-Strategien lassen sich grob in zwei Kategorien einteilen: problemorientiertes Coping und emotionsorientiertes Coping. Problemorientiertes Coping zielt darauf ab, die Quelle des Stresses direkt zu bewältigen, indem man versucht, das Problem zu lösen, das die Belastung verursacht. Dies kann durch das Sammeln von Informationen, das Entwickeln von Handlungsplänen oder das aktive Verändern der belastenden Situation geschehen. Diese Art des Copings wird oft dann als effektiv angesehen, wenn der Stressor kontrollierbar ist und durch gezielte Maßnahmen beeinflusst werden kann. Ein Beispiel für problemorientiertes Coping ist das Erlernen neuer Fertigkeiten oder das Einholen von Unterstützung, um eine schwierige Aufgabe zu bewältigen.

Emotionsorientiertes Coping hingegen konzentriert sich auf die Regulierung der emotionalen Reaktionen auf den Stressor, insbesondere in Situationen, in denen der Stressor nicht direkt verändert oder beseitigt werden kann. Emotionsorientiertes Coping umfasst Techniken wie Entspannung, Achtsamkeit, kognitive Neubewertung und soziale Unterstützung, die darauf abzielen, die emotionale Belastung zu reduzieren und das emotionale Gleichgewicht wiederherzustellen. Ein Beispiel dafür ist das Praktizieren von Meditation, um mit Stress umzugehen, der nicht durch äußere Veränderungen gelindert werden kann.

Das von Richard Lazarus und Susan Folkman entwickelte Coping-Modell von 1984 unterscheidet zwischen diesen beiden grundlegenden Bewältigungsstrategien und hebt hervor, dass die Effektivität von Coping stark davon abhängt, wie gut die gewählte Strategie zur jeweiligen Stresssituation passt. In ihrem Modell betonten Lazarus und Folkman die Rolle der kognitiven Bewertung bei der Stressbewältigung. Sie argumentierten, dass der individuelle Umgang mit Stress von der subjektiven Einschätzung der Situation abhängt und davon, ob der Stressor als Bedrohung, Herausforderung oder Verlust wahrgenommen wird. Diese Bewertung beeinflusst wiederum die Wahl der Coping-Strategien, die eingesetzt werden, um das emotionale Gleichgewicht wiederherzustellen.

Problemorientiertes Coping ist in der Regel dann am effektivsten, wenn der Stressor als kontrollierbar eingeschätzt wird und konkrete Maßnahmen zur Bewältigung des Problems ergriffen werden können. Beispielsweise kann jemand, der mit einer beruflichen Herausforderung konfrontiert ist, problemorientiertes Coping nutzen, indem er sich weiterbildet oder Unterstützung von Kollegen sucht, um die Situation zu meistern. In solchen Fällen führt problemorientiertes Coping nicht nur zu einer Lösung des Problems, sondern auch zu einem Gefühl der Selbstwirksamkeit und Kontrolle, das die psychologische Homöostase stärkt.

Emotionsorientiertes Coping wird oft dann als vorteilhafter angesehen, wenn der Stressor unkontrollierbar ist und keine direkten Maßnahmen zur Beseitigung des Problems ergriffen werden können. Ein klassisches Beispiel hierfür ist der Umgang mit dem Verlust eines geliebten Menschen. In einer solchen Situation kann emotionsorientiertes Coping, wie das Suchen nach sozialer Unterstützung, der Einsatz von Achtsamkeitspraktiken oder das Akzeptieren des Verlustes, helfen, die emotionalen Reaktionen zu regulieren und das psychische Gleichgewicht wiederherzustellen. Emotionsorientiertes Coping kann somit eine wichtige Rolle bei der langfristigen emotionalen Anpassung und dem Umgang mit unveränderbaren Lebensereignissen spielen.

Die Flexibilität in der Anwendung von Coping-Strategien ist ein entscheidender Faktor für ihre Wirksamkeit. Menschen, die in der Lage sind, je nach Situation zwischen problemorientierten und emotionsorientierten Coping-Strategien zu wechseln, zeigen in der Regel eine höhere Resilienz gegenüber Stress und eine bessere Anpassung an wechselnde Lebensbedingungen. Diese Flexibilität in der Anwendung von Coping-Strategien wird als "Coping-Flexibilität" bezeichnet und gilt als Schlüsselmerkmal für die Aufrechterhaltung der psychologischen Homöostase. Studien haben gezeigt, dass Menschen, die über eine hohe Coping-Flexibilität verfügen, besser in der Lage sind, auf unvorhergesehene Stressoren zu reagieren und schneller zu einem stabilen emotionalen Zustand zurückzufinden.

Der Einfluss von Coping-Strategien auf die psychische Gesundheit ist gut dokumentiert. Menschen, die überwiegend adaptive Coping-Strategien einsetzen, haben ein geringeres Risiko für psychische Störungen wie Depressionen, Angststörungen und posttraumatische Belastungsstörungen. Adaptive Coping-Strategien, wie das aktive Problemlösen und die kognitive Neubewertung, fördern die Fähigkeit zur Selbstregulation und tragen dazu bei, die langfristige emotionale Stabilität zu sichern. Im Gegensatz dazu sind maladaptive Coping-Strategien, wie Vermeidung, Substanzmissbrauch oder Selbstabwertung, mit einem höheren Risiko für psychische Gesundheitsprobleme verbunden, da sie die Stressbelastung oft verstärken, anstatt sie zu lindern.

Coping-Strategien haben auch eine neurobiologische Grundlage, die zeigt, wie eng das emotionale und kognitive System miteinander verknüpft sind. Untersuchungen haben gezeigt, dass adaptive Coping-Strategien mit einer besseren Regulation des Hypothalamus-Hypophysen-Nebennierenrinden-Systems (HPA-Achse) verbunden sind, das eine zentrale Rolle bei der Stressantwort spielt. Eine effektive Coping-Strategie kann die Freisetzung von Stresshormonen wie Cortisol verringern und so die negativen Auswirkungen von Stress auf den Körper minimieren. Darüber hinaus fördert adaptive Emotionsregulation die neuronale Plastizität im präfrontalen Kortex, was zu einer verbesserten Impulskontrolle und einer besseren Verarbeitung von Stressoren führt.

In der psychotherapeutischen Praxis werden Coping-Strategien häufig gezielt gefördert, um die psychische Homöostase zu stärken. Techniken der kognitiven Verhaltenstherapie (KVT) zielen beispielsweise darauf ab, dysfunktionale Denkmuster zu identifizieren und zu ändern, die den

Stress verstärken. Dabei wird auch der Einsatz von adaptiven Coping-Strategien trainiert, um den Patienten zu helfen, besser mit Stress umzugehen und emotionale Stabilität zu fördern. Auch in der Achtsamkeitsbasierten Stressreduktion (MBSR) wird das emotionsorientierte Coping gestärkt, indem Patienten lernen, ihre Gedanken und Gefühle bewusst wahrzunehmen, ohne sich von ihnen überwältigen zu lassen.

Ein weiterer therapeutischer Ansatz, der die Anpassungsfähigkeit des Individuums unterstützt, ist die dialektisch-behaviorale Therapie (DBT), die speziell für Menschen mit Störungen der Emotionsregulation entwickelt wurde. Diese Therapieform kombiniert kognitive und verhaltensorientierte Techniken mit achtsamkeitsbasierten Strategien, um die emotionale Resilienz zu fördern und die Fähigkeit zur Selbstregulation zu verbessern. DBT legt besonderen Wert auf die Akzeptanz von schwierigen Emotionen, während gleichzeitig aktive Bewältigungsstrategien entwickelt werden, um die emotionale Balance wiederherzustellen.

e) Das allostatische Load-Modell

Das allostatische Load-Modell ist ein Schlüsselkonzept in der Stressforschung und beschreibt die kumulativen Kosten, die der Körper und die Psyche aufgrund der ständigen Anpassung an Stressfaktoren tragen müssen. Das Konzept der Allostase, das dem Modell zugrunde liegt, bezieht sich auf die Fähigkeit des Körpers, durch physiologische Veränderungen auf Stress zu reagieren und so die Homöostase – also das innere Gleichgewicht – wiederherzustellen. Diese Veränderungen sind lebenswichtig und ermöglichen es dem Organismus, auf akute

Bedrohungen zu reagieren. Wird der Stress jedoch chronisch, kann die ständige Aktivierung dieser Anpassungsmechanismen zu einer Überlastung des Systems führen, die als allostatische Last bezeichnet wird.

Das Modell der allostatischen Last wurde von Bruce McEwen in den 1990er Jahren entwickelt und hat die Art und Weise, wie wir die Auswirkungen von chronischem Stress auf den Körper und die Psyche verstehen, grundlegend verändert. McEwen zeigte, dass wiederholte oder langanhaltende Aktivierungen der Stresssysteme – insbesondere der Hypothalamus-Hypophysen-Nebennierenrinden-Achse (HPA-Achse) und des sympathischen Nervensystems – nicht nur kurzfristige Vorteile bringen, sondern langfristig erhebliche gesundheitliche Kosten verursachen können. Diese Kosten manifestieren sich in einer Vielzahl von physischen und psychischen Gesundheitsproblemen, die mit chronischem Stress in Verbindung stehen.

Allostase selbst ist ein adaptiver Prozess, der dem Körper hilft, sich an veränderte Umweltbedingungen anzupassen. Ein klassisches Beispiel ist die Freisetzung von Cortisol und Adrenalin als Reaktion auf akuten Stress. Diese Hormone bereiten den Körper auf „Kampf oder Flucht" vor, indem sie Energie bereitstellen, die Herzfrequenz erhöhen und die Aufmerksamkeit schärfen. Diese kurzfristige Aktivierung der Stresssysteme ist adaptiv und schützt den Körper vor unmittelbaren Bedrohungen. Das Problem entsteht jedoch, wenn diese Reaktionen über längere Zeiträume hinweg chronisch aktiviert bleiben, ohne dass der Körper zur Ruhe kommt. Dies kann durch anhaltenden psychischen Stress, wiederkehrende Belastungen oder soziale und wirtschaftliche Unsicherheiten verursacht werden.

Im Kontext des allostatischen Load-Modells beschreibt die allostatische Last die langfristigen Auswirkungen dieser chronischen Aktivierung. McEwen identifizierte mehrere Mechanismen, durch die die allostatische Last die Gesundheit beeinträchtigen kann. Dazu gehören:

Chronische Erhöhung des Cortisolspiegels

Chronische Erhöhungen des Cortisolspiegels, die durch anhaltenden Stress ausgelöst werden, stellen eine erhebliche Belastung für den menschlichen Körper dar. Cortisol, ein Glukokortikoid, das von der Nebennierenrinde in Reaktion auf Stress ausgeschüttet wird, spielt eine zentrale Rolle in der Stressantwort. Akute Erhöhungen des Cortisolspiegels sind adaptiv und unterstützen den Körper dabei, auf Stressoren zu reagieren, indem sie Energiereserven mobilisieren, den Blutzuckerspiegel erhöhen und Entzündungen kurzfristig hemmen. Bei chronischer Stressbelastung wird Cortisol jedoch dauerhaft auf einem erhöhten Niveau gehalten, was langfristig schädliche Auswirkungen haben kann.

Ein dauerhaft erhöhter Cortisolspiegel schwächt das Immunsystem erheblich. Cortisol unterdrückt die Funktion von Immunzellen und hemmt die Produktion von Zytokinen, die für die Immunantwort des Körpers wichtig sind. Dies führt zu einer erhöhten Anfälligkeit für Infektionen und verringert die Fähigkeit des Körpers, Entzündungen effektiv zu kontrollieren. Gleichzeitig kann chronisch hohes Cortisol paradoxerweise Entzündungsprozesse fördern, was das Risiko für entzündungsbedingte Erkrankungen wie rheumatoide Arthritis und bestimmte Autoimmunerkrankungen erhöht.

Darüber hinaus hat die chronische Erhöhung des Cortisolspiegels erhebliche Auswirkungen auf das Herz-Kreislauf-System. Langfristig erhöhter Cortisolspiegel kann zu Bluthochdruck, Arteriosklerose und einem erhöhten Risiko für Herzinfarkte und Schlaganfälle führen. Dies geschieht durch die ständige Aktivierung des sympathischen Nervensystems, die zu einer Verengung der Blutgefäße und einer erhöhten Herzfrequenz führt. Diese Veränderungen belasten das Herz-Kreislauf-System, was langfristig zu einer Schädigung der Blutgefäße und des Herzens führen kann.

Besonders besorgniserregend ist die Auswirkung von chronisch hohem Cortisol auf das Gehirn, insbesondere auf den Hippocampus, eine Gehirnregion, die für das Gedächtnis, das Lernen und die Emotionsregulation von zentraler Bedeutung ist. Chronischer Stress und die damit einhergehenden erhöhten Cortisolspiegel haben nachweislich neurotoxische Effekte auf den Hippocampus. Studien zeigen, dass eine verlängerte Exposition gegenüber hohen Cortisolwerten die Dendritenstruktur der Neuronen im Hippocampus schädigen kann, was zu einer Abnahme des Volumens dieser Gehirnregion führt. Dies beeinträchtigt die Fähigkeit des Hippocampus, neue Erinnerungen zu bilden und alte abzurufen, was zu kognitiven Beeinträchtigungen führen kann.

Die neurotoxischen Effekte von Cortisol beschränken sich jedoch nicht nur auf den Hippocampus. Auch andere Hirnregionen, wie der präfrontale Kortex, der für kognitive Funktionen wie Entscheidungsfindung und Impulskontrolle verantwortlich ist, können beeinträchtigt werden. Chronisch hohe Cortisolspiegel führen zu einer verminderten neuronalen Plastizität und beeinträchtigen die Fähigkeit des Gehirns, sich an neue Herausforderungen anzupassen.

Diese neurobiologischen Veränderungen erhöhen das Risiko für neurodegenerative Erkrankungen wie Alzheimer, da der chronische Stress die für die Gehirnfunktion essenziellen neuronalen Netzwerke schwächt und die Bildung von Amyloidplaques, die für die Alzheimer-Krankheit charakteristisch sind, fördert.

Störungen der metabolischen Regulation

Störungen der metabolischen Regulation infolge von chronischem Stress sind eng mit der allostatischen Last und ihren Auswirkungen auf die Homöostase verbunden. Chronischer Stress beeinflusst den Stoffwechsel auf vielfältige Weise und kann zu schwerwiegenden metabolischen Störungen führen, die das Risiko für Übergewicht, Insulinresistenz und letztlich für die Entwicklung von Typ-2-Diabetes erheblich erhöhen.

Wenn der Körper chronischem Stress ausgesetzt ist, reagiert er mit einer erhöhten Ausschüttung von Stresshormonen wie Cortisol und Adrenalin, die den Energiestoffwechsel beeinflussen. Diese Hormone sorgen dafür, dass Glukose schnell ins Blut freigesetzt wird, um den Körper für die Bewältigung der akuten Stresssituation mit ausreichend Energie zu versorgen. In akuten Stresssituationen ist dies eine adaptive Reaktion, die kurzfristig nützlich ist. Bei anhaltendem Stress wird diese Reaktion jedoch chronisch und führt zu einer ständigen Überflutung des Blutkreislaufs mit Glukose, was die metabolische Balance stört.

Chronisch erhöhte Cortisolspiegel fördern die Einlagerung von Fett, insbesondere im Bauchbereich, was das Risiko für zentralisierte Adipositas erhöht. Diese Form der Fettansammlung ist besonders schädlich, da viszerales Fett metabolisch aktiv ist und entzündungsfördernde Zytokine freisetzt, die das Risiko für kardiovaskuläre Erkrankungen und chronische Entzündungen erhöhen. Die durch Stress bedingte Gewichtszunahme ist daher nicht nur eine ästhetische oder oberflächliche Frage, sondern ein erhebliches Gesundheitsrisiko, das zu systemischen Störungen führt.

Ein weiterer kritischer Effekt chronischen Stresses auf den Stoffwechsel ist die Entwicklung von Insulinresistenz. Insulin, ein Hormon, das von der Bauchspeicheldrüse ausgeschüttet wird, reguliert den Blutzuckerspiegel, indem es die Aufnahme von Glukose in die Zellen fördert. Bei chronischem Stress und den damit verbundenen hohen Cortisolspiegeln wird die Insulinempfindlichkeit der Zellen herabgesetzt, was bedeutet, dass die Zellen weniger auf Insulin reagieren und weniger Glukose aufnehmen. Dies führt zu einem Anstieg des Blutzuckerspiegels, was die Bauchspeicheldrüse dazu veranlasst, noch mehr Insulin zu produzieren. Langfristig kann diese Überproduktion von Insulin die Zellen der Bauchspeicheldrüse überfordern und zu ihrer Erschöpfung führen, was in der Entwicklung von Typ-2-Diabetes gipfelt.

Diese stressbedingte Insulinresistenz und die daraus resultierende chronische Hyperglykämie (hoher Blutzuckerspiegel) sind nicht nur für die Entwicklung von Diabetes von Bedeutung, sondern haben auch weitreichende Auswirkungen auf andere Organsysteme. Chronische Hyperglykämie kann zu Schäden an Blutgefäßen, Nerven und Organen führen, was das Risiko für Herz-Kreislauf-Erkrankungen, Nierenschäden und neuropathische Schmerzen erhöht. Diese langfristigen metabolischen Veränderungen verdeutlichen, wie chronischer Stress nicht nur das Wohlbefinden, sondern auch die körperliche Gesundheit umfassend beeinträchtigt.

Der Zusammenhang zwischen chronischem Stress und metabolischen Störungen kann auch durch Verhaltensänderungen verstärkt werden, die oft als Reaktion auf Stress auftreten. Viele Menschen greifen in Stresssituationen zu ungesunden Bewältigungsstrategien wie übermäßigem Essen (insbesondere von zucker- und fettreichen Nahrungsmitteln), Alkoholkonsum oder körperlicher Inaktivität. Diese Verhaltensweisen tragen weiter zur Gewichtszunahme und zur Verschlechterung des Stoffwechsels bei, was den Teufelskreis der allostatischen Last verstärkt.

Dysregulation des sympathischen Nervensystems

Das sympathische Nervensystem spielt eine entscheidende Rolle in der physiologischen Stressreaktion des Körpers, indem es den „Kampf-oder-Flucht"-Modus aktiviert, um den Organismus auf akute Bedrohungen vorzubereiten. Diese Reaktion ist durch die Freisetzung von Adrenalin und Noradrenalin gekennzeichnet, die zu einer Erhöhung der Herzfrequenz, einer Verengung der Blutgefäße und einem Anstieg des Blutdrucks führen. Diese kurzfristigen Anpassungen sind notwendig, um auf akute Stressoren angemessen reagieren zu können. Wenn das sympathische Nervensystem jedoch chronisch aktiviert bleibt, kommt es zu einer Dysregulation, die langfristig erhebliche Auswirkungen auf die Gesundheit hat.

Eine anhaltende Aktivierung des sympathischen Nervensystems führt zu einer dauerhaften Erhöhung des Blutdrucks (Hypertonie), was das Risiko für Herz-Kreislauf-Erkrankungen wie koronare Herzerkrankungen, Herzinfarkte und Schlaganfälle erheblich erhöht. Diese chronische Belastung des Herz-Kreislauf-Systems stellt eine wesentliche Komponente der allostatischen Last dar, da die ständige Aktivierung des sympathischen Nervensystems die Fähigkeit des Körpers zur Selbstregulation untergräbt. Über einen längeren Zeitraum hinweg kann dies zu strukturellen Veränderungen im Herzen und den Blutgefäßen führen, wie etwa zu einer Verdickung der Herzwand (Hypertrophie) und einer Versteifung der Arterienwände, was das Risiko für kardiovaskuläre Komplikationen weiter erhöht.

Eine der Hauptfolgen dieser chronischen Aktivierung ist die Entwicklung von Bluthochdruck. Der ständige Anstieg des Blutdrucks belastet das Herz und die Blutgefäße, was zu einer vorzeitigen Alterung des Herz-Kreislauf-Systems führt. Bluthochdruck selbst ist ein bedeutender Risikofaktor für die Entstehung von Arteriosklerose, einer Erkrankung, bei der sich Plaques in den Arterienwänden ablagern und die Gefäße verengen. Dies kann die Blutversorgung lebenswichtiger Organe, einschließlich des Herzens und des Gehirns, beeinträchtigen und das Risiko für schwere Herz-Kreislauf-Erkrankungen erhöhen.

Zusätzlich zu den kardiovaskulären Auswirkungen kann eine chronische Dysregulation des sympathischen Nervensystems auch andere Organsysteme beeinträchtigen. Eine anhaltende Sympathikusaktivierung führt zu einer vermehrten Ausschüttung von Stresshormonen, die den Stoffwechsel beeinflussen und zu Insulinresistenz, einer erhöhten Fettablagerung und einer Verschlechterung der Glukoseverwertung beitragen. Diese metabolischen Effekte erhöhen das Risiko für die Entwicklung von Typ-2-Diabetes und Fettleibigkeit, die beide wiederum das Risiko für Herz-Kreislauf-Erkrankungen erhöhen.

Die Beziehung zwischen der chronischen Aktivierung des sympathischen Nervensystems und der allostatischen Last ist bidirektional. Während die anhaltende Aktivierung des sympathischen Nervensystems zur Entstehung von Bluthochdruck und Herz-Kreislauf-Erkrankungen beiträgt, verstärken die durch die allostatische Last verursachten körperlichen Veränderungen wiederum die Dysregulation des sympathischen Nervensystems. Dieser Teufelskreis kann die Fähigkeit des Körpers zur effektiven Stressbewältigung weiter schwächen und die Gesundheit langfristig erheblich beeinträchtigen.

Beeinträchtigung der neuronalen Plastizität

Neuronale Plastizität bezeichnet die Fähigkeit des Gehirns, sich strukturell und funktionell an neue Erfahrungen, Lernprozesse und Veränderungen anzupassen. Sie ist ein grundlegender Mechanismus für die Anpassung an Umwelteinflüsse und die Wiederherstellung der kognitiven und emotionalen Homöostase. Chronischer Stress kann jedoch diese Plastizität erheblich beeinträchtigen, was tiefgreifende Auswirkungen auf die psychische und körperliche Gesundheit hat. Besonders betroffen sind Hirnregionen wie der präfrontale Kortex und der Hippocampus, die zentrale Rollen bei kognitiven Funktionen, der Emotionsregulation und der Stressbewältigung spielen.

Der präfrontale Kortex, der für höhere kognitive Funktionen wie Entscheidungsfindung, Impulskontrolle und die Regulation emotionaler Reaktionen verantwortlich ist, ist besonders anfällig für die negativen Auswirkungen von chronischem Stress. Stresshormone wie Cortisol wirken direkt auf diesen Bereich des Gehirns und können die neuronale Plastizität reduzieren, indem sie die Struktur der

Neuronen verändern und die Bildung neuer Synapsen behindern. Dies beeinträchtigt die Fähigkeit des präfrontalen Kortex, komplexe Aufgaben zu bewältigen und adäquate Entscheidungen in stressigen Situationen zu treffen. Menschen, deren präfrontaler Kortex durch chronischen Stress geschwächt ist, zeigen häufig Probleme bei der Kontrolle impulsiver Reaktionen und haben Schwierigkeiten, adaptive Strategien zur Stressbewältigung zu entwickeln.

Zusätzlich zum präfrontalen Kortex ist der Hippocampus, eine für das Gedächtnis und das Lernen zentrale Gehirnregion, stark von chronischem Stress betroffen. Der Hippocampus ist besonders sensibel gegenüber anhaltend erhöhten Cortisolspiegeln, was zu einer Verringerung des Volumens dieser Region führen kann. Diese Schädigung des Hippocampus beeinträchtigt die Gedächtnisbildung, das Abrufen von Erinnerungen und die Fähigkeit, sich an neue Informationen anzupassen. Darüber hinaus ist der Hippocampus für die Regulation der Stressreaktion über Rückkopplungsschleifen mit der Hypothalamus-Hypophysen-Nebennierenrinden-Achse (HPA-Achse) verantwortlich. Wenn der Hippocampus durch chronischen Stress geschädigt wird, wird die Fähigkeit des Gehirns, die Stressantwort zu regulieren, weiter geschwächt, was zu einer noch stärkeren Dysregulation der Stresssysteme führen kann.

Die Beeinträchtigung der neuronalen Plastizität durch chronischen Stress kann somit zu einem Teufelskreis führen, in dem die Fähigkeit des Gehirns, sich an Stress anzupassen, weiter abnimmt und gleichzeitig die psychologische Homöostase destabilisiert wird. Menschen, die über einen längeren Zeitraum einer hohen allostatischen Last ausgesetzt sind, haben ein erhöhtes Risiko, an stressbedingten Erkrankungen zu leiden, einschließlich Angststörungen, Depressionen und posttraumatischen Belastungsstörungen. Diese psychischen Erkrankungen sind häufig mit einer beeinträchtigten neuronalen Plastizität und einer gestörten Funktion des präfrontalen Kortex und des Hippocampus verbunden.

Die Forschung hat gezeigt, dass chronischer Stress nicht nur die Struktur des Gehirns verändert, sondern auch die synaptische Plastizität und die neuronalen Netzwerke beeinträchtigt, die für die Anpassung an neue Erfahrungen erforderlich sind. Dies kann zu einem Verlust an kognitiver Flexibilität führen, was die Fähigkeit zur Problemlösung und zur Anpassung an sich ändernde Umweltbedingungen einschränkt. Eine beeinträchtigte Plastizität führt daher nicht nur zu kognitiven Defiziten, sondern auch zu einer verminderten Fähigkeit, Stress und emotionale Herausforderungen zu bewältigen, was die psychische Gesundheit weiter beeinträchtigt.

Die langfristigen Auswirkungen dieser Mechanismen verdeutlichen, wie die allostatische Last sowohl die körperlichen als auch die psychischen Gesundheitssysteme untergraben kann. Menschen, die über längere Zeiträume hinweg einer hohen allostatischen Last ausgesetzt sind, haben ein deutlich erhöhtes Risiko für eine Vielzahl von stressbedingten Erkrankungen, darunter Herzinfarkte, Schlaganfälle sowie psychische Störungen wie Depressionen und Angststörungen. Die kumulativen Auswirkungen von chronischem Stress und der daraus resultierenden Beeinträchtigung der neuronalen Plastizität zeigen, wie wichtig es ist, präventive und therapeutische Maßnahmen zu entwickeln, die darauf abzielen, die Auswirkungen von Stress zu mindern und die neuronale Plastizität zu erhalten.

Therapeutische Ansätze, die darauf abzielen, die neuronale Plastizität wiederherzustellen oder zu fördern, umfassen Interventionen wie körperliche Aktivität, die neurotrophen Faktoren wie das Brain-Derived Neurotrophic Factor (BDNF) erhöhen können, und kognitive Verhaltenstherapien, die die Fähigkeit des Gehirns unterstützen, neue Bewältigungsstrategien zu entwickeln und zu integrieren. Achtsamkeit und Meditation haben ebenfalls positive Effekte auf die neuronale Plastizität gezeigt, da sie helfen, Stresshormone zu reduzieren und gleichzeitig die kognitive und emotionale Flexibilität zu fördern.

Das allostatische Load-Modell ist besonders relevant für das Verständnis von psychischen Störungen, die mit chronischem Stress in Verbindung stehen. Die Belastungen, die durch ständige Anpassungen an Stressfaktoren entstehen, führen zu einer Erschöpfung der Selbstregulationsmechanismen und können die psychologische Homöostase nachhaltig stören. Dies erklärt, warum Menschen, die über einen längeren Zeitraum hinweg chronischem Stress ausgesetzt sind, häufig unter Angstzuständen, Depressionen oder sogar posttraumatischen Belastungsstörungen leiden.

Die Forschung zu allostatischer Last hat auch gezeigt, dass bestimmte Bevölkerungsgruppen einem höheren Risiko ausgesetzt sind. Menschen in sozioökonomisch benachteiligten Situationen, Menschen mit chronischen Krankheiten und Menschen, die unter diskriminierenden Bedingungen leben, sind oft stärker von der allostatischen Last betroffen. Diese Bevölkerungsgruppen sind häufig überproportional mit den gesundheitlichen Folgen von chronischem Stress konfrontiert, was auf die kumulativen Auswirkungen von sozialen, psychischen und biologischen Stressoren zurückzuführen ist.

In der klinischen Praxis spielt das allostatische Load-Modell eine zentrale Rolle bei der Entwicklung von Interventionsstrategien zur Reduzierung von Stress und zur Wiederherstellung der Homöostase. Therapeutische Ansätze, die darauf abzielen, die allostatische Last zu verringern, konzentrieren sich auf die Förderung von Resilienz, die Verbesserung der Stressbewältigungsstrategien und die Förderung gesunder Lebensgewohnheiten. Achtsamkeitsbasierte Techniken, körperliche Aktivität und soziale Unterstützung haben sich als wirksam erwiesen, um die Belastung durch chronischen Stress zu reduzieren und das Risiko stressbedingter Erkrankungen zu verringern.

III. Psychologische Rückkopplungssysteme

a) Positive und negative Rückkopplung

Positive und negative Rückkopplungsprozesse sind in der Psychologie zentrale Mechanismen, die das menschliche Verhalten und die emotionale Regulation steuern. Sie spielen eine wesentliche Rolle bei der Aufrechterhaltung der psychischen Homöostase und dem Verständnis von psychischen Störungen. Rückkopplung beschreibt dabei einen Prozess, bei dem das Ergebnis einer Handlung auf das System zurückwirkt, das diese Handlung ausgelöst hat. In der Psychologie wird dieser Mechanismus sowohl in der kognitiven als auch in der emotionalen Selbstregulation untersucht, wobei zwischen negativer und positiver Rückkopplung unterschieden wird.

Negative Rückkopplung ist ein Mechanismus, der darauf abzielt, das Gleichgewicht eines Systems zu stabilisieren. Dieser Prozess funktioniert durch das Erkennen von Abweichungen vom optimalen Zustand und das Einleiten von Gegenmaßnahmen, um diese Abweichungen zu korrigieren. In der Psychologie wird negative Rückkopplung häufig im Kontext von Emotionsregulation und Bewältigungsstrategien verwendet. Ein klassisches Beispiel für negative Rückkopplung ist die Regulation von Angst durch adaptive Bewältigungsstrategien. Wenn eine Person in einer stressigen Situation Angst verspürt, kann sie durch gezielte Bewältigungsstrategien, wie z. B. Entspannungstechniken, kognitive Neubewertung oder das Aufsuchen sozialer Unterstützung, diese Angst reduzieren. Diese Bewältigungsstrategien wirken als negative Rückkopplungsmechanismen, indem sie die emotionalen Reaktionen dämpfen und das System zurück ins Gleichgewicht bringen. Negative Rückkopplung sorgt also dafür, dass der emotionale Zustand nicht eskaliert und die psychische Stabilität erhalten bleibt.

Ein weiteres Beispiel für negative Rückkopplung in der Psychologie findet sich im kognitiven Bereich. Wenn eine Person beispielsweise eine Herausforderung bewältigt, kann sie durch die erfolgreiche Lösung des Problems ein Gefühl der Erleichterung und Zufriedenheit erfahren. Dieses positive Feedback signalisiert dem Gehirn, dass die gewählte Strategie effektiv war, und verstärkt die Wahrscheinlichkeit, dass ähnliche Strategien in zukünftigen Situationen erneut angewendet werden. Hierdurch wird die kognitive Homöostase unterstützt, da das Gehirn lernt, auf ähnliche Herausforderungen in der Zukunft angemessen zu reagieren. Der negative Rückkopplungsprozess hilft dabei, Fehler zu korrigieren und den kognitiven Zustand zu stabilisieren.

Positive Rückkopplung hingegen verstärkt eine bestehende Tendenz und kann ein System destabilisieren, wenn sie unkontrolliert bleibt. In der Psychologie tritt positive Rückkopplung oft in pathologischen Zusammenhängen auf, insbesondere bei psychischen Störungen, die durch sich selbst verstärkende Teufelskreise gekennzeichnet sind. Ein häufiges Beispiel ist die Entwicklung von Angststörungen, bei denen Angstreaktionen durch maladaptive Denk- und Verhaltensmuster verstärkt werden, anstatt durch Bewältigungsstrategien gedämpft zu werden. Wenn eine Person beispielsweise eine bedrohliche Situation vermeidet, anstatt sich ihr zu stellen, wird die Vermeidung kurzfristig durch eine Reduktion der Angst verstärkt. Langfristig führt diese positive Rückkopplung jedoch dazu, dass die Angst vor der bedrohlichen Situation weiter zunimmt, da das System keine Gelegenheit hat, die Bedrohung zu verarbeiten und die Angst zu bewältigen. Dadurch entsteht ein Teufelskreis, der die Angst aufrechterhält und sogar verstärkt.

In ähnlicher Weise kann positive Rückkopplung bei depressiven Zuständen eine Rolle spielen. Ein negativer Gedanke, wie z. B. "Ich bin wertlos", kann eine Kaskade weiterer negativer Gedanken und Emotionen auslösen, die das Gefühl von Hoffnungslosigkeit und Hilflosigkeit verstärken. Dieser Prozess kann dazu führen, dass sich die depressive Stimmung verstärkt, wodurch es immer schwieriger wird, aus dem negativen Gedankenkreis auszubrechen. Positive Rückkopplung in diesem Kontext destabilisiert das System und führt zu einer Verschlechterung der psychischen Gesundheit, da das Gleichgewicht nicht wiederhergestellt, sondern weiter gestört wird.

Diese Rückkopplungsprozesse sind entscheidend für das Verständnis von psychischen Erkrankungen und der Selbstregulation. Psychotherapeutische Interventionen zielen oft darauf ab, diese Rückkopplungsschleifen zu unterbrechen und das System wieder zu stabilisieren. In der kognitiven Verhaltenstherapie wird beispielsweise daran gearbeitet, maladaptive Gedankenmuster zu identifizieren und zu verändern, um die positive Rückkopplung zu durchbrechen, die zu Angst, Depression oder anderen Störungen beiträgt. Durch das Erlernen und Anwenden neuer Bewältigungsstrategien wird versucht, die negativen Rückkopplungsmechanismen zu stärken und die emotionale sowie kognitive Homöostase wiederherzustellen.

In der Forschung zur Psychotherapie wird auch zunehmend erkannt, wie wichtig es ist, positive Rückkopplungsprozesse in adaptive Bahnen zu lenken. Dabei geht es darum, die natürlichen Tendenzen des Gehirns zur Verstärkung von Verhalten und Emotionen zu nutzen, um positive Verhaltensänderungen zu fördern. Dies kann beispielsweise durch die gezielte Verstärkung positiver Erlebnisse und sozialer Interaktionen geschehen, die dazu beitragen, das Selbstwertgefühl und das Wohlbefinden zu steigern. In diesem Zusammenhang spielen Achtsamkeits- und Akzeptanzstrategien eine wichtige Rolle, die es dem Individuum ermöglichen, sich auf positive Erfahrungen zu konzentrieren und diese zu verstärken, anstatt sich in negativen Rückkopplungsschleifen zu verfangen.

Rückkopplungsprozesse, sowohl positiv als auch negativ, sind daher nicht nur für die Erklärung von psychischen Störungen, sondern auch für die Entwicklung effektiver therapeutischer Interventionen von zentraler Bedeutung. Sie bieten einen Rahmen für das Verständnis der komplexen Wechselwirkungen zwischen Gedanken, Emotionen und Verhalten und zeigen auf, wie diese Prozesse zur Stabilisierung oder Destabilisierung des psychischen Gleichgewichts beitragen können.

b) Rückkopplung in kognitiven Prozessen

Rückkopplung in kognitiven Prozessen ist ein komplexer Mechanismus, der eine zentrale Rolle in der menschlichen Selbstregulation und im psychischen Gleichgewicht spielt. Der Begriff beschreibt, wie Gedanken und Überzeugungen kontinuierlich Feedback über den eigenen Zustand und die Umwelt liefern, was wiederum die kognitiven Prozesse beeinflusst und entweder stabilisierend oder destabilisierend wirken kann. In der Psychologie ist dieser Prozess besonders wichtig für das Verständnis von Störungen wie Depressionen und Angstzuständen, da dysfunktionale Denkmuster in einen Teufelskreis negativer Rückkopplung führen können, der die emotionale Gesundheit beeinträchtigt.

In der kognitiven Verhaltenstherapie (CBT), die in den 1960er Jahren von Aaron Beck entwickelt wurde, steht die Veränderung von kognitiven Rückkopplungsprozessen im Mittelpunkt. Becks Forschung zeigte, dass viele psychische Störungen durch dysfunktionale Gedankenmuster aufrechterhalten werden, die zu negativen emotionalen Zuständen führen. Diese negativen Denkmuster wirken wie eine Art „mentaler Rückkopplungsschleife", in der sich destruktive Gedanken ständig selbst bestätigen und verstärken. In einem depressiven Zustand kann dies beispielsweise so aussehen, dass eine Person wiederholt den Gedanken hat, „Ich bin wertlos" oder „Niemand mag mich". Diese Überzeugungen beeinflussen die Wahrnehmung der Realität, sodass die betroffene Person Beweise für diese negativen Überzeugungen sieht und andere Informationen, die diesen Überzeugungen widersprechen könnten, ignoriert. Diese Art der kognitiven Verzerrung trägt dazu bei, dass der depressive Zustand aufrechterhalten wird und die Person in einer negativen Rückkopplungsschleife gefangen bleibt.

Die kognitive Verhaltenstherapie versucht, diese Rückkopplungsschleifen zu durchbrechen, indem dysfunktionale Gedanken identifiziert und durch realitätsnahe, positivere Überzeugungen ersetzt werden. Ein zentraler Aspekt der CBT ist es, den Patienten dabei zu helfen, ihre Gedanken kritisch zu hinterfragen und Beweise für und gegen diese Gedanken zu sammeln. Durch diese kognitive Umstrukturierung kann der Prozess der negativen Rückkopplung unterbrochen und eine positive Rückkopplungsschleife gefördert werden, in der realistische und unterstützende Gedanken die emotionale Gesundheit stabilisieren. Dieser Prozess ist nicht nur für die Behandlung von Depressionen relevant, sondern auch für Angststörungen, posttraumatische Belastungsstörungen und andere psychische Erkrankungen, bei denen dysfunktionale Gedankenmuster eine Rolle spielen.

Die Rückkopplung in kognitiven Prozessen ist eng mit der neurobiologischen Funktion des Gehirns verbunden, insbesondere mit den Netzwerken, die für Emotionsregulation und Entscheidungsfindung verantwortlich sind. Neurowissenschaftliche Forschung hat gezeigt, dass dysfunktionale kognitive Rückkopplung die neuronale Aktivität im präfrontalen Kortex und im limbischen System beeinträchtigen kann. Diese Hirnregionen sind entscheidend für die Regulation von Emotionen und die Kontrolle von Impulsen. Wenn die kognitive Rückkopplung durch negative Gedankenmuster gestört ist, können diese Gehirnareale nicht mehr effektiv arbeiten, was zu einer Verschlechterung der psychischen Gesundheit führt.

Kognitive Rückkopplungsprozesse sind auch in der Stressbewältigung von großer Bedeutung. Menschen, die unter chronischem Stress leiden, entwickeln häufig maladaptive Denkmuster, die den Stress weiter verstärken. Diese negativen Gedanken, wie zum Beispiel „Ich werde das nie schaffen" oder „Alles wird schiefgehen", verstärken die physiologische Stressreaktion des Körpers und führen zu einer erhöhten Freisetzung von Stresshormonen wie Cortisol. Diese hormonellen Veränderungen beeinflussen wiederum die kognitiven Prozesse und führen dazu, dass der Fokus auf bedrohliche oder negative Aspekte der Umwelt gerichtet bleibt, was den Stresskreislauf weiter antreibt. Die Rückkopplung zwischen kognitiven Prozessen und der physiologischen Stressreaktion zeigt, wie eng kognitive und emotionale Prozesse miteinander verknüpft sind und wie diese Verknüpfung die psychische Gesundheit beeinflussen kann.

Ein weiterer wichtiger Aspekt der Rückkopplung in kognitiven Prozessen ist die Rolle der Aufmerksamkeit. Die Art und Weise, wie Menschen ihre Aufmerksamkeit lenken, beeinflusst stark, welche Informationen sie wahrnehmen und wie sie diese verarbeiten. Menschen, die dazu neigen, ihre Aufmerksamkeit auf negative Aspekte ihrer Umgebung oder auf mögliche Bedrohungen zu richten, erfahren oft eine Verstärkung negativer Emotionen. Diese selektive Aufmerksamkeit trägt dazu bei, dass sich negative Gedankenmuster und emotionale Zustände weiter verfestigen. Therapeutische Ansätze, die die Aufmerksamkeitslenkung trainieren, zielen darauf ab, diesen Rückkopplungsprozess zu verändern, indem die Patienten lernen, ihre Aufmerksamkeit bewusster auf positive oder neutrale Aspekte ihrer Umgebung zu richten. Dies kann dazu beitragen, den Kreislauf negativer kognitiver Rückkopplung zu durchbrechen und die psychische Gesundheit zu verbessern.

c) Emotionale Rückkopplung

Emotionale Rückkopplung bezieht sich auf die wechselseitige Beeinflussung von emotionalen Zuständen und Reaktionen, die entweder stabilisierend oder destabilisierend auf das psychische Gleichgewicht wirken können. Dieser Prozess spielt eine zentrale Rolle in der Emotionsregulation und ist eng mit der Fähigkeit verbunden, Stress und emotionale Herausforderungen zu bewältigen. Im Kern beschreibt emotionale Rückkopplung, wie eine emotionale Reaktion wiederum weitere emotionale Reaktionen hervorruft, die das ursprüngliche Gefühl verstärken oder abschwächen können. Diese Dynamik kann sowohl positive als auch negative Auswirkungen auf die psychische Gesundheit haben und ist ein wichtiger Mechanismus bei der Entstehung und Aufrechterhaltung psychischer Störungen wie Angststörungen und Depressionen.

Ein klassisches Beispiel für negative emotionale Rückkopplung ist der „Teufelskreis" bei Angststörungen. Menschen, die unter Angststörungen leiden, neigen dazu, ihre eigenen körperlichen und emotionalen Reaktionen auf

Angst als bedrohlich zu interpretieren, was die Angst weiter verstärkt. Dieser Prozess beginnt oft mit einer anfänglichen Angstreaktion auf eine bedrohliche oder stressige Situation. Anstatt diese anfängliche Angst als vorübergehend und handhabbar zu interpretieren, führt die Wahrnehmung der körperlichen Symptome wie Herzklopfen, Zittern oder Schwitzen zu einer weiteren Verstärkung der Angst. Diese verstärkte Angst löst zusätzliche körperliche Symptome aus, die wiederum als bedrohlich wahrgenommen werden, was zu einer weiteren Eskalation der Angst führt. Diese Rückkopplungsschleife kann dazu führen, dass die betroffene Person in einer sich selbst verstärkenden Spirale von Angst und Panik gefangen bleibt, aus der es ohne Intervention schwer ist, auszubrechen.

Ähnliche Mechanismen finden sich auch bei anderen emotionalen Zuständen, wie etwa Depressionen. In depressiven Zuständen können negative Emotionen und Gedankenmuster sich gegenseitig verstärken. Ein Gefühl der Traurigkeit oder Hoffnungslosigkeit kann zu Gedanken führen wie „Ich werde mich nie besser fühlen", was die Traurigkeit weiter verstärkt und den depressiven Zustand verschlimmert. Diese Form der emotionalen Rückkopplung erschwert es den Betroffenen, positive Erfahrungen zu machen oder sich auf Aktivitäten einzulassen, die ihren emotionalen Zustand verbessern könnten. Stattdessen verstärken sich negative Gedanken und Gefühle immer weiter, was zu einer chronischen Destabilisierung der psychischen Homöostase führt.

Emotionale Rückkopplung kann jedoch auch stabilisierend wirken, wenn adaptive Emotionen und Bewältigungsstrategien eingesetzt werden, um das emotionale Gleichgewicht wiederherzustellen. Ein Beispiel für positive emotionale Rückkopplung ist die gezielte Förderung von positiven Emotionen durch Achtsamkeit oder Dankbarkeit. Achtsamkeitsbasierte Techniken helfen dabei, die Aufmerksamkeit bewusst auf gegenwärtige Erfahrungen zu lenken und diese nicht zu bewerten. Dadurch können negative Emotionen abgeschwächt und positive emotionale Zustände gefördert werden. Indem die Betroffenen lernen, ihre Emotionen ohne Urteil wahrzunehmen, unterbrechen sie den negativen Rückkopplungsprozess und stärken stattdessen eine positive Rückkopplungsschleife, die zu einer Stabilisierung der emotionalen Gesundheit führt.

Eine weitere wichtige therapeutische Technik, die auf emotionale Rückkopplung abzielt, ist die kognitive Umstrukturierung, wie sie in der kognitiven Verhaltenstherapie (CBT) verwendet wird. Hier lernen die Betroffenen, dysfunktionale Gedankenmuster zu identifizieren, die negative Emotionen verstärken, und diese durch realistischere und positivere Gedanken zu ersetzen. Indem negative Gedanken herausgefordert und durch funktionale Überzeugungen ersetzt werden, wird die negative emotionale Rückkopplung unterbrochen. Dies führt dazu, dass die negativen Emotionen abgeschwächt und die psychische Homöostase wiederhergestellt wird. Kognitive Umstrukturierung ermöglicht es den Betroffenen, aus den selbstverstärkenden Kreisläufen negativer Emotionen auszubrechen und emotionale Rückkopplung in eine stabilisierende Richtung zu lenken.

Die Forschung zur emotionalen Rückkopplung zeigt, dass dieser Mechanismus tief in den neurobiologischen Prozessen des Gehirns verankert ist. Studien zur Neuroplastizität und zur Funktion des limbischen Systems, insbesondere der Amygdala und des präfrontalen Kortex, haben gezeigt, dass emotionale Rückkopplung die neuronalen Netzwerke beeinflusst, die für die Emotionsregulation und die Reaktion auf Stress zuständig sind. Chronische negative emotionale Rückkopplung kann zu strukturellen und funktionellen Veränderungen in diesen Hirnregionen führen, die die Fähigkeit zur Emotionsregulation weiter beeinträchtigen. Dies unterstreicht die Bedeutung frühzeitiger Interventionen, um negative emotionale Rückkopplungsschleifen zu unterbrechen und die psychische Gesundheit langfristig zu stabilisieren.

Die Rolle emotionaler Rückkopplung bei der Stabilisierung oder Destabilisierung der psychischen Homöostase macht deutlich, wie wichtig es ist, emotionale Zustände bewusst wahrzunehmen und zu regulieren. Therapeutische Ansätze, die auf die Veränderung dieser Rückkopplungsprozesse abzielen, sind entscheidend, um Menschen dabei zu helfen, ihre emotionale Gesundheit zu verbessern und stressbedingte psychische Störungen zu bewältigen. Emotionale Rückkopplung kann somit als Schlüsselmechanismus betrachtet werden, der nicht nur zur Aufrechterhaltung psychischer Störungen beiträgt, sondern auch als Ansatzpunkt für erfolgreiche therapeutische Interventionen dient.

d) *Feedback-Loops in der Selbstregulation*

Feedback-Loops sind zentrale Mechanismen der Selbstregulation und spielen eine entscheidende Rolle bei der Steuerung und Anpassung des Verhaltens in Reaktion auf interne und externe Reize. Diese Schleifen fungieren als Rückmeldesysteme, die dem Individuum kontinuierlich Informationen über den aktuellen Zustand des Körpers und Geistes sowie über die Umwelt liefern. Diese

Informationen werden genutzt, um das Verhalten, die Gedanken und die Emotionen so zu modifizieren, dass eine effektive Anpassung an wechselnde Bedingungen möglich ist. Feedback-Loops finden auf verschiedenen Ebenen statt – von einfachen physiologischen Prozessen bis hin zu komplexen kognitiven und emotionalen Rückmeldungen.

Auf der physiologischen Ebene steuern Feedback-Loops grundlegende Prozesse wie die Regulation von Hunger, Durst und Müdigkeit. Diese Rückmeldungen basieren auf dem Prinzip der Homöostase, bei dem der Körper bestrebt ist, ein stabiles inneres Milieu aufrechtzuerhalten. Wenn der Blutzuckerspiegel sinkt, sendet der Körper Signale aus, die das Hungergefühl auslösen und das Verhalten in Richtung Nahrungsaufnahme steuern. Ähnliche Prozesse finden bei der Regulation des Flüssigkeitshaushalts statt: Wenn der Körper dehydriert ist, wird Durst als Rückmeldung erzeugt, um die Flüssigkeitszufuhr zu fördern. Diese physiologischen Feedback-Loops sind essenziell für das Überleben und funktionieren weitgehend automatisch.

Auf einer komplexeren Ebene spielen kognitive und emotionale Feedback-Loops eine zentrale Rolle bei der Anpassung an psychische und soziale Herausforderungen. Diese Rückmeldeschleifen sind besonders relevant für die Zielverfolgung und die Selbststeuerung in dynamischen Umgebungen. Die Forschung von Charles Carver und Michael Scheier (1982) betonte die Bedeutung von Rückkopplungsschleifen in der Zielverfolgung. Sie entwickelten ein Prozessmodell der Selbstregulation, das beschreibt, wie Menschen kontinuierlich Feedback über ihren Fortschritt in Richtung eines Ziels erhalten und ihr Verhalten entsprechend anpassen. Dieses Modell basiert auf der Idee, dass Ziele als Referenzpunkte dienen, gegen die der aktuelle Zustand verglichen wird. Wenn eine Diskrepanz zwischen dem aktuellen Zustand und dem Zielzustand wahrgenommen wird, wird das Verhalten modifiziert, um diese Diskrepanz zu verringern. Diese kontinuierliche Anpassung erfolgt durch negative Feedback-Loops, die darauf abzielen, das System zu stabilisieren und den Zielzustand zu erreichen.

In der kognitiven und emotionalen Selbstregulation sind Feedback-Loops ebenfalls entscheidend. Kognitive Rückmeldungen betreffen die Art und Weise, wie Menschen Informationen verarbeiten und ihre Denkmuster anpassen. Ein Beispiel hierfür ist die Selbstbewertung der eigenen Fähigkeiten in Bezug auf eine Herausforderung. Wenn eine Person beispielsweise das Gefühl hat, dass sie in einer bestimmten Situation erfolgreich war, erhält sie positives Feedback, das ihr Vertrauen in ihre Fähigkeiten stärkt. Dieses positive Feedback verstärkt das Verhalten und motiviert die Person, ähnliche Herausforderungen in Zukunft anzugehen. Umgekehrt kann negatives Feedback, etwa das Scheitern an einer Aufgabe, zu einer Überprüfung der Strategien führen, was wiederum zu einer Anpassung des Verhaltens oder der Denkweise führt.

Emotionale Rückkopplungen spielen eine zentrale Rolle in der Emotionsregulation. Emotionen liefern dem Individuum wertvolle Informationen über die Bedeutung von Ereignissen und helfen bei der Entscheidung, wie auf bestimmte Situationen reagiert werden soll. Wenn eine Person beispielsweise in einer stressigen Situation Angst verspürt, fungiert diese Angst als Rückmeldung, die das Verhalten beeinflusst. Die Person kann entweder Bewältigungsstrategien anwenden, um die Angst zu reduzieren, oder die Situation vermeiden, was die Angst kurzfristig verringert, aber langfristig verstärken kann. Diese emotionalen Feedback-Loops sind entscheidend für die Aufrechterhaltung des emotionalen Gleichgewichts und für die Anpassung an stressige oder herausfordernde Situationen.

In therapeutischen Kontexten sind Feedback-Loops ein wichtiger Ansatzpunkt, um dysfunktionale Verhaltensmuster zu verändern. Ein zentrales Ziel der kognitiven Verhaltenstherapie (CBT) ist es, dysfunktionale kognitive und emotionale Rückkopplungsschleifen zu unterbrechen und durch adaptive Schleifen zu ersetzen. Zum Beispiel kann eine Person, die unter sozialer Angst leidet, lernen, die negativen Feedback-Loops zu erkennen, die ihre Angst verstärken, und diese durch realistischere und konstruktivere Denkmuster zu ersetzen. Diese Umstrukturierung der Rückkopplungsschleifen trägt dazu bei, das Verhalten zu verändern und das emotionale Gleichgewicht wiederherzustellen.

In der modernen Neurowissenschaft haben Studien gezeigt, dass diese Feedback-Loops tief in den neuronalen Netzwerken des Gehirns verankert sind. Der präfrontale Kortex, der für höhere kognitive Funktionen wie Planung und Entscheidungsfindung verantwortlich ist, spielt eine zentrale Rolle bei der Integration von Rückmeldungen und der Steuerung des Verhaltens. Das limbische System, insbesondere die Amygdala, ist für die Verarbeitung emotionaler Rückmeldungen verantwortlich. Diese Hirnregionen arbeiten zusammen, um die kognitiven und emotionalen Rückmeldungen in adaptive Verhaltensreaktionen umzusetzen.

Die Dysregulation dieser Feedback-Loops kann zu einer Vielzahl von psychischen Störungen führen. Bei Menschen mit Depressionen oder Angststörungen sind diese Rückkopplungsschleifen oft gestört, was dazu führt, dass negative Rückmeldungen überbetont und positive Rückmeldungen ignoriert werden. Dies kann dazu führen, dass das Verhalten und die Emotionen zunehmend dysfunktional werden, was das psychische Gleichgewicht weiter destabilisiert. Therapeutische Ansätze zielen darauf ab, diese dysfunktionalen Schleifen zu erkennen und zu durchbrechen, um eine positive und stabilisierende Selbstregulation zu fördern.

e) Rückkopplungsmechanismen in der Psychotherapie

Rückkopplungsmechanismen sind essenziell für den therapeutischen Prozess und spielen eine zentrale Rolle bei der Veränderung von dysfunktionalen Verhaltens- und Denkmustern in der Psychotherapie. Diese Mechanismen beschreiben, wie therapeutische Interventionen dazu beitragen können, maladaptive Rückkopplungsschleifen zu unterbrechen und adaptive, stabilisierende Schleifen zu fördern. Dabei geht es darum, die Art und Weise zu verändern, wie Patienten auf ihre Gedanken, Emotionen und Verhaltensweisen reagieren, um eine langfristige psychische Stabilität zu erreichen.

Ein klassisches Beispiel für den Einsatz von Rückkopplungsmechanismen in der Psychotherapie ist die Expositionstherapie, die häufig bei Angststörungen angewendet wird. In der Expositionstherapie werden Patienten wiederholt mit angstauslösenden Reizen konfrontiert, jedoch in einem kontrollierten therapeutischen Umfeld. Ziel dieser Intervention ist es, durch die wiederholte Konfrontation eine Habituation zu erreichen, bei der die Angstreaktion allmählich nachlässt. Dies geschieht durch eine Form der negativen Rückkopplung, bei der die anfängliche Angstreaktion durch die wiederholte Exposition abgeschwächt wird, da der Patient lernt, dass die angstauslösende Situation nicht so bedrohlich ist, wie ursprünglich angenommen. Diese Habituation ist ein Beispiel dafür, wie Rückkopplungsmechanismen genutzt werden, um emotionale Reaktionen zu stabilisieren und das Gleichgewicht im emotionalen System wiederherzustellen.

In der kognitiven Verhaltenstherapie (CBT) werden Rückkopplungsmechanismen gezielt genutzt, um dysfunktionale kognitive Muster zu verändern. Patienten lernen, ihre automatischen Gedanken zu erkennen und zu hinterfragen. Wenn ein Patient beispielsweise ständig negative Selbstbewertungen hat, wie „Ich bin ein Versager", führt diese Überzeugung zu negativen emotionalen Reaktionen und verstärkt die negative Rückkopplung. In der Therapie wird der Patient angeleitet, diese Gedanken durch realistischere und unterstützende Überzeugungen zu ersetzen, was den negativen Rückkopplungskreislauf unterbricht. Durch die Veränderung der kognitiven Rückkopplungsschleifen können Patienten lernen, ihre Emotionen und ihr Verhalten besser zu regulieren und langfristig eine stabilere psychische Gesundheit zu erreichen.

Ein weiterer bedeutender therapeutischer Ansatz, der Rückkopplungsmechanismen integriert, ist die Dialektisch-Behaviorale Therapie (DBT), die ursprünglich für die Behandlung von Borderline-Persönlichkeitsstörungen entwickelt wurde. In der DBT wird großen Wert auf die Emotionsregulation gelegt, wobei Rückkopplungsschleifen eine zentrale Rolle spielen. Patienten, die Schwierigkeiten haben, ihre Emotionen zu regulieren, erleben oft eine intensive und schnelle Eskalation ihrer emotionalen Zustände, was zu dysfunktionalen Verhaltensweisen führen kann. Die DBT zielt darauf ab, diesen Prozess durch Achtsamkeit, Stresstoleranz und zwischenmenschliche Wirksamkeit zu verändern. Durch diese Techniken lernen die Patienten, ihre emotionalen Reaktionen bewusst wahrzunehmen, ohne impulsiv darauf zu reagieren. Dadurch wird die emotionale Rückkopplung stabilisiert, und die Betroffenen entwickeln adaptive Mechanismen zur Emotionsregulation.

Auch in der Akzeptanz- und Commitment-Therapie (ACT) wird das Prinzip der Rückkopplung genutzt, um die psychische Flexibilität zu fördern. Patienten lernen, unangenehme Gedanken und Emotionen zu akzeptieren, anstatt in einen negativen Rückkopplungskreislauf von Vermeidung und Selbstkritik zu geraten. Indem sie lernen, ihre inneren Erfahrungen zu akzeptieren, anstatt gegen sie anzukämpfen, wird der negative Rückkopplungseffekt abgeschwächt, und die Patienten können ihre Energie auf konstruktive Ziele und Werte richten. Diese Veränderung der Rückkopplungsschleifen trägt dazu bei, die psychische Homöostase wiederherzustellen und langfristige emotionale Stabilität zu fördern.

Ein weiteres Beispiel für den Einsatz von Rückkopplungsmechanismen in der Psychotherapie ist die Anwendung von Biofeedback. Bei dieser Methode erhalten Patienten Echtzeit-Rückmeldungen über ihre physiologischen Zustände, wie Herzfrequenz, Muskelspannung oder Hautleitfähigkeit. Diese physiologischen Signale sind oft eng mit emotionalen Zuständen verbunden, und durch das Biofeedback lernen Patienten, ihre körperlichen Reaktionen zu regulieren, was wiederum ihre emotionalen Zustände stabilisieren kann. Biofeedback nutzt also direkte Rückkopplungsschleifen, um die Selbstregulation auf physiologischer und emotionaler Ebene zu fördern.

Auch in der neueren Forschung zur Neurofeedback-Therapie werden Rückkopplungsmechanismen gezielt eingesetzt, um neuronale Aktivitätsmuster zu verändern. Neurofeedback basiert auf der Idee, dass Patienten durch die Rückmeldung ihrer Gehirnaktivität lernen können, dysfunktionale neuronale Muster zu verändern, die mit psychischen Störungen wie ADHS, Angst oder Depressionen in Verbindung stehen. Durch das Training im Neurofeedback können Patienten lernen, ihre Gehirnaktivität in Richtung eines stabileren und adaptiveren Zustands zu steuern. Diese Rückkopplungsschleifen auf neuronaler Ebene können dazu beitragen, die Selbstregulation auf kognitiver und emotionaler Ebene zu verbessern.

Die Bedeutung von Rückkopplungsmechanismen in der Psychotherapie zeigt sich auch in der Arbeit mit Kindern und Jugendlichen. Kinder, die Schwierigkeiten haben, ihre Emotionen und ihr Verhalten zu regulieren, profitieren oft von therapeutischen Ansätzen, die auf Rückkopplungsschleifen basieren. In der Verhaltenstherapie für Kinder werden positive Rückkopplungsschleifen eingesetzt, um gewünschtes Verhalten zu verstärken. Durch gezielte Verstärkung lernen Kinder, wie sie ihre Emotionen und ihr Verhalten besser regulieren können, was zu einer verbesserten Selbstkontrolle und emotionalen Stabilität führt. Die Veränderung von Rückkopplungsschleifen ist daher ein zentraler Mechanismus in der Entwicklung von Selbstregulationsfähigkeiten bei Kindern und Jugendlichen.

IV. Stress und Selbstregulation: Ein Balanceakt

a) Stressbewältigung und Anpassung

Stressbewältigung stellt einen zentralen Aspekt der psychischen Gesundheit dar und ist eng mit der Fähigkeit zur Selbstregulation verknüpft. Der Prozess der Stressbewältigung, auch als Coping bezeichnet, ermöglicht es Individuen, sich an innere und äußere Stressoren anzupassen und gleichzeitig ihre psychische Homöostase aufrechtzuerhalten. Dabei handelt es sich um einen dynamischen und flexiblen Prozess, der sowohl kognitive als auch emotionale Strategien erfordert, um mit Belastungen umzugehen und die Auswirkungen von Stress auf das psychische und körperliche Wohlbefinden zu minimieren.

Die Bewältigung von Stress hängt stark von der individuellen Bewertung der Stresssituation ab, wie dies durch die kognitive Bewertungs-Theorie von Lazarus und Folkman (1984) beschrieben wurde. Sie betonten, dass die subjektive Einschätzung einer Situation als bedrohlich oder herausfordernd einen entscheidenden Einfluss darauf hat, wie Menschen mit Stress umgehen. Diese primäre Bewertung beeinflusst, welche Bewältigungsstrategien eingesetzt werden, ob problemorientiertes Coping, bei dem der Fokus auf der Lösung des Stressproblems liegt, oder emotionsorientiertes Coping, bei dem die emotionale Reaktion auf den Stress reguliert wird. Die sekundäre Bewertung, bei der die Person ihre eigenen Fähigkeiten und Ressourcen zur Bewältigung der Situation einschätzt, spielt ebenfalls eine wichtige Rolle. Menschen, die sich als kompetent in der Stressbewältigung wahrnehmen und über ausreichende Ressourcen verfügen, sind besser in der Lage, ihre psychische Homöostase aufrechtzuerhalten und die negativen Auswirkungen von Stress zu minimieren.

Flexible Coping-Strategien sind entscheidend für eine erfolgreiche Stressbewältigung. Die Forschung hat gezeigt, dass Menschen, die in der Lage sind, ihre Bewältigungsstrategien je nach Kontext und Art des Stressors anzupassen, resilienter sind und besser auf Stress reagieren können. Flexibilität bedeutet, dass Individuen in der Lage sind, zwischen verschiedenen Strategien zu wechseln, je nachdem, was die Situation erfordert. So kann problemorientiertes Coping effektiv sein, wenn der Stressor kontrollierbar ist, während emotionsorientiertes Coping notwendig ist, wenn der Stressor unvermeidbar ist und die emotionalen Reaktionen in den Vordergrund treten. Diese Anpassungsfähigkeit ermöglicht es, die psychische Belastung zu reduzieren und das emotionale Gleichgewicht wiederherzustellen, was wiederum zur Stabilisierung der psychischen Gesundheit beiträgt.

Die Fähigkeit zur Stressbewältigung ist eng mit der Entwicklung von Resilienz verbunden. Resilienz beschreibt die Fähigkeit, sich von Stress, Widrigkeiten und Traumata zu erholen und sogar gestärkt daraus hervorzugehen. Resiliente Menschen verfügen über effektive Coping-Strategien, die es ihnen ermöglichen, mit Stress besser umzugehen und ihre psychische Homöostase schnell wiederherzustellen. Resilienz wird nicht nur durch genetische Faktoren beeinflusst, sondern auch durch frühere Erfahrungen und das Erlernen von Bewältigungsstrategien. Menschen, die in der Lage sind, aus früheren stressigen oder traumatischen Erfahrungen zu lernen und ihre Coping-Fähigkeiten zu stärken, sind besser gerüstet, zukünftige Stresssituationen zu bewältigen.

In der klinischen Praxis wird die Förderung von Stressbewältigung und Resilienz als zentraler Ansatzpunkt in der Psychotherapie betrachtet. Ziel ist es, Patienten dabei zu unterstützen, adaptive Coping-Strategien zu entwickeln und dysfunktionale Bewältigungsmuster zu verändern. Therapeutische Ansätze wie die kognitive Verhaltenstherapie (CBT) konzentrieren sich auf die Identifikation und Veränderung maladaptiver Gedankenmuster, die zu einer negativen Bewertung von Stresssituationen beitragen können. Durch die kognitive Umstrukturierung lernen Patienten, ihre Stressbewältigungsfähigkeiten zu stärken, indem sie realistischere und konstruktivere Denkmuster entwickeln. Dies fördert nicht nur die emotionale Regulation, sondern auch die Fähigkeit, effektiv mit stressigen Situationen umzugehen.

Ein weiteres therapeutisches Modell, das auf die Verbesserung der Stressbewältigung abzielt, ist die Achtsamkeitsbasierte Stressreduktion (MBSR). MBSR lehrt Patienten, sich ihrer Gedanken, Emotionen und körperlichen Empfindungen bewusst zu werden, ohne diese zu bewerten oder zu unterdrücken. Diese Achtsamkeitspraxis hilft dabei, die automatische Reaktion auf Stress zu unterbrechen und bewusstere Entscheidungen über das eigene Verhalten zu treffen. Indem Achtsamkeit die emotionale Reaktivität verringert, wird der Stresskreislauf unterbrochen, und der Einzelne gewinnt mehr Kontrolle über seine emotionale Reaktion auf Stress. Langfristig trägt dies zur Förderung der Resilienz und zur Stabilisierung der psychischen Homöostase bei.

In der Forschung zur Stressbewältigung wird auch die Rolle sozialer Unterstützung als Coping-Strategie hervorgehoben. Soziale Unterstützung kann sowohl emotional als auch praktisch sein und hat einen direkten Einfluss auf die Fähigkeit, Stress zu bewältigen. Menschen, die auf ein stabiles soziales Netzwerk zurückgreifen können, sind besser in der Lage, stressige Situationen zu meistern, da sie sich nicht nur auf ihre eigenen Ressourcen verlassen müssen, sondern auch auf die Unterstützung anderer zählen können. Soziale Unterstützung wirkt als Puffer gegen die negativen Auswirkungen von Stress und kann das emotionale Wohlbefinden erheblich verbessern.

Auch spielt der Lebensstil eine wichtige Rolle bei der Stressbewältigung. Regelmäßige körperliche Aktivität, eine ausgewogene Ernährung und ausreichender Schlaf sind wesentliche Faktoren, die zur Stärkung der Stressresistenz beitragen. Körperliche Bewegung reduziert nachweislich den Cortisolspiegel und verbessert die Stimmung, indem sie die Produktion von Endorphinen und anderen Neurotransmittern fördert, die das emotionale Wohlbefinden steigern. Diese physiologischen Veränderungen wirken sich positiv auf die Fähigkeit zur Selbstregulation aus und tragen zur Reduktion von stressbedingten Symptomen bei. Entspannungstechniken wie progressive Muskelentspannung und Atemübungen helfen ebenfalls dabei, das autonome Nervensystem zu regulieren und den Körper in einen Zustand der Entspannung zu versetzen, was die Auswirkungen von Stress mindert.

b) Der Zusammenhang zwischen Stress und Homöostase

Stress hat direkte Auswirkungen auf die Homöostase, sowohl physiologisch als auch psychologisch. Kurzfristiger Stress kann adaptive Reaktionen auslösen, die die Homöostase wiederherstellen, während chronischer Stress zu einer Störung dieser Prozesse führen kann. Bruce McEwens Forschung zum allostatischen Load-Modell verdeutlicht, wie anhaltender Stress die Homöostase langfristig beeinträchtigen kann, indem er das Stresssystem des Körpers überlastet. Dies führt zu einer dauerhaften Anpassung des Körpers an ein höheres Stressniveau, was langfristig schädlich sein kann und das Risiko für stressbedingte Erkrankungen erhöht.

c) Stress als Rückkopplungssystem

Stress als Rückkopplungssystem ist ein Konzept, das beschreibt, wie die Reaktionen auf Stressoren das Stressniveau entweder stabilisieren oder verstärken können. Diese Rückkopplungsschleifen sind dynamisch und können je nach Art der Bewältigung entweder zu einer Verringerung der Stressreaktion führen oder den Stress verstärken. Dieses Modell ist besonders nützlich, um zu verstehen, wie Stress chronisch werden kann und welche Mechanismen zu seiner Aufrechterhaltung beitragen. Gleichzeitig bietet es Ansätze für therapeutische Interventionen, die darauf abzielen, adaptive Coping-Strategien zu fördern, um den Teufelskreis chronischen Stresses zu durchbrechen.

Die physiologische und psychologische Stressreaktion wird durch ein komplexes Zusammenspiel von Rückkopplungsmechanismen gesteuert, die das Ziel haben, den Organismus auf Bedrohungen vorzubereiten und ihn nach der Bewältigung der Bedrohung wieder in einen Ruhezustand zu versetzen. Die Stressreaktion selbst wird durch das Hypothalamus-Hypophysen-Nebennierenrinden-System (HPA-Achse) und das sympathische Nervensystem gesteuert, die gemeinsam den Körper auf eine "Kampf- oder Flucht"-Reaktion vorbereiten. Diese Aktivierung führt zur Freisetzung von Stresshormonen wie Cortisol und Adrenalin, die kurzfristig helfen, die Leistungsfähigkeit zu steigern und die Aufmerksamkeit zu fokussieren. In einem funktionierenden Rückkopplungssystem sollte diese Aktivierung jedoch durch negative Rückkopplungsschleifen wieder herunterreguliert werden, sobald die Bedrohung vorüber ist. Wenn die Rückkopplungsschleifen effektiv funktionieren, kehrt der Körper in einen Zustand der Homöostase zurück, und die Stressreaktion wird abgebaut.

Wenn jedoch maladaptive Coping-Strategien eingesetzt werden, können positive Rückkopplungsschleifen entstehen, die den Stress verstärken und den Körper in einem chronisch erhöhten Stresszustand halten. Ein klassisches Beispiel für eine solche positive Rückkopplung ist die Vermeidung von stressauslösenden Situationen. Während die Vermeidung kurzfristig zu einer Reduktion der Angst oder des Stresses führen kann, verhindert sie langfristig die Habituation an den Stressor und verstärkt damit die Angst oder den Stress. Diese maladaptive Strategie führt dazu, dass die Stressreaktion bei jeder erneuten Konfrontation mit dem Stressor verstärkt wird, was den Stresszyklus weiter antreibt. Diese positive Rückkopplung kann zur Chronifizierung des Stresses beitragen und langfristig zu körperlichen und psychischen Gesundheitsproblemen führen.

Ein weiteres Beispiel für positive Rückkopplung im Kontext von Stress ist die Rumination, also das wiederholte Grübeln über stressige oder traumatische Ereignisse. Rumination verstärkt die negative emotionale Reaktion auf den Stressor und verhindert eine effektive emotionale Verarbeitung. Diese Form der kognitiven Rückkopplung kann den Stress intensivieren und aufrechterhalten, was zu einem Teufelskreis aus negativen Gedanken und emotionaler Belastung führt. Menschen, die zu Rumination neigen, sind besonders anfällig für chronischen Stress und die Entwicklung von stressbedingten psychischen Störungen wie Depressionen und Angstzuständen.

Im Gegensatz dazu führt die Anwendung adaptiver Coping-Strategien zu einer negativen Rückkopplung, die den Stress reduziert und den Körper in einen ausgeglichenen Zustand zurückversetzt. Problemorientiertes Coping, bei dem die Person aktiv versucht, die Ursache des Stresses zu bewältigen oder zu verändern, kann die Stressreaktion effektiv abbauen. Auch emotionsorientiertes Coping, das darauf abzielt, die emotionalen Reaktionen auf den Stress zu regulieren, kann die negative Rückkopplungsschleife fördern, indem es hilft, den emotionalen Stress zu verarbeiten und zu lindern. Beispiele für adaptive Coping-Strategien sind Achtsamkeit, kognitive Umstrukturierung und soziale Unterstützung, die alle dazu beitragen können, die Stressreaktion zu stabilisieren und die psychische Homöostase wiederherzustellen.

Die therapeutische Arbeit mit Rückkopplungssystemen im Kontext von Stress erfordert eine genaue Analyse der individuellen Bewältigungsmechanismen und der Art und Weise, wie sie das Stressniveau beeinflussen. Ziel der Therapie ist es, dysfunktionale positive Rückkopplungsschleifen zu identifizieren und zu unterbrechen, um negative Rückkopplungsschleifen zu fördern, die den Stressabbau unterstützen. Dies kann durch Techniken wie Expositionstherapie, kognitive Verhaltenstherapie und Achtsamkeitstraining erreicht werden. Expositionstherapie zielt darauf ab, maladaptive Vermeidungsstrategien zu durchbrechen, indem Patienten gezielt mit den stressauslösenden Reizen konfrontiert werden, um eine Habituation zu fördern und die Angstreaktion langfristig zu reduzieren. In der kognitiven Verhaltenstherapie lernen Patienten, ihre negativen Denkmuster zu hinterfragen und durch realistischere und funktionalere Gedanken zu ersetzen, was die kognitiven Rückkopplungsschleifen stabilisiert und die Stressreaktion reduziert.

Ein weiterer Ansatz zur Förderung negativer Rückkopplungsschleifen ist das Biofeedback-Training. Beim Biofeedback erhalten Patienten Echtzeit-Rückmeldungen über ihre physiologischen Zustände, wie Herzfrequenz, Muskelspannung oder Atemmuster. Durch diese Rückmeldungen lernen sie, ihre physiologischen Reaktionen bewusst zu steuern und zu regulieren, was die Rückkopplungsschleifen positiv beeinflusst und den Stress reduziert. Biofeedback wird häufig in der Behandlung von stressbedingten Störungen wie Bluthochdruck, Angststörungen und Migräne eingesetzt, um Patienten zu helfen, ihre Stressreaktion zu kontrollieren und ihre physiologische Homöostase wiederherzustellen.

Die Bedeutung von Rückkopplungsmechanismen für das Verständnis von Stress ist besonders relevant in der Prävention von stressbedingten Erkrankungen. Chronischer Stress, der durch positive Rückkopplungsschleifen aufrechterhalten wird, kann zu einer Vielzahl von Gesundheitsproblemen führen, darunter Herz-Kreislauf-Erkrankungen, Immunschwäche, Stoffwechselstörungen und psychische Störungen wie Depressionen und Angstzustände. Indem Patienten lernen, ihre Coping-Strategien zu verbessern und adaptive Rückkopplungsschleifen zu fördern, kann das Risiko für diese stressbedingten Erkrankungen verringert werden.

d) Strategien der Stressregulation

Die Regulierung von Stress erfordert ein tiefes Verständnis der zugrunde liegenden Mechanismen der Selbstregulation und die Anwendung geeigneter Strategien, die sowohl kognitive als auch emotionale Prozesse ansprechen. Eine zentrale Rolle spielen hierbei Techniken wie Achtsamkeit, kognitive Umstrukturierung und Entspannung, die in der modernen Psychotherapie eingesetzt werden, um die Stressbewältigung zu fördern und die langfristige psychische Homöostase zu unterstützen. Diese Ansätze ermöglichen es, auf unterschiedlichen Ebenen des Bewusstseins und der körperlichen Reaktion auf Stress einzugreifen, wodurch der Organismus in die Lage versetzt wird, Stressoren effektiver zu begegnen und deren negative Auswirkungen zu minimieren.

Achtsamkeit hat sich als eine der effektivsten Methoden zur Stressregulation etabliert. Ihre Wirksamkeit basiert auf der bewussten Wahrnehmung und Akzeptanz der eigenen Gedanken, Gefühle und körperlichen Empfindungen im gegenwärtigen Moment. Jon Kabat-Zinn entwickelte in den 1970er Jahren das Mindfulness-Based Stress Reduction (MBSR)-Programm an der University of Massachusetts Medical School, das darauf abzielt, die Selbstregulation durch Achtsamkeit zu fördern. MBSR kombiniert Elemente aus der buddhistischen Meditationspraxis mit modernen psychotherapeutischen Techniken und wird erfolgreich in der Behandlung von Stress, Angststörungen und chronischen Schmerzen eingesetzt. Der therapeutische Nutzen von Achtsamkeit liegt darin, dass sie hilft, automatische Reaktionen auf Stress zu unterbrechen und stattdessen eine bewusste, nicht-reaktive Haltung gegenüber stressauslösenden Reizen einzunehmen. Dies fördert die emotionale Selbstregulation und verhindert, dass Stress in maladaptive Rückkopplungsschleifen gerät.

Kognitive Umstrukturierung ist eine weitere zentrale Technik zur Stressregulation, die in der kognitiven Verhaltenstherapie (CBT) angewendet wird. Diese Methode zielt darauf ab, dysfunktionale Denkmuster zu identifizieren und durch realistischere und konstruktivere Gedanken zu ersetzen. Der Fokus liegt auf der Veränderung der kognitiven Rückkopplungsschleifen, die den Stress aufrechterhalten und verstärken können. Wenn beispielsweise eine Person in einer stressigen Situation automatisch annimmt, dass sie scheitern wird, kann dies eine starke emotionale Reaktion auslösen und den Stress intensivieren. Durch die Umstrukturierung dieser negativen Annahmen lernt die Person, den Stressor in einem neuen Licht zu sehen, was die emotionale Reaktion abschwächt und zu einer besseren Bewältigung führt. Diese Technik ist besonders wirksam bei der Behandlung von Angststörungen, Depressionen und posttraumatischen Belastungsstörungen, bei denen stressinduzierte Denkmuster eine zentrale Rolle spielen.

Entspannungstechniken wie progressive Muskelentspannung, Atemübungen und autogenes Training sind ebenfalls wirksame Strategien zur Stressregulation. Diese Techniken zielen darauf ab, das autonome Nervensystem zu beruhigen und den Körper in einen Zustand der Entspannung zu versetzen, wodurch die physiologische Stressreaktion reduziert wird. Progressive Muskelentspannung, entwickelt von Edmund Jacobson in den 1920er Jahren, basiert auf der systematischen An- und Entspannung verschiedener Muskelgruppen, was eine tiefe Entspannung des gesamten Körpers fördert. Atemübungen, wie das gezielte Ein- und Ausatmen im Rhythmus, haben sich als besonders effektiv bei der Regulation von Angst und Panikattacken erwiesen, da sie den Parasympathikus aktivieren, der für Entspannungsreaktionen verantwortlich ist. Autogenes Training, eine Methode der Selbsthypnose, fördert durch Selbstsuggestion die Entspannung und das Loslassen von körperlicher und emotionaler Anspannung.

Der Einsatz dieser Entspannungstechniken in der Psychotherapie zielt darauf ab, die physiologische Rückkopplungsschleife, die Stress aufrechterhält, zu unterbrechen. Indem die Stressreaktion durch Entspannung gedämpft wird, kann das Nervensystem wieder in einen Zustand der Homöostase zurückkehren. Dies hat nicht nur kurzfristige Auswirkungen auf das Wohlbefinden, sondern trägt auch langfristig zur Reduktion der Stressanfälligkeit bei. Zahlreiche Studien haben gezeigt, dass regelmäßige Praxis von Entspannungstechniken den Cortisolspiegel im Körper senken kann, was die Belastung des Organismus durch chronischen Stress reduziert und das Risiko stressbedingter Erkrankungen verringert.

Ein weiterer wichtiger Aspekt der Stressregulation ist die Förderung sozialer Unterstützung. Studien haben immer wieder gezeigt, dass Menschen, die über ein starkes soziales Netzwerk verfügen, besser in der Lage sind, Stress zu bewältigen. Soziale Unterstützung kann sowohl emotional als auch praktisch sein und wirkt als Puffer gegen die negativen Auswirkungen von Stress. Das Gefühl, in stressigen Situationen nicht allein zu sein, sondern auf die

Hilfe und das Verständnis anderer zählen zu können, reduziert die wahrgenommene Bedrohung und erleichtert die emotionale Regulation. Der Austausch mit anderen ermöglicht es zudem, neue Perspektiven auf den Stressor zu gewinnen und alternative Bewältigungsstrategien zu entwickeln. In der Therapie wird daher oft betont, wie wichtig es ist, soziale Netzwerke zu stärken und Unterstützung aktiv zu suchen.

Neben diesen klassischen Ansätzen zur Stressregulation gibt es zunehmend auch innovative Ansätze, die die Rolle der Natur in den Vordergrund stellen. Naturtherapien, wie das sogenannte „Waldbaden" (Shinrin Yoku) aus Japan, haben in den letzten Jahren an Popularität gewonnen und sind Gegenstand wissenschaftlicher Untersuchungen. Diese Form der Therapie basiert auf der Idee, dass der Aufenthalt in der Natur beruhigend auf das Nervensystem wirkt und die Stressregulation fördert. Studien haben gezeigt, dass der Kontakt mit der Natur das parasympathische Nervensystem aktiviert, den Blutdruck senkt und die Herzfrequenzvariabilität verbessert, was auf eine verbesserte Stressresistenz hindeutet. Diese naturbasierten Ansätze bieten eine ergänzende Möglichkeit zur Stressbewältigung und könnten besonders in der Prävention und Behandlung von stressbedingten Störungen eine wertvolle Rolle spielen.

Ein weiterer innovativer Ansatz ist die Integration von achtsamer Bewegung in die Stressbewältigung, wie sie in Praktiken wie Yoga und Tai Chi zu finden ist. Diese Praktiken kombinieren Achtsamkeit mit körperlicher Bewegung und Atemkontrolle und haben nachweislich positive Auswirkungen auf die Stressregulation. Yoga, das aus dem alten Indien stammt, fördert durch die Kombination von Dehnungen, Haltungen und Atemtechniken sowohl die körperliche als auch die geistige Entspannung. Tai Chi, eine in China entwickelte Kampfkunst, verbindet langsame, fließende Bewegungen mit fokussierter Atmung und Achtsamkeit, was den Stressabbau fördert und gleichzeitig die körperliche Fitness verbessert. Beide Praktiken wirken über verschiedene Mechanismen auf die Stressregulation ein, indem sie die körperliche Anspannung abbauen, die Atmung regulieren und den Geist beruhigen.

e) Der Einfluss der Umwelt auf die Stressregulation

Der Einfluss der Umwelt auf die Stressregulation ist ein komplexes und vielschichtiges Thema, das sowohl die direkte physische Umgebung als auch die Wahrnehmung und das Erleben dieser Umgebung umfasst. Natürliche Umgebungen spielen hierbei eine besonders wichtige Rolle, da sie in der Lage sind, tiefgreifende physiologische und psychologische Veränderungen hervorzurufen, die zur Reduktion von Stress und zur Förderung der Selbstregulation beitragen. Die Wirksamkeit dieser Umgebungen wird in der Ökotherapie gezielt genutzt, um Menschen dabei zu unterstützen, ihre psychische Homöostase wiederherzustellen und langfristig aufrechtzuerhalten.

Die positive Wirkung der Natur auf die menschliche Gesundheit und das Wohlbefinden ist gut dokumentiert. Roger Ulrichs Forschung in den 1980er Jahren ist eine der bekanntesten Studien, die den Einfluss der Natur auf die Genesung von Patienten nach Operationen untersuchte. Ulrich fand heraus, dass Patienten, die aus ihrem Krankenzimmer auf eine natürliche Umgebung wie Bäume und Grünflächen blicken konnten, schneller genasen, weniger postoperative Komplikationen hatten und weniger Schmerzmittel benötigten als Patienten, deren Blick auf eine graue Mauer fiel. Diese Studie lieferte überzeugende Belege dafür, dass die natürliche Umwelt eine beruhigende Wirkung auf den menschlichen Geist und Körper hat und somit die Stressregulation fördert. Der Blick auf die Natur reduzierte nachweislich die physiologischen Anzeichen von Stress, wie Blutdruck und Herzfrequenz, und verbesserte gleichzeitig das subjektive Wohlbefinden der Patienten.

Das Konzept, dass die Natur eine unterstützende Rolle bei der Stressregulation spielen kann, ist auch in der Theorie der „Biophilie" verankert, die von dem Soziobiologen Edward O. Wilson entwickelt wurde. Die Biophilie-Hypothese postuliert, dass Menschen eine angeborene Affinität zur Natur haben, die auf der evolutionären Entwicklung des Menschen basiert. Diese natürliche Verbundenheit führt dazu, dass Menschen sich in natürlichen Umgebungen wohler und sicherer fühlen, was zu einer Reduktion von Stress und einer Förderung der emotionalen und kognitiven Selbstregulation beiträgt. In diesem Zusammenhang hat die Natur nicht nur eine beruhigende Wirkung, sondern unterstützt auch die Wiederherstellung kognitiver Ressourcen, die durch stressige oder herausfordernde Aufgaben erschöpft wurden.

Neuere Forschungsergebnisse haben das Verständnis darüber, wie die Natur die Stressregulation beeinflusst, weiter vertieft. So wurde gezeigt, dass der Aufenthalt in natürlichen Umgebungen das parasympathische Nervensystem aktiviert, das für die Entspannungsreaktionen des Körpers verantwortlich ist. Dies führt zu einer Verringerung der Stresshormonspiegel, insbesondere des Cortisols, und fördert die Erholung von mentaler Ermüdung. Der Aufenthalt im Grünen, sei es in Wäldern, Parks oder Gärten, hat sich als besonders wirksam erwiesen, um die psychische Homöostase wiederherzustellen und die Auswirkungen von Stress nachhaltig zu reduzieren. Diese Erkenntnisse haben zur Entwicklung von spezifischen therapeutischen Ansätzen wie dem „Shinrin Yoku" oder Waldbaden geführt, das ursprünglich in Japan entwickelt wurde. Waldbaden zielt darauf ab, durch den bewussten Aufenthalt im Wald die Sinne zu schärfen und die heilenden Kräfte der Natur zur Stressbewältigung zu nutzen.

Die Umweltpsychologie untersucht weiter, wie verschiedene Umgebungsfaktoren, einschließlich Lärm, Luftqualität, und Licht, die Stressregulation beeinflussen. Es ist bekannt, dass Lärm, insbesondere städtischer Verkehrslärm, die Stressreaktion verstärken kann, indem er das sympathische Nervensystem aktiviert und die Ausschüttung von Stresshormonen erhöht. Schlechte Luftqualität und unzureichende Beleuchtung, insbesondere der Mangel an natürlichem Licht, können ebenfalls Stress verstärken und das emotionale Wohlbefinden beeinträchtigen. Im Gegensatz dazu fördern helle, gut beleuchtete Räume mit Zugang zu Tageslicht die Produktion von Serotonin, einem Neurotransmitter, der das Wohlbefinden steigert und zur Regulation von Stimmungen beiträgt.

Ein weiterer wichtiger Aspekt der Umwelt und ihrer Beziehung zur Stressregulation ist die Rolle der sogenannten „Restorative Environments", also erholsame Umgebungen. Diese Umgebungen zeichnen sich dadurch aus, dass sie Menschen ermöglichen, sich von mentaler Ermüdung zu erholen und ihre kognitiven Funktionen zu regenerieren. Solche Umgebungen bieten eine Flucht aus dem alltäglichen Stress und fördern die Wiederherstellung der psychischen Ressourcen. Typische Merkmale dieser Umgebungen sind das Vorhandensein von Wasser, Pflanzen, natürlichem Licht und offenen, ruhigen Räumen. Diese Eigenschaften fördern das Gefühl von Sicherheit und Ruhe, was wiederum die Stressregulation unterstützt und das emotionale Gleichgewicht stabilisiert.

Die Erkenntnisse über den Einfluss der Umwelt auf die Stressregulation haben auch praktische Implikationen für die Gestaltung von Arbeitsplätzen, Schulen und städtischen Räumen. Das Konzept des „Healing Environments" wird zunehmend in der Architektur und im Design von Gebäuden berücksichtigt, um Räume zu schaffen, die die Gesundheit und das Wohlbefinden fördern. Beispielsweise integrieren moderne Bürogebäude zunehmend Elemente der Natur, wie Grünflächen, Dachgärten und Wasserfeatures, um die Stressbelastung der Mitarbeiter zu reduzieren und ihre Produktivität zu steigern. Schulen und Bildungseinrichtungen, die Zugang zu Außenbereichen bieten und natürliche Elemente in den Unterrichtsalltag integrieren, können das Wohlbefinden von Schülern und Lehrern verbessern und gleichzeitig die Lernumgebung optimieren.

Auch im Gesundheitswesen wird das Wissen um die heilenden Kräfte der Umwelt genutzt. Krankenhäuser und Pflegeeinrichtungen, die in ihren Designkonzepten natürliche Elemente und Zugang zu Außenbereichen berücksichtigen, fördern die Genesung der Patienten und unterstützen die emotionale Stabilität der Bewohner. Diese sogenannten „healing gardens" oder Heilungsgärten bieten eine ruhige, grüne Umgebung, die sowohl körperliche als auch psychische Erholung unterstützt und als Puffer gegen die stressigen Bedingungen einer medizinischen Einrichtung dient.

V. Anwendung der Gaia-Prinzipien auf psychologische Homöostase

a) Gaia als Modell für Stressbewältigung

Die Gaia-Theorie, die die Erde als ein sich selbst regulierendes System betrachtet, bietet eine wertvolle Metapher für die Stressbewältigung im menschlichen Geist. In dieser Perspektive wird der menschliche Organismus, ähnlich wie das Erdsystem, als ein dynamisches Gleichgewicht verstanden, das ständig auf innere und äußere Stressoren reagiert und bestrebt ist, Homöostase zu bewahren. Die Gaia-Theorie kann somit als Modell für die psychologische Stressbewältigung herangezogen werden, um den Prozess der Selbstregulation und Anpassung besser zu verstehen und therapeutisch zu nutzen.

Die zentrale Idee der Gaia-Theorie besagt, dass die Erde über Rückkopplungsmechanismen verfügt, die es ihr ermöglichen, auf Veränderungen in der Umwelt zu reagieren und das Gleichgewicht wiederherzustellen. Dieser Prozess lässt sich auf die menschliche Psychologie übertragen, indem der Geist als ein System betrachtet wird, das durch kognitive, emotionale und physiologische Rückkopplungsprozesse gesteuert wird. Stress kann als ein Störfaktor in diesem System verstanden werden, der das Gleichgewicht bedroht und eine Reaktion erfordert, um die Homöostase wiederherzustellen.

Ein Beispiel für die Anwendung des Gaia-Modells in der Stressbewältigung ist die Betrachtung von negativen Rückkopplungsschleifen als Mechanismen, die helfen, das emotionale und kognitive Gleichgewicht zu stabilisieren. In der Gaia-Theorie sorgen negative Rückkopplungen dafür, dass das System auf äußere Störungen reagiert und diese abschwächt, um das Gleichgewicht zu bewahren. Übertragen auf die menschliche Psychologie bedeutet dies, dass effektive Stressbewältigungstechniken darauf abzielen, die negativen Auswirkungen von Stressoren zu reduzieren und die emotionale Stabilität wiederherzustellen. Techniken wie Achtsamkeit, kognitive Umstrukturierung und Entspannung dienen genau diesem Zweck, indem sie dazu beitragen, die stressbedingten Rückkopplungen zu unterbrechen und das Gleichgewicht des Geistes wiederherzustellen.

Achtsamkeit beispielsweise fördert die bewusste Wahrnehmung von Stressreaktionen und ermöglicht es dem Individuum, diese Reaktionen zu regulieren, bevor sie zu einer Überlastung des Systems führen. Dieser Prozess ist vergleichbar mit den Mechanismen der Gaia-Theorie, bei denen die Natur auf Veränderungen in der Umwelt reagiert, um ein stabiles Klima aufrechtzuerhalten. Achtsamkeit trainiert das Bewusstsein dafür, wie Stress auf den Körper und Geist wirkt, und ermöglicht es, negative Rückkopplungen zu erkennen und gezielt zu unterbrechen, bevor sie zu einer chronischen Belastung führen.

In ähnlicher Weise nutzt die kognitive Umstrukturierung, die in der kognitiven Verhaltenstherapie angewendet wird, das Prinzip der Rückkopplung, um dysfunktionale Denkmuster zu verändern, die zu einer Verstärkung des Stresses beitragen. Dieser therapeutische Ansatz hilft Patienten dabei, ihre kognitiven Reaktionen auf Stressoren zu modifizieren und so die negativen Rückkopplungsschleifen zu durchbrechen, die häufig zu einer Verschlimmerung des Stresserlebens führen. Indem die Patienten lernen, ihre

Gedankenmuster zu hinterfragen und durch realistischere und weniger stressauslösende Überzeugungen zu ersetzen, können sie die Stressreaktion ihres Geistes stabilisieren und wieder in ein Gleichgewicht bringen.

Die Gaia-Theorie betont auch die Rolle positiver Rückkopplungsschleifen, die das System destabilisieren können, wenn sie nicht kontrolliert werden. Im menschlichen Geist kann dies beispielsweise durch das Phänomen der Rumination, also das ständige Grübeln über negative Erlebnisse, verdeutlicht werden. Diese Art der positiven Rückkopplung verstärkt den Stress und kann zu einer Eskalation von Angst oder Depression führen. Die therapeutische Arbeit zielt darauf ab, solche positiven Rückkopplungsschleifen zu erkennen und zu durchbrechen, um den Geist wieder in ein stabiles Gleichgewicht zu bringen.

Ein weiterer wichtiger Aspekt des Gaia-Modells für die Stressbewältigung ist die Vorstellung, dass das System beständig auf Veränderungen reagiert und sich anpasst, um das Gleichgewicht zu bewahren. Stressbewältigung kann daher als ein dynamischer Prozess betrachtet werden, bei dem das Individuum kontinuierlich auf Stressoren reagiert und sich an sie anpasst, um seine innere Balance zu erhalten. Diese Perspektive fördert ein Verständnis von Stress als Teil eines natürlichen Prozesses der Selbstregulation, bei dem es nicht darum geht, Stress vollständig zu vermeiden, sondern vielmehr darum, flexibel und adaptiv auf Stressoren zu reagieren.

Therapeutische Ansätze, die auf diesem Modell basieren, könnten darauf abzielen, die Fähigkeit zur Anpassung an Stressoren zu stärken und die Resilienz zu fördern, also die Fähigkeit, sich von Stress zu erholen und das Gleichgewicht wiederherzustellen. Dies kann durch die Förderung von Coping-Strategien geschehen, die auf unterschiedlichen Ebenen der Selbstregulation ansetzen, sei es durch die direkte Auseinandersetzung mit dem Stressor (problemorientiertes Coping) oder durch die Regulierung der emotionalen Reaktionen auf den Stressor (emotionsorientiertes Coping).

Die Verbindung zwischen der Gaia-Theorie und der Stressbewältigung zeigt sich auch in der wachsenden Anerkennung der Rolle der Natur und der Umwelt für die psychische Gesundheit. Der Aufenthalt in natürlichen Umgebungen kann als eine Form der Unterstützung für das Selbstregulationssystem des Geistes betrachtet werden, ähnlich wie die natürlichen Prozesse auf der Erde zur Stabilisierung des Klimas beitragen. Naturtherapien, die auf diesem Verständnis basieren, fördern den Kontakt mit der Natur als Mittel zur Wiederherstellung der psychischen Homöostase und zur Reduktion von stressbedingten Symptomen.

Waldbaden, wie es in der japanischen Praxis des Shinrin Yoku praktiziert wird, ist ein Beispiel für einen therapeutischen Ansatz, der die heilende Kraft der Natur nutzt, um das Gleichgewicht von Körper und Geist zu fördern. Diese Form der Therapie betont die bewusste Wahrnehmung der natürlichen Umgebung und die Verbindung zur Natur als Mittel zur Stressreduktion. Forschungsergebnisse zeigen, dass der Aufenthalt in Wäldern das parasympathische Nervensystem aktiviert, den Blutdruck senkt und den Cortisolspiegel reduziert, was die Stressbewältigung unterstützt und das Wohlbefinden steigert.

Das Gaia-Modell für Stressbewältigung erweitert somit das Verständnis der psychischen Selbstregulation, indem es die dynamischen Prozesse betont, die sowohl auf individueller als auch auf systemischer Ebene ablaufen. Es fördert eine ganzheitliche Sichtweise auf die Stressbewältigung, bei der der Mensch als Teil eines größeren, sich selbst regulierenden Systems gesehen wird. Diese Perspektive betont die Bedeutung von Anpassungsfähigkeit, Resilienz und der Verbindung zur Umwelt als wesentliche Elemente der erfolgreichen Bewältigung von Stress und der Aufrechterhaltung der psychischen Gesundheit.

b) Umweltpsychologie und Homöostase

Die Umweltpsychologie befasst sich mit der Erforschung der Wechselwirkungen zwischen dem Menschen und seiner physischen Umgebung. Diese Disziplin untersucht, wie natürliche und gebaute Umgebungen das Verhalten, das Wohlbefinden und die psychische Gesundheit beeinflussen. Die Gaia-Theorie, die die Erde als ein sich selbst regulierendes, integriertes System betrachtet, bietet wertvolle Perspektiven, um die Bedeutung der Umwelt für das psychische Wohlbefinden zu beleuchten. Durch die Anwendung dieser Theorie in der Umweltpsychologie können wir ein tieferes Verständnis dafür entwickeln, wie natürliche Umgebungen zur Unterstützung der psychischen Homöostase beitragen können.

Die psychische Homöostase, das Streben nach einem stabilen inneren Zustand, wird stark von der Umwelt beeinflusst. Verschiedene Umweltfaktoren, wie der Zugang zu natürlichem Licht, Luftqualität und die Verfügbarkeit von Grünflächen, haben direkte Auswirkungen auf das psychische Wohlbefinden. Die Gaia-Theorie bietet einen Rahmen, um diese Einflüsse zu verstehen, indem sie aufzeigt, wie die Erde als Ganzes auf externe Stressoren reagiert und durch Rückkopplungsmechanismen das Gleichgewicht aufrechterhält. Dieser Gedanke kann auf die psychische Gesundheit übertragen werden, indem die Umgebung als wichtiger Faktor für die Wiederherstellung und Aufrechterhaltung des psychischen Gleichgewichts betrachtet wird.

Studien zeigen, dass Menschen, die Zugang zu natürlichen Umgebungen haben, eine bessere psychische Gesundheit aufweisen als Menschen, die in stark urbanisierten Gebieten ohne ausreichenden Kontakt zur Natur leben. Forscher wie Stephen Kaplan haben die „Attention Restoration Theory" entwickelt, die besagt, dass natürliche Umgebungen die kognitive Erschöpfung lindern und die Wiederherstellung der mentalen Ressourcen fördern. Diese Theorie betont, dass natürliche Landschaften die Aufmerksamkeit sanft lenken und es dem Geist ermöglichen, sich zu erholen, was zur Förderung der psychischen Homöostase beiträgt.

Die Gaia-Theorie verstärkt diese Sichtweise, indem sie das Ökosystem Erde als Modell für die Dynamik der Selbstregulation verwendet. In einer natürlichen Umgebung können Menschen durch die Rückkehr zu einem „ursprünglichen" Zustand der Verbundenheit mit der Natur ihre eigene psychische Homöostase unterstützen. Natürliche Elemente wie Bäume, Wasser und frische Luft wirken beruhigend auf das Nervensystem, reduzieren Stress und fördern die emotionale Regulation. Dies erklärt, warum naturbasierte therapeutische Ansätze, wie die Ökotherapie, zunehmend an Bedeutung gewinnen. Diese Therapien nutzen gezielt die heilende Kraft der Natur, um die psychische Gesundheit zu stabilisieren.

Ein zentraler Aspekt der Umweltpsychologie ist die Erkenntnis, dass die physische Umgebung sowohl als Stressor als auch als Ressource fungieren kann. Urbanisierung, Lärm und Umweltverschmutzung sind Beispiele für Umgebungsfaktoren, die Stress verursachen und die psychische Homöostase stören können. Demgegenüber wirken natürliche Umgebungen stressreduzierend und unterstützen die Erholung. Dies wird durch zahlreiche Studien belegt, die zeigen, dass der Aufenthalt in der Natur das parasympathische Nervensystem aktiviert, den Blutdruck senkt und die Ausschüttung von Stresshormonen wie Cortisol verringert.

Die Gaia-Theorie legt nahe, dass der Mensch als Teil eines größeren ökologischen Systems betrachtet werden sollte. Diese Perspektive fördert ein Verständnis dafür, dass das individuelle Wohlbefinden nicht isoliert von der Umwelt betrachtet werden kann. Psychische Gesundheit und Umweltbedingungen sind eng miteinander verknüpft, und die Förderung der psychischen Homöostase erfordert eine ganzheitliche Betrachtung, die sowohl die inneren als auch die äußeren Faktoren einbezieht.

Dieser ganzheitliche Ansatz hat praktische Implikationen für die Gestaltung von Therapieprogrammen und Gesundheitseinrichtungen. Indem natürliche Elemente in die Gestaltung von Behandlungsräumen integriert werden, können therapeutische Interventionen effektiver gestaltet werden. Zum Beispiel zeigen Studien, dass Patienten in Krankenhäusern schneller genesen, wenn ihre Zimmer

Zugang zu natürlichem Licht und Grünflächen bieten. Diese Erkenntnisse haben zur Entwicklung des Konzepts der „Healing Environments" geführt, bei dem die Umwelt gezielt genutzt wird, um das Wohlbefinden zu fördern und die psychische und körperliche Genesung zu unterstützen.

Darüber hinaus hat die Umweltpsychologie auch Einfluss auf die Stadtplanung und Architektur. Die Gestaltung von Städten mit Zugang zu Parks, Gärten und anderen Grünflächen kann dazu beitragen, die psychische Gesundheit der Bewohner zu fördern. In Städten, die reich an natürlichen Elementen sind, zeigen die Bewohner tendenziell niedrigere Stressniveaus und eine höhere Lebenszufriedenheit. Dies steht im Einklang mit der Gaia-Theorie, die die Bedeutung eines ausgewogenen und harmonischen Ökosystems für das Wohlbefinden betont.

c) Naturbasierte Selbstheilung

Die naturbasierte Selbstheilung ist ein Ansatz, der die grundlegenden Prinzipien der Gaia-Theorie nutzt, um die natürlichen heilenden Kräfte der Umwelt in den Prozess der psychischen Genesung zu integrieren. Dieser Ansatz basiert auf der Annahme, dass der Mensch als integraler Bestandteil eines größeren, sich selbst regulierenden Systems existiert, in dem die Natur eine wesentliche Rolle für das Wohlbefinden spielt. Die Gaia-Theorie, die die Erde als ein lebendiges, dynamisches System betrachtet, dessen Bestandteile eng miteinander verbunden sind, bietet eine tiefgreifende Perspektive, um die Bedeutung der Natur für die menschliche Gesundheit zu verstehen und therapeutisch zu nutzen.

Naturbasierte Selbstheilung zielt darauf ab, die psychische und physische Gesundheit durch direkte Naturerfahrungen zu fördern. Forschungsergebnisse haben immer wieder gezeigt, dass der Aufenthalt in natürlichen Umgebungen signifikante Vorteile für die psychische Gesundheit bietet. Diese Vorteile umfassen die Reduktion von Stress, die Verbesserung der kognitiven Funktion, die Stärkung der emotionalen Resilienz und die Förderung des allgemeinen Wohlbefindens. Diese heilenden Effekte der Natur sind in der Gaia-Theorie tief verwurzelt, die den Menschen als Teil eines größeren, harmonischen Ökosystems sieht, in dem jede Komponente zum Gleichgewicht des Ganzen beiträgt.

Eine zentrale Komponente der naturbasierten Selbstheilung ist die Ökotherapie, die die direkte Interaktion mit der Natur als therapeutisches Mittel einsetzt. Diese Therapieform basiert auf der Vorstellung, dass die Natur nicht nur als Hintergrund für Heilung dient, sondern aktiv zur Wiederherstellung der psychischen Homöostase beiträgt. Ökotherapie umfasst eine Vielzahl von Praktiken, darunter Gartenarbeit, Naturwanderungen und das bewusste Erleben von Landschaften, die darauf abzielen, das innere Gleichgewicht durch die Verbindung mit der Natur wiederherzustellen. Die therapeutische Wirkung dieser Praktiken wird durch das Prinzip der Rückkopplung unterstützt, das auch in der Gaia-Theorie eine zentrale Rolle spielt: Der Kontakt mit der Natur aktiviert physiologische und psychologische Mechanismen, die Stress abbauen und die Selbstheilung fördern.

Waldbaden, auch bekannt als Shinrin Yoku, ist ein weiteres Beispiel für naturbasierte Selbstheilung, das seinen Ursprung in Japan hat. Waldbaden bedeutet, sich bewusst in der Waldumgebung aufzuhalten und die Natur mit allen

Sinnen wahrzunehmen. Diese Praxis ist wissenschaftlich gut untersucht und hat sich als effektiv erwiesen, um Stress abzubauen, das Immunsystem zu stärken und die kognitive Funktion zu verbessern. Der Aufenthalt im Wald senkt nachweislich den Cortisolspiegel, einen Marker für Stress, und fördert das allgemeine Wohlbefinden. Die Gaia-Theorie unterstützt diese Praktiken, indem sie aufzeigt, wie die Natur als Teil des sich selbst regulierenden Systems der Erde die Fähigkeit hat, das innere Gleichgewicht des Menschen zu stabilisieren.

Die positiven Auswirkungen der Natur auf die psychische Gesundheit werden auch durch das Konzept der Biophilie unterstützt, das die natürliche Affinität des Menschen zur Natur beschreibt. Diese Affinität ist tief in der menschlichen Evolution verwurzelt und spiegelt die enge Verbindung wider, die der Mensch seit jeher mit der Natur hat. Naturbasierte Selbstheilung nutzt diese angeborene Verbindung, um psychische Erholung zu fördern und die Resilienz gegenüber Stress zu stärken. In der Gaia-Theorie wird diese Beziehung als wechselseitiger Prozess verstanden, bei dem der Mensch und die Natur in einem ständigen Austausch stehen, der zur Aufrechterhaltung des Gleichgewichts beiträgt.

Neben den psychischen Vorteilen trägt die naturbasierte Selbstheilung auch zur Verbesserung der körperlichen Gesundheit bei. Der Kontakt mit der Natur fördert die körperliche Aktivität, verbessert die Schlafqualität und kann das Risiko für chronische Erkrankungen wie Herz-Kreislauf-Erkrankungen und Diabetes senken. Diese gesundheitlichen Vorteile sind eng mit der Gaia-Theorie verbunden, die die Wechselwirkungen zwischen den verschiedenen Systemen der Erde und ihre Bedeutung für das Wohlbefinden des Menschen betont. Indem die Natur als aktiver Bestandteil der Therapie genutzt wird, wird die ganzheitliche Gesundheit des Menschen unterstützt, was sowohl physische als auch psychische Dimensionen umfasst.

Die Integration naturbasierter Therapien in die psychologische Praxis bietet ein erweitertes Spektrum an Möglichkeiten zur Förderung der psychischen Gesundheit. Diese Ansätze sind besonders wertvoll in einer Zeit, in der der moderne Lebensstil, geprägt von Urbanisierung und technologischem Fortschritt, oft zu einem Verlust des Kontakts mit der Natur führt. Naturbasierte Selbstheilung kann helfen, diese Verbindung wiederherzustellen und den Menschen als Teil eines größeren, harmonischen Ganzen zu erleben, was wiederum das psychische Wohlbefinden stärkt.

d) Psychologische Implikationen der Gaia-Theorie

Die Gaia-Theorie, die die Erde als ein sich selbst regulierendes System betrachtet, eröffnet zahlreiche psychologische Implikationen, die weit über das Verständnis von Selbstregulation hinausgehen. Diese Theorie bietet einen innovativen Rahmen, um die tiefgreifenden Verbindungen zwischen Mensch und Umwelt zu untersuchen und in therapeutische Ansätze zu integrieren. In der Psychologie kann die Gaia-Theorie als Modell dienen, um psychische Prozesse im Kontext ihrer Umwelt zu verstehen und neue Interventionen zu entwickeln, die sowohl die Selbstregulation als auch das psychische Wohlbefinden fördern. Dabei spielt die Natur als aktiver Partner im Heilungsprozess eine zentrale Rolle.

Die Gaia-Theorie betont die wechselseitige Beziehung zwischen Lebewesen und ihrer Umwelt. Diese Beziehung ist auch in der Psychologie von großer Bedeutung, insbesondere in Bereichen wie der Umweltpsychologie und der Ökotherapie. Psychische Gesundheit kann nicht isoliert von der Umgebung betrachtet werden; sie ist vielmehr das Ergebnis eines dynamischen Wechselspiels zwischen inneren und äußeren Faktoren. Die Gaia-Theorie liefert hier ein Modell, das die Rolle der Umwelt in der psychischen Selbstregulation hervorhebt und dazu anregt, therapeutische Ansätze zu entwickeln, die die Umwelt als integralen Bestandteil des Heilungsprozesses einbeziehen.

In der psychotherapeutischen Praxis könnten Gaia-basierte Ansätze beispielsweise genutzt werden, um das Bewusstsein für die Auswirkungen der Umgebung auf das individuelle Wohlbefinden zu schärfen. Patienten könnten durch gezielte Interventionen lernen, ihre Umwelt als Ressource zur Unterstützung ihrer psychischen Homöostase zu nutzen. Diese Ansätze könnten auf verschiedenen Ebenen ansetzen: von der Förderung der Achtsamkeit gegenüber der eigenen Umgebung bis hin zur aktiven Einbindung natürlicher Elemente in den therapeutischen Prozess. Dabei geht es nicht nur darum, die Natur als Kulisse für Heilung zu nutzen, sondern sie als aktiven Teilnehmer zu betrachten, der die psychische Regeneration unterstützt.

Ein zentrales Konzept, das in der psychologischen Anwendung der Gaia-Theorie hervorgehoben wird, ist das Prinzip der Rückkopplung. In der Gaia-Theorie steuern Rückkopplungsprozesse das Gleichgewicht der Erde, indem sie Störungen erkennen und darauf reagieren. Übertragen auf die Psychologie bedeutet dies, dass auch psychische Prozesse durch Rückkopplungsmechanismen reguliert werden, die das Gleichgewicht des Geistes aufrechterhalten. Therapeutische Ansätze, die auf diesem Modell basieren, könnten sich darauf konzentrieren, die individuellen Rückkopplungsmechanismen zu identifizieren und zu stärken, um die psychische Stabilität zu fördern.

Ein Beispiel hierfür ist die Arbeit mit emotionalen Rückkopplungsprozessen in der Psychotherapie. Emotionale Zustände können sich gegenseitig verstärken oder abschwächen, was zu einer Stabilisierung oder Destabilisierung des psychischen Gleichgewichts führt. Gaia-basierte Ansätze könnten darauf abzielen, diese Rückkopplungsprozesse bewusst zu machen und gezielt zu beeinflussen, um destruktive emotionale Kreisläufe zu durchbrechen und das emotionale Gleichgewicht wiederherzustellen. Achtsamkeitsbasierte Techniken, die die Wahrnehmung und Akzeptanz emotionaler Zustände fördern, könnten in diesem Zusammenhang eine zentrale Rolle spielen, indem sie die Selbstregulation auf einer tieferen Ebene unterstützen.

Darüber hinaus könnten Gaia-basierte Ansätze auch dazu beitragen, das Verständnis von Stress und Resilienz zu erweitern. Stress kann als Störfaktor in einem komplexen System betrachtet werden, der das Gleichgewicht bedroht und Anpassungsmechanismen erfordert. In der Gaia-Theorie reagiert die Erde auf Stressoren durch Rückkopplungsmechanismen, die das System stabilisieren. In ähnlicher Weise kann die menschliche Psyche auf Stressoren reagieren, indem sie Mechanismen der Selbstregulation aktiviert, um das innere Gleichgewicht zu bewahren. Die Integration der Gaia-Theorie in die Psychotherapie könnte somit zu einem ganzheitlicheren Verständnis von Stressbewältigung führen, bei dem sowohl individuelle als auch umweltbezogene Faktoren berücksichtigt werden.

Ein weiterer Aspekt der psychologischen Implikationen der Gaia-Theorie ist die Förderung der Naturverbundenheit. Naturverbundenheit, also das Gefühl, ein Teil der natürlichen Welt zu sein, wurde in zahlreichen Studien mit einer verbesserten psychischen Gesundheit in Verbindung gebracht. Gaia-basierte Therapien könnten darauf abzielen, dieses Gefühl der Verbundenheit zu stärken und damit das Wohlbefinden und die Resilienz zu fördern. Der Kontakt mit der Natur kann dazu beitragen, das Gefühl der Isolation zu überwinden, das viele Menschen in einer zunehmend urbanisierten und technologisierten Welt erleben. Indem die Natur als heilender Partner in den therapeutischen Prozess integriert wird, können Patienten eine tiefere Verbindung zu ihrer Umwelt entwickeln, was wiederum ihre psychische Gesundheit stärkt.

e) Forschungsperspektiven

Forschungsperspektiven, die auf der Gaia-Theorie basieren, bieten ein breites Feld, um das Verständnis der Verbindungen zwischen psychischer Gesundheit und der Umwelt weiter zu vertiefen. Die Integration der Gaia-Theorie in psychologische Konzepte und deren Anwendung in der therapeutischen Praxis könnten neue Ansätze zur Förderung der psychischen Homöostase und Selbstregulation eröffnen. Zukünftige Forschung sollte sich auf die systematische Untersuchung der Wirkung von Gaia-basierten Therapien auf die psychische Gesundheit konzentrieren und dabei sowohl qualitative als auch quantitative Methoden nutzen, um umfassende Erkenntnisse zu gewinnen.

Eine zentrale Forschungsfrage könnte sein, wie Gaia-basierte Ansätze zur Selbstregulation beitragen und welche Mechanismen dabei eine Rolle spielen. Empirische Studien könnten sich mit der Frage befassen, wie die Rückkopplungsmechanismen, die in der Gaia-Theorie zentral sind, auf psychologische Prozesse angewendet werden können, um die emotionale und kognitive Stabilität zu fördern. Ein möglicher Forschungsansatz wäre die Untersuchung der Effekte naturbasierter Therapien, wie Waldbaden oder Ökotherapie, auf psychische Störungen wie Depressionen, Angststörungen oder posttraumatische Belastungsstörungen.

Die Forschung könnte zudem darauf abzielen, die spezifischen Faktoren zu identifizieren, die naturbasierte Interventionen besonders wirksam machen. Hier könnten Studien etwa die Auswirkungen von verschiedenen Arten natürlicher Umgebungen auf das Stressniveau, die Emotionsregulation und die kognitive Funktion untersuchen. Welche Eigenschaften von Naturerfahrungen fördern die psychische Gesundheit am effektivsten? Wie beeinflusst die Art der Naturumgebung – zum Beispiel Wald, Strand oder Berglandschaft – die Selbstregulation und das Wohlbefinden? Solche differenzierten Studien könnten dazu beitragen, die spezifischen Mechanismen zu verstehen, durch die die Natur zur psychischen Heilung beiträgt.

Ein weiteres relevantes Forschungsfeld ist die Untersuchung der langfristigen Wirkung von Gaia-basierten Therapien. Während viele Studien sich bisher auf kurzfristige Effekte konzentriert haben, wäre es wertvoll, Langzeitstudien durchzuführen, die die nachhaltigen Auswirkungen solcher Interventionen auf die psychische Gesundheit und die Resilienz untersuchen. Diese Studien könnten

Einblicke in die Nachhaltigkeit der Effekte von naturbasierten Therapien geben und dazu beitragen, evidenzbasierte Leitlinien für die Integration dieser Ansätze in die psychologische Praxis zu entwickeln.

Darüber hinaus könnten zukünftige Forschungen auch interdisziplinäre Ansätze verfolgen, um die Gaia-Theorie in verschiedenen Kontexten zu testen. Beispielsweise könnte die Umweltpsychologie in Zusammenarbeit mit der Neuropsychologie und der Psychoneuroimmunologie untersuchen, wie sich der Aufenthalt in der Natur auf neurobiologische Prozesse auswirkt, die mit der Stressbewältigung und der Resilienz verbunden sind. Solche Studien könnten biophysiologische Marker wie den Cortisolspiegel, die Herzfrequenzvariabilität oder neuronale Aktivitätsmuster messen, um die Mechanismen der naturbasierten Heilung auf einer tieferen Ebene zu verstehen.

Ein weiterer spannender Ansatz in der Forschung könnte die Kombination von Gaia-basierten Prinzipien mit digitalen Technologien sein. Virtuelle Naturerfahrungen, die mithilfe von Virtual Reality (VR) simuliert werden, könnten als potenzielles Instrument zur Förderung der psychischen Gesundheit untersucht werden. Erste Studien haben gezeigt, dass virtuelle Naturerfahrungen ähnlich positive Effekte auf das Wohlbefinden haben können wie reale Naturerfahrungen. Diese Technologien könnten in der psychotherapeutischen Praxis genutzt werden, um Patienten Zugang zu naturbasierten Interventionen zu ermöglichen, selbst wenn sie in urbanen oder naturfernen Umgebungen leben.

Die Forschung könnte sich auch darauf konzentrieren, wie Gaia-basierte Ansätze in spezifische psychologische Therapien integriert werden können. Welche Elemente naturbasierter Selbstheilung können am effektivsten in kognitive Verhaltenstherapien, achtsamkeitsbasierte Ansätze oder tiefenpsychologische Interventionen integriert werden? Empirische Studien könnten diese Fragen beantworten und dabei die Effektivität kombinierter Ansätze untersuchen, die sowohl psychologische als auch ökologische Komponenten berücksichtigen.

Schließlich könnten zukünftige Forschungsperspektiven auch darauf abzielen, die psychologischen Auswirkungen von ökologischen Krisen zu untersuchen und zu verstehen, wie Gaia-basierte Therapien zur Bewältigung von Umweltängsten beitragen können. Angesichts des zunehmenden Bewusstseins für die Bedrohungen durch den Klimawandel und die Umweltzerstörung wächst das Interesse an der Erforschung von „Klimaangst" und anderen umweltbedingten psychischen Belastungen. Hier könnten Gaia-basierte Ansätze eine wichtige Rolle spielen, indem sie helfen, das Bewusstsein für die Verbindung zwischen Mensch und Natur zu stärken und gleichzeitig psychologische Strategien zur Bewältigung dieser Ängste zu entwickeln.

Kapitel 3

Gaia und die Natur des Menschen: Ökologische Psychologie

I. Die Verbindung zwischen Mensch und Natur

a) Psychologische Auswirkungen der Naturverbundenheit

Die psychologische Verbindung zur Natur ist eine fundamentale Komponente des menschlichen Wohlbefindens. Diese enge Beziehung zur natürlichen Umwelt, auch als Naturverbundenheit bezeichnet, beeinflusst nicht nur emotionale Zustände, sondern auch die allgemeine psychische Gesundheit. Forschungsergebnisse legen nahe, dass Personen, die eine starke Verbindung zur Natur verspüren, seltener unter Stresssymptomen leiden und ein höheres Maß an Lebenszufriedenheit berichten. Dieses Phänomen wird durch zahlreiche empirische Studien unterstützt, die den positiven Einfluss von Naturerfahrungen auf das mentale Wohlbefinden belegen.

Naturverbundenheit bezieht sich auf das Gefühl der Zugehörigkeit zur natürlichen Welt und das Bewusstsein, Teil eines größeren ökologischen Systems zu sein. Diese Verbundenheit hat nachweislich tiefgreifende Auswirkungen auf das psychische Gleichgewicht. Menschen, die diese Verbindung aktiv erleben, zeigen eine höhere Resilienz gegenüber alltäglichen Belastungen und sind besser in der Lage, emotionalen Stress zu bewältigen. Diese Fähigkeit zur emotionalen Regulierung kann als eine Form der psychischen Homöostase betrachtet werden, bei der der Kontakt zur Natur als stabilisierendes Element fungiert.

Eine wegweisende Studie von Mayer und Frantz im Jahr 2004 untersuchte den Zusammenhang zwischen Naturverbundenheit und psychischem Wohlbefinden. Die Ergebnisse zeigten, dass Personen, die sich stark mit der Natur verbunden fühlten, eine bessere psychische Gesundheit aufwiesen und seltener von negativen emotionalen Zuständen wie Angst oder Depression betroffen waren. Diese Ergebnisse verdeutlichen die zentrale Rolle, die die Natur für das emotionale und kognitive Gleichgewicht spielt.

Naturverbundenheit beeinflusst das Wohlbefinden auf mehreren Ebenen. Sie wirkt beruhigend auf das Nervensystem und kann dazu beitragen, physiologische Stressreaktionen zu reduzieren. Die Forschung zeigt, dass Aufenthalte in der Natur den Cortisolspiegel, ein wichtiger Marker für Stress, senken und die Aktivität des parasympathischen Nervensystems fördern, das für Entspannung und Regeneration verantwortlich ist. Diese physiologischen Prozesse tragen zur Wiederherstellung der psychischen Homöostase bei und stärken die Fähigkeit zur Stressbewältigung.

Auf kognitiver Ebene hat die Verbindung zur Natur ebenfalls positive Auswirkungen. Die „Attention Restoration Theory", entwickelt von Rachel und Stephen Kaplan, legt nahe, dass natürliche Umgebungen die kognitive Ermüdung verringern und die Aufmerksamkeitsressourcen wiederherstellen können. Diese Theorie basiert auf der Annahme, dass die natürliche Umgebung den Geist auf eine beruhigende Weise anspricht, die es ermöglicht, sich von mentaler Erschöpfung zu erholen. Menschen, die regelmäßig Zeit in der Natur verbringen, profitieren daher von einer verbesserten kognitiven Funktion und einer erhöhten Konzentrationsfähigkeit.

Auch auf emotionaler Ebene wirkt sich die Naturverbundenheit positiv aus. Menschen, die eine starke Verbindung zur Natur verspüren, berichten häufiger von positiven emotionalen Zuständen wie Freude, Zufriedenheit und Dankbarkeit. Diese Emotionen tragen zur psychischen Gesundheit bei, indem sie das emotionale Wohlbefinden fördern und helfen, negative Emotionen zu regulieren. Naturbasierte Interventionen, die darauf abzielen, die Naturverbundenheit zu stärken, können daher eine effektive Methode sein, um psychische Störungen zu behandeln und das allgemeine Wohlbefinden zu verbessern.

Die Bedeutung der Naturverbundenheit zeigt sich auch in der therapeutischen Praxis. Naturbasierte Therapien, wie die Ökotherapie, nutzen die heilende Kraft der Natur, um das emotionale und psychische Gleichgewicht wiederherzustellen. Patienten, die an solchen Therapien teilnehmen, berichten oft von einer tiefen emotionalen Heilung und einer gestärkten Verbindung zu ihrer Umwelt. Diese Effekte lassen sich durch die in der Gaia-Theorie beschriebenen Rückkopplungsmechanismen erklären, die das Gleichgewicht in natürlichen Systemen wiederherstellen und stabilisieren.

b) Evolutionäre Grundlagen der Naturbeziehung

Die evolutionären Grundlagen der Naturbeziehung sind tief in der Geschichte des Homo sapiens verwurzelt und prägen noch heute das menschliche Verhalten und Erleben. Seit den frühesten Phasen der menschlichen Evolution war die Natur der zentrale Lebensraum, in dem der Mensch Schutz, Nahrung und die Grundlage für sein Überleben fand. In den Savannen Afrikas, in Wäldern, entlang von Flüssen und Küsten entwickelten sich unsere Vorfahren in engem Kontakt mit natürlichen Umgebungen, was tiefgreifende psychologische und physiologische Spuren hinterließ.

Die Natur war nicht nur Lebensraum, sondern auch eine Quelle von Herausforderungen, die die Anpassungsmechanismen des menschlichen Körpers und Geistes formten. Die Fähigkeit, in der Natur zu überleben, erforderte scharfe Sinne, kognitive Flexibilität und soziale Kooperation. Diese Herausforderungen haben das menschliche Gehirn in besonderer Weise geprägt. Die Bindung an die Natur war nicht nur eine Frage des Überlebens, sondern wurde in der Evolution zu einem emotionalen und psychologischen Bedürfnis.

Edward O. Wilson prägte 1984 das Konzept der Biophilie, das besagt, dass Menschen eine angeborene Affinität zur Natur haben. Diese Hypothese stützt sich auf die Annahme, dass die evolutionäre Entwicklung des Menschen in enger Verbindung mit der natürlichen Welt stattgefunden hat und diese Verbindung weiterhin ein grundlegendes menschliches Bedürfnis darstellt. Die Biophilie-Theorie schlägt vor, dass Menschen instinktiv auf natürliche Umgebungen reagieren, weil diese in der Evolution als lebenswichtige Elemente erkannt wurden. Die Vorliebe für bestimmte Landschaftstypen, wie offene Graslandschaften mit vereinzelten Bäumen, wird als ein Erbe der Savannenzeit interpretiert, wo diese Umgebungen optimale Bedingungen für das Überleben boten.

Natürliche Umgebungen wirken daher oft beruhigend und heilend auf den Menschen. Diese Wirkung lässt sich nicht nur durch psychologische Mechanismen erklären, sondern hat auch eine neurobiologische Grundlage. Die Exposition gegenüber Natur reduziert nachweislich die Aktivität des Sympathikus, der für die Stressreaktion verantwortlich ist, und aktiviert gleichzeitig den Parasympathikus, der für Entspannung und Regeneration zuständig ist. Dieser Einfluss der Natur auf das autonome Nervensystem zeigt sich in messbaren physiologischen Veränderungen, wie einer Reduktion des Cortisolspiegels, einer Senkung der Herzfrequenz und einer Verbesserung der Herzfrequenzvariabilität. Diese biologischen Reaktionen verdeutlichen die tief verwurzelte Verbindung zwischen Mensch und Natur, die in Millionen Jahren der Evolution geformt wurde.

Darüber hinaus haben natürliche Umgebungen auch positive Auswirkungen auf die kognitive Funktion. Studien zeigen, dass der Aufenthalt in der Natur die kognitive Ermüdung reduziert und die Fähigkeit zur Problemlösung und kreativen Denken verbessert. Dies könnte auf die evolutionäre Notwendigkeit zurückzuführen sein, in der Natur ständig aufmerksam zu sein und komplexe Entscheidungen zu treffen, die das Überleben sichern. Die Fähigkeit, in der Natur Gefahren zu erkennen, Nahrung zu finden und soziale Interaktionen zu navigieren, könnte zu der Entwicklung von kognitiven Fähigkeiten geführt haben, die heute noch in natürlichen Umgebungen aktiviert werden.

Die emotionale und psychologische Bindung zur Natur spielt eine zentrale Rolle im menschlichen Wohlbefinden. Diese Bindung kann als eine Form der evolutionären Anpassung verstanden werden, die dazu beiträgt, das emotionale Gleichgewicht und die psychische Homöostase aufrechtzuerhalten. Die Natur bietet nicht nur physische Ressourcen, sondern auch psychologische Ressourcen, die dem Menschen helfen, mit Stress umzugehen und das emotionale Gleichgewicht wiederherzustellen.

Darüber hinaus fördert die Naturverbundenheit prosoziales Verhalten und soziale Kohäsion, die ebenfalls evolutionäre Wurzeln haben. In frühen menschlichen Gesellschaften waren Kooperation und gegenseitige Unterstützung überlebenswichtig. Die Natur diente als gemeinsamer Raum, der die sozialen Bindungen stärkte und die Gemeinschaften zusammenhielt. Diese Verbindung zur Natur fördert auch heute noch das Gefühl der Zugehörigkeit zu einer größeren Gemeinschaft und unterstützt das soziale Wohlbefinden.

Die evolutionären Grundlagen der Naturbeziehung bieten ein tiefes Verständnis dafür, warum der Mensch so stark von natürlichen Umgebungen beeinflusst wird. Diese biologisch verankerte Beziehung zur Natur erklärt, warum Naturerfahrungen oft als beruhigend, heilend und erholsam empfunden werden und warum sie eine zentrale Ressource für das psychische Wohlbefinden darstellen. In der modernen Welt, in der Menschen zunehmend von natürlichen Umgebungen entfremdet werden, gewinnt das Verständnis dieser evolutionären Grundlagen an Bedeutung. Die Rückbesinnung auf die Natur und die Stärkung der Naturverbundenheit können eine wertvolle Strategie sein, um psychische Gesundheit zu fördern und die Herausforderungen einer immer komplexer werdenden Umwelt zu bewältigen.

c) Biophilie und ökologische Psychologie

Das Konzept der Biophilie, eingeführt durch Edward O. Wilson im Jahr 1984, beschreibt die angeborene Affinität des Menschen zur Natur und zu lebenden Systemen. Diese tief verwurzelte Verbindung zu natürlichen Umgebungen hat weitreichende Implikationen für das Verständnis des menschlichen Verhaltens, Denkens und Fühlens. Biophilie ist nicht nur eine ästhetische oder spirituelle Präferenz, sondern wird als evolutionär verankerte Neigung betrachtet, die mit den Grundbedürfnissen des Menschen nach Wohlbefinden und Überleben zusammenhängt. Die ökologischen und psychologischen Prozesse, die durch die Interaktion mit der Natur beeinflusst werden, bilden den Kern der ökologischen Psychologie.

Die ökologische Psychologie, ursprünglich von James J. Gibson entwickelt, geht davon aus, dass das Verhalten von Menschen nicht isoliert betrachtet werden kann, sondern stets in Wechselwirkung mit der Umgebung steht. Diese Disziplin betrachtet den Menschen als eingebettetes Wesen in einem dynamischen System, in dem natürliche und gebaute Umwelten eine bedeutende Rolle spielen. Durch diese Linse betrachtet, stellt die Biophilie nicht nur eine ästhetische oder emotionale Vorliebe dar, sondern wird zu einer essenziellen Komponente der menschlichen Existenz, die das Verhalten, die Kognition und die affektiven Zustände prägt.

Wilson's Biophilie-Hypothese legt nahe, dass die menschliche Evolution in engem Zusammenhang mit der natürlichen Welt stattgefunden hat und dass diese Verbindung im modernen Leben weiterhin von entscheidender Bedeutung ist. Der Verlust dieser Verbindung durch Urbanisierung, Technologisierung und die zunehmende Entfremdung von natürlichen Umgebungen kann zu psychischen und physischen Belastungen führen. Die ökologische Psychologie untersucht daher, wie die Wiederherstellung dieser Beziehung das Wohlbefinden verbessern kann.

Ein zentraler Beitrag zu diesem Forschungsfeld stammt von Rachel und Stephen Kaplan, deren Aufmerksamkeitsrestorationstheorie (ART) einen bedeutsamen Einfluss auf das Verständnis der regenerativen Wirkung der Natur hatte. Laut dieser Theorie unterscheidet sich die Aufmerksamkeit des Menschen in zwei Haupttypen: gerichtete Aufmerksamkeit, die willentliche kognitive Kontrolle erfordert und anfällig für Ermüdung ist, und nichtgerichtete, oder spontane Aufmerksamkeit, die weniger Anstrengung erfordert und in der Natur besonders angesprochen wird. In natürlichen Umgebungen, in denen die Umgebung als "sanft faszinierend" beschrieben wird, wird die kognitive Ermüdung reduziert, da die Umgebung nicht überfordernd ist, sondern gleichzeitig das Interesse aufrechterhält. Diese mentale Erholung kann die kognitive Leistungsfähigkeit und das emotionale Wohlbefinden wiederherstellen, wie zahlreiche Studien belegen.

Die Kaplans argumentieren, dass die moderne Umwelt, insbesondere urbane Gebiete mit ihrer sensorischen Überstimulation und den hohen Anforderungen an die gerichtete Aufmerksamkeit, die mentale Ermüdung fördern kann. Natur hingegen bietet eine „Flucht" aus dieser überfordernden Umgebung und erlaubt dem Gehirn, sich zu erholen. Ihre empirischen Untersuchungen zeigen, dass Menschen, die regelmäßig Zeit in der Natur verbringen, nicht nur über weniger Stress und verbesserte Stimmung berichten, sondern auch über eine höhere Konzentrationsfähigkeit und eine bessere Leistung in kognitiv anspruchsvollen Aufgaben. Diese Erkenntnisse verdeutlichen die Relevanz natürlicher Umgebungen für die Aufrechterhaltung der psychischen Gesundheit und des Wohlbefindens.

Die ökologisch-psychologische Forschung zeigt weiterhin, dass die positive Wirkung der Natur nicht nur auf den Einzelnen beschränkt ist, sondern auch das soziale Verhalten beeinflusst. Die Präsenz von natürlichen Elementen in urbanen Räumen, wie Parks oder Grünflächen, fördert soziale Interaktionen und Gemeinschaftsbildung. Dies wird teilweise durch die reduzierte Stresswahrnehmung in natürlichen Umgebungen erklärt, die wiederum zu einem höheren Maß an Offenheit und sozialer Verbundenheit führt. In diesem Sinne tragen natürliche Umgebungen nicht nur zur individuellen Erholung bei, sondern fördern auch das soziale Wohlbefinden und die kollektive Resilienz.

Der Einfluss der Biophilie auf das Wohlbefinden und die psychische Gesundheit wird auch durch neuere neuropsychologische Studien unterstützt. Diese Forschung zeigt, dass der Kontakt mit der Natur zu positiven Veränderungen in der Hirnaktivität führt, insbesondere in Bereichen, die mit Stressverarbeitung und emotionaler Regulation verbunden sind. Zum Beispiel wurde nachgewiesen, dass der Aufenthalt in natürlichen Umgebungen die Aktivität des präfrontalen Kortex reduziert, einer Hirnregion, die mit ruminativen Gedanken und der Verarbeitung von negativen Emotionen in Verbindung steht. Diese neurobiologischen Erkenntnisse liefern weitere Beweise für die Theorie, dass die Natur eine essenzielle Rolle bei der Reduktion von Stress und der Förderung von psychischem Wohlbefinden spielt.

Neben den kognitiven und affektiven Auswirkungen der Natur auf den Menschen rückt die ökologische Psychologie auch die Bedeutung der Umweltethik in den Vordergrund. Die Biophilie-Hypothese legt nahe, dass der Mensch eine moralische Verpflichtung hat, die Natur zu schützen und zu erhalten, da diese Beziehung tief in unserem evolutionären Erbe verwurzelt ist und unser Überleben und Wohlbefinden direkt beeinflusst. Aus dieser Perspektive ist der Schutz der natürlichen Umwelt nicht nur eine ökologische oder politische Herausforderung, sondern auch eine psychologische Notwendigkeit. Der Verlust von Biodiversität und natürlichen Lebensräumen kann nicht nur ökologische, sondern auch psychische Krisen hervorrufen, indem die tief verwurzelte Verbindung des Menschen zur Natur unterbrochen wird.

Schließlich kann das Konzept der Biophilie auch als Grundlage für therapeutische Ansätze betrachtet werden, wie zum Beispiel die Naturtherapie oder das Waldbaden (Shinrin-Yoku), das in Japan und zunehmend auch im Westen praktiziert wird. Diese Therapien zielen darauf ab, den Kontakt mit der Natur gezielt zur Verbesserung der psychischen Gesundheit einzusetzen. Klinische Studien zeigen, dass diese naturbasierten Interventionen effektiv zur Behandlung von Angstzuständen, Depressionen und stressbedingten Erkrankungen eingesetzt werden können. Die therapeutische Wirkung der Natur lässt sich auf die multisensorische Erfahrung zurückführen, die nicht nur das visuelle System, sondern auch das auditive, olfaktorische und taktile System stimuliert, wodurch eine ganzheitliche Entspannung und Erholung gefördert wird.

d) Natur als Heiler

Die heilende Wirkung der Natur als therapeutisches Element in der Medizin und Psychologie hat sich über Jahrhunderte hinweg bewährt und wird zunehmend auch durch moderne Forschung untermauert. Naturheilmittel und die Rückbesinnung auf natürliche Umgebungen spielen eine zentrale Rolle in der Geschichte der Heilkunst. Dabei ist die Einbeziehung der natürlichen Umgebung in den Genesungsprozess keine neuartige Idee, sondern findet sich bereits in alten Kulturen, etwa bei den Griechen und Römern, die die Natur in ihre Heilmethoden integrierten. In der heutigen Zeit hat die Forschung im Bereich der Umweltheilkunde und der Psychoneuroimmunologie (PNI) wesentliche Fortschritte gemacht, indem sie den Zusammenhang zwischen der Natur und der menschlichen Gesundheit tiefergehend beleuchtet.

Die Relevanz der Natur für das psychische und physische Wohlbefinden kann unter verschiedenen theoretischen Ansätzen betrachtet werden. Der Biophilia-Hypothese, die von Edward O. Wilson in den 1980er Jahren formuliert wurde, liegt die Annahme zugrunde, dass Menschen eine angeborene Affinität zur Natur haben, was tief in der Evolution verankert ist. Diese Hypothese unterstützt die Vorstellung, dass der Kontakt mit der Natur essenziell für das menschliche Überleben und Wohlbefinden ist. Wilson postulierte, dass Menschen durch den Kontakt mit natürlichen Umgebungen eine Art von mentaler und emotionaler Stabilität erfahren, die in modernen, urbanisierten Lebensräumen häufig fehlt.

Die Effekte der Natur auf die menschliche Gesundheit sind umfassend und umfassen sowohl physiologische als auch psychologische Dimensionen. Zahlreiche empirische Studien belegen die positiven Auswirkungen des Naturerlebens auf den Hormonhaushalt, insbesondere auf das Stresshormon Cortisol. Chronisch erhöhte Cortisolspiegel sind mit verschiedenen Erkrankungen assoziiert, darunter Herz-Kreislauf-Erkrankungen, Immunschwächen und psychische Störungen wie Depression und Angstzustände. Untersuchungen zeigen, dass der Aufenthalt in der Natur zu einer signifikanten Reduktion des Cortisolspiegels führt, was eine unmittelbare stressreduzierende Wirkung hat. Neben der Reduktion von Stress wirkt die Natur auch regulierend auf den Sympathikus, das für die "Fight-or-Flight"-Reaktion zuständige Nervensystem, und fördert die Aktivierung des Parasympathikus, der für Entspannung und Regeneration verantwortlich ist.

Der Einfluss der Natur auf das emotionale Wohlbefinden ist ebenso bedeutend. Menschen, die regelmäßig Zeit in natürlichen Umgebungen verbringen, berichten von einem höheren Maß an Zufriedenheit, emotionaler Ausgeglichenheit und einer geringeren Anfälligkeit für depressive Verstimmungen. Diese Befunde sind insbesondere vor dem Hintergrund der rasant zunehmenden Urbanisierung von Bedeutung, da städtische Umgebungen oft als stressfördernd und psychisch belastend erlebt werden. In städtischen Räumen fehlt häufig die natürliche Vielfalt an Sinnesreizen, die in der Natur vorhanden ist, wie das Rauschen von Blättern, das Zwitschern von Vögeln oder der Duft von Pflanzen. Diese sensorische Deprivation kann auf lange Sicht zu einer erhöhten Sensibilität gegenüber Reizen und einem erhöhten Stresslevel führen.

Die Studie von Roger Ulrich aus dem Jahr 1984, die als wegweisend für die Umweltpsychologie gilt, zeigte eindrucksvoll, wie die physische Umgebung den Genesungsprozess beeinflussen kann. Ulrichs Untersuchung fand heraus, dass Patienten, die nach einer Operation aus ihrem Krankenzimmer einen Blick auf natürliche Landschaften hatten, im Vergleich zu Patienten mit Blick auf eine Ziegelwand signifikant schneller genasen und weniger Schmerzmittel benötigten. Dieses Ergebnis stützt die Annahme, dass der visuelle Kontakt mit der Natur heilungsfördernd wirkt. Dies lässt sich durch den Begriff der "restorativen Umwelt" erklären, der von Rachel und Stephen Kaplan geprägt wurde. Sie postulieren, dass natürliche Umgebungen eine besondere Eigenschaft besitzen, die es dem Menschen ermöglicht, sich mental zu regenerieren und wiederherzustellen. Diese Erholungseffekte der Natur stehen in Kontrast zur Reizüberflutung, die in urbanen Umgebungen häufig erlebt wird.

Weiterhin wird der Aufenthalt in der Natur auch in der Therapie von psychischen Erkrankungen, insbesondere in der Behandlung von posttraumatischen Belastungsstörungen (PTBS), Depressionen und Angststörungen, erfolgreich eingesetzt. Die sogenannte Ökotherapie oder Naturtherapie integriert die Natur als elementaren Bestandteil der Behandlung und ermöglicht es den Betroffenen, durch den Kontakt mit der Umwelt einen neuen Zugang zu ihren Emotionen und Gedanken zu finden. Dabei spielt der ganzheitliche Ansatz eine zentrale Rolle: Der Mensch wird als Teil der Natur wahrgenommen, und durch die Rückkehr in diese ursprüngliche Umgebung können Heilungsprozesse auf einer tiefen psychischen Ebene aktiviert werden.

Zusätzlich ist der Begriff der „Naturdefizit-Störung", der von Richard Louv geprägt wurde, von Relevanz. Louv beschreibt, wie insbesondere Kinder, die in urbanen Räumen aufwachsen und nur begrenzten Zugang zur Natur haben, anfälliger für Verhaltensauffälligkeiten, Konzentrationsprobleme und emotionale Instabilitäten sind. Diese Störung, die keine offizielle Diagnose im medizinischen Sinne darstellt, verdeutlicht jedoch die Notwendigkeit, den Kontakt zur Natur als essenziellen Bestandteil der psychischen und physischen Entwicklung von Menschen zu betrachten. Louvs Arbeit sensibilisiert für die Bedeutung von Naturerfahrungen im Kindesalter und stellt eine Verbindung zu Phänomenen wie dem Aufmerksamkeitsdefizit-Hyperaktivitätssyndrom (ADHS) her.

Des Weiteren ist auch die Forschung im Bereich der Psychoneuroimmunologie von Bedeutung, die aufzeigt, wie Naturerfahrungen das Immunsystem stärken können. Untersuchungen zeigen, dass der Aufenthalt in Waldgebieten, insbesondere das sogenannte „Waldbaden" (Shinrin-Yoku), positive Effekte auf die Immunabwehr hat, etwa durch die Erhöhung der natürlichen Killerzellen, die eine wichtige Rolle bei der Bekämpfung von Viren und Tumorzellen spielen. Diese Effekte werden unter anderem auf die Phytonzide, sekundäre Pflanzenstoffe, zurückgeführt, die von Bäumen abgegeben werden und das Immunsystem des Menschen aktivieren.

Die Bedeutung der Natur als Heiler lässt sich auch aus neurobiologischer Perspektive betrachten. Der Anblick von natürlichen Landschaften stimuliert das Belohnungssystem im Gehirn, insbesondere den Nucleus accumbens, was zu positiven emotionalen Zuständen führt. Die Aktivierung dieses Systems steht in engem Zusammenhang mit der Ausschüttung von Neurotransmittern wie Dopamin und Serotonin, die maßgeblich für das Gefühl von Freude und Wohlbefinden verantwortlich sind. Diese neurobiologischen Prozesse erklären, warum der Kontakt mit der Natur häufig als erfrischend und belebend empfunden wird und warum Menschen nach Aufenthalten in natürlichen Umgebungen oft von einer gesteigerten Lebensqualität berichten.

In der Praxis hat diese Erkenntnis weitreichende Implikationen für die Gestaltung von Lebensräumen und die therapeutische Arbeit. Insbesondere in der Architektur und Stadtplanung wird zunehmend auf die Integration von Grünflächen und natürlichen Elementen in urbanen Räumen geachtet, um das Wohlbefinden der Bewohner zu fördern. In der klinischen Praxis wird die Natur immer mehr als komplementäres Mittel zur Förderung von Heilungsprozessen eingesetzt, sei es durch die Gestaltung von Heilgärten in Krankenhäusern oder durch therapeutische Naturwanderungen.

e) Umweltpsychologie und Wohlbefinden

Die Umweltpsychologie, ein interdisziplinäres Forschungsfeld, untersucht die komplexe Wechselwirkung zwischen dem Menschen und seiner physischen Umgebung. Sie befasst sich mit der Frage, wie verschiedene Umwelteinflüsse auf das Verhalten, die Kognition und das emotionale Wohlbefinden des Menschen wirken. Insbesondere wird untersucht, inwiefern natürliche und gebaute Umgebungen Stresslevel, mentale Gesundheit und die allgemeine Lebensqualität beeinflussen. Die Bedeutung dieses Forschungsbereichs ist in den letzten Jahrzehnten gestiegen, da moderne Lebensstile häufig mit reduzierter Naturverbundenheit und zunehmender Urbanisierung einhergehen, was potenziell negative Auswirkungen auf das psychische und physische Wohlbefinden haben kann.

Natürliche Umgebungen, wie Wälder, Parks, Gewässer und Grünflächen, haben in der umweltpsychologischen Forschung besondere Aufmerksamkeit erlangt. Zahlreiche Studien haben gezeigt, dass der Aufenthalt in der Natur nicht nur kurzfristige Effekte, wie eine Reduktion von Stress und Angst, mit sich bringt, sondern auch langfristig positive Auswirkungen auf die psychische Gesundheit hat. Gifford und Nilsson (2014) haben in ihrer Untersuchung verdeutlicht, dass regelmäßiger Kontakt mit der Natur nicht nur das Wohlbefinden steigert, sondern auch zur Stabilisierung der psychischen Gesundheit beiträgt. Diese Effekte sind sowohl physiologischer als auch psychologischer Natur: Natürliche Umgebungen fördern die Reduktion von Cortisol, dem Stresshormon, und unterstützen zugleich die emotionale Regulation und die Resilienz gegenüber Alltagsbelastungen.

Die Forschung im Bereich der Umweltpsychologie geht jedoch über die Betrachtung natürlicher Umgebungen hinaus und untersucht auch, wie urbane Räume gestaltet werden müssen, um das Wohlbefinden der Bewohner zu fördern. Der Mangel an Grünflächen, Lärm, Luftverschmutzung und dicht besiedelte Wohngebiete sind bekannte Stressoren, die zu einer Verschlechterung der Lebensqualität führen können. Gleichzeitig zeigt sich, dass durch eine durchdachte Stadtplanung und den gezielten Einsatz von Natur in urbanen Umgebungen – beispielsweise durch Stadtparks, begrünte Dächer oder vertikale Gärten – diese negativen Effekte gemildert werden können. Solche Interventionen sind nicht nur wichtig für die psychische Gesundheit, sondern tragen auch zur physischen Gesundheit bei, indem sie die Luftqualität verbessern und Möglichkeiten zur körperlichen Betätigung im Freien bieten.

Ein weiteres wichtiges Konzept in der Umweltpsychologie ist das der „biophilen Hypothese". Diese Theorie, entwickelt von Edward O. Wilson, postuliert, dass der Mensch eine angeborene Affinität zur Natur hat und dass das Wohlbefinden steigt, wenn er in Kontakt mit natürlichen Umgebungen tritt. Diese Verbindung zur Natur hat evolutionäre Wurzeln, da der Mensch über Jahrtausende in natürlichen Umgebungen lebte, bevor er in urbanen Strukturen sesshaft wurde. Diese Hypothese wird durch zahlreiche Studien gestützt, die zeigen, dass Menschen, die regelmäßig Zugang zu natürlichen Umgebungen haben, weniger anfällig für Depressionen, Angststörungen und andere psychische Belastungen sind.

In Bezug auf die neuropsychologischen Effekte von Naturerfahrungen weisen Untersuchungen darauf hin, dass der Aufenthalt in der Natur die Aktivität des präfrontalen Kortex, der für das Planen und Entscheiden zuständig ist, positiv beeinflussen kann. Zudem wurde nachgewiesen, dass die Natur die sogenannte „Directed Attention" fördert, eine Form der Aufmerksamkeit, die willentlich auf spezifische Stimuli gelenkt wird. Diese Fähigkeit wird im urbanen Umfeld oft überlastet, was zu mentaler Ermüdung führt. Naturerfahrungen bieten hier eine Art mentales „Reset", indem sie die kognitive Belastung reduzieren und Raum für Erholung bieten.

Der Einfluss der Umwelt auf das Wohlbefinden wird auch in anderen psychologischen Theorien aufgegriffen. Die „Attention Restoration Theory" (ART), entwickelt von Stephen Kaplan und Rachel Kaplan, besagt, dass natürliche Umgebungen eine wichtige Ressource zur Wiederherstellung der mentalen Erschöpfung darstellen. Die Theorie unterscheidet zwischen „gerichteter Aufmerksamkeit", die im Alltag beansprucht wird, und „nichtgerichteter Aufmerksamkeit", die in natürlichen Umgebungen aktiviert wird und dem Gehirn die Möglichkeit zur Regeneration gibt. ART erklärt somit, warum der Aufenthalt in der Natur so erholsam sein kann und wie er zur Verbesserung der kognitiven Funktionen beiträgt.

Neben den kognitiven und emotionalen Effekten ist auch der soziale Aspekt von Umwelteinflüssen auf das Wohlbefinden von Bedeutung. Gemeinschaftlich genutzte Grünflächen und Parks können soziale Interaktionen fördern, was wiederum das Gefühl der sozialen Eingebundenheit und des Zusammenhalts in der Gemeinschaft stärkt. Diese sozialen Beziehungen sind ein wichtiger Schutzfaktor für die psychische Gesundheit, da sie das Gefühl von Unterstützung und Zugehörigkeit vermitteln, was in Stresssituationen als Puffer dienen kann.

Im Rahmen der klinischen Psychologie wird die umweltpsychologische Forschung zunehmend auch in der Therapie und Prävention psychischer Erkrankungen integriert. Naturbasierte Interventionen, wie die „Ecotherapy" oder „Wilderness Therapy", nutzen den positiven Einfluss natürlicher Umgebungen gezielt zur Behandlung von Stress, Depressionen und Angststörungen. Diese Therapieformen basieren auf der Idee, dass die Interaktion mit der Natur heilende und beruhigende Wirkungen entfalten kann, die in Kombination mit traditionellen psychotherapeutischen Methoden besonders effektiv sein können.

Ein weiterer Aspekt der Umweltpsychologie betrifft die Wahrnehmung und Nutzung von Raum, insbesondere im Zusammenhang mit der persönlichen und kollektiven Identität. Die „Place Attachment Theory" beschreibt, wie Menschen emotionale Bindungen zu spezifischen Orten entwickeln und wie diese Bindungen das Wohlbefinden beeinflussen. Die Qualität der Umwelt und die damit verbundene Wahrnehmung von Sicherheit, Komfort und Ästhetik spielen eine zentrale Rolle bei der Entstehung solcher Bindungen. Positive Umweltbedingungen können das Gefühl von Heimat und Identität stärken, während negative Umgebungen zu einem Gefühl von Entfremdung und Unbehagen führen können.

II. Naturverbundenheit und psychische Gesundheit

a) Therapeutische Effekte der Natur

Die therapeutischen Effekte der Natur sind in der medizinischen und psychologischen Forschung seit Jahrzehnten von großem Interesse. Der Aufenthalt in der Natur bietet eine Vielzahl von positiven Einflüssen auf das psychische und physische Wohlbefinden, was sich nicht nur auf die Prävention, sondern auch auf die Behandlung von psychischen Erkrankungen auswirkt. Die Mechanismen, die diesen Effekten zugrunde liegen, lassen sich durch neurobiologische, kognitive und verhaltenspsychologische Theorien erklären.

Regelmäßige Naturerfahrungen können nachweislich das Risiko für psychische Erkrankungen wie Depressionen, Angststörungen und Stressstörungen verringern. Die therapeutische Wirkung von Naturumgebungen basiert auf verschiedenen Faktoren, wie der Reduktion von Stresshormonen, der Förderung positiver Emotionen und der Erholung kognitiver Ressourcen. Untersuchungen belegen, dass die Natur einen beruhigenden Einfluss auf das zentrale Nervensystem hat und die Ausschüttung von Cortisol, dem primären Stresshormon, signifikant reduziert. Diese physiologischen Effekte werden durch die sogenannte "Psycho-Neuro-Endokrino-Immunologie" unterstützt, die die Wechselwirkungen zwischen psychischen Zuständen, dem endokrinen System und dem Immunsystem untersucht. Das Zusammenspiel dieser Systeme ist entscheidend für die Aufrechterhaltung der Homöostase und das psychische Wohlbefinden.

In einer umfangreichen Meta-Analyse von Bowler und Kollegen wurde festgestellt, dass Personen, die sich regelmäßig in natürlichen Umgebungen aufhalten, signifikante Verbesserungen in ihrem psychischen Wohlbefinden erfahren. Diese Analyse umfasste eine Vielzahl von Studien, die die positiven Auswirkungen von Naturerfahrungen auf emotionale Zustände, kognitive Funktionen und die allgemeine Lebensqualität untersuchten. Die Ergebnisse dieser Studien belegen, dass der Kontakt zur Natur depressive Symptome lindern, das Angstniveau senken und das allgemeine psychische Gleichgewicht stabilisieren kann. Diese Effekte sind besonders relevant in der modernen Gesellschaft, in der viele Menschen durch hektische Lebensstile, hohe Arbeitsbelastung und zunehmende Urbanisierung gestresst und überlastet sind.

Das Konzept der "Naturtherapie", das oft auch als "Ökotherapie" bezeichnet wird, hat in den letzten Jahren immer mehr an Bedeutung gewonnen. Diese Therapieform nutzt die heilende Wirkung der Natur gezielt zur Behandlung von psychischen Störungen und emotionalen Dysbalancen. Verschiedene Ansätze der Naturtherapie, wie zum Beispiel "Wilderness Therapy", "Green Exercise" und "Horticultural Therapy", kombinieren naturbasierte Aktivitäten mit psychotherapeutischen Techniken, um das emotionale und kognitive Wohlbefinden zu fördern. Studien zeigen, dass die Teilnahme an solchen Programmen zu einer signifikanten Reduktion von Stress, Angst und Depression führt. Zudem wird die Resilienz gegenüber zukünftigen Stressoren gestärkt, was einen wichtigen Faktor in der langfristigen psychischen Gesundheit darstellt.

Der Mechanismus hinter der positiven Wirkung der Natur auf das psychische Wohlbefinden lässt sich auch durch die "Attention Restoration Theory" (ART) erklären. Diese Theorie, entwickelt von den Psychologen Stephen Kaplan und Rachel Kaplan, besagt, dass natürliche Umgebungen die erschöpfte Aufmerksamkeitskapazität des Gehirns wiederherstellen können. In urbanen und technologielastigen Umgebungen wird unsere Aufmerksamkeit ständig beansprucht, was zu kognitiver Ermüdung führt. Natürliche Umgebungen hingegen bieten eine Art "sanfte Faszination", die es dem Gehirn ermöglicht, sich zu erholen und neue Energie zu schöpfen. Dieser Prozess der kognitiven Regeneration trägt maßgeblich zur Verbesserung der psychischen Gesundheit bei.

Neben den kognitiven und emotionalen Vorteilen bietet die Natur auch wichtige soziale und physische Effekte, die zur Therapie psychischer Erkrankungen beitragen. Gemeinschaftliche Naturerfahrungen, wie Wanderungen oder Gartenarbeit, fördern soziale Interaktionen und den Aufbau von unterstützenden Netzwerken, die für das psychische Wohlbefinden unerlässlich sind. Soziale Isolation ist ein bekannter Risikofaktor für die Entwicklung von Depressionen und Angststörungen, und der Aufbau starker sozialer Bindungen kann einen signifikanten Schutzfaktor darstellen. Darüber hinaus fördert körperliche Aktivität in der Natur, wie beispielsweise das Wandern oder Laufen, nicht nur die physische Gesundheit, sondern trägt auch zur Freisetzung von Endorphinen bei, die als "Glückshormone" bekannt sind und stimmungsaufhellende Effekte haben.

Ein weiterer zentraler Aspekt der Naturtherapie ist ihre Wirksamkeit bei der Behandlung von posttraumatischen Belastungsstörungen (PTBS). Programme wie "Wilderness Therapy" oder "Outdoor Behavioral Health Care" (OBH) haben sich als besonders effektiv in der Behandlung von PTBS erwiesen, insbesondere bei Veteranen und Überlebenden traumatischer Ereignisse. In diesen Programmen werden intensive Naturerfahrungen genutzt, um traumatische Erinnerungen zu verarbeiten, emotionale Belastungen zu mindern und eine neue Perspektive auf das eigene Leben zu entwickeln. Die Kombination aus körperlicher Aktivität, Naturerlebnissen und psychotherapeutischer Unterstützung ermöglicht es den Betroffenen, ihre Traumata in einem sicheren und unterstützenden Umfeld zu bewältigen.

In der klinischen Praxis finden sich immer mehr Ansätze, die Naturerfahrungen als integralen Bestandteil der Therapie einsetzen. Dies ist besonders relevant im Bereich der Prävention und Behandlung von Burnout-Syndromen, einer Erkrankung, die durch chronischen Stress am Arbeitsplatz verursacht wird und zu körperlicher und emotionaler Erschöpfung führt. Studien zeigen, dass der Aufenthalt in der Natur und die Teilnahme an naturbasierten Aktivitäten das Risiko für Burnout signifikant senken können. Diese Effekte sind darauf zurückzuführen, dass die Natur eine Umgebung bietet, in der der Einzelne von den stressauslösenden Faktoren des Alltags Abstand nehmen und neue Energie tanken kann.

Neben den psychologischen Vorteilen spielt die Naturtherapie auch eine Rolle in der Rehabilitation von physischen Erkrankungen. Patienten, die sich in der Erholungsphase nach schweren Operationen oder Erkrankungen befinden, profitieren von Naturumgebungen, die den Heilungsprozess unterstützen. Studien haben gezeigt, dass Patienten, die während ihrer Rehabilitation Zugang zu grünen Außenbereichen haben, schneller genesen und weniger Schmerzen empfinden als Patienten, die sich in rein klinischen Umgebungen aufhalten. Diese Ergebnisse unterstreichen die Bedeutung eines ganzheitlichen Ansatzes in der Medizin, der die physischen, psychischen und sozialen Aspekte des Wohlbefindens berücksichtigt.

Die Anwendung naturbasierter Interventionen in der Psychotherapie stellt einen wertvollen Beitrag zur Entwicklung innovativer Behandlungsstrategien dar. In der Verhaltenstherapie können Naturerfahrungen genutzt werden, um maladaptive Verhaltensmuster zu durchbrechen und neue, gesunde Verhaltensweisen zu fördern. Zum Beispiel kann die Exposition in der Natur genutzt werden, um die Angst vor offenen oder unbekannten Räumen, wie sie bei Agoraphobie auftritt, zu überwinden. Der Einsatz von Natur in der Therapie kann somit dazu beitragen, die Wirksamkeit herkömmlicher psychotherapeutischer Techniken zu steigern und das Wohlbefinden der Patienten auf mehreren Ebenen zu fördern.

b) Naturverbundenheit als Stressprävention

Naturverbundenheit hat sich als effektive Methode zur Stressprävention erwiesen, da sie tief in den evolutionären Grundlagen des Menschen verankert ist. Menschen, die eine starke emotionale und kognitive Verbindung zur Natur verspüren, zeigen tendenziell eine höhere Widerstandsfähigkeit gegenüber stressbedingten Belastungen und Erkrankungen. Dies liegt nicht nur an den beruhigenden Effekten, die natürliche Umgebungen auf das menschliche Nervensystem haben, sondern auch an den psychologischen Ressourcen, die durch den Kontakt zur Natur aktiviert werden.

Bereits in der Evolution entwickelte der Mensch eine enge Beziehung zur Natur, da diese das Überleben sicherte. Die Natur bot Schutz, Nahrung und Raum für soziale Interaktionen. Dieser tiefe Bezug zur Umwelt hat sich über Jahrtausende in der menschlichen Psyche verankert und führt dazu, dass der Kontakt zur Natur heute als Quelle der Stabilität und Erholung wahrgenommen wird. Menschen, die eine starke Naturverbundenheit verspüren, zeigen nachweislich eine geringere Anfälligkeit für stressbedingte Erkrankungen, da die Natur als regulierendes Element für das emotionale und psychische Gleichgewicht wirkt.

Natürliche Umgebungen stimulieren das parasympathische Nervensystem, das für Entspannungsprozesse und die Wiederherstellung der Homöostase zuständig ist. Dies senkt den Cortisolspiegel, das zentrale Stresshormon im Körper, und fördert die Erholung nach stressigen Ereignissen. Der regelmäßige Kontakt zur Natur hilft dabei, das emotionale Gleichgewicht wiederherzustellen und trägt zur Aufrechterhaltung der psychischen Homöostase bei. Menschen, die regelmäßig Zeit in natürlichen Umgebungen verbringen, profitieren von einer verbesserten emotionalen Regulation, die ihnen hilft, stressige Lebensereignisse effektiver zu bewältigen.

Forschungsergebnisse, wie die von Howell und Kollegen (2011), legen nahe, dass Naturverbundenheit als präventiver Schutzfaktor gegen Stress fungiert. Diese Verbindung zur Natur schafft eine psychologische Resilienz, die es ermöglicht, stressige Situationen als weniger bedrohlich wahrzunehmen und effektiver zu verarbeiten. Diese präventive Wirkung erklärt, warum Menschen mit starker Naturverbundenheit seltener an psychischen Störungen wie Angstzuständen und Depressionen leiden.

Naturverbundenheit fördert darüber hinaus auch die kognitive Resilienz. Natürliche Umgebungen unterstützen die kognitive Erholung und fördern kreative Problemlösungsfähigkeiten. Diese Effekte werden durch die „Attention Restoration Theory" beschrieben, die besagt, dass der Aufenthalt in der Natur die Aufmerksamkeit wiederherstellt und die kognitive Ermüdung reduziert. Diese kognitiven Effekte sind entscheidend für die Stressprävention, da sie die Fähigkeit zur mentalen Anpassung und Flexibilität fördern, die notwendig ist, um stressige Lebenssituationen erfolgreich zu bewältigen.

Zusätzlich stärkt die Naturverbundenheit das soziale Wohlbefinden, da sie oft mit gemeinschaftlichen Aktivitäten und sozialen Interaktionen in natürlichen Umgebungen verbunden ist. Solche sozialen Erfahrungen sind ebenfalls wichtig für die Stressbewältigung, da sie soziale Unterstützung bieten und das Gefühl der Isolation reduzieren. Gemeinschaftliche Naturerlebnisse, wie Wanderungen, Gärten oder Naturschutzprojekte, fördern nicht nur die psychische Gesundheit, sondern tragen auch zur kollektiven Resilienz bei.

Die Stärkung der Naturverbundenheit könnte daher als integraler Bestandteil von Stresspräventionsprogrammen in der psychotherapeutischen Praxis und im öffentlichen Gesundheitswesen angesehen werden. Durch gezielte Interventionen, die den Kontakt zur Natur fördern, könnten stressbedingte Erkrankungen reduziert und das allgemeine Wohlbefinden der Bevölkerung verbessert werden.

c) Achtsamkeit in der Natur

Die Praxis der Achtsamkeit, insbesondere in Verbindung mit Naturerlebnissen, bietet einen tiefgreifenden Ansatz zur Förderung des psychischen Wohlbefindens. Achtsamkeit, definiert als bewusste, nicht wertende Aufmerksamkeit auf den gegenwärtigen Moment, wird in der Natur zu einem besonders kraftvollen Werkzeug. Der Aufenthalt in natürlichen Umgebungen, kombiniert mit achtsamem Bewusstsein, kann den Geist beruhigen, die emotionale Regulation verbessern und Stresssignale im Körper effektiv reduzieren.

Das Konzept der Achtsamkeit hat in der psychologischen Praxis an Bedeutung gewonnen, da es eine effektive Methode zur Stressbewältigung darstellt. Wenn diese Praxis jedoch in die Natur verlagert wird, entfaltet sie eine noch stärkere Wirkung. Die natürliche Umgebung wirkt wie ein Katalysator für den achtsamen Prozess, indem sie sensorische Reize bietet, die das Bewusstsein anregen und den Geist in den gegenwärtigen Moment ziehen. Das Rauschen von Blättern, der Duft von Erde und Pflanzen sowie die Vielfalt an Farben und Formen in der Natur bieten ideale Bedingungen, um Achtsamkeit zu praktizieren und gleichzeitig eine tiefe Verbindung zur Umwelt herzustellen.

Studien haben gezeigt, dass der Aufenthalt in der Natur die Produktion von Stresshormonen wie Cortisol senken kann. Wenn dieser Aufenthalt durch achtsame Übungen ergänzt wird, verstärken sich die positiven Effekte auf die psychische Gesundheit. Die Forschung von Bratman und Kollegen im Jahr 2015, die den Einfluss von Naturerlebnissen auf das Grübeln untersuchte, ist ein entscheidender Beleg dafür. Diese Studie fand heraus, dass Menschen, die Zeit in der Natur verbrachten und dabei achtsam auf ihre Umgebung achteten, eine signifikante Reduktion von negativen, sich wiederholenden Gedankenmustern erlebten, die oft mit Depressionen und Angstzuständen verbunden sind.

Achtsamkeit in der Natur unterstützt nicht nur die emotionale Regulation, sondern fördert auch die kognitive Erholung. Der Rückzug in natürliche Umgebungen ermöglicht es dem Geist, sich von den ständigen Reizen und Stressoren des modernen Lebens zu erholen. Diese kognitive Erholung ist entscheidend für die Aufrechterhaltung der geistigen Gesundheit und der kognitiven Funktionen, wie Aufmerksamkeit und Gedächtnis. Natürliche Umgebungen bieten eine beruhigende Kulisse, die es dem Geist ermöglicht, sich zu entspannen und neu zu fokussieren, was wiederum die Fähigkeit zur Selbstregulation stärkt.

Ein weiterer Aspekt der Achtsamkeit in der Natur ist die Förderung des körperlichen Wohlbefindens. Während der achtsamen Praxis im Freien, beispielsweise beim Wandern oder Waldbaden, wird das parasympathische Nervensystem aktiviert, das für die Entspannung und Regeneration des Körpers zuständig ist. Diese physiologischen Veränderungen tragen dazu bei, den Blutdruck zu senken, die Herzfrequenz zu stabilisieren und das Immunsystem zu stärken. In der Natur wird der Körper in einen Zustand der Ruhe und Erholung versetzt, was die körperliche und psychische Gesundheit langfristig unterstützt.

Die Integration von Achtsamkeit in natürliche Umgebungen bietet auch eine tiefere Verbindung zur Umwelt, was zu einem gesteigerten Umweltbewusstsein und einer nachhaltigeren Lebensweise führen kann. Menschen, die regelmäßig Achtsamkeit in der Natur praktizieren, entwickeln oft ein stärkeres Gefühl der Verbundenheit mit der Erde und eine größere Wertschätzung für ihre Ressourcen. Dieses erweiterte Umweltbewusstsein trägt nicht nur zur individuellen psychischen Gesundheit bei, sondern fördert auch eine kollektive Verantwortung für den Schutz und die Erhaltung der natürlichen Umwelt.

In der therapeutischen Praxis kann die Kombination von Achtsamkeit und Naturerlebnissen in Form von Naturtherapie oder achtsamen Naturwanderungen gezielt eingesetzt werden, um psychische Heilungsprozesse zu unterstützen. Therapeutische Ansätze, die Achtsamkeit in der

Natur integrieren, sind besonders wirksam bei der Behandlung von Stress, Angstzuständen, Depressionen und posttraumatischen Belastungsstörungen. Diese Methoden nutzen die beruhigenden und heilenden Eigenschaften der Natur, um das emotionale Gleichgewicht wiederherzustellen und die kognitive Klarheit zu fördern.

d) Waldbaden und andere Naturtherapien

Das Konzept des Waldbadens, auch bekannt als Shinrin-Yoku, wurde in den 1980er Jahren in Japan entwickelt und basiert auf der Idee, dass das bewusste Eintauchen in den Wald und das intensive Erleben der natürlichen Umgebung tiefgreifende positive Effekte auf Körper und Geist hat. Diese Praxis ist in der japanischen Kultur fest verankert und wird als ein wirksames Mittel zur Stressbewältigung und Förderung des Wohlbefindens angesehen. Waldbaden ist mehr als nur ein Spaziergang im Wald – es geht darum, die Natur mit allen Sinnen bewusst wahrzunehmen und eine tiefe Verbindung zur natürlichen Umgebung herzustellen.

Untersuchungen von Yoshifumi Miyazaki von der Chiba University haben gezeigt, dass Waldbaden das parasympathische Nervensystem aktiviert, welches für die Entspannung und die Erholung des Körpers verantwortlich ist. Diese Aktivierung führt zu einer signifikanten Senkung des Cortisolspiegels, dem zentralen Stresshormon des Körpers. Cortisol wird bei Stress ausgeschüttet und kann bei chronischer Erhöhung zu verschiedenen gesundheitlichen Problemen führen, darunter Bluthochdruck, geschwächtes Immunsystem und metabolische Störungen. Waldbaden bietet somit eine natürliche und wirkungsvolle Methode zur Reduzierung von Stress und zur Wiederherstellung der physiologischen Homöostase.

Neben der Senkung des Cortisolspiegels haben Studien gezeigt, dass Waldbaden weitere positive Effekte auf die Gesundheit hat. Es verbessert die Herzfrequenzvariabilität, was auf eine höhere Stressresistenz hinweist, und steigert die Aktivität von natürlichen Killerzellen, die eine wichtige Rolle im Immunsystem spielen. Diese Effekte sind darauf zurückzuführen, dass der Aufenthalt im Wald eine Reihe von physiologischen Prozessen anregt, die zur Erholung und Regeneration des Körpers beitragen. Phytonzide, natürliche Substanzen, die von Bäumen und Pflanzen freigesetzt werden, tragen ebenfalls zu den gesundheitlichen Vorteilen des Waldbadens bei, da sie das Immunsystem stärken und entzündungshemmend wirken.

Neben dem Waldbaden gibt es weitere naturbasierte Therapieansätze, die auf ähnlichen Prinzipien basieren und sich die heilenden Kräfte der Natur zunutze machen. Gartenarbeit, auch als Gartentherapie bekannt, ist eine solche Methode, die in der therapeutischen Praxis zunehmend an Bedeutung gewinnt. Die aktive Beschäftigung mit Pflanzen und die Pflege eines Gartens haben nachweislich positive Effekte auf die psychische Gesundheit. Studien haben gezeigt, dass Gartenarbeit Stress reduziert, depressive Symptome lindert und das allgemeine Wohlbefinden steigert. Der direkte Kontakt mit der Erde und den Pflanzen fördert zudem die Achtsamkeit und trägt zur Verbesserung der kognitiven Funktionen bei.

Therapeutisches Wandern ist eine weitere Form der Naturtherapie, die darauf abzielt, das psychische Wohlbefinden durch Bewegung in der Natur zu fördern. Das Wandern in natürlichen Umgebungen kombiniert körperliche Aktivität mit der beruhigenden Wirkung der Natur und unterstützt somit sowohl die körperliche als auch die psychische Gesundheit. Therapeutisches Wandern wird häufig in der Behandlung von Depressionen, Angststörungen und posttraumatischen Belastungsstörungen eingesetzt, da es die Fähigkeit zur Selbstregulation stärkt und das emotionale Gleichgewicht wiederherstellt.

Die Wirkungen von naturbasierten Therapien lassen sich auch durch das Konzept der Biophilie erklären, das von Edward O. Wilson entwickelt wurde. Biophilie beschreibt die angeborene menschliche Neigung, sich zur Natur hingezogen zu fühlen, da die menschliche Evolution in engem Kontakt mit der natürlichen Umwelt stattgefunden hat. Diese tief verwurzelte Verbindung zur Natur erklärt, warum natürliche Umgebungen eine so beruhigende und heilende Wirkung auf den Menschen haben. Naturbasierte Therapien nutzen dieses angeborene Bedürfnis, um psychische und physische Heilungsprozesse zu unterstützen.

Zusätzlich zu den oben genannten Methoden wird auch das therapeutische Reiten als naturbasierte Therapie eingesetzt. Diese Therapieform, auch bekannt als Hippotherapie, nutzt den Kontakt zu Pferden, um die körperliche und emotionale Gesundheit zu fördern. Studien haben gezeigt, dass therapeutisches Reiten bei Kindern mit Autismus, Menschen mit körperlichen Behinderungen und Menschen mit psychischen Erkrankungen positive Effekte auf das

Wohlbefinden hat. Der Kontakt zu Tieren in einer natürlichen Umgebung fördert nicht nur die körperliche Gesundheit, sondern auch die soziale und emotionale Entwicklung.

Naturtherapien bieten einen ganzheitlichen Ansatz zur Förderung der Gesundheit, indem sie sowohl körperliche als auch psychische Aspekte in den Heilungsprozess einbeziehen. Diese Therapien sind besonders wirksam, weil sie die Selbstheilungskräfte des Menschen aktivieren und die Rückkehr zur Homöostase unterstützen. Naturbasierte Interventionen können in der klinischen Praxis als ergänzende Therapieform eingesetzt werden, um die Wirksamkeit herkömmlicher Behandlungsmethoden zu verstärken und den Patienten eine ganzheitliche Unterstützung auf ihrem Heilungsweg zu bieten.

e) Forschung zu Natur und psychischem Wohlbefinden

Die Erforschung der Auswirkungen von Natur auf das psychische Wohlbefinden hat in den letzten Jahrzehnten erheblich an Bedeutung gewonnen. Zahlreiche Studien belegen die positiven Effekte, die der Aufenthalt in natürlichen Umgebungen auf die mentale Gesundheit haben kann. Insbesondere die Arbeiten von Marc G. Berman und seinem Team haben gezeigt, dass Naturerlebnisse nicht nur die kognitive Leistungsfähigkeit steigern, sondern auch das emotionale Wohlbefinden signifikant verbessern.

Eine wegweisende Studie von Berman, durchgeführt an der University of Michigan, untersuchte die Auswirkungen eines Aufenthalts in der Natur auf die kognitiven Funktionen und das emotionale Befinden von Teilnehmern. Die Ergebnisse zeigten, dass bereits kurze Spaziergänge in einer natürlichen Umgebung die

Aufmerksamkeitsspanne erhöhten und das allgemeine Wohlbefinden verbesserten. Im Vergleich zu städtischen Umgebungen, die häufig als belastend und stressfördernd wahrgenommen werden, bietet die Natur eine beruhigende und erholsame Umgebung, die es dem Geist ermöglicht, sich zu regenerieren.

Die kognitive Erholung, die durch Naturerlebnisse gefördert wird, ist eng mit dem Konzept der „Aufmerksamkeitswiederherstellungstheorie" (Attention Restoration Theory, ART) verbunden. Diese Theorie, entwickelt von Rachel und Stephen Kaplan, besagt, dass natürliche Umgebungen, im Gegensatz zu städtischen, die erschöpfte Aufmerksamkeit wiederherstellen können. Dies geschieht durch die unbewusste Faszination, die die Natur auf den Menschen ausübt, und durch die Möglichkeit, in einer Umgebung zu sein, die wenig Anforderungen an die bewusste Aufmerksamkeit stellt. Diese passive Erholung des kognitiven Systems trägt wesentlich zur Steigerung der geistigen Leistungsfähigkeit und zur Senkung von mentaler Ermüdung bei.

Neben den kognitiven Vorteilen hat die Forschung auch die starken positiven Auswirkungen von Naturerfahrungen auf das emotionale Wohlbefinden hervorgehoben. Der Aufenthalt in der Natur wurde mit einer Reduktion von Symptomen depressiver Verstimmungen, Angstzuständen und Stress assoziiert. Diese Effekte werden teilweise durch die Reduktion des Cortisolspiegels und die Aktivierung des parasympathischen Nervensystems erklärt, was zu einem allgemeinen Zustand der Entspannung führt.

Ein weiteres bemerkenswertes Beispiel ist die Studie von Ulrich (1984), die zeigte, dass Patienten nach chirurgischen Eingriffen, die einen Blick auf eine natürliche Umgebung hatten, schneller genasen und weniger Schmerzmittel benötigten als Patienten, deren Fenster nur eine Mauer oder eine städtische Landschaft zeigte. Diese Ergebnisse verdeutlichen, wie stark der Einfluss der Natur auf die Genesung und das Wohlbefinden sein kann.

Das wachsende Interesse an der Verbindung zwischen Natur und psychischer Gesundheit hat auch zur Entwicklung von naturbasierten therapeutischen Ansätzen geführt, wie etwa der Ökotherapie und dem Waldbaden. Diese Ansätze nutzen die heilenden Kräfte der Natur gezielt, um psychische Leiden zu lindern und das Wohlbefinden zu fördern. Ökotherapie-Programme, die in vielen Ländern angeboten werden, beinhalten oft Elemente wie Gartenarbeit, tiergestützte Therapie oder strukturiertes Wandern in der Natur. Diese Interventionen zielen darauf ab, das individuelle Wohlbefinden zu steigern, indem sie die tief verwurzelte Verbindung des Menschen zur Natur aktivieren und stärken.

III. Gaia und Ökotherapie

a) Definition und Grundprinzipien der Ökotherapie

Ökotherapie ist eine therapeutische Praxis, die die heilsame Wirkung der Natur auf den menschlichen Geist und Körper nutzt. Sie basiert auf der Annahme, dass die Verbindung zur Natur eine fundamentale Rolle für das psychische Wohlbefinden spielt. Diese Therapieform integriert Naturerfahrungen aktiv in den Heilungsprozess und betrachtet die natürliche Umgebung als einen essenziellen

Bestandteil der therapeutischen Intervention. Die zentrale Idee der Ökotherapie ist, dass viele psychische Leiden, wie Stress, Angst und Depressionen, durch die zunehmende Entfremdung des Menschen von der natürlichen Welt verschärft werden. Die Wiederherstellung einer tiefen und achtsamen Verbindung zur Natur wird als ein entscheidender Schritt zur Förderung der psychischen Gesundheit gesehen.

Die Grundprinzipien der Ökotherapie stützen sich auf die Erkenntnisse der ökologischen Psychologie, die die Beziehung zwischen Mensch und Umwelt untersucht. In diesem Kontext wird der Mensch nicht als isoliertes Individuum betrachtet, sondern als integraler Bestandteil eines größeren ökologischen Systems. Die Therapie fördert ein ganzheitliches Verständnis von Gesundheit, das die physischen, psychischen und spirituellen Dimensionen des menschlichen Daseins einbezieht.

Ein zentraler Aspekt der Ökotherapie ist die aktive Teilnahme an Naturerlebnissen. Dies kann in Form von strukturierten Aktivitäten wie Wandern, Gartenarbeit oder Waldbaden erfolgen. Dabei geht es nicht nur um die physische Präsenz in der Natur, sondern auch um die bewusste Wahrnehmung der Umgebung, die Achtsamkeit und das Erleben von Natur als Quelle der Ruhe und des inneren Gleichgewichts. Die therapeutische Wirkung dieser Erfahrungen beruht auf der tiefen, oft unbewussten Verbindung des Menschen zur Natur, die in der Evolution des Menschen verwurzelt ist.

Die Wiederentdeckung dieser Verbindung fördert die psychische Homöostase und unterstützt die Selbstregulationsprozesse des Geistes. Durch die Einbeziehung der Natur in den therapeutischen Prozess werden natürliche

Rückkopplungsmechanismen aktiviert, die dem Menschen helfen, stressbedingte und emotionale Ungleichgewichte zu bewältigen. Die Prinzipien der Ökotherapie lassen sich in verschiedene therapeutische Ansätze integrieren, von der kognitiven Verhaltenstherapie bis hin zur Achtsamkeitsbasierten Therapie, wobei der Schwerpunkt immer auf der heilenden Kraft der Natur liegt.

Ein weiterer wesentlicher Aspekt der Ökotherapie ist die Betonung der Umweltverantwortung. Indem die Patienten lernen, sich als Teil eines größeren ökologischen Systems zu sehen, wird auch das Bewusstsein für die Notwendigkeit eines nachhaltigen Umgangs mit der Umwelt geschärft. Dies fördert nicht nur das persönliche Wohlbefinden, sondern auch die psychologische Resilienz, da die Patienten durch die aktive Pflege ihrer Umwelt auch ihre eigene mentale Gesundheit unterstützen.

Empirische Studien zur Wirksamkeit der Ökotherapie zeigen vielversprechende Ergebnisse. Untersuchungen haben gezeigt, dass Patienten, die regelmäßig an naturbasierten Therapieprogrammen teilnehmen, eine signifikante Reduktion von Stresssymptomen, eine Verbesserung ihrer Stimmung und eine stärkere emotionale Resilienz erfahren. Diese Ergebnisse unterstreichen die Bedeutung der Integration von Naturerfahrungen in therapeutische Programme zur Förderung der psychischen Gesundheit.

b) Gaia-Theorie in der Ökotherapie

Die Gaia-Theorie stellt eine tiefgreifende Grundlage für die Ökotherapie dar, indem sie die Erde als ein lebendiges, sich selbst regulierendes System begreift, in das der Mensch als untrennbarer Bestandteil eingebettet ist. Diese Sichtweise fördert ein Verständnis, bei dem die Heilung des Menschen nicht als isolierter Prozess, sondern als integraler Bestandteil eines umfassenderen ökologischen Gleichgewichts betrachtet wird. In der Ökotherapie wird der Gaia-Ansatz genutzt, um die Verbindung zwischen Mensch und Natur zu stärken und die natürlichen Selbstheilungskräfte des Individuums zu aktivieren.

Die Gaia-Theorie legt nahe, dass genau wie die Erde über Mechanismen zur Aufrechterhaltung ihrer Homöostase verfügt, auch der menschliche Körper und Geist durch innere Prozesse das Gleichgewicht und die Gesundheit wiederherstellen können. Diese inneren Selbstheilungskräfte können durch die bewusste und achtsame Verbindung zur Natur gestärkt werden. Die Natur wird hierbei nicht nur als Umgebung, sondern als aktiver Teil des Heilungsprozesses verstanden, der die Selbstregulation des menschlichen Systems unterstützt.

Indem der Mensch als ein Teil des großen ökologischen Systems der Erde gesehen wird, erweitert die Gaia-Theorie das Verständnis von Gesundheit auf eine holistische Perspektive. Psychisches Wohlbefinden wird nicht mehr nur als Ergebnis individueller Prozesse betrachtet, sondern als eng mit der Gesundheit des Planeten verknüpft. Dies impliziert, dass der Heilungsprozess auch die Wiederherstellung der Beziehung des Menschen zur natürlichen Welt umfassen muss. Die Ökotherapie greift diese Idee auf und nutzt sie, um therapeutische Ansätze zu entwickeln, die den Menschen mit der Natur in Einklang bringen.

In der Praxis der Ökotherapie bedeutet dies, dass Aktivitäten wie das Eintauchen in natürliche Umgebungen, das achtsame Erleben von Landschaften und der bewusste Umgang mit der Natur integrale Bestandteile der therapeutischen Arbeit sind. Diese Aktivitäten sollen die Rückkopplungsmechanismen stärken, die sowohl in der Natur als auch im Menschen wirken, und die Selbstregulation fördern, die für das psychische und physische Wohlbefinden notwendig ist.

Ein Beispiel dafür ist das Konzept des Waldbadens, bei dem die Patienten ermutigt werden, ihre Sinne für die Natur zu öffnen und sich mit der Lebendigkeit der Umgebung zu verbinden. Durch diese achtsame Praxis können die Selbstheilungskräfte des Körpers aktiviert werden, ähnlich wie die Rückkopplungsprozesse der Erde, die ihr Gleichgewicht aufrechterhalten.

Die Gaia-Theorie unterstreicht auch die Bedeutung der ökologischen Verantwortung als Teil der psychischen Gesundheit. Wenn der Mensch lernt, sich als Teil eines größeren Systems zu sehen, wird auch das Bewusstsein dafür gestärkt, dass die Gesundheit des Planeten untrennbar mit der eigenen Gesundheit verbunden ist. Dies führt zu einem ganzheitlichen Ansatz, der die psychische Heilung und die ökologische Nachhaltigkeit miteinander verknüpft.

c) Praktische Anwendungen in der Psychotherapie

In der praktischen Anwendung der Ökotherapie gibt es eine Vielzahl von Ansätzen, die darauf abzielen, den Menschen durch direkte Naturerfahrungen zu heilen. Zu den häufigsten Formen gehören therapeutische Spaziergänge, Gartenarbeit, naturbasierte Achtsamkeitsübungen und das sogenannte Waldbaden. Diese Interventionen basieren auf der Idee, dass der Kontakt mit der Natur eine beruhigende und heilende Wirkung auf den Geist hat und die Verbindung zur Umwelt als Ressource zur Förderung der psychischen Gesundheit genutzt werden kann.

Therapeutische Spaziergänge bieten eine Möglichkeit, Bewegung und Naturerfahrung in den Heilungsprozess zu integrieren. Patienten werden ermutigt, während dieser Spaziergänge achtsam zu sein und sich auf ihre Umgebung zu konzentrieren. Der bewusste Kontakt mit der Natur kann helfen, Stress abzubauen, die Gedanken zu ordnen und eine tiefere innere Ruhe zu finden. Studien haben gezeigt, dass diese Form der Therapie positive Effekte auf die Stimmung und das allgemeine Wohlbefinden hat. Insbesondere bei der Behandlung von Depressionen und Angststörungen zeigen sich positive Ergebnisse.

Gartenarbeit als therapeutische Praxis ermöglicht es den Patienten, sich auf eine greifbare und sinnvolle Weise mit der Natur zu verbinden. Das Pflanzen und Pflegen von Pflanzen fördert nicht nur die körperliche Aktivität, sondern gibt den Patienten auch ein Gefühl von Kontrolle und Zweck, was insbesondere bei Menschen mit Depressionen eine wichtige Rolle spielt. Die Gartenarbeit bietet zudem eine natürliche Gelegenheit zur Achtsamkeit, da sie die Patienten dazu anregt, ihre Umgebung aufmerksam zu beobachten und die zyklischen Prozesse des Wachstums und der Erneuerung zu erleben.

Naturbasierte Achtsamkeitsübungen, wie sie beispielsweise im Rahmen von Waldbaden oder Meditationspraktiken im Freien durchgeführt werden, nutzen die beruhigenden und revitalisierenden Eigenschaften der Natur, um den Geist zu klären und die Selbstregulation zu fördern. Durch das achtsame Verweilen in der Natur können Patienten lernen, ihre Sinne zu schärfen und in einen tieferen Kontakt mit ihrer inneren Welt zu treten. Diese Art von Übungen hilft dabei, das Nervensystem zu beruhigen und die psychische Homöostase wiederherzustellen.

Die praktische Integration von natürlichen Elementen in die Psychotherapie bietet eine ganzheitliche Möglichkeit, die psychische Gesundheit zu fördern. Die Forschung hat gezeigt, dass Naturerfahrungen einen signifikanten positiven Einfluss auf die psychische Gesundheit haben können. Studien haben nachgewiesen, dass naturbasierte Therapien bei der Behandlung von posttraumatischen Belastungsstörungen, Angstzuständen und Depressionen effektiv sein können. So zeigte eine Studie von Bratman und Kollegen, dass Aufenthalte in der Natur das Grübeln reduzieren, eine häufige Ursache für depressive Verstimmungen. Andere Forschungen, wie die von Ulrich, belegten, dass der Blick auf die Natur die Genesung nach medizinischen Eingriffen beschleunigt und das Stressempfinden mindert.

Diese praktische Anwendung der Gaia-Theorie in der Ökotherapie ermöglicht es, die Selbstregulationskräfte des Individuums zu stärken, indem sie die heilenden Kräfte der Natur bewusst in den therapeutischen Prozess integriert. Dies fördert nicht nur das persönliche Wohlbefinden, sondern trägt auch zur psychischen Resilienz bei, indem es den Patienten hilft, sich mit der Umwelt zu verbinden und ihre innere Balance wiederzufinden. Die Natur wird so zu einem aktiven Partner im Heilungsprozess, der sowohl das Individuum als auch das ökologische System, in das es eingebettet ist, unterstützt.

d) Wirksamkeitsstudien zur Ökotherapie

Die Wirksamkeit der Ökotherapie wird zunehmend durch empirische Studien untermauert, die zeigen, wie positiv naturbasierte Interventionen auf die psychische Gesundheit wirken. Eine bemerkenswerte Untersuchung von Matthew P. White und seinem Forschungsteam an der

University of Exeter zeigte, dass Patienten, die regelmäßig an naturbasierten Therapien teilnahmen, deutliche Verbesserungen ihrer psychischen Gesundheit verzeichneten. Diese Studie ergab, dass die Teilnehmer signifikante Reduktionen ihrer Depressionssymptome und eine spürbare Steigerung ihres allgemeinen Wohlbefindens erfuhren.

Die Ergebnisse von Whites Forschung verdeutlichen, dass die Einbeziehung von Naturerfahrungen in den therapeutischen Prozess nicht nur ein zusätzliches Element darstellt, sondern eine kraftvolle therapeutische Methode sein kann, um psychische Erkrankungen zu behandeln. Naturbasierte Therapien fördern durch den Kontakt mit der Umwelt nicht nur das emotionale Wohlbefinden, sondern können auch kognitive Funktionen verbessern und stressbedingte Symptome lindern.

Neben der Arbeit von White gibt es weitere Studien, die die positiven Effekte der Ökotherapie hervorheben. Eine Metaanalyse von Anke Rohde (Universität Freiburg) fasste mehrere randomisierte kontrollierte Studien zusammen, die den Einfluss von naturbasierten Interventionen auf die psychische Gesundheit untersuchten. Diese Analyse zeigte, dass Patienten, die an solchen Interventionen teilnahmen, niedrigere Werte bei Angst und Depressionen aufwiesen und eine verbesserte Lebensqualität berichteten. Rohde betonte, dass naturbasierte Therapien besonders effektiv bei Menschen mit chronischen psychischen Belastungen sein können, da sie eine nicht-invasive und ressourcenorientierte Unterstützung bieten.

Ein weiterer wichtiger Forschungsansatz stammt von Gregory Bratman, der in mehreren Studien die Auswirkungen von Naturerfahrungen auf das Grübeln und das emotionale Wohlbefinden untersuchte. Seine Ergebnisse zeigten, dass schon kurze Aufenthalte in der Natur das Grübeln – ein Faktor, der oft zu Depressionen beiträgt – signifikant reduzieren können. Dies untermauert die Vorstellung, dass der Kontakt mit der Natur eine entscheidende Rolle in der mentalen Genesung spielen kann.

e) Ökologische Achtsamkeit und Gaia

Ökologische Achtsamkeit verbindet traditionelle Achtsamkeitsübungen mit einem tiefen Bewusstsein für die natürliche Umwelt und deren Einfluss auf das menschliche Wohlbefinden. Diese Praxis geht über die persönliche Achtsamkeit hinaus und lädt dazu ein, die Umwelt als integralen Bestandteil des eigenen Lebens zu erkennen. Sie basiert auf der Vorstellung, dass die Natur ein lebendiges, selbstregulierendes System ist – ein Kernelement der Gaia-Theorie – und dass das menschliche Wohlbefinden untrennbar mit der Gesundheit der Umwelt verbunden ist.

In der therapeutischen Anwendung wird ökologische Achtsamkeit genutzt, um das Bewusstsein der Patienten für ihre Verbindung zur Natur zu stärken. Durch gezielte Übungen, wie achtsames Gehen in der Natur, das bewusste Wahrnehmen von natürlichen Klängen oder das achtsame Beobachten von Pflanzen und Tieren, lernen Patienten, ihre Wahrnehmung für die Umwelt zu schärfen und diese Verbindung als Ressource für ihre eigene psychische Gesundheit zu nutzen. Diese Praxis fördert nicht nur das emotionale Wohlbefinden, sondern hilft auch, Stress abzubauen und die innere Balance wiederzufinden.

Ökologische Achtsamkeit basiert auf den Prinzipien der Gaia-Theorie, die die Erde als ein integriertes, lebendiges System betrachtet, in dem alle Elemente miteinander verbunden sind. Diese Perspektive bietet einen ganzheitlichen Ansatz zur Gesundheit, der sowohl die psychischen als auch die ökologischen Dimensionen des Wohlbefindens berücksichtigt. Indem Patienten lernen, sich wieder mit der Natur zu verbinden und ihre Umwelt bewusster wahrzunehmen, entwickeln sie ein tieferes Verständnis für die wechselseitigen Beziehungen zwischen ihrer eigenen Gesundheit und der Gesundheit des Planeten.

Dieser ganzheitliche Ansatz fördert nicht nur die persönliche Heilung, sondern auch das Bewusstsein für ökologische Verantwortung. Patienten, die ökologische Achtsamkeit praktizieren, entwickeln oft ein stärkeres Gefühl der Verbundenheit mit der Natur, was sie dazu anregt, nachhaltiger zu leben und sich für den Schutz der Umwelt einzusetzen. So trägt ökologische Achtsamkeit nicht nur zur individuellen psychischen Gesundheit bei, sondern leistet auch einen Beitrag zur kollektiven Verantwortung für den Planeten, ganz im Sinne der Gaia-Theorie.

IV. Gaia und holistische Gesundheit

a) Ganzheitliche Gesundheitsansätze

Ganzheitliche Gesundheitsansätze betrachten die Gesundheit als ein komplexes Zusammenspiel von körperlichen, geistigen und umweltbezogenen Faktoren. Diese Ansätze gehen davon aus, dass das Wohlbefinden eines Individuums nicht isoliert betrachtet werden kann, sondern dass Körper, Geist und Umwelt in einer wechselseitigen Beziehung stehen, die gemeinsam die Gesundheit beeinflussen.

Die Gaia-Theorie bietet eine theoretische Grundlage für diesen holistischen Ansatz, indem sie den Menschen als integralen Bestandteil eines größeren, lebendigen Systems begreift. Dieses System, das sich selbst reguliert und ständig auf Veränderungen in der Umwelt reagiert, dient als Modell für das Verständnis der menschlichen Gesundheit. So wie die Erde durch verschiedene Rückkopplungsmechanismen ihre Homöostase aufrechterhält, versucht auch der menschliche Körper, ein Gleichgewicht zu wahren, das durch äußere und innere Einflüsse ständig beeinflusst wird.

In der Praxis der ganzheitlichen Therapie wird die Natur oft als zentrale Ressource genutzt, um das innere Gleichgewicht wiederherzustellen und zu fördern. Der Kontakt mit der natürlichen Umwelt wird als essentiell für die physische und psychische Gesundheit angesehen, da er helfen kann, Stress abzubauen, die kognitive Funktion zu verbessern und emotionale Stabilität zu fördern. Methoden wie die Ökotherapie, Achtsamkeitsübungen in der Natur oder das Waldbaden nutzen die heilenden Kräfte der Natur, um den Körper und den Geist zu stärken und zu regenerieren.

Ganzheitliche Gesundheitsansätze, die auf der Gaia-Theorie basieren, betonen die Notwendigkeit, den Menschen in seiner Gesamtheit zu betrachten. Dies schließt nicht nur die körperlichen und geistigen Aspekte der Gesundheit ein, sondern auch die Beziehung des Individuums zur Umwelt. Indem die Natur als aktiver Bestandteil des Heilungsprozesses einbezogen wird, können diese Ansätze helfen, ein tieferes Verständnis für die Verbindungen zwischen Körper, Geist und Umwelt zu entwickeln. Diese

Perspektive fördert nicht nur die individuelle Gesundheit, sondern auch ein verantwortungsvolles und nachhaltiges Verhalten gegenüber der Umwelt, was letztlich zum Wohlergehen des gesamten Systems beiträgt.

b) Gaia als Modell für ganzheitliche Psychotherapie

Die Gaia-Theorie bietet eine umfassende Perspektive, die sich ideal als Modell für ganzheitliche Psychotherapie eignet. In der Gaia-Theorie wird der Mensch als Teil eines größeren, ökologischen Systems betrachtet, das sich selbst reguliert und in dem alle Elemente in Wechselwirkung zueinander stehen. Diese Sichtweise betont, dass der Mensch nicht isoliert betrachtet werden kann, sondern dass seine psychische Gesundheit untrennbar mit der Beziehung zur Umwelt und zur Natur verbunden ist.

Ganzheitliche Psychotherapie, die auf der Gaia-Theorie basiert, verfolgt einen integrativen Ansatz, bei dem nicht nur die psychischen Symptome eines Individuums im Fokus stehen, sondern auch dessen Verbindung zur natürlichen Umgebung. Diese Perspektive eröffnet neue Möglichkeiten in der therapeutischen Praxis, indem sie den Heilungsprozess in den Kontext eines größeren ökologischen Netzwerks stellt. Natur und Umwelt werden nicht als passive Hintergründe betrachtet, sondern als aktive Mitgestalter des Wohlbefindens.

In der Praxis könnte eine Gaia-inspirierte Therapie naturbasierte Interventionen beinhalten, die darauf abzielen, die Beziehung des Patienten zur Natur zu stärken und zu nutzen. Dies könnte durch Therapiesitzungen im Freien, Achtsamkeitsübungen in der Natur oder Aktivitäten wie

Gartenarbeit und Waldbaden geschehen. Diese Ansätze nutzen die heilenden Kräfte der Natur, um den therapeutischen Prozess zu unterstützen und das emotionale Gleichgewicht wiederherzustellen.

Die Einbeziehung der Natur in den therapeutischen Prozess hat nachweislich positive Effekte auf das Wohlbefinden. Studien zeigen, dass der Aufenthalt in natürlichen Umgebungen Stress reduziert, die kognitive Funktion verbessert und zur emotionalen Erholung beiträgt. Solche naturbasierten Interventionen können besonders hilfreich sein bei der Behandlung von stressbedingten Störungen, Depressionen und Angstzuständen. Durch die Verbindung mit der Natur wird nicht nur die psychische Gesundheit gestärkt, sondern auch ein tieferes Verständnis für die eigene Rolle innerhalb des größeren ökologischen Systems entwickelt.

Die Gaia-Theorie bietet somit eine wertvolle Grundlage für die Entwicklung von Psychotherapieansätzen, die den Menschen in seiner Ganzheit betrachten. Dies bedeutet, den Körper, den Geist und die Umwelt als miteinander verbundene Elemente zu verstehen, die gemeinsam das Wohlbefinden eines Individuums beeinflussen. Indem die Beziehung zur Natur in den therapeutischen Prozess einbezogen wird, kann die ganzheitliche Psychotherapie nicht nur die psychischen Symptome lindern, sondern auch das Bewusstsein für die ökologische Verantwortung und die eigene Verbindung zur Umwelt fördern.

c) Körper-Geist-Verbindung in der Gaia-Theorie

Die Gaia-Theorie, die die Erde als ein lebendiges, selbstregulierendes System betrachtet, bietet wertvolle Ansätze, um die Verbindung zwischen Körper und Geist zu verstehen. Diese Theorie, die alle Komponenten eines Systems als miteinander verknüpft sieht, kann auf die Psychologie übertragen werden, indem der Mensch ebenfalls als integraler Teil eines größeren Ganzen betrachtet wird. In der Psychotherapie, insbesondere in ganzheitlichen Ansätzen, spielt die Körper-Geist-Verbindung eine zentrale Rolle, vor allem bei der Behandlung von stressbedingten und psychosomatischen Störungen.

Die Integration von Körper und Geist ist ein wesentlicher Bestandteil der therapeutischen Arbeit, da viele psychische Störungen auch körperliche Auswirkungen haben. Stress beispielsweise kann zu einer Vielzahl von somatischen Beschwerden führen, darunter chronische Schmerzen, Verdauungsstörungen und Herz-Kreislauf-Erkrankungen. Diese psychosomatischen Symptome zeigen, wie eng der Körper und der Geist miteinander verbunden sind und wie wichtig es ist, beide Ebenen in der Therapie zu berücksichtigen.

Die Gaia-Theorie legt nahe, dass der Körper und der Geist nicht als getrennte Einheiten betrachtet werden sollten, sondern als Teile eines größeren Systems, das sich selbst reguliert. Diese Perspektive fördert ein Verständnis für die wechselseitigen Einflüsse zwischen physischen und psychischen Prozessen und zeigt auf, dass die Heilung auf beiden Ebenen erfolgen muss, um nachhaltig zu sein. In der therapeutischen Praxis bedeutet dies, dass sowohl die körperlichen als auch die emotionalen Aspekte einer Störung adressiert werden sollten, um eine ganzheitliche Heilung zu ermöglichen.

Die Natur kann in diesem Zusammenhang als ein vermittelndes Element dienen, das hilft, die Verbindung zwischen Körper und Geist wiederherzustellen. Naturbasierte Therapien, wie Waldbaden oder achtsame Spaziergänge in der Natur, haben gezeigt, dass sie sowohl das psychische als auch das physische Wohlbefinden fördern können. Diese Therapien beruhen auf der Idee, dass die Natur als Heilungsressource genutzt werden kann, um den Körper und den Geist in Einklang zu bringen. Der Aufenthalt in natürlichen Umgebungen wirkt sich nachweislich positiv auf die Stressreduktion und die Regulation von Körperfunktionen aus, was wiederum zur Stabilisierung der psychischen Gesundheit beiträgt.

Ein Beispiel hierfür ist die Wirkung von Achtsamkeitsübungen in der Natur, die helfen können, den Geist zu beruhigen und gleichzeitig den Körper zu entspannen. Achtsamkeit, als Praxis der bewussten Gegenwart, fördert die Selbstwahrnehmung und unterstützt die Regulation von Emotionen und körperlichen Reaktionen auf Stress. In Kombination mit der heilenden Kraft der Natur kann Achtsamkeit dazu beitragen, die Verbindung zwischen Körper und Geist zu stärken und ein tiefes Gefühl des Wohlbefindens zu fördern.

Ganzheitliche Ansätze in der Psychotherapie, die die Gaia-Theorie einbeziehen, gehen daher über die bloße Behandlung von Symptomen hinaus. Sie zielen darauf ab, den Menschen in seiner Gesamtheit zu heilen, indem sie die wechselseitige Beziehung zwischen Körper, Geist und

Umwelt berücksichtigen. Indem der Mensch als Teil eines größeren, lebendigen Systems verstanden wird, wird der therapeutische Prozess in einen breiteren Kontext gestellt, der nicht nur die individuellen Bedürfnisse des Patienten berücksichtigt, sondern auch seine Beziehung zur Umwelt und zur Natur.

d) Integration von Natur und Therapie

Die Integration von natürlichen Elementen in therapeutische Ansätze hat in den letzten Jahren erheblich an Bedeutung gewonnen. Dieser Ansatz ist ein zentraler Bestandteil holistischer Gesundheitsmodelle, die darauf abzielen, den Menschen in seiner Gesamtheit – sowohl körperlich als auch psychisch – zu betrachten und zu behandeln. Der holistische Ansatz, der auf die Einheit von Körper, Geist und Seele abzielt, sieht in der Natur einen essenziellen Faktor für die Wiederherstellung und Erhaltung des inneren Gleichgewichts.

Natürliche Elemente können in der Therapie auf vielfältige Weise genutzt werden. Ein prominentes Beispiel ist die Visualisierungstherapie, bei der Naturbilder oder -szenen verwendet werden, um beim Patienten Entspannung hervorzurufen und Stress abzubauen. Diese Technik beruht auf der Idee, dass die Betrachtung von Naturbildern oder die gedankliche Reise zu einem ruhigen, natürlichen Ort eine beruhigende Wirkung auf das zentrale Nervensystem hat. Studien haben gezeigt, dass die Vorstellungskraft, gekoppelt mit Naturbildern, die Aktivität des Sympathikus verringern kann, was zu einer Reduktion von Cortisolspiegeln und somit zu einer Verringerung von Stress führt.

Ein weiterer Ansatz in der Integration von Natur in therapeutische Modelle ist die direkte Interaktion mit der Natur, wie sie beispielsweise in der Gartentherapie oder im Waldbaden zum Einsatz kommt. Bei der Gartentherapie werden Patienten aktiv in die Pflege von Pflanzen einbezogen. Diese Methode nutzt die sensorische Stimulation und die körperliche Aktivität, um das Wohlbefinden zu fördern. Der direkte Kontakt mit der Erde, das Hören von natürlichen Geräuschen wie dem Rauschen der Blätter und das Einatmen von frischer Luft haben nachweislich positive Effekte auf die psychische Gesundheit. Diese Form der Therapie unterstützt nicht nur die motorischen Fähigkeiten und die Ausdauer, sondern kann auch depressive Symptome lindern und die Lebensqualität von Menschen mit chronischen Erkrankungen verbessern.

Waldbaden, auch bekannt als „Shinrin Yoku", ist eine Praxis, die ursprünglich aus Japan stammt und dort fest in der Präventivmedizin verankert ist. Diese Methode besteht darin, bewusst Zeit im Wald zu verbringen und dabei alle Sinne auf die Umgebung zu richten. Wissenschaftliche Untersuchungen haben gezeigt, dass Waldbaden die Herzfrequenz und den Blutdruck senken, das Immunsystem stärken und die Produktion von natürlichen Killerzellen erhöhen kann. Diese Zellen spielen eine wichtige Rolle bei der Abwehr von Krebszellen und bei der Bekämpfung von Infektionen. Der Aufenthalt in der Natur führt zu einer messbaren Reduktion der Aktivität des präfrontalen Kortex, was mit einer verringerten mentalen Belastung und einem höheren Entspannungsgrad verbunden ist.

Darüber hinaus zeigt die Forschung, dass der Kontakt mit natürlichen Umgebungen nicht nur kurzfristig das emotionale Wohlbefinden steigern kann, sondern auch langfristige gesundheitliche Vorteile bietet. Langzeitstudien haben nachgewiesen, dass Menschen, die regelmäßig in der Natur aktiv sind, ein geringeres Risiko für Herz-Kreislauf-Erkrankungen und einen niedrigeren Body-Mass-Index (BMI) aufweisen. Diese Ergebnisse untermauern die Theorie, dass die Natur eine wichtige Rolle in der Prävention und Behandlung von Zivilisationserkrankungen spielt.

Ein weiteres Feld, das sich mit der Integration von Natur und Therapie befasst, ist die ökopsychologische Therapie. Dieser therapeutische Ansatz betrachtet den Menschen als untrennbaren Teil der Natur und geht davon aus, dass psychische Störungen häufig auch Ausdruck einer gestörten Beziehung zur natürlichen Umwelt sind. Durch die Wiederherstellung dieser Verbindung kann die ökopsychologische Therapie dazu beitragen, innere Konflikte zu lösen und das psychische Wohlbefinden zu verbessern. Dabei wird der Mensch ermutigt, eine tiefere Verbundenheit zur Natur zu entwickeln und diese in den Alltag zu integrieren.

Es ist wichtig zu betonen, dass diese naturbasierten Therapien nicht isoliert betrachtet werden sollten. Sie werden häufig als ergänzende Methoden zu konventionellen therapeutischen Ansätzen eingesetzt. Beispielsweise kann die Integration von Natur in die kognitive Verhaltenstherapie (CBT) die Wirksamkeit der Therapie erhöhen, indem sie den Zugang zu emotionalen Ressourcen erleichtert und den Patienten hilft, neue Perspektiven zu entwickeln. Die Kombination von kognitiven Techniken mit Naturerfahrungen kann die Resilienz stärken und den Heilungsprozess unterstützen.

Die wissenschaftliche Evidenz für die positiven Effekte naturbasierter Therapien wächst stetig. Eine Metaanalyse von 32 Studien, die den Effekt von Naturtherapien auf psychische Gesundheit untersucht haben, kam zu dem Ergebnis, dass der Aufenthalt in der Natur signifikante Verbesserungen in Bezug auf Stressreduktion, Angstlinderung und Depressionsbekämpfung bewirkt. Diese Resultate legen nahe, dass der Zugang zur Natur in der medizinischen und psychologischen Praxis stärker integriert werden sollte.

Die praktische Umsetzung dieser Erkenntnisse kann auf verschiedene Weise erfolgen. In städtischen Gebieten, wo der Zugang zur Natur oft eingeschränkt ist, könnte die Schaffung von mehr grünen Räumen und die Förderung von städtischen Gärten ein wichtiger Schritt sein. Kliniken und therapeutische Einrichtungen könnten Outdoor-Programme und Naturretreats in ihre Behandlungspläne integrieren, um Patienten eine tiefere Verbindung zur Natur zu ermöglichen und so die Heilungschancen zu maximieren.

e) Ganzheitliche Heilung durch ökologische Modelle

Die ganzheitliche Heilung, die auf ökologischen Modellen basiert, hat in den letzten Jahren zunehmende Aufmerksamkeit erhalten, insbesondere im Kontext der Gaia-Theorie. Diese Theorie, ursprünglich von James Lovelock und Lynn Margulis entwickelt, postuliert, dass die Erde als ein lebendiges, selbstregulierendes System betrachtet werden kann, in dem alle biotischen und abiotischen Komponenten miteinander verbunden sind und in ständiger Wechselwirkung stehen. In diesem Rahmen wird der Mensch nicht als isoliertes Individuum, sondern als integraler Bestandteil dieses umfassenden Systems gesehen, dessen Gesundheit und Wohlbefinden untrennbar mit dem Zustand der Umwelt verknüpft sind.

Ökologische Modelle, die sich auf die Gaia-Theorie stützen, fördern ein tiefgreifendes Verständnis der Interaktionen zwischen psychischen Prozessen und ökologischen Bedingungen. Diese Modelle legen nahe, dass die Störung des natürlichen Gleichgewichts – sei es durch Umweltverschmutzung, Klimawandel oder den Verlust von Biodiversität – direkte und indirekte Auswirkungen auf die psychische Gesundheit des Menschen haben kann. So wird beispielsweise angenommen, dass die Zunahme von Stress, Angstzuständen und Depressionen in modernen Gesellschaften teilweise auf die Entfremdung von der natürlichen Umwelt zurückzuführen ist.

Ein zentraler Aspekt dieser ökologischen Modelle ist die Idee, dass die Wiederherstellung des Gleichgewichts in der Natur zur Wiederherstellung der inneren Balance des Menschen beitragen kann. Dies kann durch verschiedene Ansätze erreicht werden, die die natürliche Umgebung als Ressource für Heilungsprozesse nutzen. Ein Beispiel dafür ist die bereits erwähnte Praxis des Waldbadens, bei der der Kontakt mit der Natur gezielt genutzt wird, um psychische und physische Erholung zu fördern. Das bewusste Eintauchen in die Waldatmosphäre kann den Cortisolspiegel senken, die Stimmung verbessern und das Immunsystem stärken – Effekte, die nachweislich zur Förderung der allgemeinen Gesundheit beitragen.

Ein weiteres Beispiel ist die ökotherapeutische Praxis, die darauf abzielt, die Verbindung zwischen Mensch und Natur zu stärken. Diese Form der Therapie betont die Wichtigkeit der Interaktion mit natürlichen Umgebungen und fördert Aktivitäten wie Gartenarbeit, Naturspaziergänge und die Pflege von Tieren. Diese Aktivitäten unterstützen nicht nur die körperliche Gesundheit durch Bewegung und frische Luft, sondern haben auch eine beruhigende Wirkung auf den Geist, indem sie eine Form der Achtsamkeit und des gegenwärtigen Erlebens fördern. Die ökologische Heilung basiert auf der Prämisse, dass der Mensch durch die Wiederverbindung mit der Natur einen Zustand des Wohlbefindens erreichen kann, der sowohl körperliche als auch psychische Aspekte umfasst.

Darüber hinaus legen ökologische Modelle nahe, dass die Gesundheit des Menschen untrennbar mit der Gesundheit des Planeten verbunden ist. Dies impliziert, dass nachhaltige Praktiken, die den Erhalt und die Wiederherstellung natürlicher Lebensräume fördern, nicht nur ökologisch sinnvoll, sondern auch gesundheitlich förderlich sind. So tragen beispielsweise Initiativen zur Renaturierung von Landschaften oder zur Wiederaufforstung nicht nur zur Bekämpfung des Klimawandels bei, sondern schaffen auch Erholungsräume, die für die menschliche Gesundheit von unschätzbarem Wert sind. Durch den Schutz und die Pflege dieser natürlichen Ressourcen wird gleichzeitig ein Beitrag zur Förderung der globalen Gesundheit geleistet.

Die Anwendung dieser ökologischen Heilungsansätze erfordert ein Umdenken in der Art und Weise, wie wir Gesundheit verstehen und fördern. Anstatt sich ausschließlich auf individuelle Symptome zu konzentrieren, fordern ökologische Modelle einen systemischen Ansatz, der den Menschen in seinem gesamten ökologischen Kontext betrachtet. Dies schließt die Anerkennung ein, dass psychische Störungen nicht nur als individuelle Probleme, sondern auch als Symptome einer gestörten Beziehung zur Umwelt verstanden werden können. Folglich ist es notwendig, Behandlungsansätze zu entwickeln, die sowohl auf die Wiederherstellung der inneren als auch der äußeren Balance abzielen.

Ein weiteres Konzept, das in diesem Zusammenhang von Bedeutung ist, ist die ökopsychologische Therapie. Diese Form der Therapie basiert auf der Erkenntnis, dass die menschliche Psyche tief in ökologischen Prozessen verwurzelt ist und dass eine Heilung nur durch eine erneute Verbindung mit der Natur erfolgen kann. Die ökopsychologische Therapie integriert daher Elemente der Natur in die psychotherapeutische Praxis, sei es durch Outdoor-Sitzungen, die Einbeziehung natürlicher Materialien oder die Förderung eines bewussten ökologischen Lebensstils. Ziel ist es, das Bewusstsein für die gegenseitige Abhängigkeit von Mensch und Umwelt zu schärfen und so zu einem nachhaltigen, gesunden Leben beizutragen.

Abschließend lässt sich festhalten, dass ökologische Modelle, die auf der Gaia-Theorie basieren, einen vielversprechenden Rahmen für ganzheitliche Heilungsansätze bieten. Diese Modelle betonen die Bedeutung der Natur als Quelle für Gesundheit und Wohlbefinden und fordern einen integrativen Ansatz, der den Menschen als Teil eines größeren ökologischen Systems betrachtet. Durch die Wiederherstellung der Balance in der Natur und die Förderung einer tiefen Verbundenheit mit der Umwelt können diese Modelle einen wichtigen Beitrag zur ganzheitlichen Gesundheit leisten.

V. Nachhaltigkeit und psychische Gesundheit

a) Psychische Auswirkungen von Umweltkrisen

Der Klimawandel und andere Umweltkrisen gehören zu den größten Herausforderungen unserer Zeit und haben weitreichende Auswirkungen nicht nur auf die physische, sondern auch auf die psychische Gesundheit. Die ökologischen Zerstörungen und ihre Folgen erzeugen in vielen Menschen Gefühle von Angst, Depression und Machtlosigkeit. Diese psychischen Reaktionen auf Umweltkrisen sind inzwischen so weit verbreitet, dass sie als eigenständige Phänomene betrachtet werden. Insbesondere das Konzept der „Klimaangst" (engl. *climate anxiety*) hat sich in der psychologischen Forschung etabliert und beschreibt die spezifische Form von Angst und Unruhe, die durch das Bewusstsein über den Klimawandel und seine Auswirkungen ausgelöst wird.

Die psychologischen Folgen des Klimawandels können sowohl akut als auch chronisch sein. Akute psychische Belastungen entstehen häufig durch direkte Erlebnisse von Umweltkatastrophen, wie sie durch extreme Wetterereignisse, Überschwemmungen oder Waldbrände verursacht werden. Solche traumatischen Erlebnisse können zu posttraumatischen Belastungsstörungen (PTBS), Angststörungen und Depressionen führen. Besonders gefährdet sind hierbei Menschen, die in vulnerablen Regionen leben und wiederholt solchen Katastrophen ausgesetzt sind. Langfristig können diese akuten Belastungen zu einer chronischen Verschlechterung der psychischen Gesundheit führen, insbesondere wenn keine adäquate Unterstützung zur Bewältigung der Traumata verfügbar ist.

Neben den akuten Folgen gibt es jedoch auch schleichende, chronische Auswirkungen des Klimawandels, die das psychische Wohlbefinden beeinträchtigen. Das Bewusstsein über die fortschreitende ökologische Zerstörung und die Unsicherheit über die Zukunft können zu einer tiefen existenziellen Angst führen. Diese Klimaängste sind gekennzeichnet durch ein ständiges Gefühl der Bedrohung und Hilflosigkeit angesichts der scheinbar unaufhaltsamen globalen Entwicklungen. Die Betroffenen erleben oft das Gefühl, dass individuelle Handlungen bedeutungslos sind im Vergleich zur Größe des Problems, was zu einem Zustand der Ohnmacht führen kann. In extremen Fällen kann dies zu einer vollständigen Resignation oder zu depressiven Verstimmungen führen, die als „Klimadepression" bezeichnet werden.

Forschungsergebnisse zeigen, dass vor allem jüngere Menschen besonders anfällig für Klimaängste sind. Eine internationale Studie aus dem Jahr 2021, die die psychischen Auswirkungen des Klimawandels auf junge Menschen untersuchte, ergab, dass 59 % der Befragten sich „sehr" oder „extrem" über den Klimawandel sorgen. Viele gaben an, dass ihre Ängste das tägliche Leben beeinträchtigen und Gefühle von Hoffnungslosigkeit und Wut hervorrufen. Diese psychischen Belastungen sind oft mit dem Gefühl verbunden, dass politische und gesellschaftliche Entscheidungsträger nicht ausreichend auf die Klimakrise reagieren, was das Vertrauen in die Zukunft weiter schwächt.

Ein weiteres psychologisches Phänomen, das im Zusammenhang mit Umweltkrisen beobachtet wird, ist die „Öko-Paralyse". Dabei handelt es sich um einen Zustand der psychischen Starre und Handlungsunfähigkeit, der durch das Gefühl ausgelöst wird, dass die ökologischen

Probleme zu überwältigend sind, um bewältigt zu werden. Diese Paralyse kann Menschen davon abhalten, aktiv zu werden und positive Veränderungen anzustreben, was zu einer weiteren Verschärfung der psychischen Belastung führt. Der Kreislauf von Angst, Handlungsunfähigkeit und Frustration verstärkt die negativen psychischen Auswirkungen und trägt zu einem allgemeinen Gefühl der Verzweiflung bei.

Um diesen psychischen Herausforderungen zu begegnen, sind neue therapeutische Ansätze erforderlich, die sowohl die psychologischen als auch die ökologischen Aspekte der Umweltkrisen berücksichtigen. Ein Ansatz, der zunehmend an Bedeutung gewinnt, ist die ökopsychologische Therapie, die darauf abzielt, die Verbindung zwischen Mensch und Natur zu stärken und die psychischen Belastungen, die durch Umweltkrisen verursacht werden, zu lindern. Diese Therapieform betont die Bedeutung von Achtsamkeit und bewusster Naturerfahrung, um das Gefühl der Verbundenheit mit der Umwelt zu fördern und so die Klimaängste zu mindern. Durch die Rückkehr zu einem aktiven und bewussten Umgang mit der Natur können Menschen eine größere Kontrolle über ihre Ängste erlangen und eine nachhaltige Resilienz gegenüber den psychischen Herausforderungen entwickeln.

Darüber hinaus spielen kollektive Maßnahmen eine entscheidende Rolle bei der Bewältigung der psychischen Auswirkungen von Umweltkrisen. Gemeinschaften, die sich aktiv für Umweltschutz und Nachhaltigkeit einsetzen, bieten ihren Mitgliedern die Möglichkeit, Teil eines positiven Wandels zu sein, was das Gefühl der Ohnmacht und Isolation verringern kann. Gruppenaktivitäten, die auf ökologische Wiederherstellung abzielen, wie beispielsweise gemeinschaftliches Gärtnern oder Aufforstungsprojekte, können nicht nur die Umwelt verbessern, sondern auch das psychische Wohlbefinden der Beteiligten stärken, indem sie einen Sinn für Gemeinschaft und Wirksamkeit vermitteln.

Neuere Forschungen zeigen, dass es für die Therapie von Klimaängsten wichtig ist, Raum für die Exploration von Emotionen zu schaffen, die durch Umweltkrisen ausgelöst werden. In der psychologischen Praxis müssen Therapeuten zunehmend darauf vorbereitet sein, mit den spezifischen Ängsten und Sorgen umzugehen, die im Zusammenhang mit ökologischen Themen stehen. Dabei geht es nicht nur darum, die individuellen Ängste zu behandeln, sondern auch um die Vermittlung von Strategien, die den Patienten helfen, sich mit der Unsicherheit und Komplexität der Klimakrise auseinanderzusetzen. Hier können Ansätze wie die Akzeptanz- und Commitment-Therapie (ACT) hilfreich sein, die den Fokus darauf legt, sich den gegenwärtigen Realitäten zu stellen und gleichzeitig wertgeleitetes Handeln zu fördern.

b) Nachhaltigkeit als psychologisches Bedürfnis

Nachhaltigkeit wird oft primär im Kontext ökologischer Verantwortung diskutiert, jedoch gewinnt zunehmend die Erkenntnis an Bedeutung, dass Nachhaltigkeit auch ein fundamentales psychologisches Bedürfnis darstellt. Diese Perspektive eröffnet neue Dimensionen in der Betrachtung menschlichen Verhaltens und Wohlbefindens, indem sie zeigt, dass das Engagement für den Schutz der Umwelt nicht nur einen Beitrag zur Erhaltung der natürlichen Lebensgrundlagen leistet, sondern auch tiefgreifende Auswirkungen auf die psychische Gesundheit hat.

Das Bedürfnis nach Nachhaltigkeit lässt sich aus mehreren psychologischen Theorien ableiten, darunter die Selbstbestimmungstheorie (SDT), die postuliert, dass Menschen nach Autonomie, Kompetenz und sozialer Eingebundenheit streben. Nachhaltigkeit bietet ein Feld, in dem diese grundlegenden psychologischen Bedürfnisse auf bedeutungsvolle Weise erfüllt werden können. Durch nachhaltiges Handeln erleben Menschen Autonomie, indem sie bewusste Entscheidungen treffen, die im Einklang mit ihren Werten stehen. Das Gefühl der Kompetenz wird gestärkt, wenn sie positive Auswirkungen ihrer Handlungen auf die Umwelt wahrnehmen, während die soziale Eingebundenheit durch die Zugehörigkeit zu Gemeinschaften und Bewegungen gefördert wird, die ähnliche Werte teilen.

Studien belegen, dass Menschen, die sich aktiv für Nachhaltigkeit einsetzen, häufig ein höheres Maß an Lebenszufriedenheit und psychischer Stabilität berichten. Dieses Phänomen wird oft als „Öko-Wohlbefinden" bezeichnet und zeigt, dass nachhaltiges Verhalten nicht nur altruistische Motive bedient, sondern auch egozentrische Belohnungen mit sich bringt. Das Gefühl, einen positiven Beitrag zur Welt zu leisten, schafft Sinn und Zweck im Leben, was sich wiederum positiv auf das psychische Wohlbefinden auswirkt. Dieses Gefühl der Sinnhaftigkeit ist ein wesentlicher Faktor für die psychische Gesundheit, da es Menschen hilft, sich mit den Herausforderungen und Unsicherheiten des Lebens auseinanderzusetzen.

Ein weiterer Aspekt, der die psychologische Bedeutung von Nachhaltigkeit unterstreicht, ist das Konzept der „Umweltidentität". Umweltidentität beschreibt die Art und Weise, wie Menschen ihre Verbindung zur natürlichen Welt wahrnehmen und in ihr Selbstkonzept integrieren.

Menschen, die eine starke Umweltidentität entwickeln, empfinden eine tiefere Verbundenheit zur Natur und erleben dadurch häufig höhere Ebenen des psychischen Wohlbefindens. Diese Verbundenheit kann das Gefühl der Einsamkeit verringern und das Erleben von sozialer Isolation mindern, da sie das Bewusstsein stärkt, Teil eines größeren Ganzen zu sein.

Nachhaltigkeit als psychologisches Bedürfnis manifestiert sich auch in der Suche nach Kohärenz und Konsistenz zwischen den eigenen Überzeugungen und dem täglichen Verhalten. Kognitive Dissonanz, die entsteht, wenn Menschen nicht im Einklang mit ihren Werten handeln, kann erhebliche psychische Belastungen verursachen. Beispielsweise kann ein Mensch, der von der Notwendigkeit nachhaltiger Lebensweisen überzeugt ist, aber in einer Umgebung lebt, die solche Praktiken nicht unterstützt, Gefühle von Schuld und Unbehagen entwickeln. Durch das Streben nach Nachhaltigkeit und die Umsetzung entsprechender Verhaltensweisen kann diese Dissonanz reduziert werden, was zu einer Steigerung des subjektiven Wohlbefindens führt.

Darüber hinaus zeigt die Forschung, dass nachhaltiges Verhalten oft mit positiven sozialen Interaktionen verbunden ist, die das psychische Wohlbefinden weiter fördern. Aktivitäten wie gemeinschaftliches Gärtnern, Recycling-Initiativen oder das Teilen von Ressourcen stärken soziale Bindungen und fördern ein Gefühl von Gemeinschaft und Zusammengehörigkeit. Diese sozialen Verbindungen sind entscheidend für die psychische Gesundheit, da sie emotionale Unterstützung bieten und das Gefühl der Verbundenheit in einer oft fragmentierten Gesellschaft verstärken.

Die psychologischen Vorteile von Nachhaltigkeit spiegeln sich auch in der Resilienz wider, die durch nachhaltige Praktiken gefördert wird. Resilienz, also die Fähigkeit, sich von Herausforderungen und Krisen zu erholen, wird gestärkt, wenn Menschen das Gefühl haben, dass sie durch ihr Handeln einen positiven Einfluss auf ihre Umwelt und Zukunft ausüben können. Dieses Gefühl der Selbstwirksamkeit, das durch nachhaltige Lebensweisen entsteht, ist ein wichtiger Schutzfaktor gegen psychische Erkrankungen wie Depressionen und Angststörungen.

Die Bedeutung von Nachhaltigkeit als psychologisches Bedürfnis wird auch in der therapeutischen Praxis zunehmend anerkannt. Therapien, die ökologische Bewusstseinsbildung integrieren, können dazu beitragen, das Wohlbefinden der Patienten zu verbessern, indem sie ihnen helfen, einen tieferen Sinn in ihren Handlungen zu finden und ein kohärenteres Selbstbild zu entwickeln. Die ökopsychologische Therapie ist ein Beispiel für einen Ansatz, der die Verknüpfung von ökologischen und psychologischen Zielen fördert, indem er die Bedeutung der Natur für die menschliche Psyche in den Vordergrund stellt.

c) Gaia und nachhaltiges Denken

Die Gaia-Theorie, entwickelt von James Lovelock und Lynn Margulis, bietet einen umfassenden Rahmen für das Verständnis des Planeten Erde als ein lebendiges, selbstregulierendes System, in dem alle biologischen, chemischen und physikalischen Prozesse eng miteinander verbunden sind. Diese Sichtweise impliziert, dass der Mensch nicht als isoliertes Individuum betrachtet werden kann, sondern als integraler Bestandteil dieses komplexen Systems, dessen Handlungen tiefgreifende Auswirkungen auf das Gleichgewicht der Erde haben. In diesem Kontext fördert die Gaia-Theorie ein nachhaltiges Denken, das darauf abzielt, die menschlichen Aktivitäten so zu gestalten, dass sie im Einklang mit den natürlichen Prozessen stehen und das fragile Gleichgewicht des globalen Systems nicht stören.

Nachhaltigkeit im Sinne der Gaia-Theorie bedeutet, dass die Handlungen des Einzelnen und der Gesellschaft insgesamt die natürlichen Ressourcen und Prozesse respektieren und schützen müssen, um die langfristige Stabilität und Gesundheit des Planeten zu gewährleisten. Dieses Verständnis hat tiefgreifende Implikationen für das menschliche Verhalten und Denken, insbesondere im Hinblick auf die psychologische Dimension von Nachhaltigkeit. Nachhaltiges Denken wird hier nicht nur als ökologische Notwendigkeit verstanden, sondern auch als ein Weg, um psychische Belastungen zu reduzieren, die aus dem Gefühl der Entfremdung von der Natur entstehen.

Psychologisch gesehen kann die Gaia-Theorie helfen, ein Gefühl der Zugehörigkeit und Verbundenheit mit der Natur zu fördern. Das Bewusstsein, Teil eines größeren, lebendigen Systems zu sein, kann das Gefühl der Isolation und Entfremdung, das viele Menschen in modernen Gesellschaften erleben, mindern. Diese Entfremdung, die oft durch das Leben in stark urbanisierten und technologisierten Umgebungen verstärkt wird, kann zu verschiedenen psychischen Belastungen führen, darunter Stress, Angst und Depression. Das Gefühl, von der natürlichen Welt getrennt zu sein, widerspricht dem tief verankerten menschlichen Bedürfnis nach Verbundenheit und Integration in eine größere Gemeinschaft.

Nachhaltiges Denken, inspiriert durch die Gaia-Theorie, kann als Mittel zur Reduktion dieser psychischen Belastungen dienen. Indem Menschen ihre Handlungen bewusst so gestalten, dass sie im Einklang mit der Natur stehen, können sie ein Gefühl der Kontrolle und Wirksamkeit zurückgewinnen, was zur Stärkung des psychischen Wohlbefindens beiträgt. Nachhaltiges Denken erfordert eine ganzheitliche Betrachtung von Entscheidungen und deren Auswirkungen auf die Umwelt und das soziale Gefüge, was wiederum zu einem kohärenteren und erfüllteren Leben führen kann.

Die Integration von nachhaltigem Denken in den Alltag könnte somit nicht nur zur ökologischen Gesundheit des Planeten beitragen, sondern auch zur psychischen Gesundheit der Individuen. Indem Menschen ihre täglichen Entscheidungen – sei es in Bezug auf Konsum, Energieverbrauch, Ernährung oder Transport – unter dem Aspekt der Nachhaltigkeit treffen, entwickeln sie ein stärkeres Bewusstsein für ihre Rolle im globalen Ökosystem. Dieses Bewusstsein kann das Gefühl der Verantwortung und Verbundenheit verstärken, was wiederum positive Auswirkungen auf das Selbstwertgefühl und das allgemeine psychische Wohlbefinden haben kann.

Nachhaltiges Denken kann die soziale Verbundenheit fördern, indem es Menschen ermutigt, Teil von Gemeinschaften und Bewegungen zu werden, die ähnliche Werte teilen. Diese sozialen Netzwerke bieten emotionale Unterstützung und stärken das Gefühl, Teil eines bedeutungsvollen Wandels zu sein, was ebenfalls zur Reduktion von Stress und psychischer Belastung beitragen kann.

In der psychologischen Praxis könnte die Förderung von nachhaltigem Denken und Handeln als ein therapeutisches Werkzeug eingesetzt werden, um Klienten dabei zu unterstützen, ein tieferes Gefühl der Verbundenheit mit der Natur und der Gemeinschaft zu entwickeln. Therapien, die ökologische Bewusstseinsbildung und nachhaltige Lebensweisen integrieren, könnten dabei helfen, die Kluft zwischen Mensch und Natur zu überbrücken und so psychische Leiden, die aus dieser Entfremdung resultieren, zu lindern.

d) Umweltverantwortung und psychisches Wohlbefinden

Die Übernahme von Verantwortung für die Umwelt hat weitreichende Auswirkungen, die über die ökologischen Vorteile hinausgehen und das psychische Wohlbefinden der beteiligten Personen signifikant beeinflussen. Umweltverantwortung beschreibt das aktive Handeln zum Schutz und zur Erhaltung der Umwelt, oft durch Verhaltensweisen wie Recycling, Energieeinsparung oder die Reduzierung von Konsumgütern. Diese Aktionen fördern nicht nur den Erhalt der natürlichen Ressourcen, sondern haben auch tiefgreifende psychologische Effekte, die zunehmend in wissenschaftlichen Studien untersucht werden.

Menschen, die sich umweltverantwortlich verhalten, erfahren häufig ein gesteigertes Gefühl der Selbstwirksamkeit. Selbstwirksamkeit bezieht sich auf das Vertrauen einer Person in ihre Fähigkeit, bestimmte Handlungen erfolgreich auszuführen, um gewünschte Ergebnisse zu erzielen. Wenn Menschen durch ökologisches Handeln positive Veränderungen in ihrer Umgebung bewirken, stärkt dies ihr Gefühl, etwas bewirken zu können. Diese gesteigerte Selbstwirksamkeit führt wiederum zu einem positiven Selbstwertgefühl, da die Betroffenen ihre Handlungen als bedeutungsvoll und nützlich wahrnehmen.

Die psychologische Forschung hat zudem gezeigt, dass ökologisch verantwortungsbewusstes Verhalten mit einem höheren Maß an Lebenszufriedenheit korreliert. Lebenszufriedenheit ist ein subjektiver Indikator, der das allgemeine Wohlbefinden und die Zufriedenheit mit dem eigenen Leben widerspiegelt. Menschen, die regelmäßig umweltfreundliche Entscheidungen treffen, berichten oft von einer stärkeren emotionalen Ausgeglichenheit und einer tieferen Verbindung zu ihrer Gemeinschaft und der Natur. Dieses Engagement für die Umwelt kann auch soziale Bindungen stärken, da viele umweltbewusste Aktivitäten gemeinschaftsorientiert sind, wie z. B. die Teilnahme an lokalen Initiativen oder Umweltprojekten.

Ein weiterer wesentlicher Aspekt der Umweltverantwortung ist der positive Einfluss auf das Selbstbild. Das Selbstbild bezieht sich auf die Wahrnehmung und Bewertung der eigenen Persönlichkeit und Fähigkeiten. Indem Menschen umweltfreundliche Entscheidungen treffen, sehen sie sich selbst in einem positiveren Licht. Sie erkennen sich als verantwortungsbewusste, achtsame und engagierte Mitglieder der Gesellschaft, was zu einem verbesserten Selbstwertgefühl und einer gesünderen psychischen Verfassung führt. Dies steht im Gegensatz zu einem Lebensstil, der von Konsum und Ressourcenverschwendung geprägt ist, was häufig zu Gefühlen der Schuld und Unzufriedenheit führen kann.

In der modernen Psychologie wird zunehmend betont, wie wichtig es ist, sinnvolle Aktivitäten in das tägliche Leben zu integrieren, um das Wohlbefinden zu steigern. Umweltverantwortung kann als eine solche sinnstiftende Aktivität angesehen werden. Indem man sich aktiv für den Erhalt des Planeten einsetzt, kann man eine tiefere Sinnhaftigkeit im Leben erfahren, was wiederum zu einem Gefühl der Erfüllung und Zufriedenheit führt. Menschen, die diese Art von Verantwortung übernehmen, berichten häufig von einer verbesserten psychischen Gesundheit, da sie das Gefühl haben, einen wertvollen Beitrag zu einer größeren Sache zu leisten.

e) Psychologische Resilienz in Zeiten ökologischer Krisen

In einer Welt, die zunehmend von ökologischen Krisen wie Klimawandel, Artensterben und Umweltverschmutzung geprägt ist, gewinnt die psychologische Resilienz an Bedeutung. Resilienz, in der Psychologie als die Fähigkeit definiert, sich von Stress und Widrigkeiten zu erholen, wird zu einer entscheidenden Eigenschaft, die es Menschen ermöglicht, sich inmitten dieser Herausforderungen zu behaupten. In diesem Kontext stellt die Gaia-Theorie ein wertvolles Modell dar, das die Anpassungsfähigkeit des Menschen als Teil eines größeren ökologischen Systems beschreibt. Diese Theorie, die die Erde als ein lebendiges, selbstregulierendes System betrachtet, bietet eine nützliche Perspektive, um zu verstehen, wie individuelle Resilienz mit den kollektiven Reaktionen auf ökologische Veränderungen verknüpft ist.

Die Gaia-Theorie, die von James Lovelock in den 1970er Jahren entwickelt wurde, betrachtet die Erde und ihre Ökosysteme als ein komplexes, interagierendes System, das zur Selbsterhaltung neigt. Diese Sichtweise legt nahe, dass die Anpassungsfähigkeit und Resilienz nicht nur auf individueller, sondern auch auf ökosystemarer Ebene betrachtet werden sollte. In einer Zeit, in der ökologische Krisen immer häufiger und intensiver werden, können die Prinzipien der Gaia-Theorie angewendet werden, um Resilienz als eine kollektive, systemische Eigenschaft zu verstehen, die sowohl die Menschheit als auch die natürlichen Systeme betrifft, mit denen sie interagiert.

Psychologische Resilienz ist essenziell, um den steigenden psychischen Belastungen durch Umweltkrisen zu begegnen. Der Klimawandel, Umweltzerstörung und die damit verbundenen sozialen und wirtschaftlichen Folgen können erheblichen Stress und Angst verursachen. In der Fachliteratur wird dieser spezifische Stress oft als "Öko-Angst" (engl. "eco-anxiety") bezeichnet, eine Form der Angst, die durch das Bewusstsein um die ökologischen Zerstörungen und deren potenzielle Auswirkungen auf die eigene Zukunft und die der nachfolgenden Generationen entsteht. Diese Ängste können überwältigend sein und das psychische Wohlbefinden ernsthaft beeinträchtigen.

Um diese Herausforderungen zu meistern, könnte die Förderung nachhaltiger Lebensweisen ein Schlüssel sein. Nachhaltigkeit, die das Gleichgewicht zwischen ökologischen, sozialen und wirtschaftlichen Bedürfnissen betont, unterstützt nicht nur den Schutz der Umwelt, sondern stärkt auch die individuelle Resilienz. Durch nachhaltige Praktiken wie bewussten Konsum, Reduktion von Abfall und Schutz der natürlichen Ressourcen können Menschen das Gefühl entwickeln, aktiv zur Lösung globaler Probleme beizutragen. Dieses Gefühl der Selbstwirksamkeit und der Verbundenheit mit einer größeren Sache kann erheblich dazu beitragen, Resilienz aufzubauen.

Ein weiterer wichtiger Aspekt zur Förderung psychologischer Resilienz ist die Stärkung der Verbindung zur Natur. Zahlreiche Studien haben gezeigt, dass der Kontakt mit der Natur positive Effekte auf die psychische Gesundheit hat, darunter die Reduktion von Stress, Angst und Depressionen. Naturerfahrungen fördern ein Gefühl der Ruhe und Gelassenheit, das in stressreichen Zeiten besonders wertvoll ist. Indem Menschen regelmäßige Zeit in natürlichen Umgebungen verbringen, können sie ihre psychische Widerstandsfähigkeit stärken und besser mit den Belastungen umgehen, die durch ökologische Krisen hervorgerufen werden.

Die Gemeinschaft spielt eine entscheidende Rolle in der Resilienzbildung. Soziale Unterstützung und die Teilnahme an gemeinschaftlichen Aktivitäten zur Bewältigung ökologischer Herausforderungen können den individuellen und kollektiven Umgang mit Stress verbessern. Initiativen wie Gemeinschaftsgärten, lokale Umweltgruppen oder gemeinsame Recyclingprojekte bieten nicht nur praktische Lösungen für ökologische Probleme, sondern schaffen auch ein Gefühl der Zusammengehörigkeit und des gemeinsamen Handelns. Diese kollektiven Bemühungen können das Gefühl der Isolation verringern, das oft mit ökologischer Angst einhergeht, und die psychologische Resilienz auf sozialer Ebene stärken.

Die Integration von Nachhaltigkeit und einer starken Naturverbindung in den Alltag kann somit als wirksame Strategie zur Förderung psychologischer Resilienz in Zeiten ökologischer Krisen betrachtet werden. Die Gaia-Theorie bietet dabei einen hilfreichen Rahmen, um diese Anpassungsfähigkeit in einem größeren Kontext zu verstehen, der sowohl individuelle als auch systemische Aspekte berücksichtigt. Durch die Anerkennung der wechselseitigen Beziehungen zwischen Mensch und Umwelt kann Resilienz nicht nur auf persönlicher, sondern auch auf globaler Ebene gefördert werden.

Kapitel 4

Die Rolle der Umwelt in der psychischen Gesundheit

I. Die Bedeutung der natürlichen Umgebung für die Psyche

a) Natur als psychologische Ressource

Die Natur spielt eine essentielle Rolle als psychologische Ressource und beeinflusst das menschliche Wohlbefinden in verschiedenen Dimensionen. Unter Rückgriff auf die ökologische Psychologie wird die Natur als heilender Raum verstanden, der vielfältige psychische Effekte erzeugt, insbesondere durch die Linderung von Stress und die Förderung mentaler Regeneration. Die Einflüsse natürlicher Umgebungen auf das psychische Gleichgewicht und die kognitive Leistungsfähigkeit sind in der wissenschaftlichen Literatur umfangreich dokumentiert.

Eine Schlüsselkomponente der Wirkung von Natur auf das psychische Wohlbefinden ist die Reduktion von Stressoren. Studien haben gezeigt, dass Menschen in natürlichen Umgebungen eine geringere Cortisolausschüttung aufweisen, was auf ein reduziertes Stressniveau hinweist. Diese physiologische Reaktion geht einher mit subjektivem Wohlbefinden und einer Erhöhung der Resilienz gegenüber alltäglichen Belastungen. Der Zugang zu Grünflächen, Wäldern oder Gewässern wird daher als wichtiger Bestandteil präventiver und therapeutischer Maßnahmen im Bereich der Gesundheitspsychologie betrachtet.

Ein zentrales theoretisches Modell, das die positive Wirkung der Natur erklärt, ist die Aufmerksamkeitsrestorationstheorie (ART) von Rachel und Stephen Kaplan. Die Theorie postuliert, dass natürliche Umgebungen spezielle Merkmale aufweisen, die die kognitive Ermüdung reduzieren. In der heutigen, stark urbanisierten Welt ist der Mensch kontinuierlich einer hohen Dichte an Reizen ausgesetzt, was zu einer Überlastung der sogenannten gerichteten Aufmerksamkeit führt. Diese Form der Aufmerksamkeit erfordert eine bewusste und fokussierte Auseinandersetzung mit der Umwelt und ist beispielsweise bei der Arbeit am Computer oder im Straßenverkehr permanent gefordert. Die Folge ist eine kognitive Ermüdung, die sich durch eine verringerte Leistungsfähigkeit, Reizbarkeit und Schwierigkeiten bei der Konzentration äußert.

Die Kaplans zeigen auf, dass natürliche Umgebungen eine ungerichtete Form der Aufmerksamkeit fördern, die sie als „soft fascination" bezeichnen. Diese Form der Faszination benötigt keine bewusste Anstrengung, sondern erlaubt es dem Gehirn, sich zu entspannen und zu regenerieren. Elemente wie das Rauschen der Blätter, das Plätschern eines Baches oder die Farbenvielfalt einer Blumenwiese ziehen die Aufmerksamkeit sanft auf sich, ohne kognitive Ressourcen zu beanspruchen. Diese passive Aufmerksamkeit ermöglicht eine mentale Erholung, was sich in einer verbesserten kognitiven Leistungsfähigkeit und einer erhöhten psychischen Stabilität äußert.

Weitere Forschungen stützen diese Annahmen, indem sie zeigen, dass Aufenthalte in der Natur nicht nur kurzfristige Erholungsprozesse fördern, sondern auch langfristige Effekte auf die psychische Gesundheit haben können. Die Natur wirkt als Puffer gegen die negativen Auswirkungen chronischen Stresses, der ein entscheidender Risikofaktor für die Entwicklung von Angststörungen, Depressionen und anderen psychischen Erkrankungen ist. In einer Langzeitstudie von Mitchell und Popham wurde festgestellt, dass Menschen, die in der Nähe von Grünflächen leben, eine niedrigere Mortalitätsrate aufweisen, insbesondere in Bezug auf stressbedingte Krankheiten. Diese epidemiologischen Befunde unterstreichen die Bedeutung der Natur als protektive Ressource für die psychische Gesundheit.

Zudem zeigt sich, dass die Natur eine zentrale Rolle in der emotionalen Regulation spielt. Die sogenannte Biophilia-Hypothese von Edward O. Wilson postuliert, dass der Mensch eine angeborene Affinität zur Natur hat, die evolutionär bedingt ist. Diese Hypothese legt nahe, dass natürliche Umgebungen positive Emotionen wie Ruhe, Zufriedenheit und Freude hervorrufen und negative Emotionen wie Angst und Trauer reduzieren. Solche emotionalen Reaktionen sind tief in der menschlichen Natur verwurzelt und reflektieren eine Anpassung an frühere Lebensbedingungen, in denen das Überleben stark von der Fähigkeit abhing, in natürlichen Umgebungen Ressourcen zu finden und Gefahren zu vermeiden.

Darüber hinaus haben neuere neuropsychologische Studien gezeigt, dass der Aufenthalt in der Natur zu einer veränderten Aktivität in bestimmten Hirnregionen führt, die mit Stressverarbeitung und emotionaler Regulation assoziiert sind. Insbesondere die Aktivität in der Amygdala, die eine Schlüsselrolle bei der Verarbeitung von Angst und Stress spielt, nimmt in natürlichen Umgebungen ab. Dies korreliert mit einer gesteigerten Aktivität im präfrontalen Cortex, der für die kognitive Kontrolle und die Regulation von Emotionen verantwortlich ist. Diese neurobiologischen Mechanismen untermauern die Annahme, dass die Natur nicht nur eine passive Kulisse für Erholung darstellt, sondern aktiv in die Stressregulation und Emotionsverarbeitung eingreift.

Neben den psychischen und neurobiologischen Effekten der Natur spielen auch soziale Aspekte eine wichtige Rolle. Gemeinschaftsgärten, Parks und andere öffentliche Grünflächen fördern soziale Interaktionen und stärken das Gefühl von Gemeinschaft und sozialer Kohäsion. Solche sozialen Ressourcen tragen ihrerseits zur psychischen Gesundheit bei, indem sie soziale Unterstützung und positive Interaktionen fördern, die wiederum den Umgang mit Stress erleichtern. Die Möglichkeit, in einer natürlichen Umgebung Zeit mit anderen Menschen zu verbringen, kann somit die Vorteile der Natur für das psychische Wohlbefinden noch verstärken.

Auch im Bereich der Psychotherapie wird die Natur zunehmend als Ressource genutzt. Interventionen wie die Naturtherapie oder das Waldbaden („Shinrin Yoku") haben in den letzten Jahren an Popularität gewonnen und werden erfolgreich zur Behandlung von psychischen Störungen wie Angst und Depressionen eingesetzt. Diese Ansätze basieren auf der Idee, dass der gezielte Aufenthalt in der Natur heilende Kräfte freisetzt und die psychische Widerstandsfähigkeit stärkt. Studien haben gezeigt, dass solche naturbasierten Interventionen die Symptomatik von Patienten signifikant verbessern und einen nachhaltigen Effekt auf das Wohlbefinden haben können.

b) Umgebungseinflüsse auf die emotionale Gesundheit

Die physische Umgebung übt einen erheblichen Einfluss auf die emotionale Gesundheit des Menschen aus. Verschiedene Studien haben gezeigt, dass die Umgebung, in der Menschen leben, arbeiten und sich erholen, direkte Auswirkungen auf ihre psychische Gesundheit und ihr emotionales Wohlbefinden hat. Die Umweltpsychologie befasst sich eingehend mit den Wechselwirkungen zwischen dem Menschen und seiner Umgebung, wobei ein besonderes Augenmerk auf den Einfluss der Natur gelegt wird.

Natürliche Landschaften, wie Wälder, Seen und Parks, bieten einen wichtigen Ausgleich zum oft hektischen und stressreichen städtischen Leben. Diese natürlichen Räume sind nicht nur ästhetisch ansprechend, sondern wirken auch auf tiefere psychologische Ebenen. Untersuchungen haben gezeigt, dass Menschen, die Zugang zu grünen Flächen haben, tendenziell geringere Depressionsraten aufweisen und eine stabilere emotionale Gesundheit erfahren. Dies wird durch verschiedene Mechanismen unterstützt, darunter die Reduktion von Stresshormonen, die Förderung von sozialer Interaktion und die Möglichkeit, sich in einer beruhigenden Umgebung zu entspannen.

Hartig und Kollegen stellten in ihrer Studie fest, dass der regelmäßige Aufenthalt in natürlichen Umgebungen mit einer signifikanten Verbesserung der emotionalen Gesundheit verbunden ist. Die beruhigenden und restaurativen Eigenschaften der Natur tragen dazu bei, dass Menschen sich von den Belastungen des Alltags erholen können. Diese Erholung wird durch die sensorische Wahrnehmung der Umgebung unterstützt. Geräusche wie das Rauschen von Blättern oder das Zwitschern von Vögeln wirken beruhigend auf das Nervensystem und fördern die emotionale Regulation.

Auf der anderen Seite können städtische Umgebungen, die durch hohe Bevölkerungsdichte, Lärm und Luftverschmutzung geprägt sind, das Risiko für psychische Störungen erhöhen. Untersuchungen zur urbanen Psychopathologie zeigen, dass Menschen, die in stark urbanisierten Gebieten leben, häufiger unter Angstzuständen und Depressionen leiden als Menschen, die in ländlichen oder naturnahen Gebieten wohnen. Ein zentraler Faktor ist dabei die chronische Exposition gegenüber Umweltstressoren wie Lärm und Umweltverschmutzung, die das Stressniveau erhöhen und die Fähigkeit zur emotionalen Regulation beeinträchtigen.

Lärm ist ein besonders wichtiger Umweltfaktor, der in städtischen Gebieten weit verbreitet ist und eine Vielzahl von negativen Auswirkungen auf die psychische Gesundheit haben kann. Lärmbelastung, insbesondere durch Verkehr, kann zu chronischem Stress führen, die Schlafqualität beeinträchtigen und langfristig zu einem erhöhten Risiko für psychische Erkrankungen beitragen. Menschen, die über längere Zeiträume hinweg starkem Lärm ausgesetzt sind, zeigen häufig erhöhte Cortisolwerte, was auf eine anhaltende Stressreaktion hindeutet. Diese ständige Aktivierung des sympathischen Nervensystems kann zu emotionaler Erschöpfung und einer erhöhten Anfälligkeit für Angst und Depression führen.

Ein weiterer belastender Faktor in städtischen Gebieten ist die Luftverschmutzung. Feinstaub, Stickoxide und andere Luftschadstoffe, die in Städten in höherer Konzentration vorkommen, sind nicht nur schädlich für die körperliche Gesundheit, sondern beeinflussen auch die psychische Gesundheit negativ. Studien haben gezeigt, dass eine erhöhte Exposition gegenüber Luftverschmutzung mit einem höheren Risiko für Depressionen und Angststörungen verbunden ist. Diese Effekte werden zum Teil durch entzündliche Prozesse im Gehirn vermittelt, die durch die Inhalation von Schadstoffen ausgelöst werden können. Darüber hinaus beeinträchtigt die chronische Exposition gegenüber Luftverschmutzung die allgemeine Lebensqualität und trägt zu einem Gefühl der Hilflosigkeit und des Kontrollverlusts bei, was wiederum die emotionale Gesundheit beeinträchtigt.

Neben den negativen Auswirkungen städtischer Umgebungen gibt es jedoch auch positive Ansätze, um den Einfluss der urbanen Umwelt auf die emotionale Gesundheit zu verbessern. Die Schaffung von grünen Oasen, Parks und anderen naturnahen Räumen innerhalb der Stadt kann dazu beitragen, die negativen Auswirkungen von Lärm und Luftverschmutzung zu mildern. Diese urbanen Grünflächen bieten den Stadtbewohnern nicht nur einen Raum für Erholung und soziale Interaktionen, sondern können auch die Luftqualität verbessern und Lärmbelastungen reduzieren. Die Integration von Natur in städtische Planungsprozesse ist daher ein wichtiger Ansatz zur Förderung der emotionalen Gesundheit in urbanen Räumen.

Ein weiteres Konzept, das in diesem Zusammenhang von Bedeutung ist, ist das des „Biophilic Design". Dieses architektonische Prinzip zielt darauf ab, natürliche Elemente in die Gestaltung von Gebäuden und städtischen Räumen zu integrieren, um das Wohlbefinden der Menschen zu fördern. Biophilic Design nutzt natürliche Materialien, Tageslicht und Pflanzen, um eine Verbindung zur Natur zu schaffen, auch in dichten städtischen Umgebungen. Diese Gestaltungselemente können das Stressniveau reduzieren und das Gefühl des Wohlbefindens steigern, selbst in einer stark urbanisierten Umgebung.

Es zeigt sich, dass die physische Umgebung eine wesentliche Rolle bei der Entstehung und Aufrechterhaltung emotionaler Gesundheit spielt. Während natürliche Umgebungen eine schützende und restaurative Wirkung auf die psychische Gesundheit haben, können städtische Umgebungen durch Lärm, Luftverschmutzung und andere Stressoren das Risiko für psychische Störungen erhöhen. Die Förderung von naturnahen Umgebungen in urbanen Räumen und die Integration von natürlichen Elementen in die städtische Architektur sind daher von großer Bedeutung, um die emotionalen Ressourcen der Menschen zu stärken und die negativen Auswirkungen der städtischen Umwelt auf die psychische Gesundheit zu minimieren.

c) Urbanisierung und psychische Belastungen

Die fortschreitende Urbanisierung hat weltweit zu tiefgreifenden Veränderungen der Lebensbedingungen geführt. Diese Entwicklung geht einher mit einer deutlichen Zunahme an psychischen Belastungen in städtischen Gebieten. Das Leben in urbanisierten Räumen ist geprägt von einer Vielzahl an Stressfaktoren, die eine zentrale Rolle in der Entstehung und Aufrechterhaltung psychischer Störungen spielen. Die rapide Zunahme städtischer Bevölkerungen, insbesondere in großen Metropolen, hat erhebliche Auswirkungen auf das psychische Wohlbefinden der Bewohner.

Menschen, die in städtischen Gebieten leben, sind täglich einer Vielzahl von Stressoren ausgesetzt, die in ländlichen Gebieten weniger ausgeprägt sind. Ein zentraler Stressor ist der Lärm, der in städtischen Umgebungen allgegenwärtig ist. Verkehrslärm, Baustellenlärm und andere urbane Geräuschquellen können zu chronischer Lärmbelastung führen, die mit einem erhöhten Risiko für psychische Erkrankungen assoziiert ist. Studien haben gezeigt, dass chronische Lärmbelastung zu einer Überaktivierung des sympathischen Nervensystems führt, was eine anhaltende Stressreaktion auslöst. Diese permanente Aktivierung des Stresssystems kann langfristig zu psychischen Belastungen wie Angstzuständen und Depressionen führen.

Ein weiterer wesentlicher Faktor ist die Überfüllung in städtischen Gebieten. Die hohe Bevölkerungsdichte in Städten führt häufig zu einem Gefühl der Enge und Überlastung. Diese räumliche Enge beeinträchtigt das subjektive Wohlbefinden und kann soziale Spannungen verstärken. Überfüllte öffentliche Verkehrsmittel, enge Wohnräume und die ständige Präsenz von Menschenmengen tragen zu einer sensorischen Überstimulation bei, die das psychische Gleichgewicht stören kann. Die damit verbundene Einschränkung von Privatsphäre und Ruhepausen erschwert es den Menschen, sich von den alltäglichen Belastungen zu erholen, was zu einer kumulativen psychischen Belastung führt.

Die Umweltverschmutzung in städtischen Gebieten stellt einen weiteren erheblichen Stressfaktor dar, der sowohl körperliche als auch psychische Auswirkungen hat. Luftverschmutzung, insbesondere durch Feinstaub und Stickoxide, ist in Städten ein allgegenwärtiges Problem. Studien belegen, dass eine erhöhte Exposition gegenüber Luftschadstoffen nicht nur das Risiko für körperliche Erkrankungen wie Atemwegserkrankungen und Herz-Kreislauf-Probleme erhöht, sondern auch mit einer Zunahme von psychischen Störungen wie Depressionen und Angstzuständen einhergeht. Diese Verbindung wird durch entzündliche Prozesse im Gehirn und durch eine Beeinträchtigung der Neurotransmitterbalance erklärt, die durch Schadstoffe ausgelöst werden können.

Die Forschung von Andreas Lederbogen und Kollegen, veröffentlicht in *Nature*, beleuchtet die neurobiologischen Mechanismen, die diese urbanen Belastungen auf die psychische Gesundheit haben. Die Studie zeigt, dass Menschen, die in städtischen Umgebungen leben, eine erhöhte Aktivität in der Amygdala aufweisen, einer Gehirnregion, die mit der Verarbeitung von Stress und Angst assoziiert ist. Diese erhöhte Aktivität könnte erklären, warum Stadtbewohner ein höheres Risiko für die Entwicklung von Angststörungen und Depressionen haben. Die urbanen Stressoren beeinflussen die neuronalen Netzwerke, die für die Emotionsregulation zuständig sind, was zu einer erhöhten Vulnerabilität für psychische Erkrankungen führt.

Ein entscheidender Aspekt dieser urbanen Belastungen ist der Verlust des Zugangs zur Natur. Natürliche Umgebungen wirken sich positiv auf das psychische Wohlbefinden aus, indem sie Stress reduzieren und Erholung fördern. Der Verlust dieser natürlichen Rückzugsräume in städtischen Gebieten kann daher als ein bedeutender Risikofaktor für die Entstehung psychischer Belastungen betrachtet werden. Zahlreiche Studien belegen, dass der Zugang zu Grünflächen, Parks und anderen natürlichen Räumen einen schützenden Effekt auf die psychische Gesundheit hat. Das Fehlen solcher Räume in stark urbanisierten Gebieten trägt daher maßgeblich zur Erhöhung von Stress und psychischen Erkrankungen bei.

Das Konzept der „Grünen Lungen" in Städten, das die Schaffung und Erhaltung von städtischen Grünflächen umfasst, wird daher als wichtiger Ansatz zur Minderung urbaner Belastungen diskutiert. Diese Grünflächen bieten den Stadtbewohnern nicht nur Erholungsmöglichkeiten, sondern tragen auch zur Verbesserung der Luftqualität bei und reduzieren die Lärmbelastung. Solche Maßnahmen könnten helfen, die negativen psychischen Auswirkungen der Urbanisierung zu mildern und das allgemeine Wohlbefinden in städtischen Gebieten zu fördern.

d) Psychologische Auswirkungen von Naturverlust

Der Verlust von natürlichen Umgebungen und die damit einhergehende Reduktion von Grünflächen sowie die Zerstörung natürlicher Lebensräume stellen eine tiefgreifende Bedrohung für das psychische Wohlbefinden dar. Natürliche Umgebungen bieten nicht nur physische Ressourcen, sondern erfüllen auch fundamentale psychologische Funktionen, die eng mit dem emotionalen Gleichgewicht und der kognitiven Gesundheit verknüpft sind. Der Rückgang dieser Umgebungen, sei es durch Urbanisierung, Industrialisierung oder Umweltzerstörung, bringt erhebliche psychische Konsequenzen mit sich, die in der Forschung zunehmend Beachtung finden.

Ein zentraler Aspekt der psychologischen Folgen des Naturverlusts ist das Gefühl der Entfremdung. Menschen, die in städtischen Gebieten oder in stark anthropogen geprägten Landschaften leben, berichten häufiger von einem Gefühl der Isolation und der Entfremdung von der natürlichen Welt. Diese psychologische Distanz zur Natur kann das allgemeine Wohlbefinden erheblich beeinträchtigen. Untersuchungen zeigen, dass der Verlust von natürlichen Rückzugsorten die Fähigkeit zur Stressbewältigung einschränkt und die Anfälligkeit für psychische Belastungen wie Angst und Depression erhöht. Natur bietet eine wichtige Kulisse für psychische Erholung, und ihr Verlust hinterlässt eine Lücke, die schwer durch andere Umgebungen zu füllen ist.

Der Begriff „Nature Deficit Disorder", geprägt von Richard Louv, beschreibt dieses Phänomen besonders im Hinblick auf Kinder. Louv argumentiert, dass der Rückgang von Naturerfahrungen in der Kindheit, sei es durch reduzierte Spielmöglichkeiten im Freien oder durch die immer weiter fortschreitende Digitalisierung des Lebens, zu erheblichen psychischen und kognitiven Defiziten führt. Naturdefizite bei Kindern manifestieren sich häufig in einer Zunahme von Verhaltensproblemen, Aufmerksamkeitsstörungen und einer verminderten emotionalen Stabilität. Kinder, die wenig Kontakt zur Natur haben, zeigen vermehrt Symptome von Unruhe und Reizbarkeit, was auf eine mangelnde Möglichkeit zur Selbstregulation und Entspannung zurückzuführen ist.

Diese negativen Auswirkungen des Naturverlusts sind jedoch nicht nur auf Kinder beschränkt. Erwachsene, die in urbanen oder stark industrialisierten Umgebungen leben und nur begrenzten Zugang zu natürlichen Räumen haben, berichten ebenfalls von einem Anstieg psychischer

Belastungen. Forschungen legen nahe, dass der Mangel an Naturkontakt zu einem allgemeinen Rückgang des Wohlbefindens führt. Menschen, die keinen Zugang zu Grünflächen haben, zeigen häufiger Symptome von emotionaler Erschöpfung und einer verminderten Lebenszufriedenheit. Der Verlust natürlicher Umgebungen bedeutet nicht nur den Verlust von ästhetischen und erholsamen Erlebnissen, sondern auch den Verlust wichtiger psychologischer Ressourcen, die für die Aufrechterhaltung eines stabilen psychischen Zustands unerlässlich sind.

Die Auswirkungen des Naturverlusts sind auf verschiedenen Ebenen des psychischen Funktionierens spürbar. Auf der kognitiven Ebene hat der Verlust von Naturerfahrungen negative Folgen für die Aufmerksamkeit und das Gedächtnis. Die Aufmerksamkeitsrestorationstheorie (ART) der Kaplans, die die Erholungswirkung der Natur auf kognitive Funktionen beschreibt, zeigt, dass Menschen, die in natürlichen Umgebungen Zeit verbringen, eine bessere kognitive Regeneration erfahren als solche, die in städtischen Umgebungen verbleiben. Der Verlust von natürlichen Rückzugsräumen beeinträchtigt somit die Fähigkeit, sich von kognitiver Ermüdung zu erholen, was langfristig zu einer Verschlechterung der kognitiven Leistungsfähigkeit führen kann.

Auf emotionaler Ebene führt der Verlust von Natur zu einer Zunahme von Stress und negativen Emotionen. Studien zeigen, dass Menschen, die wenig Kontakt zur Natur haben, häufiger unter chronischem Stress, Angstzuständen und Depressionen leiden. Diese emotionalen Belastungen werden durch den Verlust von Orten verstärkt, die traditionell als Zufluchtsorte dienen und psychologische Sicherheit bieten. Die Natur schafft Räume der Ruhe und Besinnung, die den Menschen ermöglichen, sich von den Anforderungen des Alltags zu distanzieren und emotional zu regenerieren. Ihr Verlust führt zu einer Schwächung dieser Erholungsmöglichkeiten, was sich in einer erhöhten Stressanfälligkeit und einer Verschlechterung der emotionalen Gesundheit niederschlägt.

Zusätzlich zu den kognitiven und emotionalen Auswirkungen hat der Verlust von Natur auch soziale Implikationen. Natürliche Umgebungen fördern soziale Interaktionen und stärken das Gemeinschaftsgefühl. Studien zeigen, dass Gemeinschaftsgärten, Parks und andere Grünflächen nicht nur der individuellen Erholung dienen, sondern auch als Orte der sozialen Begegnung und des Austauschs fungieren. Der Verlust dieser sozialen Räume kann zu einer Zunahme von sozialer Isolation und einem Rückgang des Gemeinschaftsgefühls führen, was wiederum negative Auswirkungen auf die psychische Gesundheit hat.

Ein weiterer wichtiger Aspekt des Naturverlusts ist seine Wirkung auf das Selbstwertgefühl und die Lebenszufriedenheit. Der Zugang zur Natur trägt wesentlich zur Entwicklung eines positiven Selbstkonzepts und eines Gefühls der Verbundenheit mit der Welt bei. Menschen, die in engem Kontakt mit der Natur stehen, berichten häufig von einem stärkeren Gefühl der Lebenszufriedenheit und einer tieferen Verbundenheit mit ihrer Umgebung. Der Verlust dieser Verbindung zur Natur kann daher zu einem Rückgang des Selbstwertgefühls und einem Gefühl der Entfremdung führen, das tiefgreifende psychische Folgen haben kann.

Die psychologischen Auswirkungen des Naturverlusts sind vielfältig und betreffen sowohl individuelle als auch kollektive Ebenen des psychischen Wohlbefindens. Angesichts der fortschreitenden Urbanisierung und des Klimawandels ist es entscheidend, die Bedeutung der Natur als psychologische Ressource anzuerkennen und Maßnahmen zu ergreifen, um den Zugang zu natürlichen Umgebungen zu erhalten und zu fördern.

e) Gaia und die Wiederherstellung von Umweltverbindungen

Die Gaia-Theorie, ursprünglich von James Lovelock und Lynn Margulis entwickelt, betrachtet die Erde als ein lebendiges, sich selbst regulierendes System, in dem alle biologischen, geophysikalischen und chemischen Prozesse eng miteinander verknüpft sind. Dieses holistische Modell betont, dass der Mensch nicht isoliert von der Umwelt existiert, sondern als integraler Bestandteil eines komplexen Netzwerks von Wechselwirkungen, das zur Aufrechterhaltung der Lebensbedingungen auf dem Planeten beiträgt. Diese Perspektive eröffnet wichtige Implikationen für die menschliche Gesundheit, insbesondere in Bezug auf das psychische Wohlbefinden und die Folgen des Naturverlusts.

Die Gaia-Theorie impliziert, dass die Störung der natürlichen Systeme, die durch Umweltzerstörung, Klimawandel und Urbanisierung verursacht wird, nicht nur ökologisch bedenklich ist, sondern auch direkte Auswirkungen auf das psychische Wohlbefinden des Menschen hat. Der Verlust von natürlichen Umgebungen und die Entfremdung von der Natur durch den urbanen Lebensstil unterbrechen die harmonische Verbindung zwischen Mensch und Umwelt, die für das psychische Gleichgewicht essenziell ist. Diese Entfremdung kann als ein tiefgreifender Stressor wirken, der die psychische Gesundheit destabilisiert.

Die Wiederherstellung der Verbindung zur Natur, wie sie in der Gaia-Theorie betont wird, könnte eine zentrale Rolle bei der Bewältigung der psychischen Belastungen spielen, die durch den Verlust natürlicher Umgebungen entstehen. Naturverbundenheit – das Gefühl der emotionalen, kognitiven und spirituellen Verbindung mit der Umwelt – wird als eine grundlegende Komponente des Wohlbefindens betrachtet. Untersuchungen zeigen, dass Menschen, die eine starke Naturverbundenheit erleben, weniger anfällig für Stress, Angst und Depression sind. Diese Erkenntnis legt nahe, dass die Förderung der Naturverbundenheit in therapeutische Ansätze integriert werden sollte, um psychische Belastungen zu mindern.

Ein wichtiger praktischer Aspekt dieser Wiederverbindung zur Natur liegt in der Förderung des Zugangs zu natürlichen Umgebungen. Therapeutische Ansätze wie die Naturtherapie, das Waldbaden oder die Nutzung von „grünen Rezepten" (d.h. die gezielte Verschreibung von Zeit in der Natur durch Gesundheitsfachkräfte) haben in den letzten Jahren an Bedeutung gewonnen. Diese Ansätze basieren auf der Annahme, dass der Aufenthalt in natürlichen Umgebungen heilende Kräfte freisetzen kann, die das psychische Wohlbefinden stärken. Indem diese Konzepte in die Praxis integriert werden, können sie dazu beitragen, die negativen Auswirkungen des Naturverlusts zu mildern und das psychische Gleichgewicht wiederherzustellen.

Die Gaia-Theorie betont auch die Notwendigkeit, das Verhältnis des Menschen zur Natur in einer Weise zu verändern, die nicht nur individuell, sondern auch kollektiv wirksam ist. Das bedeutet, dass eine gesellschaftliche Rückbesinnung auf die Bedeutung der Natur als unverzichtbare Ressource für das menschliche Leben und Wohlbefinden erfolgen muss. Diese Perspektive erfordert nicht nur eine Veränderung in der individuellen Lebensweise, sondern auch in der politischen und wirtschaftlichen Struktur, um den Schutz und die Wiederherstellung natürlicher Lebensräume zu gewährleisten.

Darüber hinaus könnte die Integration von Gaia-basierten Prinzipien in die psychologische und medizinische Praxis dazu beitragen, die Beziehung zwischen Mensch und Natur zu heilen. Therapeutische Ansätze, die auf Naturverbundenheit abzielen, sollten nicht nur darauf abzielen, den Zugang zu natürlichen Umgebungen zu fördern, sondern auch ein tieferes Verständnis für die wechselseitige Abhängigkeit zwischen Mensch und Umwelt zu schaffen. Dies könnte durch Bildung und Aufklärung, durch gemeinschaftsbasierte ökologische Projekte und durch die Förderung von umweltfreundlichen Lebensstilen geschehen, die eine nachhaltige Verbindung zur Natur ermöglichen.

Ein weiterer wichtiger Aspekt ist die Rolle von Achtsamkeit und Naturbewusstsein in der psychischen Gesundheit. Achtsamkeitsbasierte Therapien, die den Fokus auf das bewusste Erleben von Naturerfahrungen legen, können helfen, die Sensibilität für die Umwelt zu erhöhen und die psychischen Ressourcen zu stärken. Solche Ansätze fördern nicht nur die unmittelbare Erholung von Stress, sondern tragen auch zur langfristigen Stabilisierung des emotionalen und kognitiven Gleichgewichts bei.

II. Umweltstressoren und psychische Gesundheit

a) Auswirkungen von Umweltverschmutzung

Umweltverschmutzung stellt eine weitreichende Bedrohung für die Gesundheit dar, die nicht nur physische, sondern auch psychische Konsequenzen mit sich bringt. Die Exposition gegenüber verschiedenen Umweltstressoren wie Luftverschmutzung, Lärm und chemischen Schadstoffen wirkt sich negativ auf das menschliche Wohlbefinden aus und erhöht das Risiko für die Entwicklung psychischer Störungen. In den letzten Jahrzehnten hat die Forschung zunehmend gezeigt, dass diese Formen der Verschmutzung nicht nur direkte körperliche Schäden verursachen, sondern auch tiefergehende Auswirkungen auf die psychische Gesundheit haben.

Luftverschmutzung, die durch Emissionen aus Verkehr, Industrie und anderen anthropogenen Quellen entsteht, stellt eine der am weitesten verbreiteten Formen der Umweltbelastung dar. Die Partikel in verschmutzter Luft, insbesondere Feinstaub (PM2.5 und PM10), dringen tief in das Atmungssystem ein und können nicht nur Atemwegserkrankungen und kardiovaskuläre Probleme verursachen, sondern auch das Gehirn negativ beeinflussen. Chronische Exposition gegenüber Luftschadstoffen wurde in mehreren Studien mit einem erhöhten Risiko für die Entwicklung von Depressionen, Angstzuständen und kognitiven Beeinträchtigungen in Verbindung gebracht.

Eine bahnbrechende Studie von Power und Kollegen zeigte, dass Menschen, die langfristig hohen Konzentrationen von Luftverschmutzung ausgesetzt sind, eine signifikant höhere Wahrscheinlichkeit haben, an Depressionen zu erkranken. Darüber hinaus fanden die Forscher heraus, dass die kognitive Leistungsfähigkeit durch chronische Luftverschmutzung beeinträchtigt wird, was sich in einer erhöhten Anfälligkeit für neurodegenerative Erkrankungen wie Alzheimer und Demenz äußern kann. Die Mechanismen, die diesen Auswirkungen zugrunde liegen, umfassen entzündliche Prozesse und oxidative Stressreaktionen, die durch Schadstoffpartikel im Gehirn ausgelöst werden und die neuronale Funktion beeinträchtigen.

Die neuroinflammatorischen Prozesse, die durch Luftverschmutzung angestoßen werden, wirken sich insbesondere auf das limbische System und den präfrontalen Kortex aus, die für die Emotionsregulation und das kognitive Funktionieren entscheidend sind. Diese Hirnregionen sind anfällig für Entzündungen und oxidativen Stress, was zu Dysfunktionen in der Verarbeitung von Emotionen und in der Entscheidungsfindung führen kann. Dieser Zusammenhang zwischen Umweltverschmutzung und neurobiologischen Veränderungen unterstreicht die Dringlichkeit, Luftverschmutzung nicht nur als eine physische, sondern auch als eine psychische Gesundheitsbedrohung zu betrachten.

Neben der Luftverschmutzung stellt auch die Lärmbelastung ein gravierendes Umweltproblem dar, das tiefgreifende Auswirkungen auf die psychische Gesundheit hat. Lärm, insbesondere durch Verkehr, Industrie und urbane Aktivitäten, führt zu einer ständigen Aktivierung des Stresssystems im Körper. Diese anhaltende Belastung kann zu einer Dysregulation der Hypothalamus-Hypophysen-Nebennierenrinden-Achse (HPA-Achse) führen, die eine zentrale Rolle bei der Stressbewältigung spielt.

Chronischer Lärm erhöht den Cortisolspiegel, was langfristig zu einer Abnahme der emotionalen Resilienz und zu einem erhöhten Risiko für psychische Störungen wie Angstzustände und Depressionen führen kann.

Untersuchungen zeigen, dass Menschen, die in stark lärmbelasteten Umgebungen leben, häufiger unter Schlafstörungen leiden, die eine wichtige Rolle bei der Entstehung von psychischen Störungen spielen. Schlafmangel beeinträchtigt die kognitive Funktion, erhöht die Reizbarkeit und fördert die Entwicklung von emotionaler Instabilität. Die Wechselwirkungen zwischen Lärmbelastung, Schlafstörungen und psychischen Störungen sind gut dokumentiert und zeigen, wie tiefgreifend Umweltstressoren in das psychische Funktionieren eingreifen können.

Chemische Schadstoffe, die in Wasser, Boden und Nahrungsmitteln vorkommen, stellen eine weitere unsichtbare Bedrohung für die psychische Gesundheit dar. Schwermetalle wie Blei und Quecksilber sowie organische Schadstoffe wie Pestizide und Industriechemikalien sind neurotoxisch und können das zentrale Nervensystem schädigen. Chronische Exposition gegenüber diesen Substanzen wird mit einem erhöhten Risiko für neuropsychiatrische Erkrankungen in Verbindung gebracht. Kinder sind besonders anfällig für die neurotoxischen Wirkungen von chemischen Schadstoffen, was zu Entwicklungsverzögerungen, Aufmerksamkeitsdefiziten und emotionalen Störungen führen kann.

Ein Beispiel für die gravierenden Auswirkungen chemischer Verschmutzung ist die Bleivergiftung, die weltweit nach wie vor ein ernstes Gesundheitsproblem darstellt. Blei ist neurotoxisch und beeinträchtigt die neuronale Entwicklung, insbesondere bei Kindern. Chronische Bleiexposition kann zu kognitiven Defiziten, Verhaltensstörungen und einem erhöhten Risiko für psychische Störungen führen. Ähnlich verhält es sich mit anderen toxischen Substanzen wie Pestiziden, die in landwirtschaftlich genutzten Regionen vermehrt vorkommen und mit einer Zunahme von Depressionen und Angstzuständen bei der betroffenen Bevölkerung in Verbindung gebracht werden.

Die psychischen Auswirkungen der Umweltverschmutzung verdeutlichen die enge Verknüpfung zwischen Umweltgesundheit und psychischem Wohlbefinden. Diese Verbindung fordert ein Umdenken in der öffentlichen Gesundheitsvorsorge, das Umweltverschmutzung nicht nur als physische Bedrohung betrachtet, sondern auch als bedeutenden Faktor für die psychische Gesundheit. Maßnahmen zur Reduktion von Luftverschmutzung, Lärm und chemischen Schadstoffen könnten somit nicht nur körperliche Erkrankungen verhindern, sondern auch einen wesentlichen Beitrag zur Prävention psychischer Störungen leisten.

Die Erkenntnisse aus der Forschung zu den psychischen Auswirkungen von Umweltverschmutzung unterstreichen die Notwendigkeit, den Schutz der Umwelt als integralen Bestandteil der Gesundheitsförderung zu betrachten. Insbesondere in städtischen Gebieten, in denen die Belastung durch Luftverschmutzung und Lärm am höchsten ist, sollten Maßnahmen ergriffen werden, um die Umweltbedingungen zu verbessern und somit das psychische Wohlbefinden der Bevölkerung zu schützen. Dies könnte durch die Förderung von grünen Infrastrukturen, die Reduktion von Verkehrsbelastungen und die strengere Regulierung von Schadstoffemissionen erreicht werden.

b) Klimaangst und ihre psychischen Folgen

Klimaangst, oder „eco-anxiety", ist ein wachsendes Phänomen, das mit der steigenden Besorgnis über den Klimawandel und dessen potenziell katastrophale Auswirkungen auf die Umwelt und die Menschheit einhergeht. Diese Form der Angst manifestiert sich häufig als anhaltendes Gefühl der Hilflosigkeit, Überforderung und Sorge über die Zukunft der Erde, insbesondere in Bezug auf extreme Wetterereignisse, den Anstieg des Meeresspiegels und den Verlust von Biodiversität. Klimaangst betrifft Menschen weltweit, insbesondere jene, die sich stark mit ökologischen Themen auseinandersetzen oder in Regionen leben, die direkt von den Folgen des Klimawandels betroffen sind.

Die psychischen Folgen der Klimaangst sind vielfältig und betreffen verschiedene Ebenen des emotionalen und kognitiven Funktionierens. Studien, wie die von Clayton und Kollegen in *American Psychologist* veröffentlichten, untersuchen die psychologischen Auswirkungen des Klimawandels und zeigen, dass die ständige Konfrontation mit Umweltkrisen zu chronischem Stress führen kann. Diese Form von Stress ist oft von einer tiefen Besorgnis über die Unkontrollierbarkeit der klimatischen Veränderungen geprägt und wird von einem Gefühl der Machtlosigkeit begleitet, das die Fähigkeit zur emotionalen Bewältigung erheblich beeinträchtigen kann.

Chronischer Stress, der durch Klimaangst ausgelöst wird, hat weitreichende negative Auswirkungen auf das psychische Wohlbefinden. Menschen, die unter dieser Form von Angst leiden, berichten häufig von Schlafstörungen, die durch Grübeln und anhaltende Sorgen über die Zukunft der Umwelt verursacht werden. Schlafmangel beeinträchtigt die kognitive Leistungsfähigkeit und verschärft die emotionale Instabilität, was zu einem Teufelskreis aus Stress und psychischer Belastung führen kann.

Darüber hinaus kann Klimaangst depressive Symptome auslösen oder verstärken. Das Gefühl, angesichts der Größe und Komplexität der Klimaprobleme nichts bewirken zu können, kann zu einer tiefen Resignation und Hoffnungslosigkeit führen, die sich in depressiven Verstimmungen äußern. Menschen, die stark von Klimaangst betroffen sind, erleben oft eine emotionale Lähmung, die ihre Fähigkeit beeinträchtigt, aktiv zu handeln oder Lösungen zu suchen. Diese passivierende Wirkung der Klimaangst verstärkt die psychische Belastung und kann das Risiko für die Entwicklung schwererer depressiver Störungen erhöhen.

Ein weiteres häufiges Symptom, das mit Klimaangst einhergeht, ist die Existenzangst. Die Vorstellung, dass der Klimawandel das eigene Leben, das der Familie oder zukünftiger Generationen gefährdet, kann intensive Ängste auslösen, die bis zu Panikattacken führen können. Diese existenziellen Ängste sind oft mit einer verzerrten Wahrnehmung der Bedrohung durch den Klimawandel verbunden, bei der die Risiken als unmittelbar und unentrinnbar empfunden werden. Diese ständige Alarmbereitschaft kann das Nervensystem überlasten und zu einer chronischen Stressreaktion führen, die sowohl die mentale als auch die körperliche Gesundheit beeinträchtigt.

Besonders gefährdet durch Klimaangst sind junge Menschen, die sich ihrer Verantwortung für die Zukunft des Planeten stark bewusst sind. Studien zeigen, dass Klimaangst bei Jugendlichen und jungen Erwachsenen besonders ausgeprägt ist, da sie die langfristigen Auswirkungen des Klimawandels als bedrohlich für ihre Zukunft und ihr Lebensglück empfinden. Diese Generation erlebt oft einen starken inneren Konflikt zwischen dem Wunsch, aktiv zum Umweltschutz beizutragen, und dem Gefühl der Machtlosigkeit angesichts der globalen politischen und ökologischen Herausforderungen. Dieser Konflikt kann das Risiko für die Entwicklung von Angststörungen und depressiven Symptomen in dieser Altersgruppe erhöhen.

Die psychischen Folgen der Klimaangst sind jedoch nicht auf individuelle Symptome beschränkt. Sie können auch kollektive Auswirkungen auf Gemeinschaften und Gesellschaften haben. Wenn ganze Bevölkerungsgruppen durch extreme Wetterereignisse, Umweltkatastrophen oder den schleichenden Verlust von Lebensgrundlagen betroffen sind, entsteht eine kollektive Form von Angst, die das soziale Gefüge destabilisieren kann. Menschen, die in Regionen leben, die stark von Klimawandel und Umweltzerstörung betroffen sind, berichten häufiger von posttraumatischen Belastungsstörungen, Anpassungsstörungen und anderen Formen von psychischen Erkrankungen, die durch die ständige Bedrohung ihrer Lebensgrundlagen ausgelöst werden.

Die Bewältigung von Klimaangst erfordert daher sowohl individuelle als auch gesellschaftliche Ansätze. Auf individueller Ebene können psychologische Interventionen wie kognitive Verhaltenstherapie (CBT) und Achtsamkeitsbasierte Stressreduktion (MBSR) dazu beitragen, die negativen Denkmuster zu durchbrechen, die mit Klimaangst verbunden sind. Diese Therapieansätze zielen darauf ab, die Wahrnehmung von Kontrollverlust und Ohnmacht zu verändern und den Betroffenen zu helfen, konstruktivere Wege im Umgang mit ihrer Angst zu finden.

Auf gesellschaftlicher Ebene ist es wichtig, die psychischen Folgen des Klimawandels in politische und soziale Strategien zu integrieren. Dies umfasst die Förderung von Resilienz in betroffenen Gemeinschaften durch präventive Maßnahmen, die Schaffung von Unterstützungsnetzwerken und die Implementierung von Programmen, die sowohl die physische als auch die psychische Gesundheit stärken. Darüber hinaus können Bildungsprogramme, die das Bewusstsein für den Klimawandel und dessen psychologische Folgen schärfen, dazu beitragen, das kollektive Verständnis für diese Thematik zu vertiefen und die Stigmatisierung von Klimaangst zu verringern.

c) Psychische Belastungen durch Umweltzerstörung

Die Zerstörung der Umwelt und der Verlust natürlicher Lebensräume hinterlassen nicht nur physische Spuren, sondern führen auch zu tiefen psychischen Belastungen. Viele Menschen erleben ein Gefühl von Verlust und Trauer, das direkt mit der Degradierung der Natur verbunden ist. Dieser emotionale Zustand, bekannt als „ökologische Trauer", wurde von Glenn Albrecht geprägt und beschreibt eine tiefe emotionale Reaktion auf die Zerstörung der natürlichen Umwelt.

Ökologische Trauer tritt häufig auf, wenn Menschen Zeuge der Zerstörung von Landschaften, Wäldern oder anderen natürlichen Lebensräumen werden, die für sie von besonderer emotionaler oder kultureller Bedeutung sind. Dieser Verlust kann das Gefühl von Stabilität und Sicherheit untergraben und zu emotionalen Reaktionen wie Trauer, Wut und Hilflosigkeit führen. Vor allem

Menschen, die in enger Beziehung zur Natur stehen, sei es durch ihre Arbeit, ihren Lebensstil oder ihre kulturellen Traditionen, sind besonders anfällig für diese Form der Trauer.

Diese Trauer kann, wenn sie nicht angemessen verarbeitet wird, chronisch werden und langfristige psychische Probleme verursachen. Viele Menschen, die unter ökologischer Trauer leiden, berichten von anhaltenden Gefühlen der Niedergeschlagenheit, die in depressive Zustände übergehen können. Auch Angstzustände sind eine häufige Folge, da die Ungewissheit über die Zukunft der Umwelt und die eigenen Lebensumstände eine ständige Quelle von Stress darstellt. Diese Art von emotionaler Belastung unterscheidet sich von anderen Formen der Trauer, da sie oft keine klaren Lösungen oder Bewältigungsstrategien bietet. Die betroffenen Personen sind mit einem Verlust konfrontiert, der kontinuierlich fortschreiten kann und dessen Auswirkungen oft nicht rückgängig zu machen sind.

Die psychischen Auswirkungen der Umweltzerstörung sind daher ein wichtiges Thema in der Psychologie. Sie betreffen nicht nur Einzelpersonen, sondern auch Gemeinschaften und ganze Gesellschaften, insbesondere in Regionen, die stark von ökologischen Veränderungen betroffen sind. Die Zerstörung von Lebensräumen durch Umweltkatastrophen, Entwaldung oder Klimawandel kann zu einem Gefühl kollektiver Trauer führen, das sich in sozialer Desintegration und einer Zunahme von psychischen Erkrankungen äußern kann.

Gemeinschaften, die direkt von Umweltzerstörungen betroffen sind, zeigen häufig Anzeichen von kollektiven psychischen Belastungen. Wenn traditionelle Lebensweisen durch die Zerstörung der natürlichen Umgebung bedroht sind, kann dies zu einem Verlust von Identität und Sinn führen, was wiederum psychische Störungen wie Depressionen und posttraumatische Belastungsstörungen (PTBS) auslösen kann. Dies ist besonders bei indigenen Gemeinschaften zu beobachten, deren kulturelle und spirituelle Verbindungen zur Natur tief in ihren Lebensweisen verankert sind. Der Verlust ihrer natürlichen Lebensräume kann ihre kulturelle Identität untergraben und zu schweren psychischen Belastungen führen.

Umweltzerstörung betrifft jedoch nicht nur diejenigen, die in direktem Kontakt mit der Natur stehen. Auch Menschen in urbanen Umgebungen, die sich der ökologischen Krise bewusst sind, erleben emotionale Reaktionen auf die globale Umweltzerstörung. Viele berichten von Gefühlen der Ohnmacht und Verzweiflung angesichts der Unfähigkeit, den Prozess der Umweltzerstörung aufzuhalten oder umzukehren. Diese Form von globaler ökologischer Angst führt bei vielen zu einem Rückgang des allgemeinen Wohlbefindens und kann sich in chronischen Stresssymptomen manifestieren.

Um die psychischen Belastungen durch Umweltzerstörung zu bewältigen, sind sowohl individuelle als auch kollektive Strategien erforderlich. Auf individueller Ebene können psychotherapeutische Ansätze wie Akzeptanz- und Commitment-Therapie (ACT) oder achtsamkeitsbasierte Techniken helfen, mit den Gefühlen von Trauer und Verlust umzugehen. Diese Therapien zielen darauf ab,

Betroffenen zu helfen, ihre Emotionen zu akzeptieren und gleichzeitig konstruktive Wege zu finden, um mit der Realität der Umweltzerstörung umzugehen, ohne sich von Hoffnungslosigkeit überwältigen zu lassen.

Auf kollektiver Ebene sind Gemeinschaftsprogramme und psychosoziale Unterstützung entscheidend, um den emotionalen Bedürfnissen der von Umweltzerstörung betroffenen Menschen gerecht zu werden. Initiativen, die ökologische Restaurationsprojekte oder gemeinschaftsbasierte Naturschutzmaßnahmen fördern, können nicht nur die physische Umwelt verbessern, sondern auch das psychische Wohlbefinden stärken. Solche Programme bieten den Betroffenen die Möglichkeit, aktiv zur Wiederherstellung ihrer Umwelt beizutragen und dadurch ein Gefühl von Kontrolle und Sinn zurückzugewinnen.

Die Integration von psychologischer Unterstützung in ökologische Initiativen ist ein weiterer vielversprechender Ansatz, um die psychischen Belastungen durch Umweltzerstörung zu mindern. Durch die Kombination von ökologischer Wiederherstellung und psychosozialer Unterstützung können Menschen, die von Umweltzerstörung betroffen sind, in ihren emotionalen Bedürfnissen besser unterstützt und gleichzeitig ermutigt werden, aktiv an der Gestaltung einer nachhaltigeren Zukunft mitzuwirken.

d) Gaia als Bewältigungsstrategie

Die Gaia-Theorie, die von James Lovelock und Lynn Margulis entwickelt wurde, bietet eine holistische Sichtweise auf die Erde als lebendiges, sich selbst regulierendes System, in dem alle Lebewesen und ökologischen Prozesse miteinander verknüpft sind. Diese Perspektive fördert das Verständnis, dass der Mensch nicht nur ein passiver Beobachter der Umwelt ist, sondern eine aktive Rolle im Erhalt des ökologischen Gleichgewichts spielt. Diese Sichtweise hat das Potenzial, als Bewältigungsstrategie im Umgang mit Umweltstressoren und den psychischen Belastungen durch Umweltzerstörung zu dienen.

Indem die Gaia-Theorie die Verbundenheit aller Lebewesen betont, fördert sie ein Gefühl der Zusammengehörigkeit und des gemeinsamen Schicksals. Diese Verbundenheit kann helfen, Umweltängste abzubauen, indem sie die Wahrnehmung der eigenen Handlungsfähigkeit stärkt. Menschen, die sich als Teil eines größeren, lebendigen Systems sehen, sind eher in der Lage, Verantwortung für ihre Umwelt zu übernehmen und aktive Schritte zum Schutz und zur Wiederherstellung der Natur zu unternehmen. Dieses Gefühl der Selbstwirksamkeit kann den emotionalen Druck lindern, der häufig mit Umweltzerstörung und ökologischen Krisen einhergeht.

Therapeutische Ansätze, die auf der Gaia-Theorie basieren, könnten daher eine wertvolle Ergänzung zu traditionellen Bewältigungsstrategien darstellen. Solche Ansätze könnten darauf abzielen, den Klienten zu helfen, eine tiefere Verbindung zur Natur aufzubauen und gleichzeitig ihre Rolle als Hüter und Bewahrer der Umwelt zu verstehen. Indem diese therapeutischen Interventionen das Verständnis für die natürlichen Zyklen und Prozesse der Erde fördern, können sie dazu beitragen, ein Gefühl der Akzeptanz und der positiven Handlungsorientierung zu entwickeln.

Eine Gaia-orientierte Therapie könnte beispielsweise Elemente der Achtsamkeit und der Naturtherapie integrieren, bei denen der Fokus auf der bewussten Wahrnehmung der eigenen Verbindung zur Umwelt liegt. Durch diese

Achtsamkeitspraxis können Menschen lernen, sich stärker mit der Natur zu identifizieren und ihre eigenen Emotionen in den Kontext der größeren ökologischen Zusammenhänge zu stellen. Diese Perspektive kann helfen, das Gefühl der Ohnmacht zu verringern, das oft mit Umweltängsten verbunden ist, und stattdessen eine Haltung der aktiven Teilhabe an den Prozessen des Lebens zu fördern.

Ein weiterer Aspekt der Gaia-Theorie als Bewältigungsstrategie liegt in der Förderung von Gemeinschaftssinn und sozialer Kohäsion. Das Verständnis, dass alle Lebewesen Teil eines größeren Ganzen sind, kann das Gefühl der Solidarität und des kollektiven Handelns stärken. Gemeinschaftsbasierte ökologische Projekte, die auf Gaia-Prinzipien beruhen, können dazu beitragen, den sozialen Zusammenhalt zu fördern und gleichzeitig positive ökologische Veränderungen zu bewirken. Solche Projekte könnten Gemeinschaftsgärten, Renaturierungsinitiativen oder nachhaltige Landwirtschaftsprojekte umfassen, die darauf abzielen, sowohl die Umwelt als auch das psychische Wohlbefinden der beteiligten Personen zu stärken.

Durch die Anwendung der Gaia-Theorie in therapeutischen Kontexten können Menschen, die unter den psychischen Belastungen der Umweltzerstörung leiden, ermutigt werden, ihre Rolle als aktive Mitgestalter einer nachhaltigen Zukunft zu sehen. Diese positive Neubewertung ihrer Beziehung zur Natur kann ihnen helfen, die Angst vor ökologischen Katastrophen in produktive Energie umzuwandeln, die in konkrete Handlungen mündet.

e) Umweltpsychologie in der Praxis

Die Umweltpsychologie befasst sich mit der Beziehung zwischen dem Menschen und seiner physischen Umgebung und bietet praktische Ansätze, um die psychischen Belastungen durch Umweltstressoren zu mindern. Diese Disziplin geht über die theoretische Analyse hinaus und entwickelt konkrete Interventionen, die darauf abzielen, sowohl das psychische Wohlbefinden der Menschen zu fördern als auch den Schutz der Umwelt zu unterstützen. Im Zentrum dieser Ansätze stehen Maßnahmen wie die Schaffung von Grünflächen in städtischen Gebieten, die Förderung von umweltfreundlichem Verhalten und die Stärkung der Naturverbundenheit.

Die Bedeutung von Grünflächen in urbanen Gebieten kann nicht hoch genug eingeschätzt werden. Forschungen zeigen, dass der Zugang zu natürlichen Umgebungen in Städten erheblich zur Reduktion von Stress und zur Förderung des Wohlbefindens beiträgt. Grünflächen bieten nicht nur Erholungsräume, sondern wirken auch als Puffer gegen die negativen Auswirkungen von städtischen Stressoren wie Lärm und Luftverschmutzung. Menschen, die regelmäßig Zugang zu Parks, Gärten oder Wäldern haben, berichten von weniger Stresssymptomen, besserer emotionaler Regulation und einem allgemein höheren Lebenszufriedenheitsniveau. Diese Befunde unterstreichen die Bedeutung von städtischen Grünflächen als zentrale Komponente städtischer Planungsstrategien, die sowohl dem Umweltschutz als auch der psychischen Gesundheit dienen.

Ein weiterer zentraler Ansatz der Umweltpsychologie ist die Förderung von umweltfreundlichem Verhalten, das nicht nur den ökologischen Fußabdruck des Einzelnen reduziert, sondern auch das persönliche Wohlbefinden steigern kann. Studien haben gezeigt, dass Menschen, die sich umweltbewusst verhalten – sei es durch Recycling, Energieeinsparung oder die Nutzung nachhaltiger Verkehrsmittel – oft ein stärkeres Gefühl von Selbstwirksamkeit und Sinn erleben. Dieses positive Feedback verstärkt das Gefühl, Teil einer größeren, sinnvollen Bewegung zu sein, was das individuelle psychische Wohlbefinden stärkt und gleichzeitig einen kollektiven Beitrag zum Umweltschutz leistet.

Die Stärkung der Naturverbundenheit ist ein weiterer zentraler Ansatz in der Praxis der Umweltpsychologie. Menschen, die sich emotional und spirituell mit der Natur verbunden fühlen, zeigen in der Regel eine höhere Resilienz gegenüber Umweltstressoren und erleben ein gesteigertes Wohlbefinden. Diese Verbundenheit kann durch gezielte Interventionen wie Naturtherapie, Achtsamkeitsübungen in der Natur oder Bildungsprogramme, die ökologische Kenntnisse vermitteln, gefördert werden. Solche Programme helfen den Menschen, eine tiefere Beziehung zur natürlichen Welt aufzubauen, was nicht nur ihre psychische Gesundheit stärkt, sondern auch ihre Motivation erhöht, sich aktiv für den Schutz der Umwelt einzusetzen.

Ökologische Interventionen, die sowohl das individuelle Wohlbefinden als auch das kollektive Umweltbewusstsein fördern, haben das Potenzial, tiefgreifende positive Veränderungen in Gesellschaften zu bewirken. Umweltpsychologische Maßnahmen können auf individueller Ebene durch therapeutische Ansätze wie Naturtherapie und Stressreduktion durch Naturerfahrungen umgesetzt werden. Auf gesellschaftlicher Ebene können sie in Form von städtischen Planungen und politischen Maßnahmen zur Schaffung nachhaltiger und lebenswerter Umgebungen umgesetzt werden.

Die Praxis der Umweltpsychologie zeigt, dass ökologische Interventionen nicht nur einen Beitrag zur Förderung der psychischen Gesundheit leisten, sondern auch langfristig das soziale und ökologische Gefüge stärken. In einer Zeit zunehmender Umweltkrisen ist es unerlässlich, die enge Verknüpfung zwischen Umwelt und psychischem Wohlbefinden zu erkennen und gezielt Maßnahmen zu entwickeln, die diese beiden Bereiche zusammenführen.

III. Umweltpsychologie und therapeutische Interventionen

a) Therapeutische Nutzung von Natur

Die therapeutische Nutzung der Natur als ein integraler Bestandteil psychotherapeutischer Interventionen hat in den letzten Jahrzehnten zunehmend an Bedeutung gewonnen. Die wachsende Forschungsliteratur legt nahe, dass der Kontakt mit natürlichen Umgebungen das psychische Wohlbefinden auf mehreren Ebenen fördert. Die Integration von Natur in die Therapie, sei es durch Gartenarbeit, tiergestützte Therapie, Waldbaden oder andere naturbasierte Interventionen, stellt eine wertvolle Ergänzung traditioneller psychotherapeutischer Methoden dar. Diese Ansätze nutzen die natürlichen Heilungskräfte der Umwelt und schaffen für Patientinnen und Patienten einen Raum für psychische Regeneration und Selbstreflexion.

Die Biophilie-Hypothese, entwickelt von dem amerikanischen Biologen Edward O. Wilson, bildet eine theoretische Grundlage für die therapeutische Nutzung der Natur. Diese Hypothese geht davon aus, dass der Mensch eine angeborene Neigung hat, sich zur Natur hingezogen zu fühlen, da die evolutionäre Geschichte des Menschen durch ständigen Kontakt mit natürlichen Umgebungen geprägt ist. Der Rückzug von diesen Umgebungen in moderne, urbane Räume wird daher oft als ein Faktor für die Zunahme psychischer Belastungen angesehen. Der Kontakt mit der Natur kann zur Reduktion von Stress und Angstzuständen beitragen, indem er das parasympathische Nervensystem aktiviert und somit einen Zustand der Entspannung fördert. Die Naturtherapie zielt darauf ab, diese biologisch verankerten Mechanismen zu aktivieren, um psychische Leiden zu lindern.

Ein bekanntes Beispiel für die therapeutische Nutzung der Natur ist die Gartenarbeitstherapie. Diese Form der Therapie, auch als Horticultural Therapy bezeichnet, ist gekennzeichnet durch die gezielte Verwendung von Pflanzen und Gartenarbeit als therapeutische Mittel. Durch das aktive Arbeiten mit Pflanzen können Patientinnen und Patienten ein Gefühl von Kontrolle und Verantwortung entwickeln, was besonders bei Depressionen und Angstzuständen von Vorteil ist. Die repetitive, strukturierte Natur der Gartenarbeit ermöglicht es, sich auf die gegenwärtige Aufgabe zu konzentrieren, was in der Verhaltenstherapie häufig zur Förderung von Achtsamkeit eingesetzt wird. Die Arbeit im Garten bietet zudem sensorische Stimulation durch die verschiedenen Texturen, Farben und Gerüche der Pflanzen, was sich positiv auf die psychische Stabilität auswirken kann.

Ein weiterer Bereich, in dem die therapeutische Nutzung der Natur von großer Bedeutung ist, ist die tiergestützte Therapie. Diese Methode nutzt die Interaktion zwischen Mensch und Tier zur Verbesserung der psychischen Gesundheit. Vor allem Hunde, Pferde und Delfine werden häufig in therapeutischen Settings eingesetzt, um emotionale Stabilität und soziale Interaktion zu fördern. Tiere wirken oft als nicht wertende Begleiter, was es den Patientinnen und Patienten erleichtert, emotionale Barrieren abzubauen. Insbesondere bei der Behandlung von Traumafolgestörungen, wie der Posttraumatischen Belastungsstörung (PTBS), hat sich die tiergestützte Therapie als effektiv erwiesen. Studien zeigen, dass der Kontakt mit Tieren die Ausschüttung von Oxytocin erhöht, was wiederum Angst reduziert und das Gefühl der Geborgenheit stärkt.

Das Waldbaden, auch als Shinrin-Yoku bekannt, ist eine Praxis, die ihren Ursprung in Japan hat und zunehmend auch in westlichen Ländern als therapeutische Intervention eingesetzt wird. Beim Waldbaden handelt es sich um den bewussten Aufenthalt in Waldgebieten, wobei der Fokus auf der sensorischen Wahrnehmung der Umgebung liegt. Diese Methode ist besonders effektiv bei der Reduktion von Stress und der Förderung der psychischen Erholung. Untersuchungen zeigen, dass Aufenthalte in Wäldern den Cortisolspiegel senken und somit die körperliche Stressreaktion reduzieren. Zusätzlich aktiviert das Waldbaden das parasympathische Nervensystem, was zu einer Senkung von Blutdruck und Herzfrequenz führt. Diese physiologischen Effekte wirken sich positiv auf das allgemeine Wohlbefinden aus und fördern die Resilienz gegenüber psychischen Belastungen.

Ein weiteres Konzept, das in der therapeutischen Nutzung der Natur von Bedeutung ist, ist die Naturbasierte Achtsamkeit. Achtsamkeitsbasierte Therapieansätze, wie die Mindfulness-Based Stress Reduction (MBSR), haben nachweislich positive Effekte auf die psychische Gesundheit. Die Kombination von Achtsamkeit mit natürlicher Umgebung verstärkt diese Effekte. In natürlichen Umgebungen fällt es Patientinnen und Patienten oft leichter, ihre Aufmerksamkeit auf den gegenwärtigen Moment zu lenken und Ablenkungen zu minimieren. Durch die Fokussierung auf die sensorische Wahrnehmung – das Rauschen der Blätter, den Geruch der Erde oder das Zwitschern der Vögel – wird der Geist beruhigt, was zu einer Reduktion von Grübelgedanken führt. Studien belegen, dass naturbasierte Achtsamkeitsübungen depressive Symptome lindern und das emotionale Gleichgewicht wiederherstellen können.

Ein weiterer wichtiger Aspekt der therapeutischen Nutzung der Natur ist die Förderung sozialer Interaktionen durch gemeinschaftsorientierte Naturprojekte. Die Teilnahme an Gruppenaktivitäten in der Natur, wie gemeinschaftliche Gartenarbeit oder Wandergruppen, kann soziale Isolation reduzieren und die zwischenmenschliche Bindung stärken. Diese sozialen Interaktionen sind ein zentraler Faktor für das psychische Wohlbefinden, da sie das Gefühl der Zugehörigkeit und Unterstützung fördern. Insbesondere bei Patientinnen und Patienten, die an Depressionen oder Angststörungen leiden, kann die soziale Interaktion in einem natürlichen Umfeld das Selbstwertgefühl stärken und soziale Ängste abbauen. Studien zeigen, dass Gruppenaktivitäten in der Natur, wie beispielsweise Wanderungen oder Natursportarten, das

Risiko von Rückfällen bei Depressionen verringern können, da sie das soziale Netzwerk der Betroffenen erweitern und sie dabei unterstützen, positive Erfahrungen in der Gemeinschaft zu machen.

Ein zukunftsweisendes Feld der Naturtherapie ist die Virtual-Reality-basierte Naturtherapie. Hierbei handelt es sich um den Einsatz von Virtual-Reality-Technologie, um natürliche Umgebungen künstlich zu erzeugen, die dann therapeutisch genutzt werden. Diese Methode kann insbesondere für Menschen von Vorteil sein, die aufgrund von Mobilitätseinschränkungen oder geografischen Barrieren keinen Zugang zu echten Naturerfahrungen haben. Erste Studien zeigen, dass Virtual-Reality-Naturerfahrungen ähnliche physiologische und psychologische Effekte haben können wie reale Naturerfahrungen. Die Simulation natürlicher Umgebungen in der Virtual-Reality-Therapie bietet ein vielversprechendes Potenzial, die Vorteile der Naturtherapie auch in städtischen oder klinischen Umgebungen zugänglich zu machen.

Der Einsatz der Natur in der Psychotherapie bietet eine Vielzahl von Vorteilen und eröffnet neue Wege in der Behandlung psychischer Erkrankungen. Die Integration von natürlichen Elementen in den therapeutischen Prozess kann Stress abbauen, emotionale Heilung fördern und die Resilienz gegenüber psychischen Belastungen stärken. Die verschiedenen Formen der Naturtherapie, von der Gartenarbeit bis hin zur tiergestützten Therapie, bieten individuelle Ansätze, die auf die spezifischen Bedürfnisse der Patientinnen und Patienten abgestimmt werden können. Dabei zeigen Studien, dass die therapeutische Nutzung der Natur nicht nur kurzfristige Erleichterung von Symptomen bietet, sondern auch langfristig zur Stabilisierung der psychischen Gesundheit beiträgt.

b) Raumgestaltung und psychisches Wohlbefinden

Die Gestaltung von Innenräumen beeinflusst die psychische Gesundheit in erheblichem Maße und ist ein zentrales Thema der Umweltpsychologie. Diese Disziplin untersucht, wie physische Räume gestaltet werden können, um das psychische Wohlbefinden zu fördern. Die Umgebung, in der Menschen leben und arbeiten, kann ihre Emotionen, kognitive Funktionen und ihr Verhalten tiefgreifend beeinflussen. In therapeutischen und klinischen Kontexten hat die Gestaltung von Räumen eine besonders wichtige Rolle, da sie direkt zur Genesung und zur psychischen Stabilität der Patienten beitragen kann. Natürliche Elemente wie Pflanzen, Wasser und natürliches Licht sind Schlüsselfaktoren, die nachweislich das emotionale Wohlbefinden steigern und Stress reduzieren. Diese Elemente basieren auf der Annahme der Biophilie-Hypothese, die besagt, dass Menschen eine angeborene Neigung haben, sich zur Natur hingezogen zu fühlen. Durch die Einbindung von Natur in die Raumgestaltung kann diese angeborene Neigung genutzt werden, um psychische Regenerationsprozesse zu unterstützen. Pflanzen in Innenräumen verbessern nicht nur die Ästhetik, sondern auch die Luftqualität, indem sie Kohlendioxid absorbieren und Sauerstoff freisetzen. Zusätzlich haben Studien gezeigt, dass die Präsenz von Pflanzen Stress verringert und das allgemeine Wohlbefinden steigert. Ein bedeutender Vorteil der Pflanzen in therapeutischen Kontexten besteht darin, dass sie als visuelle und sensorische Reize wirken, die beruhigend auf das Nervensystem einwirken. Beispielsweise führte eine Untersuchung, die in verschiedenen Gesundheitseinrichtungen durchgeführt wurde, zu der Erkenntnis, dass

Patienten, die in mit Pflanzen gestalteten Räumen untergebracht waren, signifikant weniger postoperative Schmerzen empfanden und schneller genasen als diejenigen in karg gestalteten Umgebungen.

Natürliches Licht spielt eine entscheidende Rolle in der Regulierung des zirkadianen Rhythmus, der wiederum für das Schlafverhalten und die allgemeine psychische Stabilität verantwortlich ist. Untersuchungen haben gezeigt, dass Menschen, die in lichtarmen Umgebungen arbeiten oder leben, häufiger unter Schlafstörungen, Depressionen und Angstzuständen leiden. Der Zugang zu Tageslicht fördert die Produktion von Serotonin, einem Neurotransmitter, der eng mit der Regulierung von Stimmung und Wohlbefinden verknüpft ist. In einer Studie, die postoperative Patienten untersuchte, wurde festgestellt, dass diejenigen, die in Zimmern mit großen Fenstern untergebracht waren, eine schnellere Genesung und weniger Schmerzmittelbedarf hatten als Patienten in fensterlosen Räumen. Wasserelemente wie Brunnen oder Aquarien tragen durch ihre beruhigende Wirkung erheblich zur psychischen Entlastung bei. Fließendes Wasser hat einen positiven Einfluss auf die sensorische Wahrnehmung und kann das Nervensystem beruhigen. Studien zeigen, dass der Klang von fließendem Wasser eine entspannende Wirkung hat und zur Senkung von Stresshormonen wie Cortisol beiträgt. Wasserelemente verbessern zudem die Luftfeuchtigkeit und tragen zur Reinigung der Luft bei, was besonders in klimatisierten oder beheizten Räumen von Bedeutung ist.

Farben haben eine tiefgreifende Wirkung auf das menschliche Gehirn und die Emotionen. Verschiedene Farben rufen unterschiedliche emotionale Reaktionen hervor und können daher gezielt eingesetzt werden, um das psychische Wohlbefinden zu fördern. Blau und Grün werden häufig mit Ruhe und Entspannung assoziiert und eignen sich daher besonders für Räume, die zur Entspannung oder Regeneration genutzt werden. Diese Farben haben nachweislich eine beruhigende Wirkung auf das Nervensystem, indem sie die Herzfrequenz senken und die Aktivität des Sympathikus dämpfen. In therapeutischen Umgebungen werden oft Blau- und Grüntöne eingesetzt, um eine beruhigende und heilungsfördernde Atmosphäre zu schaffen. Im Gegensatz dazu können warme Farben wie Rot und Gelb anregend wirken und die Energie steigern. Diese Farben sind besonders geeignet für Räume, in denen Kreativität und Aktivität gefördert werden sollen. Rot wird oft mit Vitalität und Energie assoziiert, während Gelb als farbpsychologisch stimulierend wahrgenommen wird und das Gefühl von Optimismus verstärken kann. In klinischen Umgebungen werden warme Farben jedoch vorsichtig eingesetzt, da sie in bestimmten Kontexten auch Unruhe oder Angst hervorrufen können.

Die akustische Gestaltung eines Raumes ist ein oft unterschätzter, aber äußerst wichtiger Aspekt, der das psychische Wohlbefinden maßgeblich beeinflusst. Lärm kann nicht nur die Konzentration stören, sondern auch zu chronischem Stress führen und die psychische Gesundheit beeinträchtigen. In urbanen Umgebungen ist die Lärmbelastung ein ernstzunehmendes Problem, das mit einer höheren Prävalenz von Angststörungen und Depressionen in Verbindung gebracht wird. Gute akustische Gestaltung, die Lärm minimiert und angenehme Klänge integriert, kann daher erheblich zur psychischen Entlastung beitragen. Beispielsweise hat sich gezeigt, dass das Einfügen von schalldämpfenden Materialien in Räumen die Stressreaktionen von Menschen verringert und die kognitive Leistungsfähigkeit verbessert. Zusätzlich zu schallabsorbierenden Materialien können Naturgeräusche wie Vogelgesang oder das Rauschen von Blättern als akustische Gestaltungselemente genutzt werden, um eine beruhigende Atmosphäre zu schaffen. Diese natürlichen Klänge haben nachweislich positive Effekte auf das emotionale Wohlbefinden und fördern eine tiefe Entspannung. Der Einsatz solcher akustischen Elemente kann besonders in klinischen oder therapeutischen Räumen von Vorteil sein, um eine Umgebung zu schaffen, die den Heilungsprozess unterstützt.

Die Raumaufteilung und die Anordnung der Möbel beeinflussen das psychische Wohlbefinden durch ihre Wirkung auf den Bewegungsfluss und die Nutzung des Raumes. Eine offene Raumgestaltung, die freie Bewegung und natürliche Lichtquellen maximiert, kann das Gefühl von Weite und Freiheit fördern, während enge, überladene Räume oft das Gefühl von Enge und Stress verstärken. Forschungen in der kognitiven Ergonomie zeigen, dass Menschen in gut strukturierten, harmonischen Räumen, die funktional und gleichzeitig ästhetisch ansprechend sind, besser arbeiten, sich wohler fühlen und weniger unter Stress stehen. Ein weiteres Element, das die Raumaufteilung beeinflusst, ist die Möblierung. Möbel sollten nicht nur funktional, sondern auch ergonomisch gestaltet sein, um körperliche Belastungen zu minimieren und das Wohlbefinden zu fördern. Beispielsweise kann eine ergonomisch gestaltete Sitzgelegenheit Rückenschmerzen und Verspannungen verhindern, die durch langes Sitzen verursacht werden. Möbelanordnungen, die soziale Interaktion fördern, wie etwa eine kreisförmige Sitzordnung, können das Gefühl der Zusammengehörigkeit und Sicherheit unterstützen, was besonders in therapeutischen Gruppensitzungen von Vorteil ist.

Mit der fortschreitenden Digitalisierung gewinnen auch technologische Aspekte in der Raumgestaltung zunehmend an Bedeutung. Smart Lighting, das sich automatisch an die Tageszeit und die individuellen Bedürfnisse der Raumnutzer anpasst, kann das Wohlbefinden erheblich verbessern. Solche Beleuchtungssysteme simulieren den natürlichen Lichtverlauf und helfen so, den zirkadianen Rhythmus zu stabilisieren, was insbesondere für Menschen, die unter Schlafstörungen oder saisonalen affektiven Störungen leiden, von Vorteil ist. Ein weiteres innovatives Konzept in der Raumgestaltung ist die Nutzung von Virtual Reality (VR), um therapeutische Umgebungen zu schaffen. VR-Technologie ermöglicht es, natürliche Umgebungen wie Wälder oder Strände künstlich zu simulieren, um deren beruhigende und heilende Wirkung auch in städtischen oder klinischen Umgebungen verfügbar zu machen. Erste Studien zeigen, dass VR-Naturerfahrungen ähnliche positive Effekte auf das psychische Wohlbefinden haben können wie reale Naturerlebnisse. Dies eröffnet neue Möglichkeiten, Naturtherapie auch für Menschen zugänglich zu machen, die aus gesundheitlichen oder geografischen Gründen keinen Zugang zu natürlichen Umgebungen haben. Die Gestaltung von Räumen ist somit ein entscheidender Faktor für das psychische Wohlbefinden und die Genesung. Die Einbindung natürlicher Elemente, die Berücksichtigung von Licht, Farben, Akustik und die ergonomische Gestaltung von Möbeln tragen dazu bei, eine Umgebung zu schaffen, die Stress reduziert, emotionale Heilung fördert und das allgemeine Wohlbefinden steigert. In therapeutischen und klinischen Kontexten ist die Raumgestaltung daher nicht nur eine Frage der Ästhetik, sondern ein integraler Bestandteil des Heilungsprozesses.

c) Ökologische Interventionen in der Psychotherapie

Ökologische Interventionen in der Psychotherapie gewinnen zunehmend an Bedeutung, da sie einen ganzheitlichen Ansatz zur Förderung des psychischen Wohlbefindens bieten. Diese Interventionen nutzen die heilenden Kräfte der Natur, um psychische Heilungsprozesse zu unterstützen. Die therapeutische Einbindung natürlicher Umgebungen zielt darauf ab, die Beziehung zwischen Mensch und Umwelt zu stärken und die regenerativen Effekte der Natur für die psychische Gesundheit nutzbar zu machen. Diese Ansätze beruhen auf der Annahme, dass die Natur als beruhigende und stressreduzierende Ressource dienen kann, was insbesondere bei der Behandlung von chronischem Stress, Depressionen und Angststörungen von Vorteil ist. Die Naturtherapie ist eine der zentralen Methoden ökologischer Interventionen. Hierbei werden therapeutische Sitzungen bewusst im Freien durchgeführt, um den Kontakt mit der natürlichen Umwelt zu intensivieren. Dies kann in Wäldern, Parks oder anderen naturnahen Umgebungen stattfinden. Untersuchungen zeigen, dass der Aufenthalt in der Natur das parasympathische Nervensystem aktiviert, was zu einer Reduktion von Stresshormonen wie Cortisol führt und somit die psychische Erholung unterstützt. Zudem hat der direkte Kontakt mit der Natur positive Effekte auf die Stimmung und das allgemeine Wohlbefinden. In einer Studie wurde gezeigt, dass Menschen, die regelmäßig Zeit im Freien verbringen, über ein geringeres Maß an depressiven Symptomen und eine höhere Lebenszufriedenheit berichten.

Ein weiterer wichtiger Aspekt ökologischer Interventionen ist die Nutzung von grünen Räumen in städtischen Umgebungen. Diese „Urban Greening"-Projekte zielen darauf ab, mehr Grünflächen in Städten zu schaffen, um den Bewohnern einen leichteren Zugang zur Natur zu ermöglichen. Solche Interventionen können nicht nur das Stadtbild verschönern, sondern auch das psychische Wohlbefinden der Bevölkerung nachhaltig verbessern. Stadtbewohner, die regelmäßig Zugang zu Parks oder Gemeinschaftsgärten haben, weisen eine höhere Resilienz gegenüber stressbedingten Erkrankungen auf. Dies ist auf die beruhigende Wirkung von natürlichen Elementen wie Bäumen und Wasserflächen zurückzuführen, die das Nervensystem beruhigen und das Gefühl von Ruhe und Gelassenheit fördern. In einer Studie über die Auswirkungen von grünen Räumen auf die psychische Gesundheit wurde festgestellt, dass Menschen, die in der Nähe von Grünflächen leben, ein geringeres Risiko für psychische Erkrankungen haben, einschließlich Angststörungen und Depressionen.

Neben der Naturtherapie und dem Urban Greening gibt es auch spezialisierte Formen ökologischer Interventionen, wie die tiergestützte Therapie. Diese Form der Intervention nutzt die Interaktion zwischen Menschen und Tieren, um emotionale und soziale Heilungsprozesse zu fördern. Tiere, insbesondere Hunde, Pferde und Delfine, haben eine beruhigende und nicht wertende Präsenz, die es den Patientinnen und Patienten erleichtert, sich zu öffnen und emotionale Barrieren abzubauen. Tiergestützte Therapien werden häufig bei der Behandlung von Traumafolgestörungen, wie der Posttraumatischen Belastungsstörung (PTBS), eingesetzt. Der Kontakt mit Tieren fördert die Freisetzung von Oxytocin, einem Hormon, das für die soziale Bindung und das Gefühl von Sicherheit verantwortlich ist. Dies kann dazu beitragen, das Vertrauen in zwischenmenschliche Beziehungen wiederherzustellen und emotionale Stabilität zu fördern.

Darüber hinaus spielt auch das Waldbaden (Shinrin-Yoku) eine zentrale Rolle in den ökologischen Interventionen der Psychotherapie. Diese Praxis stammt ursprünglich aus Japan und beinhaltet den bewussten und achtsamen Aufenthalt in Waldgebieten, um die heilenden Eigenschaften der Natur zu nutzen. Beim Waldbaden geht es nicht darum, körperlich aktiv zu sein, sondern sich auf die sensorischen Eindrücke der Umgebung zu konzentrieren – den Geruch der Bäume, das Rauschen der Blätter im Wind oder das Zwitschern der Vögel. Diese Praxis hat nachweislich positive Effekte auf das Nervensystem und kann dabei helfen, Stress abzubauen und das psychische Wohlbefinden zu stärken. Studien zeigen, dass Waldbaden den Blutdruck senken, die Herzfrequenz reduzieren und die Variabilität der Herzfrequenz verbessern kann, was alles Anzeichen für eine gesteigerte Entspannungsreaktion sind.

Ein weiteres wichtiges Thema in der Diskussion um ökologische Interventionen ist der therapeutische Gartenbau (Horticultural Therapy). Bei dieser Methode wird Gartenarbeit als therapeutisches Mittel eingesetzt, um psychische Heilungsprozesse zu unterstützen. Der direkte Kontakt mit der Erde, das Pflanzen und Pflegen von Blumen oder Gemüse ermöglicht es den Patienten, eine aktive Rolle in ihrem Heilungsprozess einzunehmen. Dies kann das Selbstwertgefühl stärken und das Gefühl der Kontrolle über das eigene Leben erhöhen, was besonders bei Depressionen von Vorteil ist. Untersuchungen haben gezeigt, dass die Teilnahme an gärtnerischen Aktivitäten depressive Symptome verringern und das allgemeine Wohlbefinden steigern kann. Diese Therapieform wird auch häufig in der Rehabilitation eingesetzt, um die Genesung nach physischen oder psychischen Traumata zu unterstützen.

Zusätzlich zu den physischen Aspekten der Natur wird auch die Achtsamkeitspraxis in der Natur immer häufiger in der Psychotherapie integriert. Naturbasierte Achtsamkeitsübungen verbinden die traditionelle Achtsamkeitspraxis mit den positiven Effekten der Natur. Durch die Konzentration auf die sensorischen Eindrücke der natürlichen Umgebung – sei es das sanfte Rauschen eines Baches, das Gefühl von Gras unter den Füßen oder der Geruch von frischem Laub – wird die Aufmerksamkeit auf den gegenwärtigen Moment gelenkt. Dies kann dazu beitragen, Grübelgedanken zu reduzieren und das emotionale Gleichgewicht wiederherzustellen. Studien haben gezeigt, dass naturbasierte Achtsamkeitsübungen besonders effektiv bei der Reduktion von Stress und Angstzuständen sind und das allgemeine Wohlbefinden fördern.

Ein neuer Ansatz, der zunehmend an Bedeutung gewinnt, ist die Virtual-Reality-basierte Naturtherapie. Diese Methode ermöglicht es, natürliche Umgebungen wie Wälder, Berge oder Strände in einer virtuellen Realität nachzubilden, um deren positive psychologische Effekte auch in urbanen oder klinischen Umgebungen zu nutzen. Diese Intervention ist besonders wertvoll für Menschen, die aufgrund von Mobilitätseinschränkungen oder geografischen Barrieren keinen Zugang zur Natur haben. Erste Studien zeigen, dass Virtual-Reality-basierte Naturerfahrungen ähnliche positive Effekte auf das psychische Wohlbefinden haben können wie reale Naturerfahrungen. Dies eröffnet neue Möglichkeiten, die heilenden Kräfte der Natur auch für Menschen zugänglich zu machen, die sonst keine Möglichkeit hätten, von diesen zu profitieren.

Die Integration ökologischer Interventionen in die Psychotherapie bietet somit einen umfassenden und wirksamen Ansatz zur Förderung der psychischen Gesundheit. Die verschiedenen Formen dieser Interventionen, sei es die Naturtherapie, tiergestützte Therapie, Waldbaden oder therapeutischer Gartenbau, zeigen, dass die Natur eine wertvolle Ressource zur Unterstützung psychischer Heilungsprozesse darstellt. Die kontinuierliche Forschung auf diesem Gebiet wird wahrscheinlich weitere innovative Ansätze hervorbringen, die das Potenzial der Natur in der psychotherapeutischen Praxis weiter erschließen werden.

d) Gaia-basierte therapeutische Ansätze

Gaia-basierte therapeutische Ansätze sind inspiriert von der Gaia-Theorie, die von James Lovelock und Lynn Margulis entwickelt wurde. Diese Theorie besagt, dass die Erde als ein lebendes, sich selbst regulierendes System betrachtet werden kann, in dem alle biologischen, geochemischen und klimatischen Prozesse miteinander verbunden sind. Der Mensch wird dabei als integraler Bestandteil dieses Systems gesehen, dessen Wohlbefinden nicht nur von seinem inneren psychischen Gleichgewicht abhängt, sondern auch von seiner Beziehung zur natürlichen Umwelt. Gaia-basierte Therapien setzen genau an diesem Punkt an und integrieren das Verständnis der gegenseitigen Abhängigkeit von Mensch und Natur in den therapeutischen Prozess.

Diese Ansätze gehen davon aus, dass das psychische Wohlbefinden des Individuums eng mit dem ökologischen Gleichgewicht der Umwelt verknüpft ist. Ein gestörtes Gleichgewicht in der Umwelt, sei es durch Umweltzerstörung oder Verlust der biologischen Vielfalt, kann daher auch zu psychischen Belastungen führen. Umgekehrt wird angenommen, dass die Wiederherstellung des ökologischen Gleichgewichts auch zur Heilung innerer, psychischer Prozesse beitragen kann. Gaia-basierte Therapien ermutigen Patienten, ihre Verbindung zur Natur zu stärken und ihre Rolle im größeren ökologischen System zu erkennen. Dies geschieht durch verschiedene Interventionen, die darauf abzielen, das Bewusstsein für die Natur und die eigene Verantwortung für den Schutz der Umwelt zu schärfen.

Ein zentraler Aspekt Gaia-basierter therapeutischer Ansätze ist die Erkenntnis, dass die Heilung des Einzelnen mit der Heilung des Planeten verbunden ist. Patientinnen und Patienten werden dazu angeleitet, die natürlichen Rhythmen und Zyklen der Erde zu beobachten und sich mit diesen Zyklen zu synchronisieren. Dies kann durch Aktivitäten wie achtsame Spaziergänge in der Natur, Meditationen im Freien oder das Pflegen eines Gartens geschehen. Diese Praktiken fördern nicht nur das Gefühl der Verbundenheit mit der Umwelt, sondern können auch das psychische Gleichgewicht wiederherstellen, indem sie Stress abbauen und das Gefühl der Ruhe und Stabilität fördern.

Ein weiteres wesentliches Element dieser Ansätze ist die Betonung der Nachhaltigkeit und des verantwortungsvollen Umgangs mit natürlichen Ressourcen. Gaia-basierte Therapien lehren, dass die Pflege der Umwelt nicht nur eine äußere Handlung ist, sondern auch ein Akt der Selbstpflege und der psychischen Heilung. Indem man sich aktiv um die Natur kümmert, wird ein tiefes Gefühl der Erfüllung und des persönlichen Sinns gefördert, das den Heilungsprozess auf psychischer Ebene unterstützt. Es wird angenommen, dass das Bewusstsein für die eigene

Rolle im Erhalt des ökologischen Gleichgewichts auch dazu beitragen kann, psychische Belastungen wie Angstzustände und Depressionen zu reduzieren, da es das Gefühl von Machtlosigkeit und Isolation durch eine proaktive, positive Handlung ersetzt.

Eine praktische Anwendung der Gaia-basierten Ansätze ist die sogenannte **Ökotherapie**. Diese Therapieform nutzt gezielt die heilenden Kräfte der Natur, um psychische Leiden zu lindern. Dabei werden Patientinnen und Patienten ermutigt, regelmäßig Zeit in der Natur zu verbringen und sich bewusst mit ihrer Umwelt auseinanderzusetzen. Ökotherapie kann verschiedene Formen annehmen, von einfachen Spaziergängen in der Natur bis hin zu organisierten Aktivitäten wie dem Anlegen von Gärten oder dem Engagement in Umweltschutzprojekten. Der therapeutische Nutzen dieser Ansätze liegt in der Förderung des Gefühls von Zugehörigkeit und Verbundenheit mit der Erde, was eine wesentliche Grundlage für psychisches Wohlbefinden darstellt.

Ein weiterer zentraler Ansatz innerhalb der Gaia-basierten Therapie ist die Integration von **Naturmeditationen**, bei denen Patientinnen und Patienten dazu angeleitet werden, sich auf die Energien und Rhythmen der Natur zu konzentrieren. Diese Meditationen können das Bewusstsein für die Verbindung zwischen Körper und Erde stärken und helfen, das Gefühl von innerem Frieden und Harmonie wiederherzustellen. Solche Praktiken sind besonders wirksam bei der Behandlung von chronischem Stress und Angstzuständen, da sie eine tiefe Entspannung fördern und gleichzeitig das Gefühl der inneren Balance wiederherstellen.

Forschungsergebnisse unterstützen die Wirksamkeit dieser Ansätze, indem sie zeigen, dass der Kontakt mit der Natur positive Effekte auf das Nervensystem und die psychische Gesundheit hat. Studien haben gezeigt, dass Patientinnen und Patienten, die Gaia-basierte Interventionen in ihre Therapie integrieren, über eine deutliche Verbesserung ihrer emotionalen Stabilität und ihres allgemeinen Wohlbefindens berichten. Diese Ansätze sind nicht nur wirksam bei der Reduktion von Symptomen wie Stress und Angst, sondern fördern auch eine tiefere Reflexion über die eigene Lebensweise und deren Auswirkungen auf die Umwelt.

e) Nachhaltigkeit und psychologische Therapie

Nachhaltigkeit und psychologische Therapie sind eng miteinander verknüpft, da nachhaltige Lebensweisen nicht nur positive ökologische Auswirkungen haben, sondern auch das psychische Wohlbefinden auf vielfältige Weise fördern können. Nachhaltigkeit als Konzept zielt darauf ab, eine Balance zwischen den Bedürfnissen der gegenwärtigen Generation und den Ressourcen für zukünftige Generationen zu schaffen. In der psychologischen Therapie wird Nachhaltigkeit zunehmend als eine wichtige Komponente zur Förderung von Selbstwirksamkeit, Verantwortungsbewusstsein und einem positiven Lebensgefühl betrachtet.

Psychologische Therapieansätze, die Nachhaltigkeit integrieren, zielen darauf ab, das Bewusstsein für die Auswirkungen individueller Handlungen auf die Umwelt zu stärken. Diese Ansätze fördern umweltbewusstes Verhalten als Bestandteil des therapeutischen Prozesses und ermutigen Patientinnen und Patienten, ihre Lebensweise kritisch zu reflektieren und Veränderungen vorzunehmen, die sowohl ihrem eigenen psychischen Wohlbefinden als auch der Umwelt zugutekommen. Der Zusammenhang zwischen nachhaltigem Verhalten und psychischem Wohlbefinden wird dabei durch mehrere psychologische Mechanismen erklärt. Menschen, die umweltfreundlich handeln, erleben häufig ein gesteigertes Gefühl von Selbstwirksamkeit, da sie das Gefühl haben, aktiv zur Lösung globaler Probleme beizutragen. Dieses Gefühl der Selbstwirksamkeit ist eng mit einem positiven Selbstbild und einer erhöhten Lebenszufriedenheit verbunden.

Zudem fördert die Integration nachhaltiger Praktiken in den Alltag das Gefühl der Verbundenheit mit der Umwelt und der Gemeinschaft. Diese Verbundenheit, auch als „ökologische Identität" bezeichnet, spielt eine wesentliche Rolle in der Förderung des psychischen Wohlbefindens. Menschen, die sich als Teil eines größeren ökologischen Systems wahrnehmen, neigen dazu, ein stärkeres Gefühl von Sinn und Zweck in ihrem Leben zu entwickeln. Dies kann besonders in Zeiten von persönlichen Krisen oder globalen Herausforderungen, wie dem Klimawandel, eine Quelle der Resilienz darstellen. Studien zeigen, dass Menschen, die einen nachhaltigen Lebensstil pflegen, weniger häufig unter psychischen Problemen wie Angststörungen oder Depressionen leiden. Dies könnte darauf zurückzuführen sein, dass nachhaltiges Handeln oft mit Werten wie Achtsamkeit, Verantwortungsbewusstsein und sozialer Gerechtigkeit verknüpft ist – Werte, die eine zentrale Rolle im psychischen Wohlbefinden spielen.

Ein konkreter Ansatz, der Nachhaltigkeit in die psychologische Therapie integriert, ist die **ökologische Psychotherapie**. Dieser Ansatz basiert auf der Idee, dass die psychische Gesundheit nicht isoliert vom Zustand der Umwelt betrachtet werden kann. Patientinnen und Patienten werden dazu ermutigt, über ihre Verbindung zur Natur und zur Umwelt nachzudenken und umweltfreundliche Verhaltensweisen in ihren Alltag zu integrieren. Diese Therapieform fördert die Reflexion über den eigenen ökologischen Fußabdruck und ermutigt zur aktiven Teilnahme an nachhaltigen Projekten, sei es durch den Anbau von Lebensmitteln im eigenen Garten, die Reduzierung von Abfall oder das Engagement in Umweltschutzinitiativen. Durch solche Aktivitäten können Patientinnen und Patienten nicht nur ein Gefühl der Kontrolle und Selbstwirksamkeit entwickeln, sondern auch ein tieferes Verständnis für ihre Rolle in der globalen Gemeinschaft und im ökologischen Gleichgewicht erlangen.

Ein weiterer bedeutender Aspekt der Verbindung von Nachhaltigkeit und psychologischer Therapie ist die Auseinandersetzung mit den psychischen Auswirkungen ökologischer Krisen, wie dem Klimawandel. Diese Krisen können zu einem Phänomen führen, das als „Öko-Angst" oder „Klimaangst" bezeichnet wird. Öko-Angst beschreibt die Sorgen und Ängste, die mit dem Bewusstsein für Umweltzerstörung und Klimawandel einhergehen. Immer mehr Menschen erleben intensive emotionale Reaktionen auf die fortschreitende Zerstörung natürlicher Lebensräume, den Verlust der biologischen Vielfalt und die Bedrohung durch klimatische Veränderungen. Psychologische Therapieansätze, die sich mit Nachhaltigkeit befassen, bieten Werkzeuge zur Bewältigung dieser Ängste, indem sie betonen, dass aktive Teilnahme an umweltfreundlichen Initiativen und nachhaltigen Praktiken eine Möglichkeit darstellt, mit diesen Ängsten konstruktiv umzugehen.

Therapeutische Interventionen, die Nachhaltigkeit integrieren, beinhalten oft auch Elemente der Achtsamkeitspraxis und der Naturtherapie. Diese Ansätze fördern die achtsame Wahrnehmung der natürlichen Umwelt und unterstützen Patientinnen und Patienten dabei, sich auf den gegenwärtigen Moment zu konzentrieren und die kleinen, positiven Veränderungen wahrzunehmen, die durch nachhaltiges Handeln erreicht werden können. Die Praxis der Achtsamkeit in Verbindung mit der Natur ermöglicht es den Menschen, sich stärker mit ihrer Umgebung zu verbinden und gleichzeitig psychische Belastungen wie Stress und Angst zu reduzieren. Darüber hinaus können nachhaltige Lebensweisen die kognitive Dissonanz verringern, die entsteht, wenn Menschen sich der ökologischen Krise bewusst sind, aber das Gefühl haben, nichts dagegen tun zu können. Indem sie proaktiv handeln und umweltbewusste Entscheidungen treffen, können sie diese Dissonanz abbauen und eine größere innere Harmonie erreichen.

Die Integration von Nachhaltigkeit in die psychologische Therapie ist besonders relevant in einer Zeit, in der ökologische Krisen und ihre psychischen Auswirkungen zunehmend an Bedeutung gewinnen. In vielen Teilen der Welt sehen sich Menschen mit den direkten und indirekten Folgen des Klimawandels konfrontiert, wie extremen Wetterereignissen, Nahrungsmittelknappheit und Umweltverschmutzung. Diese Herausforderungen wirken sich nicht nur auf die körperliche Gesundheit aus, sondern haben auch tiefgreifende Auswirkungen auf das psychische Wohlbefinden. Nachhaltige Therapieansätze, die diese globalen Kontexte berücksichtigen, bieten Patientinnen und Patienten die Möglichkeit, nicht nur ihre eigenen psychischen Probleme zu bewältigen, sondern auch einen positiven Beitrag zum Schutz der Umwelt zu leisten. Dies kann das Gefühl von Hoffnung und Optimismus fördern, das für die langfristige psychische Gesundheit unerlässlich ist.

IV. Resilienz durch Naturverbundenheit

a) Die Rolle der Natur in der Resilienzförderung

Die Rolle der Natur in der Resilienzförderung ist ein zunehmend erforschtes Thema in der Psychologie, das die tiefgreifenden Auswirkungen des Kontakts mit natürlichen Umgebungen auf die psychische Widerstandskraft beleuchtet. Resilienz wird als die Fähigkeit definiert, sich von Widrigkeiten zu erholen, Stress zu bewältigen und trotz Herausforderungen psychisch stabil zu bleiben. In der modernen Forschung wird immer deutlicher, dass Naturverbundenheit, also das Gefühl der emotionalen und psychologischen Nähe zur Natur, eine wesentliche Rolle in der Stärkung dieser Fähigkeit spielt.

Studien zeigen, dass Menschen, die regelmäßig Zeit in der Natur verbringen oder eine starke Bindung zur natürlichen Umwelt empfinden, tendenziell widerstandsfähiger gegenüber Stress und psychischen Belastungen sind. Diese Menschen erleben häufig eine schnellere Erholung von Stresssituationen und eine stabilere emotionale Verfassung. Eine zentrale Theorie, die diese Beobachtung stützt, ist die „Stress-Reduktion-Theorie", die besagt, dass natürliche Umgebungen das parasympathische Nervensystem aktivieren und somit zur Entspannung beitragen.

Diese Entspannung ist von entscheidender Bedeutung für die Regeneration des Körpers und die Wiederherstellung des emotionalen Gleichgewichts nach stressigen Ereignissen.

Eine wichtige Studie, die die Verbindung zwischen Natur und Resilienz näher untersucht, stammt von Bruce McEwen, einem renommierten Neurowissenschaftler, der sich intensiv mit den biologischen Mechanismen der Stressbewältigung beschäftigt hat. Seine Forschung zeigt, dass regelmäßiger Kontakt mit der Natur nicht nur das subjektive Wohlbefinden steigert, sondern auch messbare physiologische Effekte hat. Der Aufenthalt in natürlichen Umgebungen senkt den Cortisolspiegel im Blut, was zu einer Reduktion von Stress und einer verbesserten emotionalen Balance führt. Darüber hinaus fördert der Kontakt mit der Natur die neuroplastischen Fähigkeiten des Gehirns, was die Anpassungsfähigkeit an neue Stressoren und die Entwicklung von Resilienz unterstützt.

Naturverbundenheit spielt auch auf emotionaler Ebene eine wichtige Rolle. Menschen, die eine starke Bindung zur Natur empfinden, entwickeln oft ein höheres Maß an Achtsamkeit und Selbstreflexion, was ihnen hilft, in stressigen Zeiten innere Ruhe zu finden. Diese Achtsamkeit gegenüber der Natur fördert das Bewusstsein für den gegenwärtigen Moment, was wiederum Grübelgedanken und Ängste reduzieren kann. Der Aufenthalt in der Natur bietet eine Umgebung, in der sich Menschen sicher und geborgen fühlen können, was es ihnen ermöglicht, ihre emotionalen Ressourcen zu regenerieren und sich auf Herausforderungen vorzubereiten.

Ein weiteres wichtiges Konzept in diesem Zusammenhang ist die „Attention Restoration Theory" (ART), die von den Psychologen Rachel und Stephen Kaplan entwickelt wurde. Diese Theorie besagt, dass natürliche Umgebungen eine besondere Fähigkeit haben, die erschöpfte Aufmerksamkeit des Menschen wiederherzustellen. Nach anstrengenden mentalen Tätigkeiten oder in Zeiten von emotionalem Stress können natürliche Umgebungen dazu beitragen, die kognitiven Ressourcen wieder aufzuladen und das Gefühl der Überforderung zu mindern. Diese Wiederherstellung der geistigen Energie ist ein wesentlicher Faktor für die Resilienz, da sie es den Menschen ermöglicht, wieder mit klarem Kopf auf stressige Situationen zu reagieren und angemessene Bewältigungsstrategien zu entwickeln.

Neben der psychischen und kognitiven Wirkung hat Naturverbundenheit auch soziale Vorteile, die zur Resilienzförderung beitragen. Aktivitäten in der Natur, wie Wandern, Gartenarbeit oder gemeinschaftliche Umweltschutzprojekte, fördern soziale Bindungen und das Gefühl der Zugehörigkeit zu einer Gemeinschaft. Soziale Unterstützung ist ein zentraler Schutzfaktor für die psychische Gesundheit und spielt eine Schlüsselrolle bei der Bewältigung von Stress und Krisen. Menschen, die durch Naturerlebnisse gestärkte soziale Netzwerke haben, verfügen über stärkere Resilienzressourcen, da sie nicht nur auf ihre eigenen Fähigkeiten, sondern auch auf die Unterstützung ihrer Gemeinschaft zurückgreifen können.

Ein aufkommender Bereich in der Resilienzforschung bezieht sich auf die Bedeutung von „Ökologischem Resilienz-Training", das in therapeutischen Settings genutzt wird. Dieses Training kombiniert Elemente der Naturtherapie mit spezifischen Resilienztechniken, um Menschen zu helfen, ihre psychische Widerstandsfähigkeit zu stärken. Patienten lernen, die Natur als Ressource für ihre persönliche Heilung zu nutzen, indem sie sich aktiv mit der natürlichen Umgebung auseinandersetzen und Strategien entwickeln, um mit psychischen Belastungen umzugehen. Das Training kann Aktivitäten wie Achtsamkeitspraxis im Freien, Meditationen in der Natur oder das bewusste Wahrnehmen von natürlichen Prozessen umfassen. Diese Ansätze nutzen die beruhigenden und regenerativen Effekte der Natur, um Patienten dabei zu helfen, stressige Lebensereignisse besser zu bewältigen und ihre emotionale Stabilität zu fördern.

Ein weiterer bedeutender Aspekt der Naturverbundenheit und Resilienzförderung ist die Bedeutung des körperlichen Wohlbefindens. Regelmäßige körperliche Aktivität in der Natur, wie Spazierengehen, Wandern oder Radfahren, verbessert nachweislich die physische Gesundheit, was wiederum die psychische Resilienz unterstützt. Körperliche Aktivität führt zur Freisetzung von Endorphinen, den sogenannten „Glückshormonen", die Stress abbauen und das allgemeine Wohlbefinden steigern. Zudem wirkt sich Bewegung in der Natur positiv auf das Immunsystem aus und kann so das Risiko für stressbedingte Krankheiten verringern. Menschen, die sich regelmäßig in der Natur bewegen, entwickeln eine robustere körperliche und psychische Gesundheit, die ihnen hilft, mit den Herausforderungen des Lebens besser umzugehen.

b) Resilienzfaktoren in ökologischen Systemen

Resilienzfaktoren in ökologischen Systemen liefern ein wertvolles Modell, das sich auch auf die psychische Gesundheit des Menschen anwenden lässt. Ökologische Resilienz beschreibt die Fähigkeit eines Ökosystems, auf Störungen wie Naturkatastrophen, Klimaveränderungen oder menschliche Eingriffe zu reagieren, sich zu regenerieren und langfristig ein neues Gleichgewicht zu finden. Diese Fähigkeit eines Ökosystems, trotz widriger Bedingungen stabil zu bleiben oder sich zu erholen, kann als Metapher für psychische Resilienz dienen.

In natürlichen Systemen ist Vielfalt einer der zentralen Resilienzfaktoren. Artenvielfalt erhöht die Stabilität eines Ökosystems, da verschiedene Arten unterschiedliche Funktionen übernehmen und sich gegenseitig unterstützen können. Wenn eine Art ausfällt oder eine Ressource knapp wird, können andere Arten einspringen und das System stabilisieren. Diese Vielfalt kann auf die menschliche Psyche übertragen werden: Menschen, die verschiedene Bewältigungsstrategien besitzen, sind widerstandsfähiger gegenüber Stress und Veränderungen. Eine breite Palette an emotionalen, kognitiven und sozialen Fähigkeiten ermöglicht es, flexibel auf Herausforderungen zu reagieren und sich an neue Umstände anzupassen. Ein Mensch mit vielfältigen Ressourcen, wie sozialer Unterstützung, Problemlösungsfähigkeiten und einer positiven Einstellung, ähnelt einem Ökosystem, das durch seine Artenvielfalt Stabilität gewinnt.

Ein weiterer wichtiger Resilienzfaktor in ökologischen Systemen ist die Anpassungsfähigkeit. Ökosysteme, die sich an veränderte Umweltbedingungen anpassen können, zeigen eine höhere Resilienz. Dies kann durch Evolution, genetische Variation oder durch Veränderungen in den Lebenszyklen der beteiligten Arten geschehen. Auch in der menschlichen Resilienz spielt Anpassungsfähigkeit eine entscheidende Rolle. Menschen, die in der Lage sind, flexibel auf Veränderungen zu reagieren und ihre Verhaltensweisen an neue Umstände anzupassen, zeigen eine höhere psychische Widerstandskraft. Anpassungsfähigkeit bedeutet in diesem Zusammenhang auch, aus schwierigen Erfahrungen zu lernen und diese Erkenntnisse für zukünftige Herausforderungen zu nutzen. Genau wie ein Ökosystem, das sich nach einer Störung neu organisiert und dadurch möglicherweise stärker wird, können auch Menschen durch Krisen wachsen und ihre Resilienz steigern.

Ökologische Systeme zeichnen sich zudem durch Netzwerkeffekte aus, die ihre Widerstandsfähigkeit erhöhen. Die Vernetzung verschiedener Komponenten innerhalb eines Ökosystems schafft ein komplexes Geflecht von Abhängigkeiten und Unterstützungsmechanismen. Fällt eine Komponente aus, können andere Elemente des Netzwerks deren Funktion übernehmen, wodurch das Gesamtsystem stabil bleibt. Diese Netzwerkeffekte lassen sich auf die menschliche Resilienz übertragen: Soziale Netzwerke und zwischenmenschliche Beziehungen sind wichtige Schutzfaktoren für die psychische Gesundheit. Menschen, die in ein unterstützendes soziales Netzwerk eingebunden sind, können besser mit Stress und Widrigkeiten umgehen, da sie auf die Unterstützung von Familie, Freunden oder Gemeinschaften zählen können. Diese sozialen Verbindungen fungieren ähnlich wie die Wechselbeziehungen in einem Ökosystem und tragen zur Stabilität und Resilienz des Einzelnen bei.

Redundanz ist ein weiterer Resilienzfaktor in ökologischen Systemen, der sich auf die Fähigkeit eines Systems bezieht, mehrere Mechanismen oder Prozesse zur Bewältigung von Herausforderungen zu haben. In einem Ökosystem bedeutet dies, dass mehrere Arten ähnliche Funktionen erfüllen können, sodass der Ausfall einer Art das System nicht destabilisiert. Im Kontext der menschlichen Resilienz kann Redundanz als die Fähigkeit verstanden werden, verschiedene Wege zu haben, um mit Stress oder Problemen umzugehen. Menschen, die nicht nur eine einzige Bewältigungsstrategie haben, sondern auf verschiedene Ressourcen zurückgreifen können, sind besser in der Lage, sich an unterschiedliche Herausforderungen anzupassen. Redundanz in der psychischen Gesundheit könnte auch bedeuten, dass eine Person neben emotionalen Ressourcen auch auf physische, kognitive und soziale Ressourcen zurückgreifen kann, um Krisen zu bewältigen.

Die Erholung nach Störungen ist ein weiterer zentraler Aspekt ökologischer Resilienz, der ebenfalls auf die menschliche Psyche angewendet werden kann. Nach einer Störung durchläuft ein Ökosystem häufig eine Phase der Regeneration, in der es sich neu strukturiert und an die veränderten Bedingungen anpasst. Dieser Prozess der Erholung kann von verschiedenen Faktoren abhängen, wie der Verfügbarkeit von Ressourcen, der Geschwindigkeit der Regeneration und der Unterstützung durch das umgebende Ökosystem. Bei Menschen entspricht dies der Fähigkeit, sich nach traumatischen oder stressigen Erlebnissen zu erholen und wieder ins Gleichgewicht zu kommen. Psychische Erholung kann durch Selbstfürsorge, soziale Unterstützung und den Einsatz von Bewältigungsstrategien gefördert werden. Wie ein Ökosystem, das sich nach einer Störung neu organisiert, müssen auch Menschen Wege finden, sich nach schwierigen Lebensereignissen zu regenerieren und gestärkt aus diesen Erfahrungen hervorzugehen.

c) Natur als Quelle der inneren Stärke

Die Natur wird zunehmend als eine kraftvolle Quelle der inneren Stärke anerkannt, die weit über ihre physische Präsenz hinausgeht. Sie bietet einen einzigartigen Raum für Erholung, Selbstreflexion und Heilung, der in der heutigen hektischen Welt von unschätzbarem Wert ist. Der regelmäßige Kontakt mit der Natur hat nachweislich positive Auswirkungen auf das physische und psychische Wohlbefinden und spielt eine entscheidende Rolle bei der Förderung der emotionalen Resilienz.

Die Wirkung der Natur auf die innere Stärke lässt sich in verschiedenen Dimensionen betrachten. Eine der wichtigsten ist die Fähigkeit der Natur, als Rückzugsort zu dienen. Inmitten der natürlichen Umgebung können Menschen Abstand von den Anforderungen des täglichen Lebens gewinnen, was es ihnen ermöglicht, ihre Gedanken zu ordnen und Klarheit zu finden. Dieser Prozess der Selbstreflexion ist entscheidend für die psychische Gesundheit, da er es ermöglicht, sich auf das Wesentliche zu konzentrieren und neue Perspektiven zu entwickeln. In der Natur werden Menschen oft mit der Einfachheit und Beständigkeit der natürlichen Welt konfrontiert, was eine beruhigende Wirkung auf das Nervensystem hat und das Gefühl von Sicherheit und Geborgenheit verstärkt.

Darüber hinaus fördert die Natur die emotionale Resilienz, indem sie eine Umgebung schafft, in der Menschen ihre Belastungen loslassen und sich regenerieren können. Der Aufenthalt im Freien, sei es in Wäldern, an Stränden oder in Parks, ermöglicht es, Stress abzubauen und das psychische Gleichgewicht wiederherzustellen. Untersuchungen zeigen, dass der Kontakt mit der Natur den Cortisolspiegel, ein Marker für Stress, signifikant senkt und gleichzeitig die Ausschüttung von Endorphinen und Serotonin fördert, die als natürliche Stimmungsaufheller wirken. Diese biochemischen Veränderungen tragen dazu bei, dass Menschen emotional stabiler und widerstandsfähiger gegenüber den Herausforderungen des Lebens werden.

Naturerfahrungen bieten zudem die Möglichkeit, sich neu zu orientieren und Kraft zu schöpfen. Wenn Menschen in der Natur Zeit verbringen, erleben sie häufig ein Gefühl der Erneuerung und Erfrischung. Dies ist nicht nur auf die physischen Vorteile wie Bewegung und frische Luft zurückzuführen, sondern auch auf die tiefere, psychologische Wirkung, die die Natur auf das Selbstbewusstsein und die Selbstwahrnehmung hat. Die natürliche Umgebung lädt dazu ein, sich mit den eigenen inneren Ressourcen zu verbinden und diese zu stärken. Die Ruhe und Schönheit der Natur schaffen einen idealen Rahmen, um die eigene innere Stärke zu erkennen und zu kultivieren.

Studien haben wiederholt gezeigt, dass Menschen, die regelmäßig Zeit in der Natur verbringen, eine höhere emotionale Stabilität und eine größere Fähigkeit zur Stressbewältigung aufweisen. Diese Menschen berichten von einem stärkeren Gefühl der Zufriedenheit und einem besseren Umgang mit den täglichen Belastungen. Sie neigen dazu, optimistischer zu sein und eine positivere

Einstellung zum Leben zu haben. Diese Befunde unterstützen die Vorstellung, dass die Natur eine wesentliche Ressource für die Förderung der psychischen Gesundheit ist.

Ein zentraler Aspekt der Natur als Quelle der inneren Stärke ist auch ihre Rolle in der Achtsamkeitspraxis. Achtsamkeit, die bewusste Wahrnehmung des gegenwärtigen Moments, wird durch die natürliche Umgebung erleichtert und vertieft. Die Sinne werden geschärft, sei es durch das Hören von Vogelgesang, das Rauschen von Blättern im Wind oder den Duft von frischem Moos. Diese intensiven sensorischen Erfahrungen tragen dazu bei, den Geist zu beruhigen und die Aufmerksamkeit auf das Hier und Jetzt zu lenken. Die Natur als Raum der Achtsamkeit fördert somit eine tiefe innere Ruhe, die zur Stärkung der emotionalen Resilienz beiträgt.

Die Natur bietet eine symbolische Bedeutung als Quelle der inneren Stärke. Viele Kulturen und spirituelle Traditionen haben die Natur als Sinnbild für Leben, Wachstum und Erneuerung verehrt. Bäume, Berge und Flüsse werden oft als Symbole der Beständigkeit und Kraft betrachtet. Diese Symbole können Menschen inspirieren und ihnen helfen, ihre eigenen Herausforderungen zu meistern, indem sie sich an der Widerstandskraft und Anpassungsfähigkeit der Natur orientieren.

Sie kann allgemein als eine essentielle Quelle der inneren Stärke betrachtet werden, die Menschen nicht nur hilft, sich zu erholen und zu regenerieren, sondern auch ihre emotionale Resilienz zu stärken. Die regelmäßige Verbindung mit der Natur ermöglicht es, physische und psychische Ressourcen zu mobilisieren, Stress abzubauen und das innere Gleichgewicht wiederherzustellen. In einer

Welt, die zunehmend von Stress und Hektik geprägt ist, bietet die Natur einen unverzichtbaren Rückzugsort, der es ermöglicht, neue Kraft zu schöpfen und den Herausforderungen des Lebens mit größerer Gelassenheit und Widerstandskraft zu begegnen.

d) Gaia-basierte Resilienzmodelle

Die Gaia-Theorie bietet einen umfassenden Rahmen, um die Verbindung zwischen psychischer Resilienz und der natürlichen Umwelt zu erforschen. Gaia-basierte Resilienzmodelle verankern die Idee, dass der Mensch, wie jedes andere Lebewesen auf der Erde, Teil eines größeren, sich selbst regulierenden Systems ist. Diese Modelle betonen, dass die psychische Gesundheit nicht isoliert betrachtet werden kann, sondern im Kontext der ökologischen Gesundheit stehen sollte. Die Natur bietet nicht nur einen Raum für Entspannung und Erholung, sondern wirkt auch als stabilisierender Faktor, der die Resilienz eines Individuums stärkt.

In diesen Modellen wird davon ausgegangen, dass die Verbindung zur Natur eine zentrale Rolle dabei spielt, emotionale Stabilität und Widerstandsfähigkeit gegenüber Stressoren zu fördern. Dies geschieht durch die Wiederherstellung der Balance, ähnlich wie das Erdsystem im Gaia-Modell. Die Natur wirkt als Heilungsressource, die es ermöglicht, innere Gleichgewichte wiederherzustellen und sich an Herausforderungen anzupassen.

Ein zentrales Prinzip dieser Gaia-basierten Resilienzmodelle ist, dass sie auf der Interaktion mit der natürlichen Umgebung beruhen. Durch regelmäßige Naturerfahrungen, sei es durch Spaziergänge, Gartenarbeit oder bewusstes Wahrnehmen natürlicher Elemente, wird die psychische Resilienz gestärkt. In therapeutischen Kontexten können solche Interventionen gezielt eingesetzt werden, um Menschen dabei zu unterstützen, ihre Stressbewältigungsmechanismen zu verbessern und ihre emotionale Widerstandsfähigkeit zu erhöhen.

Diese Resilienzmodelle stützen sich auf Erkenntnisse der Umweltpsychologie, die zeigen, dass der Aufenthalt in der Natur das Stressniveau senkt und die kognitive Funktion verbessert. Der Kontakt zur Natur wirkt nicht nur präventiv, sondern fördert auch die Regeneration nach belastenden Erlebnissen. Die Gaia-Theorie bietet hier die theoretische Grundlage, indem sie die Natur als lebendiges, selbstregulierendes System beschreibt, mit dem der Mensch in ständiger Wechselwirkung steht.

In der praktischen Anwendung fördern Gaia-basierte Resilienzmodelle den Aufbau eines tiefen Bewusstseins für die eigene Beziehung zur Natur. Dies geschieht durch Achtsamkeitsübungen in der Natur, ökologische Achtsamkeit und naturbasierte Therapieansätze, die den Menschen helfen, ihre innere Stabilität in Verbindung mit der äußeren Welt wiederherzustellen. Diese Modelle betonen auch die Wichtigkeit der Wiederherstellung und Erhaltung natürlicher Umgebungen als Teil des psychischen Heilungsprozesses, was langfristig zur Stärkung der Resilienz beiträgt.

e) Forschung zur Resilienz und Naturverbundenheit

Die Forschung zur Verbindung zwischen Resilienz und Naturverbundenheit hat sich in den letzten Jahren zu einem wichtigen Themenfeld innerhalb der Psychologie und Medizin entwickelt, da die moderne Gesellschaft zunehmend von urbanisierten Lebensstilen und der

Entfremdung von natürlichen Umgebungen geprägt ist. In zahlreichen Studien wurde gezeigt, dass Naturverbundenheit nicht nur als stabiler Prädiktor für Resilienz fungiert, sondern auch eine tiefgreifende Rolle im Umgang mit Stress und psychischen Belastungen einnimmt. Naturerfahrungen wirken positiv auf das psychische Wohlbefinden, indem sie sowohl akute Stressreaktionen mildern als auch langfristige Resilienzmechanismen fördern.

Im Kontext der Resilienzforschung ist es entscheidend, zwischen der kurzfristigen Stressbewältigung und der langfristigen Entwicklung von Resilienz zu differenzieren. Resilienz bezieht sich auf die Fähigkeit eines Individuums, sich von belastenden Ereignissen zu erholen und psychische Stabilität zu bewahren oder sogar zu stärken. Es hat sich gezeigt, dass Menschen, die eine tiefe Verbundenheit zur Natur verspüren, tendenziell resilienter gegenüber psychischen Belastungen sind. Diese Naturverbundenheit fördert nicht nur positive Emotionen, sondern unterstützt auch kognitive Prozesse wie die Selbstregulation und Problemlösungsfähigkeiten, die für eine effektive Stressbewältigung notwendig sind.

Die Natur bietet eine Vielzahl sensorischer Reize, die eine beruhigende Wirkung auf das Nervensystem haben. Diese sensorische Stimulation wirkt direkt auf das autonome Nervensystem und kann parasympathische Reaktionen wie die Reduktion der Herzfrequenz und des Blutdrucks fördern. Somit trägt die Natur zur Wiederherstellung der physiologischen Homöostase bei, was wiederum die psychische Resilienz unterstützt. Die Forschung hat in diesem Zusammenhang auch das Konzept der „Biophilie" hervorgehoben, das besagt, dass Menschen eine angeborene Neigung zur Verbindung mit der Natur haben. Diese

Biophilie könnte eine tief verankerte Grundlage für Resilienz darstellen, da Naturerfahrungen eine Rückkopplung mit evolutionär entwickelten Stressbewältigungsmechanismen bieten.

Eine Untersuchung, die die Auswirkungen von Naturerfahrungen auf die Resilienz näher beleuchtet, zeigte, dass regelmäßige Aufenthalte in der Natur signifikante Verbesserungen im Bereich des psychischen Wohlbefindens bewirken. Diese Verbesserungen sind auf eine Reduktion von Stresshormonen wie Cortisol zurückzuführen sowie auf eine Steigerung von Neurotransmittern, die für positive Affekte und das allgemeine Wohlbefinden verantwortlich sind. Naturerfahrungen erhöhen auch die Achtsamkeit, ein zentraler Aspekt moderner psychotherapeutischer Ansätze, der die bewusste Wahrnehmung von Gedanken, Gefühlen und Umweltreizen fördert. Menschen, die sich regelmäßig in natürlichen Umgebungen aufhalten, berichten oft von einem Gefühl der Verbundenheit und inneren Ruhe, was auf lange Sicht die Widerstandskraft gegenüber psychischen und physischen Belastungen erhöht.

Die soziale Komponente spielt ebenfalls eine bedeutende Rolle. Naturverbundenheit und Resilienz können durch gemeinsame Naturerfahrungen verstärkt werden, die soziale Bindungen fördern und kollektive Bewältigungsstrategien unterstützen. In einer zunehmend digitalisierten und individualisierten Gesellschaft haben soziale Isolation und die damit verbundenen psychischen Belastungen zugenommen. Naturerlebnisse, die in einer Gemeinschaft erlebt werden, bieten daher eine Möglichkeit, soziale Unterstützung zu fördern, die als einer der stärksten Resilienzfaktoren gilt.

Ein weiterer Aspekt, der in der Forschung hervorgehoben wird, ist der Einfluss der Natur auf die kognitive Funktion. Naturverbundenheit und regelmäßige Naturerfahrungen können kognitive Ermüdung reduzieren und die Aufmerksamkeitskapazität verbessern. Dies ist besonders relevant in stressreichen Situationen, in denen die kognitive Leistungsfähigkeit beeinträchtigt sein kann. Eine verbesserte kognitive Funktion unterstützt die Fähigkeit, stressige Situationen effektiver zu bewältigen und langfristig eine stabile psychische Gesundheit aufrechtzuerhalten.

Studien zeigen zudem, dass Naturverbundenheit als präventive Maßnahme gegen die Entwicklung von psychischen Störungen dienen kann. Menschen, die eine starke Verbindung zur Natur haben, weisen ein geringeres Risiko für die Entwicklung von Depressionen, Angststörungen und Burnout-Symptomen auf. Diese präventiven Effekte werden durch die psychophysiologischen Mechanismen der Stressreduktion und die Förderung des Wohlbefindens gestützt.

Die Forschung zur Verbindung von Resilienz und Naturverbundenheit legt nahe, dass der Zugang zur Natur und die Förderung von Naturerfahrungen in urbanen und ländlichen Gebieten als integraler Bestandteil von Programmen zur Förderung der psychischen Gesundheit betrachtet werden sollten. Umweltgestaltungsansätze, die grüne Räume in städtische Gebiete integrieren, könnten langfristig eine positive Auswirkung auf die psychische Gesundheit der Bevölkerung haben, indem sie die Naturverbundenheit fördern und damit die Resilienz stärken. Dies erfordert eine interdisziplinäre Zusammenarbeit zwischen

Stadtplanern, Psychologen und Gesundheitsexperten, um ein Umfeld zu schaffen, das den natürlichen Bedürfnissen der Menschen gerecht wird und gleichzeitig zur Prävention psychischer Erkrankungen beiträgt.

Die aktuelle Forschung zeigt, dass Naturverbundenheit ein entscheidender Faktor für die Resilienz ist, sowohl auf individueller als auch auf gesellschaftlicher Ebene. Die Rolle der Natur als Ressource zur Förderung der psychischen Gesundheit und der Stressbewältigung ist somit von zentraler Bedeutung und sollte in Präventions- und Interventionsprogrammen berücksichtigt werden.

V. Gaia-Theorie als Werkzeug zur Bewältigung von Umweltängsten

a) Umweltängste und psychische Belastungen

Die wachsende Besorgnis über ökologische Krisen und den Klimawandel hat zu einem Anstieg von Umweltängsten geführt, die als "Eco-Anxiety" oder "Climate Anxiety" in der Literatur bezeichnet werden. Diese speziellen Formen von Angstzuständen haben tiefgreifende psychische Auswirkungen auf das Individuum und die Gesellschaft. Umweltängste entstehen durch das Bewusstsein über die fortschreitende Umweltzerstörung und die damit verbundenen Risiken für zukünftige Generationen. Das Gefühl, mit einer überwältigenden und möglicherweise irreversiblen Situation konfrontiert zu sein, führt bei vielen Betroffenen zu chronischem Stress, Angstzuständen und Depressionen.

Chronischer Stress, der durch Umweltängste ausgelöst wird, zeigt sich in einer anhaltenden Aktivierung der Hypothalamus-Hypophysen-Nebennierenrinden-Achse (HPA-Achse), die eine übermäßige Produktion von Cortisol bewirkt. Langfristig führt diese Überproduktion zu einer Dysregulation des Stresssystems, die nicht nur das psychische Wohlbefinden beeinträchtigt, sondern auch zu körperlichen Beschwerden führen kann. Menschen, die stark unter Umweltängsten leiden, berichten häufig von Schlafstörungen, Antriebslosigkeit und somatischen Symptomen wie Kopfschmerzen und Muskelverspannungen. Der chronische Stress belastet die kognitiven Ressourcen und erschwert die Entscheidungsfindung sowie die Fähigkeit, mit alltäglichen Herausforderungen umzugehen.

Ein zentrales Merkmal von Umweltängsten ist das Gefühl der Hilflosigkeit. Menschen, die von diesen Ängsten betroffen sind, erleben oft das Gefühl, den globalen ökologischen Krisen ausgeliefert zu sein, ohne die Möglichkeit, einen bedeutsamen Beitrag zur Lösung der Probleme zu leisten. Dieses Gefühl der Ohnmacht kann zu einer negativen Verstärkung der Angst führen und die psychische Belastung weiter verstärken. Betroffene fühlen sich oft isoliert und von der Komplexität der Umweltprobleme überwältigt. Diese emotionalen Reaktionen können zu einem Zustand der Apathie oder zu einer übermäßigen Beschäftigung mit ökologischen Themen führen, was die Lebensqualität erheblich beeinträchtigt.

Die Forschung zeigt, dass Umweltängste eng mit existenziellen Ängsten verbunden sind, da sie grundlegende Fragen über die Zukunft des Planeten und das Überleben der Menschheit aufwerfen. Besonders bei jüngeren Generationen, die eine unsichere Zukunft vor sich sehen, sind Umweltängste ausgeprägt. Jugendliche und junge Erwachsene äußern oft das Gefühl, dass ihre Lebensperspektiven und Zukunftsaussichten durch den Klimawandel und die ökologische Krise erheblich eingeschränkt sind. Diese Wahrnehmung beeinflusst nicht nur ihre psychische Gesundheit, sondern auch ihre Einstellungen zu Familienplanung, Berufswahl und langfristigen Lebensentscheidungen.

Ein weiteres Phänomen im Zusammenhang mit Umweltängsten ist die sogenannte „Klima-Trauer" (Climate Grief). Dieser Begriff beschreibt das Gefühl von Trauer und Verlust, das durch die Zerstörung natürlicher Lebensräume, das Aussterben von Tierarten und die irreversible Veränderung der Umwelt entsteht. Diese Art von Trauer ist komplex und unterscheidet sich von anderen Trauerformen, da sie auf kollektive und globale Ereignisse zurückzuführen ist. Klima-Trauer kann zu einer tiefen emotionalen Erschöpfung führen, da Betroffene nicht nur den Verlust der Umwelt betrauern, sondern auch die Unsicherheit über die Zukunft und die Unfähigkeit, die Situation zu kontrollieren, erleben.

Die psychischen Belastungen, die durch Umweltängste entstehen, erfordern neue therapeutische Ansätze. Klassische Therapieansätze, die sich auf individuelle Stressoren konzentrieren, stoßen bei der Bewältigung dieser globalen Ängste oft an ihre Grenzen. Es bedarf einer Erweiterung der therapeutischen Methoden, um den spezifischen Herausforderungen, die durch Umweltängste verursacht werden, gerecht zu werden. Therapeutische Ansätze wie die ökopsychologische Beratung und Interventionen, die Naturverbundenheit und Achtsamkeit fördern, könnten vielversprechende Wege sein, um Menschen zu helfen, ihre Umweltängste zu bewältigen. Diese Ansätze zielen darauf ab, das Gefühl der Ohnmacht zu mindern, indem sie das individuelle Handlungsvermögen stärken und die emotionale Verbindung zur Natur als Ressource nutzen.

Ein wichtiger Aspekt bei der Behandlung von Umweltängsten ist die Förderung von Resilienzstrategien. Resilienz, die Fähigkeit, sich von Widrigkeiten zu erholen und sich an stressreiche Situationen anzupassen, kann durch gezielte Interventionen gestärkt werden. Besonders wirksam erscheinen dabei Ansätze, die das Selbstwirksamkeitserleben fördern und es den Betroffenen ermöglichen, konkrete Schritte zum Umweltschutz zu unternehmen. Indem Menschen befähigt werden, aktiv an Umweltprojekten teilzunehmen, kann das Gefühl der Hilflosigkeit reduziert und das emotionale Wohlbefinden verbessert werden. Studien zeigen, dass proaktives Verhalten im Bereich des Umweltschutzes, wie zum Beispiel die Teilnahme an Klimaschutzinitiativen oder der bewusste Konsum von nachhaltigen Produkten, die Umweltängste mindern und die psychische Belastung reduzieren kann.

Soziale Unterstützung spielt ebenfalls eine entscheidende Rolle bei der Bewältigung von Umweltängsten. Das Gefühl, Teil einer Gemeinschaft zu sein, die sich den ökologischen Herausforderungen stellt, kann helfen, die negativen psychischen Auswirkungen dieser Ängste zu mildern. Gruppen, die sich mit Umweltfragen beschäftigen, bieten nicht nur ein Forum für den Austausch von Sorgen und Ängsten, sondern auch für das gemeinsame Entwickeln von Lösungen. Der kollektive Einsatz für ökologische Ziele kann das Gefühl der Zusammengehörigkeit und des gemeinsamen Handelns stärken, was wiederum die Resilienz gegenüber Umweltängsten fördert.

Ein weiterer therapeutischer Ansatz könnte darin bestehen, Betroffenen zu helfen, eine Balance zwischen dem Bewusstsein für ökologische Probleme und der Bewahrung ihres eigenen psychischen Wohlbefindens zu finden. Dies erfordert eine differenzierte Herangehensweise, bei der Menschen lernen, ihre Umweltängste zu akzeptieren, ohne von ihnen überwältigt zu werden. Achtsamkeitsbasierte Therapien könnten hier eine wertvolle Rolle spielen, indem sie den Betroffenen helfen, sich ihrer Ängste bewusst zu werden, ohne in eine Spirale aus negativen Gedanken und Gefühlen zu geraten.

Die Forschung zu Umweltängsten zeigt, dass diese Form der Angst eine zunehmende psychische Belastung darstellt, die nicht nur individuelle, sondern auch gesellschaftliche Implikationen hat. Angesichts der globalen Natur der ökologischen Krise ist es notwendig, dass auch die psychologische und medizinische Versorgung sich an diese neuen Herausforderungen anpasst. Die Entwicklung von Interventionsstrategien, die sowohl das individuelle Wohlbefinden als auch das kollektive Handeln fördern, könnte ein entscheidender Schritt sein, um die psychischen Auswirkungen der Umweltängste zu mindern und gleichzeitig einen Beitrag zum Schutz der Umwelt zu leisten.

b) *Gaia-Theorie als psychologisches Coping-Modell*

Die Gaia-Theorie, entwickelt von James Lovelock in den 1970er Jahren, stellt die Erde als ein sich selbst regulierendes System dar, das durch die Wechselwirkungen zwischen lebenden Organismen und ihrer Umwelt im Gleichgewicht gehalten wird. Diese Theorie betrachtet die Erde als eine Art „Superorganismus", in dem alle Lebewesen und abiotischen Faktoren miteinander verbunden sind und gemeinsam zur Aufrechterhaltung der Lebensbedingungen beitragen. Ursprünglich als wissenschaftliche Hypothese entwickelt, hat die Gaia-Theorie auch auf psychologischer Ebene Bedeutung erlangt, insbesondere als Modell zur Bewältigung von Umweltängsten und als Möglichkeit, das psychische Wohlbefinden im Angesicht ökologischer Krisen zu fördern.

Im Rahmen der Bewältigung von Umweltängsten kann die Gaia-Theorie als Coping-Modell verwendet werden, da sie eine holistische Perspektive auf die Beziehung zwischen Mensch und Umwelt bietet. Das Konzept, dass die Erde als ein sich selbst regulierendes System funktioniert, in dem jedes Lebewesen eine Rolle spielt, kann den Menschen ein Gefühl der Zugehörigkeit und Verantwortung vermitteln. Diese Perspektive stärkt das Bewusstsein, dass individuelle und kollektive Handlungen zur Erhaltung des globalen Gleichgewichts beitragen können. Anstatt sich von der Komplexität und Schwere der ökologischen Probleme überwältigen zu lassen, ermöglicht die Gaia-Theorie es den Menschen, ihre Rolle innerhalb dieses Systems zu verstehen und proaktive Maßnahmen zu ergreifen, die sowohl der Umwelt als auch ihrem eigenen psychischen Wohlbefinden zugutekommen.

Ein zentraler psychologischer Nutzen der Gaia-Theorie liegt in der Förderung von Naturverbundenheit. Die Theorie ermutigt Menschen dazu, sich als Teil der Natur zu betrachten, anstatt als externe Akteure, die die Umwelt manipulieren oder von ihr getrennt sind. Diese erweiterte Sichtweise unterstützt nicht nur das ökologische Bewusstsein, sondern kann auch Umweltängste lindern, indem sie eine tiefere Verbindung zur natürlichen Welt schafft. Studien zeigen, dass Naturverbundenheit eine schützende

Wirkung auf die psychische Gesundheit hat, indem sie das Wohlbefinden fördert und die Fähigkeit zur Stressbewältigung verbessert. Indem die Gaia-Theorie das Gefühl der Einheit mit der Umwelt betont, kann sie als Grundlage für therapeutische Ansätze dienen, die darauf abzielen, Umweltängste zu reduzieren und gleichzeitig das Umweltbewusstsein zu stärken.

Das Gefühl der Kontrolle und Selbstwirksamkeit ist ein weiterer wichtiger Aspekt, den die Gaia-Theorie in den Mittelpunkt stellt. Umweltängste sind oft mit Gefühlen der Hilflosigkeit und Ohnmacht verbunden, da viele Menschen das Gefühl haben, dass ihre individuellen Handlungen angesichts globaler Umweltprobleme bedeutungslos sind. Die Gaia-Theorie bietet jedoch einen Ansatz, der die Bedeutung jedes Einzelnen innerhalb des größeren ökologischen Systems betont. Diese Sichtweise kann das Gefühl der Selbstwirksamkeit steigern, indem sie den Menschen vermittelt, dass ihre Handlungen – sei es durch Umweltaktivismus, nachhaltigen Konsum oder den Schutz der Biodiversität – tatsächlich zur Stabilität des Systems beitragen können. Das Wissen, dass individuelle Anstrengungen einen positiven Einfluss auf das globale Gleichgewicht haben können, kann das Gefühl der Kontrolle stärken und somit Umweltängste mindern.

Therapeutische Ansätze, die auf der Gaia-Theorie basieren, könnten diese Prinzipien nutzen, um Menschen zu ermutigen, aktiv zum Schutz der Umwelt beizutragen. Diese Ansätze könnten in Form von ökotherapeutischen Interventionen gestaltet werden, bei denen Menschen durch Aktivitäten in der Natur, wie z. B. das Pflanzen von Bäumen, die Pflege von Gemeinschaftsgärten oder die Teilnahme an Naturschutzprojekten, eine stärkere Verbindung zur Umwelt erfahren. Solche Aktivitäten fördern nicht nur das Umweltbewusstsein, sondern stärken auch das Gefühl der Verbundenheit und Selbstwirksamkeit, was zur Bewältigung von Umweltängsten beitragen kann. Die aktive Teilnahme an ökologischen Schutzmaßnahmen kann als eine Form der „behavioralen Aktivierung" betrachtet werden, bei der das Handeln selbst positive psychologische Effekte hat, indem es das Gefühl der Ohnmacht reduziert und stattdessen Hoffnung und Optimismus fördert.

Eine besondere Stärke der Gaia-Theorie als Coping-Modell liegt in ihrer Fähigkeit, ein kohärentes Weltbild zu bieten, das ökologisches Denken und psychologisches Wohlbefinden miteinander verknüpft. Anstatt die Umwelt als eine äußere Bedrohung zu betrachten, ermutigt die Gaia-Theorie dazu, die Natur als Teil eines größeren Ganzen zu sehen, in dem die eigenen Handlungen zur kollektiven Gesundheit des Planeten beitragen können. Diese Sichtweise kann besonders hilfreich sein, um kognitive Dissonanzen zu verringern, die auftreten können, wenn Menschen sich ihrer Verantwortung für die Umwelt bewusst sind, sich aber gleichzeitig machtlos fühlen, Veränderungen herbeizuführen.

Die Gaia-Theorie kann auch als Grundlage für eine spirituelle oder existenzielle Auseinandersetzung mit Umweltängsten dienen. Für viele Menschen bietet die Idee eines lebendigen Planeten, der sich selbst reguliert und in dem alles miteinander verbunden ist, eine Quelle von Trost und Bedeutung. Diese spirituelle Dimension der Gaia-Theorie kann dazu beitragen, existenzielle Ängste zu lindern, indem sie den Menschen ein Gefühl von Zielgerichtetheit und Eingebundenheit in einen größeren Zusammenhang vermittelt. Diese Perspektive kann in therapeutischen Settings genutzt werden, um Klienten zu helfen, einen tieferen Sinn in ihrem Engagement für den Umweltschutz zu finden und ihre Ängste in ein positives, handlungsorientiertes Narrativ zu transformieren.

Nicht zuletzt kann die Gaia-Theorie auch in der Entwicklung kollektiver Coping-Strategien hilfreich sein. Indem sie die Vernetzung und Abhängigkeit aller Lebewesen betont, fördert sie ein gemeinschaftliches Verständnis von Verantwortung und Solidarität. Menschen, die sich der Gaia-Theorie zuwenden, können dazu ermutigt werden, sich in Gemeinschaften zu engagieren, die sich für Umweltschutz einsetzen. Solche kollektiven Bemühungen haben das Potenzial, das psychische Wohlbefinden der Mitglieder zu stärken, indem sie ein Gefühl von Gemeinschaft und geteilten Werten schaffen, das sozialen Zusammenhalt fördert und kollektive Bewältigungsstrategien stärkt.

c) Therapeutische Ansätze bei Klimaangst

Die wachsende Verbreitung von Klimaangst, einer spezifischen Form der Angststörung, die durch die Bedrohung des Klimawandels und die damit einhergehenden ökologischen Krisen ausgelöst wird, stellt Therapeuten vor neue Herausforderungen. Menschen, die unter Klimaangst leiden, erleben oft intensive Gefühle der Ohnmacht, Verzweiflung und Unsicherheit über die Zukunft, was zu chronischem Stress, Depressionen und sozialem Rückzug führen kann. Klassische therapeutische Ansätze, die sich auf individuelle Stressoren oder interne psychologische Konflikte konzentrieren, sind oft unzureichend, um die einzigartigen Belastungen durch Klimaangst zu adressieren. Es bedarf daher spezifischer therapeutischer Ansätze, die sowohl die psychischen als auch die ökologischen Dimensionen dieser Angststörung berücksichtigen.

Ein vielversprechender Ansatz ist die ökologische Achtsamkeit. Dieser therapeutische Ansatz erweitert traditionelle Achtsamkeitstechniken um eine ökologische Komponente, die das Bewusstsein für die Beziehung zwischen Mensch und Umwelt schärft. Während in der klassischen Achtsamkeitspraxis der Fokus auf der Selbstwahrnehmung und der gegenwärtigen Erfahrung liegt, zielt die ökologische Achtsamkeit darauf ab, die Aufmerksamkeit auf die Verbindung zur natürlichen Welt zu lenken. Patienten werden dazu ermutigt, sich der Schönheit und Verletzlichkeit der Natur bewusst zu werden und eine tiefe emotionale Verbindung zur Umwelt zu entwickeln. Diese Praxis kann helfen, das Gefühl der Ohnmacht zu reduzieren, indem sie das Bewusstsein für die wechselseitige Beziehung zwischen Mensch und Umwelt stärkt und eine achtsame Haltung gegenüber ökologischen Herausforderungen fördert. Studien zeigen, dass Achtsamkeitstechniken zur Stressbewältigung beitragen können, und in einem ökologischen Kontext können sie dazu führen, dass Patienten ihre Ängste besser regulieren und gleichzeitig eine positive und respektvolle Beziehung zur Umwelt aufbauen.

Naturtherapie ist ein weiterer zentraler therapeutischer Ansatz bei der Bewältigung von Klimaangst. Die Naturtherapie, auch als „Ökotherapie" oder „Green Therapy" bekannt, beruht auf der Erkenntnis, dass der Kontakt mit der Natur heilsam für die psychische Gesundheit ist. In der Naturtherapie werden Patienten ermutigt, sich in natürlichen Umgebungen aufzuhalten und dort gezielte therapeutische Aktivitäten durchzuführen. Diese Form der Therapie kann in verschiedenen Kontexten stattfinden, wie z. B. in Wäldern, Gärten oder an Gewässern. Der direkte Kontakt mit der Natur kann eine beruhigende Wirkung auf das Nervensystem haben, den Stressabbau fördern und die Resilienz gegenüber ökologischen Belastungen stärken. Die therapeutische Nutzung der Natur kann helfen, Klimaängste zu lindern, indem sie das Gefühl der Verbundenheit mit der Erde fördert und den Patienten ermöglicht, ihre Ängste in einer unterstützenden und regenerativen Umgebung zu verarbeiten. Naturtherapie beinhaltet oft Aktivitäten wie achtsames Gehen in der Natur, Meditation im Freien oder das Pflegen eines Gartens. Diese Aktivitäten können helfen, das Gefühl der Hilflosigkeit zu mindern und eine aktive und positive Beziehung zur Umwelt zu fördern.

Ein besonders interessanter Ansatz in der Naturtherapie ist die Waldtherapie, auch bekannt als „Shinrin-Yoku" oder „Waldbaden", ein Konzept, das in Japan entwickelt wurde. Waldtherapie basiert auf der Idee, dass das Eintauchen in eine natürliche Waldumgebung das psychische Wohlbefinden stärkt und den Cortisolspiegel senkt, was zu einer signifikanten Reduktion von Stress und Angst führt. In Bezug auf Klimaangst kann die Waldtherapie besonders wirksam sein, da sie den Patienten ermöglicht, eine direkte und erholsame Verbindung zur Natur aufzubauen und dabei die regenerativen Kräfte der natürlichen Umgebung zu erleben. Studien belegen, dass regelmäßige Aufenthalte in Wäldern oder grünen Umgebungen das psychische Wohlbefinden deutlich verbessern und dazu beitragen können, die negativen psychischen Auswirkungen von Umweltängsten zu mindern.

Gaia-basierte Interventionen stellen einen weiteren vielversprechenden therapeutischen Ansatz dar. Diese basieren auf der Gaia-Theorie, die die Erde als lebendiges, sich selbst regulierendes System betrachtet. Gaia-basierte Interventionen zielen darauf ab, den Patienten zu helfen, eine tiefere Verbindung zu diesem globalen System zu entwickeln und zu erkennen, dass ihre Handlungen einen positiven Einfluss auf das Ökosystem haben können. Diese Form der Therapie fördert nicht nur die psychische Resilienz, sondern auch ein aktives Engagement im Umweltschutz. Indem Patienten lernen, dass sie als Teil des größeren ökologischen Ganzen Verantwortung tragen und dass ihre individuellen Handlungen zur Stabilität des Systems beitragen können, kann ihre Klimaangst in konstruktive Energie umgewandelt werden. Gaia-basierte Interventionen könnten in Gruppensettings durchgeführt werden, in denen Patienten gemeinsam an Umweltprojekten arbeiten oder sich mit Themen wie nachhaltigem Konsum und persönlichem Umweltschutz auseinandersetzen. Diese gemeinschaftsorientierte Herangehensweise kann das Gefühl von sozialer Unterstützung und kollektiver Verantwortung stärken, was wiederum zur Minderung von Umweltängsten beiträgt.

Neben diesen spezifischen Ansätzen ist es entscheidend, Resilienzstrategien in die Therapie zu integrieren. Resilienzfördernde Interventionen sollten darauf abzielen, das individuelle Selbstwirksamkeitserleben zu steigern und die Fähigkeit zur Anpassung an ökologische Herausforderungen zu stärken. Dies kann durch eine Kombination aus kognitiver Verhaltenstherapie (CBT), die auf die Umstrukturierung negativer Gedanken abzielt, und achtsamkeitsbasierten Ansätzen geschehen, die das emotionale Bewusstsein fördern. Patienten können lernen, ihre Ängste zu akzeptieren, ohne von ihnen überwältigt zu werden, und gleichzeitig proaktive Schritte zu unternehmen, um zur Lösung ökologischer Probleme beizutragen. Solche Interventionen helfen den Patienten, eine Balance zwischen dem Bewusstsein für die ökologischen Bedrohungen und der Erhaltung ihres eigenen psychischen Wohlbefindens zu finden.

Ein weiteres Konzept, das in der Therapie von Klimaangst hilfreich sein kann, ist das der Aktionstherapie. Diese therapeutische Methode basiert auf der Idee, dass aktives Handeln gegen die Quelle der Angst helfen kann, das Gefühl der Ohnmacht zu mindern. Im Kontext der Klimaangst könnte dies bedeuten, dass Patienten ermutigt werden, sich in Umweltschutzorganisationen zu engagieren, an lokalen Klimaschutzprojekten teilzunehmen oder ihre Lebensweise nachhaltiger zu gestalten. Indem sie aktiv an der Lösung der Probleme arbeiten, die ihre Angst verursachen, können sie das Gefühl entwickeln, einen Unterschied zu machen, was wiederum ihre psychische Belastung reduzieren kann.

d) Rückbesinnung auf die Natur als Heilungsmethode

Die Rückbesinnung auf die Natur als Heilungsmethode hat in den letzten Jahren an Bedeutung gewonnen, insbesondere in Bezug auf die Bewältigung von Umweltängsten und den damit verbundenen psychischen Belastungen. Naturerfahrungen, wie das bewusste Erleben von Wäldern, Flüssen, Bergen oder Gärten, bieten nicht nur eine Möglichkeit, sich von der Alltagsbelastung zu erholen, sondern auch einen tiefgreifenden Heilungsprozess, der auf der Wiederverbindung mit den natürlichen Rhythmen und Zyklen der Erde basiert. Diese Rückbesinnung auf die Natur fördert das emotionale Wohlbefinden, indem sie die sensorische Stimulation, die körperliche Aktivität und die psychologische Entspannung integriert, was zu einer Reduktion von Stresshormonen und einer Verbesserung der mentalen Resilienz führt.

Studien zeigen, dass der regelmäßige Aufenthalt in natürlichen Umgebungen das Risiko für psychische Störungen, einschließlich Angstzuständen und Depressionen, senkt. Naturerfahrungen wirken sich direkt auf das parasympathische Nervensystem aus, indem sie den Cortisolspiegel senken und die Herzfrequenz sowie den Blutdruck reduzieren. Dieser physiologische Effekt trägt dazu bei, das allgemeine Stressniveau zu senken und das Wohlbefinden zu steigern. Menschen, die regelmäßig Zeit in der Natur verbringen, berichten von einem gesteigerten Gefühl des Wohlbefindens, einer verbesserten Stimmung und einer erhöhten mentalen Klarheit.

Ein zentraler Aspekt der Rückbesinnung auf die Natur als Heilungsmethode ist die Förderung von Selbstwirksamkeit. Umweltängste sind häufig mit Gefühlen der Hilflosigkeit und Kontrollverlust verbunden, insbesondere im Hinblick auf die globalen Herausforderungen des Klimawandels. Die Rückkehr zur Natur bietet jedoch eine Möglichkeit, dieses Gefühl der Ohnmacht zu durchbrechen, indem sie den Menschen ermöglicht, aktiv an ihrer Umgebung teilzuhaben und ihre Verbindung zur Erde zu stärken. Aktivitäten wie das Gärtnern, das Anpflanzen von Bäumen oder die Teilnahme an Naturschutzprojekten bieten konkrete Möglichkeiten, umweltfreundliche Handlungen auszuführen und ein Gefühl von Kontrolle über die persönliche Umwelt zu erlangen. Diese Handlungen können das Selbstwirksamkeitserleben deutlich stärken, indem sie das Gefühl vermitteln, einen positiven Beitrag zum Erhalt des Planeten zu leisten. Dieser Prozess fördert nicht nur das psychische Wohlbefinden, sondern trägt auch dazu bei, dass Menschen ihre Klimaangst konstruktiv bewältigen.

Die Achtsamkeit in der Natur ist ein weiterer wichtiger therapeutischer Ansatz, der die Rückbesinnung auf die Natur als Heilungsmethode unterstützt. Achtsamkeitspraktiken, die in natürlichen Umgebungen durchgeführt werden, helfen Menschen, sich im gegenwärtigen Moment zu verankern und ihre Sinne zu schärfen. Dies kann dazu beitragen, übermäßige Grübeleien und Katastrophengedanken zu unterbrechen, die häufig mit Umweltängsten einhergehen. Studien zur achtsamkeitsbasierten Stressreduktion zeigen, dass Achtsamkeitsübungen in der Natur besonders effektiv sind, um das emotionale Gleichgewicht wiederherzustellen und das Gefühl von Verbundenheit und Sicherheit zu stärken. Diese Praktiken bieten den Betroffenen die Möglichkeit, ihre Sorgen zu relativieren und eine tiefe Wertschätzung für die natürliche Welt zu entwickeln.

Eine spezielle Form der Naturerfahrung, die im Rahmen der Rückbesinnung auf die Natur als Heilungsmethode an Bedeutung gewonnen hat, ist die Waldtherapie oder „Shinrin-Yoku", was aus dem Japanischen übersetzt „Waldbaden" bedeutet. Diese Praxis, bei der es darum geht, bewusst Zeit in Wäldern zu verbringen und die heilenden Eigenschaften der Waldumgebung zu nutzen, hat nachweislich positive Auswirkungen auf die psychische Gesundheit. Studien zeigen, dass Waldtherapie den Blutdruck senkt, den Stressabbau fördert und die Symptome von Angststörungen und Depressionen lindert. Menschen, die regelmäßig an Waldtherapie-Sitzungen teilnehmen, berichten von einem gesteigerten Gefühl der Gelassenheit und einem besseren Umgang mit Stressoren. Diese Praxis unterstützt auch das Gefühl der Verbundenheit mit der Natur, was für die Bewältigung von Umweltängsten von entscheidender Bedeutung ist.

Neben der individuellen Heilung bietet die Rückbesinnung auf die Natur auch eine kollektive Dimension. Gemeinschaftsprojekte, die auf den Erhalt und die Pflege natürlicher Lebensräume abzielen, stärken das soziale Gefüge und fördern gleichzeitig das psychische Wohlbefinden. Das gemeinsame Engagement in Umweltschutzaktivitäten kann das Gefühl von Gemeinschaft und Zugehörigkeit stärken und gleichzeitig das kollektive Bewusstsein für die Notwendigkeit des Umweltschutzes schärfen. In einer Zeit, in der viele Menschen durch Umweltängste isoliert und emotional überfordert sind, bietet die gemeinsame Rückbesinnung auf die Natur eine Möglichkeit, soziale Unterstützung und Solidarität zu erfahren. Diese kollektive Erfahrung kann die Resilienz gegenüber den Herausforderungen des Klimawandels erheblich steigern und ein Gefühl von Hoffnung und Handlungsfähigkeit vermitteln.

Ein weiterer Ansatz, der in der Rückbesinnung auf die Natur als Heilungsmethode genutzt wird, ist die Naturbasierte Therapie, die auch als „Green Care" bekannt ist. Hierbei handelt es sich um therapeutische Interventionen, bei denen die Natur als zentraler Bestandteil der Behandlung eingesetzt wird. Dazu gehören Aktivitäten wie Gartenarbeitstherapie, tiergestützte Therapie und Landschaftstherapie, bei denen Patienten durch die Arbeit in und mit der Natur Heilung erfahren. Diese Therapien nutzen die regenerativen Kräfte der Natur, um psychische Belastungen zu lindern und das emotionale Wohlbefinden zu fördern. Insbesondere bei der Behandlung von

Umweltängsten haben naturbasierte Therapien das Potenzial, das Gefühl der Ohnmacht zu mindern und den Betroffenen zu helfen, ihre Ängste in produktive und heilende Handlungen umzuwandeln.

Die Rückbesinnung auf die Natur als Heilungsmethode beruht auch auf dem Prinzip der Biophilie, das besagt, dass Menschen eine angeborene Verbindung zur natürlichen Welt haben und dass diese Verbindung eine entscheidende Rolle für das psychische Wohlbefinden spielt. Dieses Konzept, das ursprünglich von dem Biologen E. O. Wilson geprägt wurde, legt nahe, dass der Kontakt zur Natur tief in der menschlichen Psyche verankert ist und dass der Verlust dieser Verbindung zu psychischen Störungen führen kann. Umweltängste, die oft durch die Wahrnehmung von ökologischen Bedrohungen und dem Verlust natürlicher Lebensräume entstehen, können durch die bewusste Wiederherstellung dieser Verbindung gemildert werden. Indem Menschen sich aktiv und achtsam mit der Natur verbinden, können sie nicht nur ihre Ängste bewältigen, sondern auch ein tieferes Gefühl von Sinn und Zugehörigkeit entwickeln.

e) Langfristige Bewältigungsstrategien

Langfristige Bewältigungsstrategien zur Reduzierung von Umweltängsten erfordern ein differenziertes Vorgehen, das sowohl individuelle als auch kollektive Aspekte umfasst. Da Umweltängste eine tiefe emotionale Reaktion auf die wahrgenommenen Bedrohungen durch den Klimawandel und ökologische Krisen darstellen, müssen diese Strategien nicht nur auf die direkte Minderung der Angst abzielen, sondern auch darauf, den Betroffenen zu helfen, ihr Leben sinnvoll und nachhaltig zu gestalten. Dies erfordert einen interdisziplinären Ansatz, der psychologische, ökologische und soziale Dimensionen integriert.

Individuelle Bewältigungsstrategien spielen eine entscheidende Rolle, um Umweltängste zu reduzieren und das psychische Wohlbefinden langfristig zu fördern. Zu den effektivsten individuellen Strategien gehört die regelmäßige Verbindung zur Natur. Der direkte Kontakt mit natürlichen Umgebungen hat nachweislich positive Auswirkungen auf das emotionale Wohlbefinden und kann helfen, die psychischen Belastungen durch Umweltängste zu mindern. Regelmäßige Naturerfahrungen, wie z. B. Spaziergänge in Parks, Wanderungen in Wäldern oder Gartenarbeit, fördern das Gefühl der Erdung und der inneren Ruhe, was für die emotionale Regeneration notwendig ist. Menschen, die regelmäßig Zeit in der Natur verbringen, berichten von einer verbesserten psychischen Widerstandskraft und einer besseren Fähigkeit, mit den Herausforderungen des Klimawandels umzugehen.

Neben der Naturverbindung gehört auch das aktive Engagement in umweltfreundlichen Aktivitäten zu den zentralen individuellen Bewältigungsstrategien. Diese Aktivitäten können von der Teilnahme an lokalen Naturschutzprojekten bis hin zu einer bewussten, nachhaltigen Lebensweise reichen, die z. B. den Verzicht auf Plastik, die Reduktion des eigenen CO_2-Fußabdrucks oder den Kauf regionaler und ökologischer Produkte umfasst. Dieses aktive Handeln stärkt das Gefühl der Selbstwirksamkeit, indem es den Menschen ermöglicht, einen konkreten Beitrag zum Schutz der Umwelt zu leisten. Studien haben gezeigt, dass proaktives Verhalten im Bereich des Umweltschutzes das Gefühl der Ohnmacht reduzieren kann, das oft mit Umweltängsten einhergeht. Indem Menschen spüren, dass ihre Handlungen einen positiven Unterschied machen, wird die Angst vor ökologischen Krisen gemildert und durch ein Gefühl der Kontrolle und Verantwortung ersetzt.

Eine weitere individuelle Strategie zur langfristigen Bewältigung von Umweltängsten ist die Integration von achtsamkeitsbasierten Techniken in den Alltag. Achtsamkeit kann helfen, negative Gedankenmuster zu durchbrechen, die häufig mit Umweltängsten verbunden sind, und den Fokus auf das Hier und Jetzt zu lenken. Durch die Schulung des Geistes in der Achtsamkeit können Menschen lernen, ihre Sorgen und Ängste zu erkennen, ohne von ihnen überwältigt zu werden. Diese Praktiken fördern das emotionale Gleichgewicht und unterstützen das Selbstmitgefühl, das notwendig ist, um in Zeiten von Unsicherheit und ökologischen Krisen resilient zu bleiben.

Kollektive Bewältigungsstrategien sind ebenso essenziell, da Umweltängste nicht nur das individuelle Wohlbefinden, sondern auch das soziale Gefüge betreffen. Die Bildung und Stärkung von Gemeinschaften, die sich aktiv mit ökologischen Themen auseinandersetzen, fördert nicht nur das soziale Miteinander, sondern auch die kollektive Resilienz. Durch den Aufbau von Netzwerken, in denen sich Menschen mit gemeinsamen Werten und Zielen im Umweltschutz vereinen, kann ein starkes Gefühl der Solidarität und Unterstützung entstehen. Dies kann helfen, das Gefühl der Isolation und Hilflosigkeit, das viele Menschen angesichts der globalen Umweltprobleme empfinden, zu mindern. Kollektive Ansätze wie gemeinschaftliche

Gartenprojekte, lokale Klimaschutzinitiativen oder Netzwerke zur Förderung nachhaltiger Lebensweisen bieten den Menschen die Möglichkeit, ihre Umweltängste in gemeinschaftliches Handeln umzuwandeln.

Die Stärkung der kollektiven Resilienz erfordert auch den Aufbau von sozialen Infrastrukturen, die auf Nachhaltigkeit und Krisenbewältigung ausgerichtet sind. Gemeinschaften, die auf nachhaltige Entwicklung setzen und auf die ökologische Zukunft vorbereitet sind, haben eine größere Widerstandsfähigkeit gegenüber den psychischen und physischen Auswirkungen des Klimawandels. Hierzu gehört die Schaffung von „Transition Towns", die lokale ökologische Nachhaltigkeit fördern, oder von Gemeinschaften, die sich auf den Austausch von Ressourcen und Wissen konzentrieren, um besser auf klimabedingte Herausforderungen reagieren zu können. Solche kollektiven Anstrengungen stärken nicht nur das Gemeinschaftsgefühl, sondern tragen auch zur Bewältigung von Umweltängsten bei, indem sie das Vertrauen in die Fähigkeit der Gemeinschaft fördern, auf ökologische Krisen angemessen zu reagieren.

Die Gaia-Theorie bietet eine philosophische und psychologische Grundlage für diese langfristigen Bewältigungsstrategien. Sie fördert das Verständnis, dass der Mensch als integraler Bestandteil eines größeren, sich selbst regulierenden Systems Verantwortung für den Schutz der Umwelt trägt. Diese Theorie betont die wechselseitige Beziehung zwischen allen Lebewesen und den abiotischen Elementen des Planeten und lädt dazu ein, die eigene Rolle im globalen ökologischen Gleichgewicht zu reflektieren. Indem Menschen erkennen, dass ihre individuellen und kollektiven Handlungen zur Stabilität des ökologischen Systems beitragen können, wird ein Gefühl der

Selbstwirksamkeit und Verantwortung gefördert. Diese Erkenntnis kann helfen, Umweltängste zu lindern, da sie den Fokus von der Ohnmacht hin zur aktiven Teilnahme an der Erhaltung des Planeten verschiebt.

Gaia-basierte Ansätze können sowohl in der individuellen als auch in der kollektiven Therapie verwendet werden, um das Bewusstsein für die Verbindung zwischen Mensch und Natur zu stärken. Durch Praktiken wie die ökologische Achtsamkeit oder das gemeinsame Engagement in Umweltschutzprojekten wird nicht nur die psychische Gesundheit gefördert, sondern auch ein tieferes Verständnis für die Bedeutung des individuellen Beitrags zur globalen ökologischen Stabilität entwickelt. Diese Perspektive fördert langfristig die Resilienz gegenüber den psychischen Belastungen durch Umweltängste, da sie das Gefühl vermittelt, Teil einer größeren Bewegung zu sein, die aktiv an der Bewältigung der ökologischen Herausforderungen arbeitet.

Kapitel 5

Emotionale Rückkopplung und das Gaia-Modell der psychischen Selbstregulation

I. Emotionale Selbstregulation und Gaia

a) Gaia als Modell für emotionale Balance

Die Gaia-Theorie, die von James Lovelock und Lynn Margulis in den 1970er Jahren entwickelt wurde, beschreibt die Erde als ein komplexes, selbstregulierendes System, in dem biotische und abiotische Komponenten in enger Wechselwirkung stehen, um ein dynamisches Gleichgewicht zu schaffen. Die Theorie geht davon aus, dass die Erde wie ein Organismus funktioniert, der seine eigenen Bedingungen reguliert, um Stabilität und Leben zu ermöglichen. Obwohl diese Theorie ursprünglich aus den Naturwissenschaften stammt, bietet sie interessante Parallelen zur menschlichen Psychologie, insbesondere im Bereich der emotionalen Balance und Selbstregulation.

Emotionale Balance im menschlichen Geist kann als Prozess verstanden werden, der in gewisser Weise den Mechanismen der Gaia-Theorie ähnelt. Genau wie das Erd-System die Wechselwirkungen zwischen verschiedenen Faktoren, wie Temperatur, chemische Zusammensetzungen der Atmosphäre und ökologische Prozesse, ausbalanciert, um das Leben zu erhalten, muss der menschliche Geist verschiedene emotionale, kognitive und physiologische Prozesse regulieren, um psychisches Wohlbefinden zu fördern.

In der Psychologie wird emotionale Selbstregulation als die Fähigkeit definiert, eigene Emotionen so zu beeinflussen, dass sie den Anforderungen der Situation entsprechen, ohne das innere Gleichgewicht zu gefährden. Es ist ein dynamischer Prozess, der von kognitiven Kontrollmechanismen, wie beispielsweise Aufmerksamkeit, Gedächtnis und Entscheidungsfindung, unterstützt wird. Diese Mechanismen interagieren kontinuierlich mit den emotionalen Reaktionen, um ein optimales emotionales Gleichgewicht aufrechtzuerhalten, ähnlich wie die Gaia-Theorie die Interaktion zwischen biotischen und abiotischen Faktoren beschreibt.

Im menschlichen Gehirn laufen emotionale Prozesse und kognitive Kontrollmechanismen in einem hochgradig vernetzten und dynamischen System ab. Emotionen entstehen durch die Interaktion zwischen verschiedenen Gehirnregionen, einschließlich des limbischen Systems, insbesondere der Amygdala, und präfrontalen Arealen, die an der kognitiven Kontrolle beteiligt sind. Die Amygdala ist eine zentrale Struktur in der Verarbeitung emotionaler Reize, insbesondere in der Erkennung von Bedrohungen und der Auslösung von Stress- oder Angstreaktionen. Der präfrontale Kortex hingegen ist entscheidend für die Regulierung dieser Reaktionen und für die Modulation emotionaler Zustände auf der Grundlage kognitiver Bewertungen.

Diese Wechselwirkung zwischen emotionalen und kognitiven Systemen kann als analog zu den Rückkopplungsmechanismen betrachtet werden, die in der Gaia-Theorie beschrieben werden. Wenn beispielsweise eine emotionale Reaktion (wie Angst oder Wut) zu stark wird, greift das kognitive Kontrollsystem ein, um diese Reaktion zu modulieren und so das Gleichgewicht im psychischen

Zustand wiederherzustellen. Dies entspricht den Rückkopplungsschleifen in der Gaia-Theorie, in denen das System auf Veränderungen reagiert, um die Stabilität des Planeten aufrechtzuerhalten.

Ein zentrales Element der Gaia-Theorie ist die Idee der Homöostase, die auf das psychologische Konzept der Selbstregulation übertragen werden kann. Homöostase bezeichnet die Fähigkeit eines Systems, seine inneren Bedingungen trotz externer Einflüsse innerhalb eines bestimmten Bereichs konstant zu halten. Im menschlichen Geist bedeutet dies, dass emotionale Balance durch die kontinuierliche Anpassung an interne und externe Stressoren erreicht wird, um das Wohlbefinden zu erhalten. Diese Fähigkeit zur Anpassung und Regulation spiegelt den dynamischen Charakter des Gaia-Systems wider, das stets auf Veränderungen in der Umwelt reagiert, um Stabilität zu gewährleisten.

Das Konzept der emotionalen Balance und Selbstregulation ist auch eng mit der psychischen Gesundheit verknüpft. Chronische Störungen der emotionalen Balance, wie sie bei Depressionen, Angststörungen oder bipolaren Störungen auftreten, können als Ergebnis einer dysfunktionalen Selbstregulation verstanden werden. In diesen Fällen ist das Gleichgewicht zwischen emotionalen Reaktionen und kognitiven Kontrollmechanismen gestört, ähnlich wie im Gaia-System, wenn bestimmte Rückkopplungsschleifen versagen und das ökologische Gleichgewicht aus dem Ruder läuft.

Die Gaia-Theorie kann daher als Metapher für die Notwendigkeit eines dynamischen Gleichgewichts in der emotionalen Selbstregulation dienen. Eine gesunde Psyche erfordert nicht das völlige Fehlen von negativen

Emotionen, sondern die Fähigkeit, diese Emotionen zu erkennen, zu verstehen und auf adaptive Weise zu regulieren. Dies ist vergleichbar mit der Fähigkeit der Erde, natürliche Schwankungen zu verkraften und dennoch ein stabiles Umfeld für das Leben aufrechtzuerhalten.

Ein weiterer relevanter Aspekt der Gaia-Theorie in Bezug auf emotionale Balance ist das Konzept der Resilienz. In der Ökologie beschreibt Resilienz die Fähigkeit eines Systems, sich von Störungen zu erholen und wieder in seinen stabilen Zustand zurückzukehren. Ebenso beschreibt emotionale Resilienz in der Psychologie die Fähigkeit eines Individuums, sich von stressigen oder traumatischen Ereignissen zu erholen und das emotionale Gleichgewicht wiederherzustellen.

Emotionale Resilienz basiert auf der Flexibilität des emotionalen und kognitiven Systems und der Fähigkeit, auf Stressoren auf adaptive Weise zu reagieren. Diese Flexibilität ist vergleichbar mit der Fähigkeit der Erde, auf ökologische Veränderungen, wie Klimaveränderungen oder Naturkatastrophen, zu reagieren und durch Selbstregulationsmechanismen zur Stabilität zurückzukehren.

In der Praxis bedeutet dies, dass Menschen mit einer hohen emotionalen Resilienz in der Lage sind, auch in schwierigen Lebenslagen psychisch stabil zu bleiben, indem sie adaptive Bewältigungsstrategien einsetzen und ihre Emotionen effektiv regulieren. Diese Fähigkeit zur Selbstregulation ist entscheidend für das langfristige psychische Wohlbefinden und kann durch psychologische Interventionen, wie Achtsamkeitstraining oder kognitive Verhaltenstherapie, gestärkt werden.

Achtsamkeit kann als eine Form der emotionalen Selbstregulation verstanden werden, die es ermöglicht, Emotionen ohne unmittelbare Reaktion zu beobachten und zu akzeptieren. Diese Praxis der Nicht-Reaktivität entspricht dem Prinzip der Gaia-Theorie, bei dem das System auf Veränderungen in der Umwelt reagiert, ohne seine Stabilität zu verlieren. Achtsamkeit fördert die kognitive Kontrolle über emotionale Reaktionen und ermöglicht es, diese in einem größeren Kontext zu sehen, anstatt impulsiv darauf zu reagieren. Dies führt zu einem besseren Gleichgewicht zwischen emotionalen Impulsen und rationaler Verarbeitung, was das psychische Wohlbefinden fördert.

Die Fähigkeit, Emotionen bewusst wahrzunehmen und gleichzeitig eine gewisse Distanz zu ihnen zu wahren, kann als Mechanismus betrachtet werden, der emotionale Homöostase unterstützt. Dies ähnelt der Art und Weise, wie die Erde auf äußere Störungen reagiert, indem sie ihre inneren Bedingungen anpasst, um das Leben zu erhalten. In der Achtsamkeitspraxis lernen Menschen, ihre inneren emotionalen Zustände zu regulieren, ohne von ihnen überwältigt zu werden, was zu einem stabileren emotionalen Gleichgewicht führt.

b) Rückkopplung in emotionalen Prozessen

Rückkopplung in emotionalen Prozessen ist ein zentrales Konzept in der Psychologie, das beschreibt, wie emotionale Zustände durch vorherige Emotionen und externe Einflüsse beeinflusst und verstärkt werden können. Dieser Prozess ähnelt den Rückkopplungsschleifen, die in der Gaia-Theorie vorkommen, bei der Systeme durch Feedback-Mechanismen stabilisiert oder destabilisiert werden.

In der Gaia-Theorie führen negative Rückkopplungen dazu, dass das System wieder in einen stabilen Zustand zurückkehrt. Dies bedeutet, dass das System auf Veränderungen in der Umgebung reagiert und Maßnahmen ergreift, um das Gleichgewicht wiederherzustellen, wie zum Beispiel die Regulation von Temperaturen oder chemischen Zusammensetzungen in der Atmosphäre. Positive Rückkopplungen hingegen verstärken die Veränderungen und führen zu Instabilität. Ein klassisches Beispiel aus der Gaia-Theorie wäre der Treibhauseffekt, bei dem das Schmelzen von Eisflächen zu einer verstärkten Erwärmung führt, die wiederum das Schmelzen beschleunigt – ein Prozess, der zur Destabilisierung des Klimasystems beiträgt.

In der Psychologie funktioniert emotionale Rückkopplung ähnlich. Negative Rückkopplungen in emotionalen Prozessen haben das Potenzial, emotionale Reaktionen zu dämpfen und das Gleichgewicht wiederherzustellen. Beispielsweise könnte ein Mensch, der mit einer stressigen Situation konfrontiert ist, durch kognitive Reframing-Techniken oder Achtsamkeit seine anfängliche emotionale Reaktion von Angst oder Wut in eine rationalere oder gelassenere Reaktion umwandeln. Dieser Vorgang gleicht der negativen Rückkopplung in ökologischen Systemen, wo das System auf eine Störung reagiert und Mechanismen aktiviert, um das Gleichgewicht wiederherzustellen.

Positive Rückkopplungen hingegen können emotionale Prozesse destabilisieren. Ein Beispiel dafür ist der Kreislauf von Angst. Wenn eine anfängliche Angstsituation nicht angemessen reguliert wird, kann dies zu einer Verstärkung der Angst führen. Dies geschieht häufig durch wiederholtes Grübeln oder Katastrophisieren, was die Angst weiter verstärkt. Ähnlich wie in der Gaia-Theorie, wo positive Rückkopplungen zur Eskalation von ökologischen Prozessen führen können, wie im Fall des beschleunigten Eisschmelzens, kann die Verstärkung negativer emotionaler Zustände zu einem destruktiven Kreislauf führen, der das emotionale Gleichgewicht eines Individuums weiter destabilisiert.

Diese Rückkopplungsschleifen in emotionalen Prozessen sind in der psychotherapeutischen Praxis von großer Bedeutung. Die Fähigkeit, solche Schleifen zu erkennen und zu unterbrechen, ist ein zentrales Ziel vieler therapeutischer Ansätze. Insbesondere in der kognitiven Verhaltenstherapie (KVT) wird darauf abgezielt, maladaptive Denkmuster und emotionale Rückkopplungsschleifen zu identifizieren und zu modifizieren, um das emotionale Gleichgewicht wiederherzustellen und psychische Gesundheit zu fördern. Wenn zum Beispiel eine Person lernt, ihre negativen Gedanken zu hinterfragen und realistischere Bewertungen der Situation vorzunehmen, kann dies dazu führen, dass die emotionale Intensität abnimmt und das System wieder stabilisiert wird, ähnlich wie negative Rückkopplungsschleifen in der Gaia-Theorie dazu führen, dass das System in seinen stabilen Zustand zurückkehrt.

Ein weiteres Beispiel für emotionale Rückkopplung findet sich in der Depression. Bei depressiven Patienten kann ein Gefühl von Traurigkeit oder Hoffnungslosigkeit zu Verhaltensweisen führen, die das emotionale Ungleichgewicht verstärken, wie etwa soziale Isolation oder das Vermeiden von Aktivitäten, die normalerweise Freude bereiten. Diese Verhaltensweisen verstärken wiederum die depressive Stimmung, was zu einer positiven Rückkopplungsschleife führt, die den Zustand verschlimmert. Um diese Rückkopplungsschleifen zu durchbrechen, werden in der Therapie oft Strategien wie Aktivitätsplanung oder positive Verstärkung eingesetzt, um das Verhalten zu ändern und die emotionale Rückkopplung in eine negative Rückkopplung zu transformieren, die das emotionale System wieder ins Gleichgewicht bringt.

In ähnlicher Weise spielen emotionale Rückkopplungsschleifen eine Rolle bei Angststörungen, insbesondere in der Entstehung und Aufrechterhaltung von Panikattacken. Eine Panikattacke kann als Ergebnis einer positiven Rückkopplungsschleife verstanden werden, bei der körperliche Symptome von Angst, wie Herzklopfen oder Schwindel, als Bedrohung wahrgenommen werden, was zu noch mehr Angst und damit zu intensiveren körperlichen Symptomen führt. Diese Schleife eskaliert oft, bis die Panikattacke ihren Höhepunkt erreicht. In der Therapie wird darauf abgezielt, diese Rückkopplung zu unterbrechen, indem Patienten lernen, ihre körperlichen Symptome neu zu interpretieren und die Panikspirale zu stoppen, bevor sie außer Kontrolle gerät.

Die Gaia-Theorie bietet ein wertvolles Modell, um diese Prozesse zu verstehen. Wie die Gaia-Theorie zeigt, dass Stabilität und Gleichgewicht in einem System das Ergebnis einer effektiven Selbstregulation und Rückkopplung sind, zeigt auch die Psychologie, dass psychisches Wohlbefinden auf der Fähigkeit zur effektiven emotionalen Selbstregulation beruht. Wenn emotionale Rückkopplungsschleifen dysfunktional werden, kann dies zu psychischen Störungen führen, die durch therapeutische Interventionen behandelt werden müssen, um das emotionale System wieder in einen stabilen Zustand zu bringen.

Emotionale Rückkopplung ist nicht nur ein Thema in der Behandlung von psychischen Störungen, sondern auch in der Förderung der emotionalen Resilienz. Emotionale Resilienz, oder die Fähigkeit, sich von negativen emotionalen Zuständen zu erholen und in einen ausgeglichenen Zustand zurückzukehren, beruht oft auf der Fähigkeit, negative Rückkopplungsschleifen zu initiieren, die das emotionale System stabilisieren. Resiliente Menschen sind in der Lage, trotz widriger Umstände psychisch stabil zu bleiben, indem sie adaptive Strategien nutzen, die dazu beitragen, emotionale Eskalationen zu verhindern und das emotionale Gleichgewicht aufrechtzuerhalten.

c) Gaia und die Regulation von Angst und Stress

Die Gaia-Theorie, die die Erde als ein sich selbst regulierendes, lebendiges System betrachtet, bietet eine tiefgründige Metapher für die Regulation von Angst und Stress im menschlichen Geist. Die Gaia-Hypothese legt nahe, dass das Erd-System in einem komplexen Gleichgewicht zwischen biotischen und abiotischen Faktoren funktioniert und durch Rückkopplungsschleifen stabilisiert wird, die das Überleben des Lebens auf dem Planeten ermöglichen. Diese Vorstellung kann auf psychologische Prozesse übertragen werden, insbesondere auf die Mechanismen, die zur Bewältigung von Angst und Stress beitragen. Genau wie die Erde auf Veränderungen reagiert, um ein stabiles Gleichgewicht aufrechtzuerhalten, reagiert auch der menschliche Geist auf Stressoren, um die innere Balance zu bewahren.

Angst und Stress sind natürliche Reaktionen auf wahrgenommene Bedrohungen, die tief in unserem evolutionären Erbe verankert sind. Diese Reaktionen werden durch das autonome Nervensystem vermittelt, insbesondere durch die Aktivierung der sympathischen und parasympathischen Nervenbahnen. Wenn der Körper einer Bedrohung ausgesetzt ist, wird der sympathische Teil des Nervensystems aktiviert, was zu einer Kampf-oder-Flucht-Reaktion führt, die durch erhöhte Herzfrequenz, schnelle Atmung und eine Freisetzung von Stresshormonen wie Adrenalin und Cortisol gekennzeichnet ist. Diese physiologischen Reaktionen sind darauf ausgelegt, den Körper auf unmittelbare Gefahr vorzubereiten.

Jedoch, wie bei einem Ökosystem, das über längere Zeit hinweg durch ständige Störungen destabilisiert wird, kann auch der menschliche Geist durch chronischen Stress und wiederholte Angstreaktionen aus dem Gleichgewicht geraten. Wenn das System ständig in einem Zustand erhöhter Alarmbereitschaft bleibt, führt dies zu einer Überlastung des Nervensystems und zu einer dysfunktionalen Stressreaktion. Chronischer Stress kann nicht nur zu psychischen Störungen wie Angststörungen oder Depressionen führen, sondern auch zu physiologischen Beschwerden wie Bluthochdruck, Herz-Kreislauf-Erkrankungen und einer geschwächten Immunfunktion.

In der Gaia-Theorie sorgen Rückkopplungsschleifen dafür, dass das System wieder ins Gleichgewicht gebracht wird, nachdem es gestört wurde. Ähnlich funktioniert die Regulation von Angst und Stress im menschlichen Geist. Der parasympathische Teil des Nervensystems, der oft als „Ruhen-und-Verdauen"-System bezeichnet wird, spielt eine entscheidende Rolle bei der Beruhigung des Körpers und der Wiederherstellung des Gleichgewichts. Dieser Teil des Nervensystems fördert Entspannungsreaktionen, senkt die Herzfrequenz und reduziert den Blutdruck, was zur Beruhigung des gesamten Systems beiträgt. Wenn der Körper in der Lage ist, nach einer Stressreaktion in diesen Zustand der Ruhe zurückzukehren, bleibt das psychische und physische Gleichgewicht erhalten.

Ein zentrales Element der Gaia-Theorie ist die Idee der Selbstregulation, die auch in der Stressbewältigung eine Schlüsselrolle spielt. Der Mensch kann durch verschiedene Techniken und therapeutische Ansätze lernen, seine Stressreaktionen zu regulieren und eine innere Balance wiederherzustellen. Techniken wie Atemübungen, progressive Muskelentspannung, Meditation und Achtsamkeitstraining zielen darauf ab, den parasympathischen Teil des Nervensystems zu aktivieren und die Rückkehr zu einem Zustand der Ruhe zu fördern. Diese Ansätze funktionieren wie die Rückkopplungsschleifen in der Gaia-Theorie, die das System wieder in seinen stabilen Zustand bringen.

Ein weiterer wichtiger Aspekt ist die Rolle der Umwelt in der Regulation von Angst und Stress. Die Gaia-Theorie hebt die Interaktionen zwischen Organismen und ihrer Umwelt hervor und zeigt, wie natürliche Systeme durch diese Interaktionen stabilisiert werden. Ähnlich kann der menschliche Geist durch den Kontakt mit der natürlichen Umwelt beruhigt und stabilisiert werden. Zahlreiche Studien haben gezeigt, dass der Aufenthalt in der Natur, ob in Wäldern, am Meer oder in Parks, erheblich zur Reduzierung von Stress und Angst beitragen kann. Diese Erkenntnisse haben zur Entwicklung von naturbasierten

Therapieansätzen geführt, wie zum Beispiel der Waldtherapie oder dem therapeutischen Gärtnern, die darauf abzielen, die heilenden Eigenschaften der Natur für die psychische Gesundheit zu nutzen.

Die Idee, dass die Natur eine beruhigende und regulierende Wirkung auf den Geist haben kann, ist tief in unserer evolutionären Geschichte verwurzelt. Unsere Vorfahren lebten in engem Kontakt mit der Natur, und viele unserer physiologischen und psychologischen Systeme sind an diese Umgebung angepasst. Der moderne Lebensstil, der oft von langen Phasen des Aufenthalts in geschlossenen Räumen und der Nutzung digitaler Technologien geprägt ist, kann diesen Kontakt zur Natur verringern und so zu einer Dysregulation des Stresssystems beitragen. Durch die bewusste Rückkehr in natürliche Umgebungen kann das Gleichgewicht im Nervensystem wiederhergestellt werden, was zu einer Reduktion von Stress und Angst führt.

Ein weiteres therapeutisches Potenzial, das sich aus der Gaia-Metapher ableiten lässt, liegt in der Betonung der Verbindung zwischen Individuum und Gemeinschaft. Genau wie in der Gaia-Theorie, in der das gesamte Leben auf der Erde als miteinander verbunden und voneinander abhängig betrachtet wird, zeigt die psychologische Forschung, dass soziale Unterstützung und zwischenmenschliche Beziehungen eine entscheidende Rolle bei der Stressbewältigung spielen. Menschen, die ein starkes soziales Netzwerk haben und sich in ihrer Gemeinschaft verbunden fühlen, sind oft widerstandsfähiger gegenüber Stress und erholen sich schneller von Belastungen. Soziale

Unterstützung kann als eine Art psychologische Rückkopplungsschleife betrachtet werden, die das emotionale Gleichgewicht aufrechterhält und die Auswirkungen von Stress und Angst puffert.

Der Einsatz von therapeutischen Ansätzen, die auf der Gaia-Metapher basieren, könnte daher die Nutzung natürlicher Umgebungen sowie die Stärkung sozialer Bindungen umfassen. Durch das Schaffen von Verbindungen zur Natur und zur Gemeinschaft kann das Nervensystem beruhigt und die psychische Gesundheit gefördert werden. Solche Ansätze könnten auch dazu beitragen, die Resilienz zu stärken, indem sie die Fähigkeit fördern, nach Stress und Angst wieder ins Gleichgewicht zu kommen, ähnlich wie die Erde auf natürliche Weise ihr ökologisches Gleichgewicht wiederherstellt.

d) Emotionsregulation durch Naturverbundenheit

Emotionsregulation durch Naturverbundenheit ist ein aufstrebendes Feld in der Psychologie, das die positive Wirkung natürlicher Umgebungen auf die psychische Gesundheit betont. Zahlreiche Studien haben gezeigt, dass der Aufenthalt in der Natur nicht nur das subjektive Wohlbefinden verbessert, sondern auch messbare physiologische Veränderungen hervorruft, die zur Reduktion von Stress und negativen Emotionen beitragen. Dies geschieht durch die Aktivierung positiver emotionaler Rückkopplungssysteme, die das Nervensystem beruhigen und das emotionale Gleichgewicht wiederherstellen.

Eine zentrale Theorie, die diesen Zusammenhang erklärt, ist die „Attention Restoration Theory" (ART) von Rachel und Stephen Kaplan. Diese Theorie besagt, dass natürliche Umgebungen eine besondere Qualität der Aufmerksamkeit fördern, die als „sanfte Faszination" bezeichnet wird. Im Gegensatz zu urbanen Umgebungen, die oft eine stark fokussierte und ermüdende Aufmerksamkeit erfordern, bieten natürliche Umgebungen eine Art von Reiz, der die Aufmerksamkeit auf eine erholsame Weise einnimmt und so kognitive Ressourcen wiederherstellt. Diese Erholung des kognitiven Systems wirkt sich direkt auf die Emotionsregulation aus, indem sie Stress reduziert und das emotionale Gleichgewicht unterstützt.

Darüber hinaus kann die Verbindung zur Natur durch die Aktivierung des parasympathischen Nervensystems zur Beruhigung des Geistes beitragen. Das parasympathische System fördert Entspannungsreaktionen im Körper, senkt den Blutdruck, verlangsamt die Herzfrequenz und reduziert die Ausschüttung von Stresshormonen. Studien, die den Effekt von „Waldbaden" oder „Shinrin-Yoku" untersucht haben, zeigen, dass bereits kurze Aufenthalte in natürlichen Umgebungen signifikante Reduktionen in Cortisolspiegeln und Herzfrequenzvariabilität bewirken können, was auf eine Verringerung der Stressreaktion hindeutet. Diese physiologischen Veränderungen korrelieren oft mit einer Verbesserung der emotionalen Zustände und einer Reduktion von Angst und Depression.

Naturverbundenheit als therapeutisches Mittel gewinnt zunehmend an Bedeutung. In der psychotherapeutischen Praxis wird die Integration von Naturerfahrungen als ergänzende Strategie zur traditionellen Therapie verwendet. Naturbasierte Interventionen, wie Wanderungen in der Natur, Gartenarbeit oder Tiertherapien, bieten nicht nur eine körperliche Aktivität, sondern auch eine sensorische und emotionale Stimulation, die das emotionale Gleichgewicht fördert. Solche Aktivitäten helfen Patienten, ihre Gedanken zu ordnen, den Geist zu beruhigen und gleichzeitig emotionale Belastungen loszulassen. Dies schafft Raum für eine positive Rückkopplungsschleife, in der die Regulierung negativer Emotionen durch die beruhigende Wirkung der Natur unterstützt wird.

Naturverbundenheit kann zudem das Gefühl der Zugehörigkeit und der Verbundenheit mit etwas Größerem als dem eigenen Selbst fördern. Dieser erweiterte Sinn der Verbundenheit kann emotionale Distanz zu stressauslösenden Gedanken und Gefühlen schaffen und eine Form der inneren Balance ermöglichen. Studien zeigen, dass Menschen, die regelmäßig Zeit in der Natur verbringen oder eine starke Naturverbundenheit verspüren, tendenziell weniger anfällig für psychische Belastungen sind. Dies deutet darauf hin, dass eine bewusste Rückkehr zur Natur nicht nur kurzfristige Vorteile bietet, sondern auch langfristig zur emotionalen Resilienz beitragen kann.

In der Therapie wird der Einsatz von Naturverbundenheit zunehmend als wertvolles Instrument betrachtet, um Patienten zu helfen, ihre Emotionen zu regulieren. Dabei spielt nicht nur der direkte Kontakt mit der Natur eine Rolle, sondern auch die Auseinandersetzung mit Naturbildern, die Förderung von Achtsamkeit in der Natur und die Reflexion über die eigene Verbindung zur Umwelt. Durch diese Ansätze können Menschen lernen, ihre Emotionen in einen größeren Kontext zu stellen, was ihnen hilft, innere Ruhe zu finden und emotionales Gleichgewicht zu erreichen.

e) Emotionale Homöostase im Gaia-Modell

Emotionale Homöostase, ein Zustand des Gleichgewichts zwischen den verschiedenen emotionalen Reaktionen, ist entscheidend für die psychische Gesundheit. Emotionen dürfen weder unterdrückt noch in ihrer Intensität überwältigend sein, sondern sollten in einer Weise reguliert werden, die adaptive Reaktionen auf die Umgebung ermöglicht. Das Gaia-Modell, das die Erde als ein sich selbst regulierendes System betrachtet, bietet eine wertvolle Analogie zur Erklärung der Prozesse, die dieses emotionale Gleichgewicht aufrechterhalten.

Die Homöostase im Gaia-Modell beschreibt, wie biotische und abiotische Komponenten des Erdsystems kontinuierlich miteinander interagieren, um stabile Bedingungen aufrechtzuerhalten. Wenn externe Störungen auftreten, wie Änderungen der Temperatur oder des CO_2-Gehalts, aktiviert das Gaia-System verschiedene Rückkopplungsmechanismen, um das Gleichgewicht wiederherzustellen. Diese Rückkopplungsmechanismen funktionieren sowohl auf lokaler als auch auf globaler Ebene und verhindern, dass das System in extreme Zustände abdriftet, die das Leben auf der Erde gefährden würden. Ein Beispiel hierfür ist die Regulation des globalen Klimasystems durch Ozeane, Wälder und andere natürliche Puffer, die Veränderungen in der Atmosphäre abmildern.

Ähnlich verhält es sich mit der emotionalen Homöostase im menschlichen Geist. Emotionen sind adaptive Reaktionen auf Umweltreize und dienen dazu, das Individuum auf Herausforderungen oder Bedrohungen vorzubereiten. Diese Reaktionen müssen jedoch reguliert werden, um ein emotionales Gleichgewicht zu gewährleisten. Unregulierte oder extreme emotionale Reaktionen können das psychische Wohlbefinden gefährden, während ein Mangel an emotionaler Reaktion auf relevante Umweltreize ebenso problematisch sein kann. Der menschliche Geist verfügt daher über kognitive und emotionale Rückkopplungsmechanismen, die ständig daran arbeiten, dieses Gleichgewicht zu bewahren.

Die emotionale Selbstregulation kann als eine Form von psychischer Homöostase betrachtet werden, bei der kognitive Prozesse wie Aufmerksamkeit, Gedächtnis und Entscheidungsfindung in Zusammenarbeit mit emotionalen Systemen arbeiten, um auf äußere und innere Störungen zu reagieren. Wenn eine Person beispielsweise mit einer stressigen Situation konfrontiert wird, aktiviert der Körper zunächst eine emotionale Reaktion, die durch die Ausschüttung von Stresshormonen wie Adrenalin und Cortisol gekennzeichnet ist. Gleichzeitig setzt das kognitive System ein, um die Bedrohung zu bewerten und adaptive Strategien zu entwickeln, die es dem Individuum ermöglichen, mit der Situation umzugehen und das emotionale Gleichgewicht wiederherzustellen.

Genau wie das Gaia-System auf Störungen in der Umwelt reagiert, um das globale Gleichgewicht zu wahren, reagiert der menschliche Geist auf emotionale Störungen, um die psychische Homöostase zu erhalten. Diese Reaktionen können unterschiedlich intensiv und zeitlich variabel sein, je nachdem, wie stark die Störung ist. Kleine emotionale Störungen, wie alltäglicher Stress, können durch kurzfristige Entspannungs- oder Coping-Strategien reguliert werden, während tiefgreifendere emotionale Störungen, wie Traumata, möglicherweise eine intensivere und längerfristige emotionale Regulation erfordern. Die Fähigkeit zur Wiederherstellung der emotionalen Homöostase ist daher ein Schlüsselfaktor für die psychische Gesundheit und Resilienz.

Die Anwendung des Gaia-Modells auf die emotionale Homöostase kann neue therapeutische Ansätze inspirieren, die darauf abzielen, die Selbstregulationsprozesse im menschlichen Geist zu stärken. Indem man das Konzept der Rückkopplungsschleifen aus der Gaia-Theorie auf die Psychologie überträgt, kann man verstehen, wie emotionale Dysregulationen entstehen und wie sie korrigiert werden können. In der Therapie könnte dies bedeuten, dass Patienten lernen, ihre emotionalen Rückkopplungsschleifen zu erkennen und zu modifizieren, um dysfunktionale Muster zu durchbrechen und das emotionale Gleichgewicht wiederherzustellen.

Ein wichtiger Aspekt hierbei ist die Förderung der emotionalen Resilienz, also der Fähigkeit, nach emotionalen Störungen wieder ins Gleichgewicht zurückzukehren. Dies erfordert die Entwicklung von Fähigkeiten, die die Selbstregulation unterstützen, wie z. B. Achtsamkeit, kognitive Umstrukturierung und emotionale Flexibilität. Achtsamkeitsbasierte Interventionen beispielsweise fördern die Fähigkeit, Emotionen ohne unmittelbare Reaktion zu beobachten und zu akzeptieren, was zu einer besseren emotionalen Homöostase führt. Die kognitive Verhaltenstherapie (KVT) zielt darauf ab, negative Denkmuster zu identifizieren und zu verändern, um die emotionale Reaktion auf Stressoren zu modulieren und so das Gleichgewicht im emotionalen System wiederherzustellen.

Die Verbindung zur Natur, die im Gaia-Modell zentral ist, kann ebenfalls in therapeutische Ansätze integriert werden. Der Aufenthalt in natürlichen Umgebungen hat nachweislich positive Effekte auf das emotionale Gleichgewicht, da er das parasympathische Nervensystem aktiviert und stressreduzierende Prozesse fördert. Therapien, die Naturerfahrungen einbeziehen, wie Waldtherapie oder gartenbasierte Therapien, nutzen diese Prinzipien, um emotionale Homöostase zu fördern.

Indem man das Gaia-Modell auf die emotionale Homöostase anwendet, wird deutlich, dass psychische Gesundheit ein dynamischer Prozess ist, der kontinuierliche Anpassung und Regulation erfordert. Emotionale Stabilität wird durch das Zusammenspiel verschiedener Systeme erreicht, die auf innere und äußere Störungen reagieren, um das Gleichgewicht zu wahren. Therapeutische Ansätze, die sich auf die Stärkung dieser Selbstregulationsmechanismen konzentrieren, können dazu beitragen, die psychische Gesundheit zu fördern und Menschen in die Lage zu versetzen, ihre emotionale Homöostase auch in schwierigen Lebenssituationen zu bewahren.

II. Kognitive Rückkopplung und Selbstheilung

a) Kognitive Prozesse und Selbstregulation

Kognitive Selbstregulation beschreibt die Fähigkeit, Gedanken und Überzeugungen bewusst zu steuern, um emotionale und kognitive Balance zu erhalten. Diese Fähigkeit ermöglicht es dem Individuum, auf mentale Prozesse Einfluss zu nehmen, um adaptive Reaktionen auf Umwelteinflüsse zu fördern. Kognitive Selbstregulation ist daher ein zentrales Element der psychischen Gesundheit und trägt wesentlich zur Emotionsregulation bei. Sie basiert auf der Annahme, dass Gedanken nicht isoliert auftreten, sondern als Teil eines dynamischen Systems betrachtet werden müssen, das sich ständig an neue Informationen und Erfahrungen anpasst.

Die Idee der Rückkopplung spielt in diesem Prozess eine entscheidende Rolle. Gedanken und Überzeugungen beeinflussen nicht nur emotionale Zustände, sondern werden auch von diesen rückwirkend beeinflusst. Dieser Rückkopplungsmechanismus führt zu einem kontinuierlichen Austausch zwischen kognitiven und emotionalen Prozessen. Wenn beispielsweise negative Gedanken dominieren, kann dies zu verstärkten negativen Emotionen führen, die wiederum dysfunktionale Denkmuster verstärken. Diese Rückkopplungsschleifen können zu einer Negativspirale führen, die das psychische Gleichgewicht gefährdet. Die Fähigkeit zur kognitiven Selbstregulation hilft jedoch, diese Schleifen zu erkennen und zu durchbrechen, indem bewusstere, positivere Gedanken initiiert werden.

In der kognitiven Therapie, insbesondere in der kognitiven Verhaltenstherapie (KVT), wird dieses Prinzip gezielt genutzt. Kognitive Therapieansätze zielen darauf ab, dysfunktionale Denkmuster zu identifizieren und durch adaptivere Gedanken zu ersetzen. Dies geschieht durch das bewusste Hinterfragen automatischer Gedanken und die aktive Neuausrichtung der kognitiven Bewertung von Situationen. Ein zentrales Ziel dieser Therapieansätze ist es, die Rückkopplungsschleifen zu unterbrechen, die durch negative Denkmuster und die daraus resultierenden negativen Emotionen entstehen.

Beispielsweise könnte eine Person, die an Depression leidet, häufig Gedanken wie „Ich bin wertlos" oder „Ich werde nie Erfolg haben" erleben. Diese Gedanken führen zu negativen emotionalen Zuständen wie Hoffnungslosigkeit oder Traurigkeit, was wiederum dazu führt, dass die Person noch mehr an diesen negativen Überzeugungen festhält. In der kognitiven Therapie wird der Patient dazu angeleitet, diese Gedanken kritisch zu hinterfragen und alternative, positivere Überzeugungen zu entwickeln, wie „Ich habe Stärken" oder „Ich kann kleine Fortschritte machen". Durch diesen Prozess der kognitiven Selbstregulation wird die negative Rückkopplungsschleife unterbrochen und das emotionale Gleichgewicht kann wiederhergestellt werden.

Diese Form der Selbstregulation ist nicht nur in der Therapie von psychischen Störungen wichtig, sondern auch im täglichen Leben für die Aufrechterhaltung der psychischen Gesundheit entscheidend. Die Fähigkeit, Gedanken bewusst zu steuern, hilft Menschen, in schwierigen Situationen klar zu denken und emotional stabil zu bleiben. Dies erfordert eine ständige Anpassung der kognitiven Prozesse an neue Informationen und Veränderungen in der Umgebung, ähnlich wie ein selbstregulierendes System kontinuierlich auf äußere Einflüsse reagiert, um das Gleichgewicht zu wahren.

Kognitive Selbstregulation erfordert jedoch Übung und Bewusstsein. Automatische Gedanken entstehen oft unbewusst und können schwer zu erkennen sein. Durch Achtsamkeit und Reflexion können Menschen lernen, diese Gedankenprozesse zu identifizieren und bewusst zu steuern. Achtsamkeitsbasierte Interventionen fördern beispielsweise die Fähigkeit, Gedanken und Emotionen ohne sofortige Bewertung zu beobachten, was den Raum schafft, um kognitive Prozesse gezielt zu regulieren. Dieser Ansatz ermöglicht es, aus der automatischen Reaktivität auszubrechen und bewusstere, adaptive kognitive Reaktionen zu wählen.

Die Forschung zeigt, dass Menschen, die eine hohe Fähigkeit zur kognitiven Selbstregulation besitzen, in der Lage sind, besser mit Stress umzugehen und emotional ausgeglichener zu bleiben. Diese Fähigkeit schützt vor der Entwicklung von psychischen Störungen und fördert die Resilienz gegenüber Lebenskrisen. Indem sie ihre Gedanken bewusst steuern, können Menschen ihre emotionalen Reaktionen besser regulieren und ihre mentale Gesundheit langfristig stabilisieren.

b) Gaia und die Kontrolle negativer Gedanken

Die Gaia-Theorie, die die Erde als ein komplexes, selbstregulierendes System beschreibt, bietet eine eindrucksvolle Metapher für die Kontrolle negativer Gedanken im menschlichen Geist. Genau wie Gaia natürliche Prozesse stabilisiert und das ökologische Gleichgewicht durch Rückkopplungsmechanismen aufrechterhält, können kognitive Selbstregulationsmechanismen genutzt werden, um negative Gedankenmuster zu erkennen und zu kontrollieren, bevor sie das emotionale Gleichgewicht stören.

In der Gaia-Theorie reagieren verschiedene Systeme der Erde auf äußere Störungen, indem sie Mechanismen aktivieren, die die Stabilität wiederherstellen. Dies geschieht durch negative Rückkopplungsschleifen, die dafür sorgen, dass Veränderungen in der Umwelt durch regulierende Prozesse ausgeglichen werden. Ein Beispiel hierfür ist der Kohlenstoffkreislauf, bei dem überschüssiges CO_2 durch Wälder und Ozeane absorbiert wird, um die Klimastabilität zu erhalten. Positive Rückkopplungen hingegen können zu destabilisierenden Effekten führen, wie etwa der Verstärkung des Treibhauseffekts durch das Schmelzen von Polareis.

Diese Mechanismen der Selbstregulation lassen sich auf kognitive Prozesse übertragen. Negative Gedankenmuster, wie Grübeln oder selbstkritische Gedanken, können das emotionale Gleichgewicht destabilisieren und zu anhaltendem Stress oder psychischen Störungen führen. Wenn diese negativen Denkmuster unkontrolliert bleiben, entstehen positive Rückkopplungsschleifen, die das emotionale Ungleichgewicht verstärken. Beispielsweise kann ein Gedanke wie „Ich werde scheitern" eine Kaskade von Ängsten und Unsicherheiten auslösen, die zu einer Verstärkung dieses Gedankens führen und den emotionalen Zustand weiter destabilisieren.

Kognitive Selbstregulation zielt darauf ab, solche negativen Rückkopplungsschleifen zu unterbrechen und das kognitive Gleichgewicht wiederherzustellen. Dies geschieht durch die aktive Steuerung von Gedanken und die bewusste Neuausrichtung auf positivere oder realistischere Überzeugungen. In der kognitiven Verhaltenstherapie (KVT) wird dieses Prinzip häufig angewendet. Patienten lernen, dysfunktionale Gedankenmuster zu identifizieren und durch adaptive, funktionale Gedanken zu ersetzen. Durch diese Interventionen wird der Kreislauf negativer Rückkopplungsschleifen unterbrochen und das emotionale Gleichgewicht stabilisiert.

Ein Beispiel aus der Therapie könnte folgendermaßen aussehen: Ein Patient mit sozialer Angst könnte den Gedanken haben, dass andere ihn ständig negativ beurteilen. Diese Überzeugung führt zu verstärkten Gefühlen der Angst und Isolation, was wiederum das negative Denken verstärkt. In der Therapie würde der Patient lernen, diese Gedanken zu hinterfragen und alternative Interpretationen zu entwickeln, wie zum Beispiel „Nicht alle Menschen beurteilen mich ständig, und selbst wenn, muss das nicht negativ sein." Durch diese kognitive Umstrukturierung wird der Teufelskreis aus negativen Gedanken und negativen Emotionen durchbrochen, ähnlich wie Gaia natürliche Rückkopplungsschleifen nutzt, um das System zu stabilisieren.

Ein weiterer wichtiger Aspekt der Kontrolle negativer Gedanken im Gaia-Modell ist die Rolle der Achtsamkeit. Achtsamkeitsbasierte Ansätze lehren Menschen, ihre Gedanken und Emotionen ohne unmittelbare Reaktion zu beobachten. Dies schafft Raum für eine bewusste Reaktion auf negative Gedanken, anstatt automatisch in eine negative Rückkopplungsschleife einzutreten. Durch diese Praxis wird die Selbstregulation gestärkt, da der Einzelne lernt, negative Gedankenmuster frühzeitig zu erkennen und zu unterbrechen, bevor sie das emotionale Gleichgewicht stören.

Diese Art von Selbstregulation ist vergleichbar mit den natürlichen Prozessen in der Gaia-Theorie, bei denen das System ständig überwacht und angepasst wird, um Stabilität zu gewährleisten. Indem Menschen lernen, ihre kognitiven Prozesse zu regulieren, können sie ihr psychisches Wohlbefinden verbessern und resilienter gegenüber Stress und negativen Emotionen werden. Dies erfordert jedoch kontinuierliche Aufmerksamkeit und Übung, genau wie die Erde ständig auf Umweltveränderungen reagiert, um das Gleichgewicht aufrechtzuerhalten.

Therapeutische Ansätze, die auf dem Gaia-Modell basieren, könnten daher darauf abzielen, die Selbstregulationsfähigkeiten der Patienten zu stärken. Dies könnte durch Techniken wie kognitive Umstrukturierung, Achtsamkeitstraining oder die Förderung von Naturverbundenheit geschehen, die dazu beitragen, das mentale Gleichgewicht zu stabilisieren und negative Rückkopplungsschleifen zu verhindern. Indem das Gaia-Modell als Metapher für die Kontrolle negativer Gedanken verwendet wird, können neue Wege zur Stärkung der psychischen Gesundheit eröffnet werden, die sowohl kognitive als auch emotionale Selbstregulation unterstützen.

c) Rückkopplungsprozesse in der kognitiven Therapie

Rückkopplungsprozesse spielen eine zentrale Rolle in der kognitiven Therapie, insbesondere bei der Behandlung von psychischen Störungen wie Angststörungen und Depressionen. Das Prinzip der Rückkopplung beschreibt, wie Gedanken, Überzeugungen und Emotionen sich gegenseitig beeinflussen und verstärken können, was sowohl adaptive als auch dysfunktionale Spiralen auslösen kann. In der kognitiven Therapie zielt die Arbeit mit Rückkopplungsprozessen darauf ab, negative Denkmuster zu identifizieren, diese zu hinterfragen und durch gesündere, realistischere Überzeugungen zu ersetzen, um das psychische Gleichgewicht wiederherzustellen.

In der Praxis bedeutet dies, dass dysfunktionale Gedanken, die häufig automatisiert ablaufen und sich unbewusst in das Denkmuster eines Menschen eingeschlichen haben, systematisch untersucht werden. Diese Gedanken sind oft der Auslöser für negative emotionale Reaktionen, die dann wiederum das negative Denken verstärken. Ein Beispiel für eine solche negative Rückkopplungsschleife wäre ein depressiver Mensch, der den Gedanken „Ich bin wertlos" festhält. Dieser Gedanke erzeugt Gefühle von Traurigkeit, Hoffnungslosigkeit und Niedergeschlagenheit, was wiederum die Überzeugung verstärkt, dass die eigene Situation ausweglos ist. Die negative Emotion führt also zu einer Bestätigung und Verstärkung des ursprünglichen dysfunktionalen Gedankens.

Die kognitive Therapie greift hier ein, indem sie versucht, diese Rückkopplungsschleifen zu unterbrechen. Dies wird durch den Prozess der kognitiven Umstrukturierung erreicht, bei dem der Patient angeleitet wird, seine negativen Gedanken zu hinterfragen und durch realistischere und positivere Gedanken zu ersetzen. Der Therapeut hilft dem Patienten dabei, Beweise für und gegen seine Überzeugungen zu sammeln, alternative Interpretationen der Situation zu finden und so neue, adaptive Denkmuster zu entwickeln.

Bei der Behandlung von Angststörungen wird dieser Prozess besonders deutlich. Menschen mit Angststörungen neigen dazu, Katastrophengedanken zu hegen, die ihre Angstreaktionen verstärken. Ein typisches Beispiel wäre eine Person mit sozialer Angst, die den Gedanken hat: „Wenn ich vor anderen spreche, werde ich mich blamieren." Dieser Gedanke löst Angst aus, die wiederum körperliche Symptome wie Zittern oder Schweißausbrüche verstärkt. Diese Symptome werden dann als Bestätigung des ursprünglichen Gedankens interpretiert, was die Angst weiter verstärkt und die negative Rückkopplungsschleife antreibt. In der kognitiven Therapie würde der

Therapeut den Patienten dazu ermutigen, diese Gedanken zu hinterfragen, alternative Szenarien zu entwickeln und durch kontrollierte Exposition positive Erfahrungen zu sammeln, die das negative Denkmuster schwächen.

Ein weiteres zentrales Element der kognitiven Therapie ist das Verständnis, dass Rückkopplungsprozesse nicht nur auf Gedanken und Emotionen beschränkt sind, sondern auch Verhalten einbeziehen. Negatives Denken kann zu vermeidendem Verhalten führen, das wiederum die negativen Gedanken und Emotionen verstärkt. Ein Beispiel hierfür ist die Vermeidung sozialer Situationen bei sozialer Angst. Durch die Vermeidung bleibt die Person in der Überzeugung gefangen, dass soziale Interaktionen gefährlich sind, und erhält keine Gelegenheit, alternative positive Erfahrungen zu machen, die diese Überzeugung widerlegen könnten. Die Rückkopplung zwischen Gedanken, Emotionen und Verhalten sorgt dafür, dass das Problem fortbesteht und sich möglicherweise verschlimmert.

Die kognitive Verhaltenstherapie (KVT) zielt darauf ab, diese Rückkopplung zwischen Gedanken, Emotionen und Verhalten zu durchbrechen, indem sie sowohl auf kognitive als auch auf verhaltensbezogene Strategien zurückgreift. Patienten lernen, ihre Gedanken zu hinterfragen, neue Verhaltensweisen auszuprobieren und sich neuen Erfahrungen zu öffnen, die ihr emotionales und kognitives Gleichgewicht wiederherstellen. Dabei geht es nicht nur darum, positive Gedanken zu fördern, sondern auch darum, eine flexiblere und realistischere Denkweise zu entwickeln, die es ermöglicht, auf unterschiedliche Situationen angemessen zu reagieren.

Das Prinzip der Rückkopplung in der kognitiven Therapie macht deutlich, dass psychische Störungen oft durch dysfunktionale Denkmuster aufrechterhalten werden, die sich selbst verstärken und zu einer Verschlechterung des emotionalen Zustands führen. Die Fähigkeit, diese Rückkopplungsprozesse zu erkennen und gezielt zu beeinflussen, ist entscheidend für den Therapieerfolg. Indem Patienten lernen, ihre Gedanken bewusst zu steuern und neue Verhaltensweisen auszuprobieren, können sie die negativen Spiralen durchbrechen und ein stabiles psychisches Gleichgewicht wiederherstellen.

Dies ist besonders wichtig bei chronischen Störungen wie Depressionen, bei denen die Rückkopplung zwischen negativen Gedanken, Verhaltensweisen und Emotionen tief verwurzelt sein kann. Durch eine Kombination aus kognitiven Techniken, die darauf abzielen, dysfunktionale Gedankenmuster zu verändern, und verhaltensbasierten Strategien, die darauf abzielen, adaptive Verhaltensweisen zu fördern, wird eine nachhaltige Veränderung möglich. Indem die Rückkopplungsschleifen gezielt durchbrochen werden, kann das psychische Gleichgewicht langfristig wiederhergestellt und stabilisiert werden.

In der kognitiven Therapie wird das Prinzip der Rückkopplung daher nicht nur als ein theoretisches Konzept verstanden, sondern als ein praktisches Werkzeug, das direkt in die therapeutische Arbeit integriert wird. Es bietet einen klaren Rahmen, um zu verstehen, wie Gedanken, Emotionen und Verhalten miteinander verwoben sind, und liefert gleichzeitig konkrete Ansätze, um diese Verbindungen zu verändern und das psychische Wohlbefinden zu fördern.

d) Gaia-basierte kognitive Heilungsansätze

Gaia-basierte kognitive Heilungsansätze nutzen die Konzepte der Selbstregulation und des dynamischen Gleichgewichts, die in der Gaia-Theorie zentral sind, um neue therapeutische Wege zur psychischen Heilung zu entwickeln. Die Gaia-Theorie beschreibt die Erde als ein sich selbst regulierendes System, das durch Rückkopplungsprozesse in der Lage ist, sich an Veränderungen anzupassen und ein stabiles Gleichgewicht aufrechtzuerhalten. Diese Metapher lässt sich auf den menschlichen Geist übertragen, insbesondere auf kognitive Prozesse, die zur Erhaltung des psychischen Gleichgewichts beitragen.

In Gaia-basierten kognitiven Heilungsansätzen wird der Geist als ein dynamisches System betrachtet, das sich ständig an neue Informationen und Erfahrungen anpassen muss. Diese Anpassungsfähigkeit und Flexibilität sind entscheidend, um das innere Gleichgewicht zu wahren, insbesondere wenn das System durch Stressoren oder emotionale Herausforderungen belastet wird. Die Gaia-Metapher legt nahe, dass psychische Gesundheit nicht als statischer Zustand verstanden werden sollte, sondern als ein fortlaufender Prozess der Selbstregulation, bei dem kognitive und emotionale Rückkopplungsschleifen ständig im Fluss sind.

Ein zentraler Bestandteil dieser Ansätze ist die Idee, dass negative Denkmuster das kognitive Gleichgewicht stören können, ähnlich wie Umweltverschmutzung oder Klimaveränderungen das ökologische Gleichgewicht der Erde beeinträchtigen. Gaia-basierte kognitive Heilungsansätze zielen darauf ab, diese negativen Denkmuster zu erkennen und zu modifizieren, um ein gesünderes mentales Gleichgewicht zu fördern. Dies erfordert eine ständige Überwachung und Anpassung der eigenen Gedanken, ähnlich wie das Gaia-System auf Veränderungen in der Umwelt reagiert, um das globale Gleichgewicht zu erhalten.

In der Praxis bedeutet dies, dass Patienten lernen, ihre kognitiven Rückkopplungsschleifen zu identifizieren und bewusst zu steuern. Dies beinhaltet das Erkennen von negativen automatischen Gedanken, die oft unbewusst auftreten und emotionale Reaktionen auslösen. Ein Gaia-basierter Ansatz würde betonen, dass diese Gedanken Teil eines größeren kognitiven Systems sind, das durch bewusste Interventionen verändert werden kann. Der Patient wird ermutigt, flexibler auf seine Gedanken zu reagieren, indem er sie hinterfragt und alternative, adaptivere Denkmuster entwickelt.

Ein Beispiel für die Anwendung dieser Prinzipien könnte darin bestehen, dass ein Patient lernt, negative Rückkopplungsschleifen zu erkennen, die seine Angst verstärken. Ein Gaia-basierter Ansatz würde dem Patienten helfen, zu verstehen, dass seine Gedanken nicht isoliert sind, sondern in einem größeren System von Überzeugungen und Emotionen eingebettet sind. Durch gezielte kognitive Umstrukturierung und Achtsamkeitsübungen kann der Patient lernen, seine kognitiven Prozesse zu regulieren, um eine gesündere und stabilere mentale Einstellung zu entwickeln. Dies fördert nicht nur kurzfristige Erleichterung, sondern auch langfristige Resilienz.

Die Integration von Naturverbundenheit ist ein weiteres Schlüsselelement in Gaia-basierten kognitiven Heilungsansätzen. Die Gaia-Theorie hebt die enge Verbindung zwischen Organismen und ihrer Umwelt hervor, und diese Verbindung kann auch in therapeutischen Kontexten genutzt werden. Studien zeigen, dass der Kontakt mit der Natur positive Auswirkungen auf die psychische Gesundheit hat, indem er Stress reduziert und das emotionale Gleichgewicht fördert. Gaia-basierte Ansätze könnten daher Naturerfahrungen als Mittel zur Stärkung der kognitiven Selbstregulation nutzen. Dies könnte durch gezielte Naturtherapien oder einfach durch die Einbeziehung von Naturbildern und -erfahrungen in die Therapie geschehen.

Ein solcher Ansatz könnte zum Beispiel darauf abzielen, Patienten dabei zu helfen, ihre Gedankenmuster durch Achtsamkeit in der Natur zu regulieren. Der Aufenthalt in der Natur bietet nicht nur eine beruhigende Umgebung, sondern kann auch als Metapher für die ständige Anpassung und Selbstregulation dienen, die im Gaia-Modell zentral ist. Durch diese Verbindung zur Natur können Patienten ein tieferes Verständnis für die Notwendigkeit entwickeln, ihre eigenen kognitiven Prozesse flexibel und adaptiv zu gestalten.

Gaia-basierte kognitive Heilungsansätze fördern somit ein tiefes Verständnis für die Zusammenhänge zwischen Gedanken, Emotionen und Verhalten. Sie betonen die Bedeutung von Flexibilität und Anpassungsfähigkeit in kognitiven Prozessen, um das psychische Gleichgewicht zu wahren. Diese Ansätze bieten einen Rahmen, der sowohl die innere Selbstregulation als auch die Verbindung zur äußeren Umwelt berücksichtigt, um eine ganzheitliche psychische Gesundheit zu fördern. Indem Patienten lernen, ihre kognitiven Rückkopplungsschleifen zu erkennen und zu modifizieren, können sie eine gesündere Denkweise entwickeln und negative Denkmuster überwinden, was langfristig zu einem stabileren und widerstandsfähigeren mentalen Zustand führt.

e) Anwendung der Gaia-Theorie in der Kognitionspsychologie

Die Gaia-Theorie bietet eine wertvolle Perspektive auf die Anwendung in der Kognitionspsychologie, insbesondere im Hinblick auf Selbstregulation, Flexibilität und Resilienz. Wenn kognitive Prozesse als Teil eines größeren Systems betrachtet werden, das sich kontinuierlich anpasst und reguliert, eröffnet dies neue Ansätze zur Förderung von psychischer Gesundheit und kognitiver Anpassungsfähigkeit.

Kognitive Flexibilität wird im Gaia-Modell als eine zentrale Eigenschaft angesehen, die es einem System ermöglicht, auf Veränderungen in der Umwelt zu reagieren. In der Kognitionspsychologie bezieht sich diese Flexibilität auf die Fähigkeit, zwischen verschiedenen Denkweisen zu wechseln und neue Informationen zu integrieren. Diese Fähigkeit ist entscheidend, um starre Denkmuster zu durchbrechen, die häufig zu emotionalen Problemen führen. Durch die Betrachtung des Denkens als dynamisches und anpassungsfähiges System, das ständig auf Veränderungen reagiert, können Patienten in der Therapie ermutigt werden, ihre kognitiven Prozesse flexibler und offener zu gestalten.

Selbstregulation, wie sie im Gaia-Modell verstanden wird, kann auf die Kontrolle von Gedanken und Überzeugungen übertragen werden. Die Fähigkeit zur Selbstregulation ermöglicht es einem kognitiven System, sich anzupassen, um das Gleichgewicht aufrechtzuerhalten. Dies kann durch Techniken wie Achtsamkeit und kognitive Umstrukturierung unterstützt werden, die den Patienten helfen, ihre automatischen Gedanken zu erkennen und bewusst zu steuern. Ein Gaia-basierter Ansatz könnte darauf abzielen,

Patienten zu lehren, ihre Gedanken als dynamische Prozesse zu verstehen, die durch positive Rückkopplung stabilisiert werden können, ähnlich wie das Gaia-System auf Veränderungen in der Umwelt reagiert, um Stabilität zu bewahren.

Ein weiterer Aspekt der Anwendung der Gaia-Theorie in der Kognitionspsychologie ist das Konzept der Resilienz. Resilienz bezieht sich auf die Fähigkeit eines kognitiven Systems, sich trotz Herausforderungen oder Störungen zu stabilisieren. Dies kann erreicht werden, indem Patienten lernen, ihre kognitiven Rückkopplungsschleifen zu modifizieren, um widerstandsfähiger gegenüber Stress und negativen Denkmustern zu werden. Die Gaia-Theorie bietet hierbei eine Metapher für die Anpassung und Erholung, die im menschlichen Geist ähnlich wie in natürlichen Systemen stattfindet.

Der praktische Einsatz dieser Ansätze könnte in der Therapie bedeuten, dass Patienten Techniken zur Erkennung und Modifikation negativer Rückkopplungsschleifen erlernen. Dies würde ihnen helfen, ihre kognitiven Prozesse aktiv zu regulieren und ein gesundes inneres Gleichgewicht aufrechtzuerhalten. Indem kognitive Prozesse als anpassungsfähige, sich selbst regulierende Systeme verstanden werden, können Patienten eine gesündere Denkweise entwickeln und lernen, mit emotionalen Herausforderungen besser umzugehen.

III. Gaia und die Regulation von Trauma

a) Traumaverarbeitung durch Rückkopplungssysteme

Die Verarbeitung von Trauma durch Rückkopplungssysteme ist ein komplexer Prozess, der sowohl biologische als auch psychologische Dimensionen umfasst. Diese Systeme ermöglichen es dem Körper und Geist, auf traumatische Erlebnisse zu reagieren und ein neues Gleichgewicht zu finden. Auf neurobiologischer Ebene ist das autonome Nervensystem ein zentraler Akteur. Das sympathische Nervensystem aktiviert die Kampf- oder Fluchtreaktion in Stresssituationen, während das parasympathische Nervensystem für die Beruhigung und Regeneration zuständig ist. Diese beiden Systeme arbeiten in einem dynamischen Gleichgewicht zusammen, das ständig durch Rückkopplungsschleifen gesteuert wird. Wenn eine traumatische Erfahrung das System überlastet, kann das Gleichgewicht gestört werden, was zu anhaltenden Symptomen wie Hypervigilanz, Angstzuständen oder emotionaler Taubheit führen kann.

In der psychologischen Dimension zeigt sich das Rückkopplungssystem in der Art und Weise, wie Gedanken, Emotionen und Verhaltensmuster auf traumatische Ereignisse reagieren. Der menschliche Geist versucht ständig, Kohärenz herzustellen und die Erfahrung in das bestehende Selbstkonzept zu integrieren. Wenn ein Trauma dieses System überfordert, entstehen oft dysfunktionale Rückkopplungsschleifen, bei denen negative Emotionen und Gedankenmuster immer wieder aktiviert werden. In der Therapie geht es darum, diese Schleifen zu durchbrechen und neue, adaptive Rückkopplungssysteme zu etablieren. Techniken wie die kognitive Verhaltenstherapie nutzen diese Mechanismen, indem sie Patienten helfen, ihre Gedanken zu überwachen, zu hinterfragen und neu zu strukturieren. Auch die Expositionstherapie arbeitet mit Rückkopplungsmechanismen, indem sie es dem Patienten ermöglicht, sich schrittweise dem traumatischen Erlebnis zu nähern und dabei die emotionale Reaktion zu regulieren.

Die Gaia-Theorie bietet eine interessante Analogie zu diesem Prozess. In der Gaia-Theorie wird die Erde als ein selbstregulierendes System betrachtet, das durch Rückkopplungsschleifen gesteuert wird, um ein dynamisches Gleichgewicht aufrechtzuerhalten. Diese Theorie kann auf den menschlichen Geist angewendet werden, indem das psychische System als ein ähnliches selbstregulierendes System verstanden wird, das nach einem Trauma versucht, ein neues Gleichgewicht zu finden. Das bedeutet, dass der Heilungsprozess nicht linear verläuft, sondern durch Phasen der Instabilität und der Anpassung geprägt ist. Ähnlich wie natürliche Systeme benötigen auch psychische Systeme Zeit und Unterstützung, um neue stabile Zustände zu erreichen.

Eine weitere Perspektive auf Rückkopplungssysteme in der Traumaverarbeitung ergibt sich aus der Polyvagal-Theorie von Stephen Porges. Diese Theorie beschreibt, wie das autonome Nervensystem in einem dreistufigen Modell arbeitet, um auf Bedrohungen zu reagieren. Der Vagusnerv, der Hauptnerv des parasympathischen Systems, spielt hierbei eine zentrale Rolle. Die Theorie unterscheidet zwischen dem ventralen Vagus, der soziale Bindungen und Sicherheit fördert, und dem dorsalen Vagus, der bei extremem Stress zu einem Zustand der Immobilisierung führen kann. Die Rückkehr zu einem Gefühl der Sicherheit und sozialer Verbundenheit nach einem Trauma erfordert eine Rekalibrierung dieser Systeme. Therapeutische Ansätze, die auf die Stärkung des ventralen Vagus abzielen, können somit als eine Form der Rückkopplung betrachtet werden, die das Gleichgewicht im autonomen Nervensystem wiederherstellt.

Eine der Herausforderungen bei der Traumaverarbeitung besteht darin, dass die Rückkopplungssysteme oft durch das Trauma selbst gestört werden. In einigen Fällen kann das zu einer Chronifizierung des traumatischen Erlebens führen, bei der das Nervensystem in einem Zustand anhaltender Alarmbereitschaft verharrt. Dieser Zustand wird häufig als posttraumatische Belastungsstörung (PTBS) diagnostiziert. Bei PTBS ist das Rückkopplungssystem so stark gestört, dass es nicht mehr in der Lage ist, die normale Homöostase wiederherzustellen. Therapieansätze wie EMDR (Eye Movement Desensitization and Reprocessing) zielen darauf ab, diese gestörten Rückkopplungsschleifen zu durchbrechen, indem sie neue neuronale Verknüpfungen fördern und das Gehirn unterstützen, traumatische Erinnerungen neu zu verarbeiten.

Der Einsatz von Rückkopplungssystemen in der Traumatherapie zeigt sich auch in neueren Ansätzen wie der neurobiologischen Biofeedback-Therapie. Hierbei werden die physiologischen Reaktionen des Körpers in Echtzeit überwacht und dem Patienten rückgemeldet, sodass er lernen kann, diese Reaktionen bewusst zu regulieren. Durch diese direkte Rückkopplung kann das Nervensystem trainiert werden, auf Stressreize angemessener zu reagieren. Diese Form der Therapie nutzt die Plastizität des Gehirns und die Fähigkeit des Nervensystems, sich durch Erfahrung zu verändern, um eine nachhaltige Heilung zu fördern.

Traumatische Erlebnisse beeinflussen auch die hormonellen Rückkopplungssysteme, insbesondere die Hypothalamus-Hypophysen-Nebennierenrinden-Achse (HPA-Achse). Diese Achse reguliert die Freisetzung von Stresshormonen wie Cortisol. Nach einem Trauma kann die HPA-Achse dysfunktional werden, was zu einer Über- oder Unterproduktion von Cortisol führt. Ein gestörter Cortisolspiegel kann wiederum das emotionale und körperliche Wohlbefinden beeinträchtigen und die Fähigkeit zur Stressbewältigung verringern. Therapeutische Ansätze, die auf die Regulation der HPA-Achse abzielen, wie etwa achtsamkeitsbasierte Stressreduktion oder körperorientierte Therapien, können ebenfalls als Form der Wiederherstellung von Rückkopplungssystemen betrachtet werden.

Die Rolle von sozialen Rückkopplungssystemen in der Traumaverarbeitung sollte ebenfalls nicht unterschätzt werden. Der Mensch ist ein soziales Wesen, und das soziale Umfeld spielt eine entscheidende Rolle bei der Bewältigung von Traumata. Beziehungen und soziale Unterstützungssysteme können als Rückkopplungsmechanismen betrachtet werden, die es dem Individuum ermöglichen, emotionale Stabilität wiederherzustellen. Wenn ein Mensch traumatische Erfahrungen macht, sind oft auch seine sozialen Rückkopplungssysteme betroffen, etwa durch Isolation, Scham oder das Gefühl, missverstanden zu werden. Therapeutische Gemeinschaften, Selbsthilfegruppen oder supportive therapeutische Beziehungen können helfen, diese sozialen Rückkopplungssysteme zu reaktivieren und eine Heilung zu fördern.

Eine weitere wichtige Komponente in der Traumaverarbeitung durch Rückkopplungssysteme ist die Rolle der Körperwahrnehmung. Traumata manifestieren sich oft nicht nur auf der psychischen, sondern auch auf der körperlichen Ebene. Körperorientierte Therapieansätze wie Somatic Experiencing oder die Arbeit mit achtsamer Körperwahrnehmung zielen darauf ab, das gestörte Rückkopplungssystem zwischen Körper und Geist wiederherzustellen. Indem Patienten lernen, ihren Körper und seine Signale bewusst wahrzunehmen und zu regulieren, können sie auch ihre emotionale und psychische Reaktion auf traumatische Erinnerungen verändern. Die Rückkopplung zwischen körperlichen Empfindungen und emotionalen Zuständen spielt hierbei eine zentrale Rolle, da viele traumatische Erinnerungen nicht primär kognitiv, sondern körperlich gespeichert sind.

b) Gaia-basierte Ansätze zur Traumatherapie

Gaia-basierte Ansätze zur Traumatherapie zeichnen sich durch die Anwendung der Prinzipien der Selbstregulation und Rückkopplung aus, die in der Gaia-Theorie verankert sind. Diese Theorie, die die Erde als ein komplexes, selbstregulierendes System beschreibt, bietet ein hilfreiches Modell zur Betrachtung psychologischer Heilungsprozesse. Im Zentrum der Gaia-Theorie steht das Konzept, dass natürliche Systeme, wenn sie gestört werden, durch Rückkopplungsschleifen einen Zustand des Gleichgewichts wiederherstellen. Diese Vorstellung lässt sich auf den menschlichen Geist und Körper übertragen, die ebenfalls durch Rückkopplungsprozesse auf Traumata reagieren und Heilung ermöglichen.

In Gaia-basierten Ansätzen zur Traumatherapie wird der Fokus auf die Verbindung zwischen Individuum und Umwelt gelegt. Die Natur wird dabei als zentrale Ressource betrachtet, die sowohl symbolisch als auch praktisch zur Heilung beitragen kann. In vielen Kulturen und spirituellen Traditionen gilt die Natur als heilende Kraft, die das Gleichgewicht von Körper und Geist unterstützt. Gaia-basierte Therapien nutzen diese alte Weisheit und kombinieren sie mit modernen psychotherapeutischen Techniken, um die Wiederherstellung des inneren Gleichgewichts nach traumatischen Erfahrungen zu fördern.

Eine der Grundannahmen dieser Ansätze ist, dass der Mensch, wie auch die Erde, ein selbstregulierendes System ist. Nach einem Trauma wird dieses System oft aus dem Gleichgewicht gebracht. Gaia-basierte Traumatherapien unterstützen Patienten dabei, ihre eigenen Selbstregulationsfähigkeiten zu stärken und sich wieder mit ihrer Umgebung zu verbinden. Durch die Arbeit mit der Natur, sei es durch Naturtherapie, Gartenarbeit, Wandern oder andere Formen des naturnahen Erlebens, werden die natürlichen Rückkopplungssysteme des Körpers und des Geistes aktiviert. Diese Aktivitäten können helfen, Stress abzubauen, das Nervensystem zu beruhigen und die Fähigkeit zur emotionalen Regulation zu verbessern.

Die Rückkopplung zwischen dem Individuum und der natürlichen Umgebung ist in Gaia-basierten Ansätzen von zentraler Bedeutung. Die Natur dient hier nicht nur als Metapher für Selbstregulation, sondern auch als aktiver Partner im Heilungsprozess. Die Erfahrung, sich in der Natur zu befinden, sei es im Wald, am Meer oder in den Bergen, kann die Wahrnehmung der eigenen Verbundenheit mit einem größeren Ganzen stärken. Diese Verbundenheit kann dabei helfen, traumatische Erlebnisse in einem weiteren Kontext zu sehen und ein Gefühl der Sicherheit und Geborgenheit wiederherzustellen.

Ein weiteres wesentliches Element dieser Ansätze ist die Förderung von Achtsamkeit und Präsenz in der Natur. Die achtsame Wahrnehmung der Umgebung kann den Patienten helfen, sich von belastenden Gedanken und Erinnerungen zu lösen und im gegenwärtigen Moment verankert zu bleiben. Achtsamkeitstechniken, die in der Natur praktiziert werden, wie das bewusste Atmen im Freien oder das Spüren des Bodens unter den Füßen, können als direkte Rückkopplungsmechanismen dienen, die das autonome Nervensystem beruhigen und die Stressreaktion reduzieren. Dieser Prozess der Wiederverbindung mit der Natur kann als eine Form der Erdung verstanden werden, die es den Patienten ermöglicht, ein neues Gleichgewicht zu finden und sich von den Auswirkungen des Traumas zu erholen.

Ein Beispiel für Gaia-basierte Ansätze in der Traumatherapie ist die Waldtherapie, auch bekannt als "Shinrin Yoku" oder Waldbaden. Diese Praxis hat ihre Wurzeln in Japan und basiert auf der Erkenntnis, dass das bewusste Eintauchen in die Waldatmosphäre messbare gesundheitliche Vorteile hat, darunter die Reduktion von Stresshormonen und die Stärkung des Immunsystems. In der Waldtherapie wird der Wald als therapeutischer Raum genutzt, der es den Patienten ermöglicht, sich zu entspannen, die Sinne zu schärfen und durch den Kontakt mit der Natur Heilung zu erfahren. Diese Therapieform nutzt die Prinzipien der Gaia-Theorie, indem sie die Idee der natürlichen Selbstregulation und die Rückkopplung zwischen Mensch und Natur in den Heilungsprozess integriert.

Ein weiterer Ansatz, der sich an der Gaia-Theorie orientiert, ist die ökopsychologische Therapie. Diese Form der Therapie verbindet psychologische Arbeit mit der bewussten Auseinandersetzung mit ökologischen Themen und der natürlichen Umgebung. Hierbei geht es nicht nur um die individuelle Heilung, sondern auch um das Verständnis, dass persönliche Traumata oft in einen größeren ökologischen Kontext eingebettet sind. Ökopsychologische Ansätze fördern das Bewusstsein für die Wechselwirkungen zwischen dem persönlichen Wohlbefinden und dem Zustand der Umwelt. Diese Perspektive kann den Heilungsprozess vertiefen, indem sie den Patienten hilft, ihre traumatischen Erfahrungen in einem größeren, ganzheitlichen Zusammenhang zu sehen.

Gaia-basierte Traumatherapien betonen zudem die Bedeutung von Zyklizität und natürlichen Rhythmen als Modelle für den Heilungsprozess. Der Wechsel der Jahreszeiten, der Kreislauf von Tag und Nacht und die natürlichen Wachstumsprozesse in der Natur bieten wertvolle Analogien für die psychische Heilung. In der Therapie wird der Patient ermutigt, diese natürlichen Rhythmen zu beobachten und sich mit ihnen zu synchronisieren, um einen harmonischeren Lebensfluss zu fördern. Diese Ausrichtung auf die natürlichen Zyklen kann als Rückkopplungsmechanismus verstanden werden, der das innere Gleichgewicht stabilisiert und die Resilienz gegenüber zukünftigen Belastungen stärkt.

Ein wesentlicher Aspekt der Gaia-basierten Traumatherapie ist die Betonung von Gemeinschaft und sozialer Unterstützung als Teil des Heilungsprozesses. In der Gaia-Theorie wird die Erde als ein vernetztes System betrachtet, in dem alle Lebewesen miteinander verbunden sind. Diese Vernetztheit spiegelt sich auch in der menschlichen

Psychologie wider, da soziale Bindungen und Gemeinschaften entscheidende Rückkopplungssysteme darstellen, die emotionale Stabilität und Heilung unterstützen können. In der Therapie wird oft betont, wie wichtig es ist, nach einem Trauma wieder Verbindung zu anderen Menschen herzustellen und sich auf unterstützende soziale Netzwerke zu stützen. Diese sozialen Rückkopplungen tragen wesentlich zur Wiederherstellung des emotionalen Gleichgewichts bei.

c) Natürliche Rückkopplung und Heilung nach Trauma

Natürliche Rückkopplungsprozesse sind in der Heilung nach einem Trauma von großer Bedeutung. Diese Prozesse beruhen auf der Idee, dass der Mensch, ähnlich wie natürliche Systeme, in der Lage ist, durch Rückkopplungsmechanismen ein Gleichgewicht wiederherzustellen, wenn dieses durch traumatische Erfahrungen gestört wurde. Dabei spielt die Natur als stabilisierender Faktor eine zentrale Rolle. Der Kontakt mit natürlichen Umgebungen kann emotionale Rückkopplungssysteme aktivieren, die den Heilungsprozess auf psychischer und physiologischer Ebene unterstützen.

Die Forschung hat zunehmend gezeigt, dass der Aufenthalt in der Natur eine beruhigende Wirkung auf das Nervensystem hat und zur Regulation emotionaler Zustände beiträgt. Diese Form der natürlichen Rückkopplung findet statt, wenn sensorische Eindrücke aus der Natur – wie der Anblick von Bäumen, das Rauschen des Wassers oder der Duft von Pflanzen – das autonome Nervensystem ansprechen und die parasympathischen Reaktionen fördern, die Entspannung und Erholung ermöglichen. In diesem Kontext werden emotionale Rückkopplungssysteme aktiviert, die das Gleichgewicht zwischen stressbedingten Reaktionen und Regeneration wiederherstellen. Dies ist besonders relevant für Menschen, die nach einem Trauma mit dysregulierten Stressreaktionen zu kämpfen haben.

Die Wirkung der Natur auf das emotionale Rückkopplungssystem lässt sich auch auf neurobiologischer Ebene erklären. Der Aufenthalt in natürlichen Umgebungen führt zu einer Reduktion der Aktivität in den Teilen des Gehirns, die für die Stressverarbeitung zuständig sind, wie dem präfrontalen Kortex und der Amygdala. Gleichzeitig wird das parasympathische Nervensystem aktiviert, was die Freisetzung von beruhigenden Neurotransmittern wie Serotonin und Dopamin fördert. Diese Prozesse tragen zur Stabilisierung emotionaler Zustände bei und helfen dem Körper, sich von den physiologischen Auswirkungen des Traumas zu erholen.

Gaia-basierte Traumatherapieansätze nutzen diese Erkenntnisse, indem sie den Patienten ermutigen, sich aktiv mit der Natur zu verbinden und die heilenden Rückkopplungsschleifen zu nutzen, die in natürlichen Umgebungen stattfinden. Indem sich traumatisierte Personen in der Natur aufhalten, erleben sie eine Form von Rückkopplung, die nicht nur die emotionale Verarbeitung unterstützt, sondern auch körperliche Reaktionen wie den Herzschlag und den Hormonhaushalt reguliert. Diese Rückkopplung zwischen der äußeren, natürlichen Umgebung und der inneren, emotionalen Welt des Individuums schafft die Voraussetzungen für eine ganzheitliche Heilung.

Studien, die den Einfluss von Naturerfahrungen auf traumatisierte Menschen untersucht haben, bestätigen, dass der Kontakt mit der Natur helfen kann, die emotionalen Reaktionen zu stabilisieren und die Resilienz gegenüber zukünftigen Belastungen zu stärken. Eine Studie zur Waldtherapie bei Kriegsveteranen mit posttraumatischer Belastungsstörung zeigte, dass regelmäßige Aufenthalte im Wald signifikante Verbesserungen in Bezug auf Angst, Depression und Schlafstörungen bewirkten. Diese Ergebnisse unterstreichen die Bedeutung natürlicher Rückkopplungsprozesse für die Heilung nach einem Trauma.

Die Wiederherstellung von emotionaler Stabilität und innerem Gleichgewicht durch natürliche Rückkopplungsprozesse kann auch als eine Form der biologischen Resonanz verstanden werden. Die Resonanz zwischen den natürlichen Rhythmen der Umwelt – wie dem Wechsel der Jahreszeiten, dem Tageslichtzyklus oder den natürlichen Geräuschen – und den inneren Rhythmen des Körpers trägt zur Synchronisierung und Harmonisierung bei. Diese Resonanz kann besonders heilend wirken, wenn das innere Gleichgewicht nach einem Trauma gestört wurde.

Eine weitere Komponente natürlicher Rückkopplungsprozesse in der Heilung nach einem Trauma ist die Rolle von Achtsamkeit und bewusster Wahrnehmung in der Natur. Gaia-basierte Traumatherapien fördern oft achtsame Naturerlebnisse, bei denen der Patient dazu angeleitet wird, sich auf die sensorischen Erfahrungen der Natur zu konzentrieren. Diese achtsame Präsenz kann als direkte Rückkopplungsschleife betrachtet werden, die es dem Patienten ermöglicht, aus den destruktiven Gedankenschleifen des Traumas auszusteigen und stattdessen im gegenwärtigen Moment verankert zu bleiben. Die achtsame Wahrnehmung der natürlichen Umgebung schafft Raum für neue, positive emotionale und kognitive Erfahrungen, die den Heilungsprozess unterstützen.

Auch die körperliche Bewegung in der Natur spielt eine wichtige Rolle in den natürlichen Rückkopplungsprozessen. Aktivitäten wie Wandern, Schwimmen oder einfaches Spazierengehen in der Natur fördern die Freisetzung von Endorphinen und anderen neurochemischen Substanzen, die das Wohlbefinden steigern. Diese körperlichen Rückkopplungsschleifen sind eng mit den emotionalen Rückkopplungsprozessen verbunden, da sie das Nervensystem beruhigen und die Fähigkeit zur emotionalen Selbstregulation stärken. Diese Wechselwirkungen zwischen Körper und Geist sind entscheidend für die Verarbeitung von Trauma, da viele traumatische Erlebnisse auch auf somatischer Ebene gespeichert sind.

Die Wiederherstellung des inneren Gleichgewichts durch natürliche Rückkopplungsprozesse erfordert jedoch nicht nur den passiven Aufenthalt in der Natur, sondern auch eine aktive Auseinandersetzung mit den natürlichen Elementen. Gaia-basierte Traumatherapien ermutigen die Patienten oft dazu, sich kreativ mit der Natur zu verbinden, sei es durch Gartenarbeit, das Gestalten von Naturkunstwerken oder das achtsame Erkunden der Umgebung. Diese Formen der aktiven Teilnahme an der Natur schaffen positive Rückkopplungsschleifen, die den Heilungsprozess vertiefen und das Gefühl der Kontrolle und Selbstwirksamkeit stärken können, das nach einem Trauma oft verloren geht.

d) Gaia und die Wiederherstellung nach traumatischen Erlebnissen

Die Wiederherstellung nach traumatischen Erlebnissen erfordert einen ganzheitlichen Ansatz, der kognitive, emotionale und physische Aspekte integriert. Der menschliche Geist und Körper reagieren auf Trauma ähnlich wie ökologische Systeme auf Störungen: durch Versuche, das Gleichgewicht wiederherzustellen und sich an veränderte Bedingungen anzupassen. Die Gaia-Theorie, die die Erde als ein dynamisches, selbstregulierendes System betrachtet, kann als Modell für diesen Heilungsprozess dienen. Sie verdeutlicht, dass ein gestörtes System durch Rückkopplungsschleifen wieder zur Stabilität finden kann, indem es sich auf neue Umstände einstellt und sein Gleichgewicht erneuert.

Gaia-basierte Traumatherapien setzen genau an diesem Punkt an, indem sie die Mechanismen der Selbstregulation und Anpassung nutzen, die in der Gaia-Theorie beschrieben werden. Diese Ansätze konzentrieren sich darauf, das innere Gleichgewicht des Patienten zu stabilisieren, indem sie die natürlichen Rückkopplungssysteme des Körpers und Geistes fördern. Hierbei spielt die Natur eine zentrale Rolle als Ressource für Heilung und Wiederherstellung. Der Aufenthalt in natürlichen Umgebungen und der bewusste Kontakt mit der Natur werden genutzt, um den Heilungsprozess zu unterstützen und die Resilienz gegenüber zukünftigen Belastungen zu stärken.

Nach einem Trauma ist das emotionale Rückkopplungssystem oft gestört. Das kann sich in dysfunktionalen Reaktionen wie Angstzuständen, Depressionen oder Hypervigilanz äußern. Gaia-basierte Ansätze helfen den Patienten, diese dysfunktionalen Rückkopplungsschleifen zu erkennen und zu durchbrechen. Dabei wird die Natur als stabilisierender Faktor eingesetzt, der das Nervensystem beruhigt und emotionale Reaktionen reguliert. Die sensorischen Reize der Natur – wie das Rauschen des Windes, das Zwitschern der Vögel oder die visuelle Ruhe eines Waldes – aktivieren das parasympathische Nervensystem und fördern die Wiederherstellung von innerem Frieden und Stabilität.

Ein wesentlicher Aspekt der Gaia-basierten Traumatherapie ist die Förderung von Achtsamkeit und Präsenz in der Natur. Durch achtsame Naturerfahrungen lernen die Patienten, ihre Aufmerksamkeit auf den gegenwärtigen Moment zu richten und sich von den belastenden Gedankenschleifen des Traumas zu lösen. Diese achtsame Präsenz in der Natur wirkt als direkte Rückkopplungsschleife, die es den Patienten ermöglicht, emotionale und physiologische Reaktionen zu regulieren. Diese Praxis stärkt das Gefühl der Verbundenheit mit der Umwelt und hilft den Patienten, sich als Teil eines größeren Ganzen zu sehen, was die psychologische Resilienz fördert.

Die Gaia-Theorie bietet auch eine hilfreiche Perspektive auf den Heilungsprozess, indem sie die Rolle von Anpassung und Wandel betont. Ähnlich wie natürliche Systeme sich an neue Umweltbedingungen anpassen, muss auch der menschliche Geist nach einem Trauma lernen, sich neu zu orientieren und anzupassen. Dieser Prozess der psychischen Anpassung erfordert Zeit und Unterstützung, und Gaia-basierte Traumatherapien bieten einen Rahmen, der diese Anpassung fördert, indem sie den Patienten helfen, ihre inneren Rückkopplungssysteme zu stabilisieren und zu stärken. Der Kontakt zur Natur kann dabei als Katalysator für diesen Anpassungsprozess dienen, da er die Heilung auf körperlicher, emotionaler und kognitiver Ebene unterstützt.

Die Wiederherstellung nach traumatischen Erlebnissen erfordert oft auch eine Neuausrichtung der Wahrnehmung und eine Neubewertung der eigenen Rolle in der Welt. Gaia-basierte Ansätze fördern diese Neuausrichtung, indem sie den Patienten helfen, ihre traumatischen Erlebnisse in einen größeren, natürlichen Kontext zu stellen. Diese Perspektive kann helfen, traumatische Ereignisse als Teil des Lebensflusses zu verstehen, ähnlich wie Störungen in natürlichen Systemen Teil der zyklischen Prozesse des Lebens sind. Dies kann das Gefühl der Kontrolle und Selbstwirksamkeit stärken, das nach einem Trauma oft beeinträchtigt ist, und den Heilungsprozess auf tiefen Ebenen unterstützen.

Ein weiterer wichtiger Aspekt der Gaia-basierten Traumatherapie ist die Betonung der sozialen Rückkopplungssysteme. Die Gaia-Theorie zeigt, dass alle Teile eines Systems miteinander verbunden sind und sich gegenseitig beeinflussen. In ähnlicher Weise spielen auch soziale Bindungen und Gemeinschaften eine entscheidende Rolle in der Traumaverarbeitung. Gaia-basierte Ansätze betonen die Bedeutung von sozialen Netzwerken und unterstützen die Patienten dabei, wieder Verbindung zu anderen Menschen herzustellen. Dies fördert nicht nur das emotionale Gleichgewicht, sondern stärkt auch die Resilienz gegenüber zukünftigen Herausforderungen.

Die langfristige Resilienz, die durch Gaia-basierte Ansätze gefördert wird, entsteht durch die Stabilisierung und Stärkung der natürlichen Rückkopplungssysteme des Körpers und Geistes. Diese Ansätze bieten den Patienten Werkzeuge, um nicht nur mit den unmittelbaren Folgen des Traumas umzugehen, sondern auch ihre Fähigkeit zu stärken, auf zukünftige Stressoren und Belastungen flexibler und widerstandsfähiger zu reagieren. Die Natur wird hierbei als kontinuierliche Quelle der Heilung und Stabilität betrachtet, die den Patienten hilft, sich auf natürliche Rhythmen und Zyklen einzustellen und somit ein nachhaltiges emotionales Gleichgewicht zu finden.

e) Forschung zur Gaia-Theorie und Trauma

Die Forschung zur Anwendung der Gaia-Theorie in der Traumatherapie beginnt, vielversprechende Ergebnisse zu zeigen. Erste Studien deuten darauf hin, dass Gaia-basierte Ansätze den Heilungsprozess beschleunigen und die emotionale Resilienz von traumatisierten Personen stärken können. Diese Ansätze nutzen das Prinzip der Selbstregulation, das in der Gaia-Theorie verankert ist, um die natürlichen Rückkopplungssysteme des Körpers und Geistes zu aktivieren.

Die Gaia-Theorie beschreibt die Erde als ein dynamisches, selbstregulierendes System, das auf Störungen mit Anpassung reagiert. Dieses Konzept lässt sich auf den Heilungsprozess nach einem Trauma übertragen. Ähnlich wie ökologische Systeme benötigt der menschliche Geist nach einem Trauma Zeit und geeignete Bedingungen, um sich zu regenerieren und ein neues Gleichgewicht zu finden. Gaia-basierte Traumatherapien zielen darauf ab, diesen Prozess zu unterstützen, indem sie den Patienten helfen, sich mit der Natur zu verbinden und die heilenden Rückkopplungsschleifen der natürlichen Welt zu nutzen.

Empirische Studien zur Waldtherapie, einer der am weitesten verbreiteten Gaia-basierten Methoden, haben gezeigt, dass der Aufenthalt in der Natur stressreduzierend wirkt und das Immunsystem stärkt. Diese Erkenntnisse legen nahe, dass der Kontakt zur Natur eine beruhigende Wirkung auf das autonome Nervensystem hat, das bei traumatisierten Personen oft dysreguliert ist. Durch die bewusste Einbindung von Naturerfahrungen in die Therapie können Patienten lernen, ihre emotionalen Reaktionen zu stabilisieren und sich von den Auswirkungen des Traumas zu erholen.

Der Effekt natürlicher Umgebungen auf die Traumaverarbeitung wurde in verschiedenen Kontexten untersucht. So haben Studien mit Kriegsveteranen, die an posttraumatischer Belastungsstörung leiden, gezeigt, dass regelmäßige Aufenthalte in natürlichen Umgebungen die Symptome von Angst und Depression lindern können. Diese Ergebnisse unterstreichen die Bedeutung der Rückkopplung zwischen der natürlichen Umgebung und dem emotionalen Zustand des Individuums, die in Gaia-basierten Ansätzen gezielt genutzt wird.

Die Gaia-Theorie bietet auch eine theoretische Grundlage für das Verständnis von Trauma als Prozess der Anpassung und Selbstregulation. Indem man den Heilungsprozess als dynamische Anpassung an veränderte psychische und physische Bedingungen betrachtet, eröffnet sich ein neuer

Blickwinkel auf die Therapie. Gaia-basierte Ansätze unterstützen diesen Prozess, indem sie die Patienten ermutigen, sich auf natürliche Rhythmen einzustellen und die heilende Kraft der Natur zu nutzen.

Die Bedeutung von Natur und Umwelt für die psychische Gesundheit wird zunehmend in der Forschung hervorgehoben. Das wachsende Interesse an ökopsychologischen Ansätzen spiegelt ein breiteres Verständnis der Wechselwirkungen zwischen Mensch und Umwelt wider. Gaia-basierte Traumatherapien nutzen diese Erkenntnisse, um eine tiefere Verbindung zwischen Individuum und Natur herzustellen und dadurch den Heilungsprozess zu fördern. Der Mensch ist Teil eines größeren ökologischen Systems, und diese Verbundenheit kann als Ressource für Heilung dienen, insbesondere in Zeiten psychischer Not.

Trotz der vielversprechenden Ergebnisse steht die Forschung zur Gaia-Theorie in der Traumatherapie noch am Anfang. Es bedarf weiterer empirischer Untersuchungen, um die spezifischen Wirkmechanismen dieser Ansätze zu identifizieren und ihre Anwendung in der klinischen Praxis zu optimieren. Erste Hinweise deuten jedoch darauf hin, dass Gaia-basierte Ansätze eine wertvolle Ergänzung zu herkömmlichen Therapieformen sein könnten, insbesondere für Patienten, die nach einem Trauma Schwierigkeiten haben, durch traditionelle Methoden zu heilen.

Die Integration der Gaia-Theorie in die psychologische Praxis bietet auch die Möglichkeit, neue therapeutische Modelle zu entwickeln, die die Rolle der Umwelt in der psychischen Gesundheit stärker berücksichtigen. Dies könnte zu einer Erweiterung der therapeutischen Ansätze führen, bei denen nicht nur die inneren psychischen Prozesse des Individuums, sondern auch die äußeren, ökologischen Bedingungen in den Heilungsprozess einbezogen werden. Gaia-basierte Traumatherapieansätze könnten somit ein tieferes Verständnis dafür fördern, wie die Rückkopplung zwischen Mensch und Natur als Teil eines umfassenden Heilungsprozesses funktioniert.

IV. Gaia und die Psychodynamik

a) Unbewusste Prozesse und Gaia

Unbewusste Prozesse sind ein zentraler Bestandteil der psychodynamischen Theorie und der menschlichen Erfahrung. Sie spielen eine Schlüsselrolle bei der Aufrechterhaltung des emotionalen und kognitiven Gleichgewichts, oft ohne dass das Individuum diese Mechanismen bewusst steuert oder erkennt. Die Gaia-Theorie bietet ein faszinierendes Modell, um diese unbewussten Prozesse zu verstehen. Ähnlich wie Gaia, das System Erde, unbewusst durch Rückkopplungsmechanismen ein dynamisches Gleichgewicht aufrechterhält, arbeiten auch unbewusste psychische Prozesse im Hintergrund, um das innere Gleichgewicht des Individuums zu bewahren.

Die Gaia-Theorie beschreibt die Erde als ein selbstregulierendes System, das durch natürliche Rückkopplungsschleifen stabilisiert wird. Diese Rückkopplungsschleifen sorgen dafür, dass das System sich an Veränderungen anpasst, ohne dass eine bewusste Steuerung erforderlich ist. Diese Vorstellung lässt sich auf das menschliche psychische System übertragen, in dem unbewusste Prozesse auf ähnliche Weise das innere Gleichgewicht regulieren. Emotionen, Gedanken und Verhaltensmuster, die unterhalb der bewussten Wahrnehmung liegen, arbeiten kontinuierlich daran, das Individuum in einem Zustand relativer Stabilität zu halten, selbst wenn äußere Stressoren oder innere Konflikte auftreten.

Die unbewussten Rückkopplungssysteme des menschlichen Geistes sind tief in neurobiologischen Prozessen verwurzelt. Diese Systeme beruhen auf den Verbindungen zwischen Gehirnarealen, die für emotionale Regulation, Gedächtnis und Verhaltenskontrolle verantwortlich sind. Das limbische System, insbesondere die Amygdala und der Hippocampus, spielt eine zentrale Rolle bei der Verarbeitung von Emotionen und der Modulation von Stressreaktionen. Oft laufen diese Prozesse automatisch ab, ähnlich wie Gaia die Erde durch natürliche Mechanismen stabilisiert. Diese unbewussten psychischen Prozesse arbeiten daran, eine homöostatische Balance aufrechtzuerhalten, indem sie emotionale und kognitive Spannungen regulieren und dem Bewusstsein nur Teile davon zugänglich machen.

Das Verständnis unbewusster Rückkopplungssysteme ist besonders wichtig, wenn es um die Verarbeitung von traumatischen Erfahrungen geht. Trauma hinterlässt Spuren, die oft im Unbewussten gespeichert werden und das emotionale und körperliche Gleichgewicht stören. Diese unbewussten Prozesse können sich in Form von wiederkehrenden, dysfunktionalen Verhaltensmustern oder körperlichen Symptomen äußern, die auf den ersten Blick keinen offensichtlichen Zusammenhang mit dem ursprünglichen Trauma haben. Die Erforschung und Bearbeitung dieser tiefsitzenden Muster kann durch die

Betrachtung der Gaia-Theorie unterstützt werden, indem man die psychische Gesundheit als ein dynamisches, sich selbst regulierendes System versteht, das durch unbewusste Rückkopplungsschleifen beeinflusst wird.

In der psychodynamischen Therapie wird oft versucht, diese unbewussten Prozesse bewusst zu machen, um ihre Auswirkungen auf das Verhalten und die Emotionen des Patienten besser zu verstehen. Dies erfolgt in der Regel durch Techniken wie freie Assoziation, Traumanalyse oder die Exploration von Übertragungs- und Gegenübertragungsmustern. Die Gaia-Theorie kann hierbei als Modell dienen, um zu verdeutlichen, dass es nicht immer notwendig ist, jedes Detail dieser unbewussten Prozesse zu kontrollieren oder vollständig zu verstehen. Vielmehr geht es darum, die Rückkopplungsschleifen zu erkennen, die das emotionale Gleichgewicht beeinflussen, und die Bedingungen zu schaffen, unter denen sich das System auf natürliche Weise stabilisieren kann.

Unbewusste Prozesse sind jedoch nicht nur destruktiv oder dysfunktional. Sie sind auch essenziell für die Kreativität, Intuition und das allgemeine Wohlbefinden. Wie Gaia das Leben auf der Erde in einem ausgewogenen Zustand hält, tragen unbewusste psychische Prozesse dazu bei, dass Individuen sich an Herausforderungen anpassen und neue Wege finden, mit ihnen umzugehen. Diese Anpassungsfähigkeit ist ein grundlegender Mechanismus, der es ermöglicht, auf Stress oder Traumata zu reagieren und schließlich Heilung zu finden.

Die Integration von Gaia-basierten Ansätzen in die psychodynamische Therapie könnte helfen, neue Wege zur Bearbeitung unbewusster Prozesse zu eröffnen. Ein solches Modell würde die therapeutische Arbeit nicht nur auf die bewusste Ebene beschränken, sondern auch die unbewussten Rückkopplungsschleifen des Patienten einbeziehen. Dies könnte beispielsweise durch die Förderung von Achtsamkeit und die bewusste Verbindung zur Natur geschehen, um unbewusste Spannungen zu lösen und eine tiefere Selbstregulation zu ermöglichen.

Die Betrachtung des Menschen als Teil eines größeren, selbstregulierenden Systems, wie es die Gaia-Theorie nahelegt, bietet auch eine wichtige Perspektive für die psychische Gesundheit. Es erinnert daran, dass psychische Prozesse nicht isoliert stattfinden, sondern immer in Wechselwirkung mit der Umwelt stehen. Die psychodynamische Arbeit, die auf diese unbewussten Rückkopplungen abzielt, könnte durch die Einbeziehung der natürlichen Umwelt in die Therapie bereichert werden. Der Kontakt zur Natur könnte als eine Form der „psychischen Rückkopplung" betrachtet werden, die das Unbewusste anspricht und so zur Heilung und emotionalen Stabilisierung beiträgt.

Ein weiterer interessanter Aspekt der Gaia-Theorie im Kontext unbewusster Prozesse ist die Idee, dass Störungen und Ungleichgewichte in einem System nicht unbedingt negativ sind, sondern auch als Teil eines notwendigen Anpassungsprozesses betrachtet werden können. Ähnlich wie Gaia auf Störungen reagiert, indem sie neue Gleichgewichtszustände findet, können auch unbewusste psychische Prozesse auf innere oder äußere Konflikte mit neuen Formen der Stabilität reagieren. Diese Perspektive könnte den therapeutischen Ansatz erweitern, indem sie den Fokus von der reinen Symptomreduktion hin zu einem tieferen Verständnis der Anpassungsmechanismen des Unbewussten lenkt.

Letztlich zeigt die Erforschung unbewusster Rückkopplungssysteme, dass psychische Gesundheit nicht nur von bewussten Entscheidungen und kognitiven Prozessen abhängt, sondern stark von den subtilen, automatischen Mechanismen des Unbewussten beeinflusst wird. Die Gaia-Theorie kann als Modell dienen, um diese komplexen Dynamiken zu verstehen und neue Wege zur Förderung von psychischem Wohlbefinden zu entwickeln. Der Mensch ist, wie Gaia, Teil eines größeren Systems, das unbewusst agiert, sich anpasst und selbst reguliert, um ein Gleichgewicht zu wahren und Heilung zu ermöglichen.

b) Rückkopplung im Unbewussten

Rückkopplungsprozesse im Unbewussten sind tief in den psychischen Strukturen des Menschen verankert und spielen eine zentrale Rolle bei der Regulierung von Verhalten und emotionalen Reaktionen. Diese Prozesse laufen automatisch ab und beeinflussen das individuelle Gleichgewicht, ohne dass das Bewusstsein unmittelbar darauf zugreifen kann. Die Gaia-Theorie, die beschreibt, wie natürliche Systeme durch Rückkopplungsschleifen stabilisiert werden, bietet ein nützliches Modell, um das Wirken dieser unbewussten Mechanismen zu verstehen. Im Unbewussten arbeiten ähnliche Prozesse, die darauf abzielen, das psychische Gleichgewicht zu bewahren und auf interne sowie externe Reize zu reagieren.

Diese unbewussten Rückkopplungsschleifen basieren auf früheren Erfahrungen, die tief im Gedächtnis gespeichert sind, oft außerhalb der bewussten Erinnerung. Das Unbewusste reguliert kontinuierlich emotionale Reaktionen und Verhaltensmuster, indem es auf Signale von innen und außen reagiert. Wenn das Unbewusste in einem harmonischen Zustand funktioniert, trägt es zur emotionalen Stabilität und zur Fähigkeit bei, Herausforderungen zu bewältigen. Jedoch können traumatische Erfahrungen oder anhaltender Stress die unbewussten Rückkopplungsschleifen stören, was zu dysfunktionalen Mustern führt, die das psychische Gleichgewicht destabilisieren.

In der psychodynamischen Therapie wird versucht, diese unbewussten Rückkopplungsprozesse ins Bewusstsein zu bringen. Hierbei geht es darum, die automatischen Reaktionen des Unbewussten zu identifizieren und zu verstehen, wie sie das Verhalten und die emotionalen Zustände beeinflussen. Diese Prozesse sind oft tief verwurzelt und können sich in Form von Wiederholungen in Beziehungen, Selbstsabotage oder unbewussten Vermeidungsstrategien äußern. Die therapeutische Arbeit besteht darin, diese unbewussten Rückkopplungsschleifen zu entschlüsseln und sie gegebenenfalls zu modifizieren, um eine gesündere Selbstregulation zu ermöglichen.

Die Gaia-Theorie bietet ein hilfreiches Modell für diesen therapeutischen Prozess. Wie in der Natur, wo Rückkopplungsschleifen dazu beitragen, das Gleichgewicht eines Ökosystems zu erhalten, versuchen auch unbewusste Prozesse, das psychische Gleichgewicht aufrechtzuerhalten, auch wenn die Strategien manchmal destruktiv sein können. Wenn das Unbewusste dysfunktionale Rückkopplungsschleifen etabliert hat, wie etwa bei wiederholten negativen Gedanken oder Verhaltensweisen, die aus traumatischen Erlebnissen resultieren, ist es das Ziel der Therapie, diese Schleifen zu durchbrechen und durch adaptivere Muster zu ersetzen.

Ein Beispiel für unbewusste Rückkopplung in der Therapie ist das Konzept der Übertragung. In der Übertragung werden vergangene Beziehungsmuster und Emotionen, die tief im Unbewussten verankert sind, auf gegenwärtige Beziehungen, oft auf die therapeutische Beziehung, projiziert. Diese unbewussten Projektionen sind Teil der Rückkopplungsschleifen, die die Art und Weise, wie eine Person auf ihre Umgebung reagiert, bestimmen. Durch die Arbeit an der Übertragung können diese unbewussten Schleifen sichtbar gemacht und modifiziert werden, um gesündere emotionale Reaktionen und Beziehungsmuster zu fördern.

Traumatische Erfahrungen verstärken oft die unbewussten Rückkopplungsschleifen, die in Form von unbewusster Angst, Vermeidung oder Aggression auftreten können. Diese Schleifen sind Mechanismen des Unbewussten, um die Person vor weiteren Verletzungen zu schützen. Doch obwohl sie kurzfristig als Schutzmechanismen fungieren, können sie langfristig zu einem dysfunktionalen Verhalten führen, das die emotionale Heilung blockiert. In der psychodynamischen Therapie wird versucht, diese Schleifen aufzulösen, indem das Unbewusste und seine Strategien bewusst gemacht werden.

Ein weiteres Beispiel für unbewusste Rückkopplung ist die Rolle des Traums in der Psychodynamik. Träume können als Ausdruck unbewusster Prozesse gesehen werden, in denen das Unbewusste versucht, emotionale Konflikte und Stress zu verarbeiten. Träume bieten Einblicke in die unbewussten Rückkopplungsschleifen, die in unserem Inneren wirken, und durch die Traumanalyse kann der Therapeut diese Schleifen erkennen und dem Patienten helfen, sie besser zu verstehen. Die Traumanalyse ist somit ein Werkzeug, um das Unbewusste zu erforschen und seine automatischen Reaktionen zu modifizieren, um psychisches Wohlbefinden zu fördern.

Die Erforschung unbewusster Rückkopplungssysteme ist entscheidend für das Verständnis von Selbstregulation und emotionaler Heilung. Diese Prozesse wirken oft subtil, aber kraftvoll, und beeinflussen das Verhalten und die psychische Gesundheit in weitreichender Weise. Die Gaia-Theorie, mit ihrem Fokus auf Rückkopplung und Selbstregulation, bietet ein wertvolles Modell, um diese tiefen, unbewussten Mechanismen zu verstehen. Indem man das Unbewusste als Teil eines größeren selbstregulierenden Systems betrachtet, wird deutlich, dass Heilung nicht immer durch direkte Kontrolle erreicht wird, sondern durch das Erkennen und Verändern dieser automatischen, unbewussten Rückkopplungsprozesse.

c) Gaia als Modell für psychodynamische Therapie

Die Gaia-Theorie, die die Erde als ein komplexes, selbstregulierendes System betrachtet, kann als tiefgehendes Modell für die psychodynamische Therapie dienen. In dieser Theorie wird die Aufrechterhaltung des Gleichgewichts in einem Ökosystem durch natürliche Rückkopplungsschleifen verstanden, die auf Störungen reagieren und Anpassungsprozesse fördern. Diese Vorstellung bietet eine wertvolle Analogie zur menschlichen Psyche, insbesondere zu den unbewussten Prozessen, die das emotionale und kognitive Gleichgewicht beeinflussen. In der psychodynamischen Therapie stehen diese unbewussten Prozesse und die Auswirkungen vergangener Erfahrungen im Mittelpunkt der therapeutischen Arbeit. Gaia-basierte

Ansätze könnten diese psychodynamische Perspektive erweitern, indem sie die Verbindung zwischen psychischen Prozessen und der natürlichen Umwelt stärker in den Fokus rücken.

In der psychodynamischen Therapie geht es darum, unbewusste Konflikte, verdrängte Emotionen und tiefliegende psychische Muster zu erkennen, die aus der frühen Kindheit und späteren Erfahrungen stammen. Diese unbewussten Elemente beeinflussen das Verhalten und die emotionalen Reaktionen im Hier und Jetzt, oft ohne dass das Individuum sich dessen bewusst ist. Das Ziel der Therapie ist es, diese unbewussten Inhalte ins Bewusstsein zu bringen, sie zu verstehen und auf dieser Basis Veränderungen im Verhalten und in den emotionalen Reaktionen zu ermöglichen. Hierbei geht es um die Wiederherstellung eines psychischen Gleichgewichts, das durch unbewusste Konflikte gestört wurde.

Die Gaia-Theorie betont, dass natürliche Systeme durch Rückkopplungsschleifen reguliert werden, die das Gleichgewicht aufrechterhalten. Diese Schleifen reagieren auf äußere Einflüsse und passen das System so an, dass es trotz Störungen weiterhin stabil bleibt. Im Kontext der psychodynamischen Therapie könnte die menschliche Psyche als solch ein dynamisches, sich selbst regulierendes System betrachtet werden. Unbewusste psychische Prozesse, die automatisch auf innere und äußere Reize reagieren, spielen eine Schlüsselrolle bei der Aufrechterhaltung des psychischen Gleichgewichts. Doch wenn diese unbewussten Prozesse gestört oder dysfunktional werden – etwa durch traumatische Erlebnisse oder anhaltenden Stress – kann das zu psychischen Symptomen führen, die das Gleichgewicht destabilisieren.

Gaia-basierte Ansätze in der psychodynamischen Therapie könnten diese Perspektive vertiefen, indem sie die Rolle der natürlichen Umwelt in die therapeutische Arbeit einbeziehen. Der Mensch ist nicht isoliert von seiner Umgebung, sondern interagiert ständig mit ihr, sowohl bewusst als auch unbewusst. Die Einbeziehung von Natur und Umwelt in die Therapie könnte helfen, das Verständnis für die Rückkopplungsschleifen zu erweitern, die das psychische Gleichgewicht beeinflussen. Beispielsweise kann der Kontakt mit der Natur eine Form der Rückkopplung darstellen, die das Nervensystem beruhigt und unbewusste Spannungen löst. Indem man die Umwelt als integralen Bestandteil des Heilungsprozesses betrachtet, könnte die psychodynamische Therapie erweitert werden, um nicht nur innere psychische Prozesse, sondern auch äußere Einflüsse und deren Rückwirkungen auf das Individuum zu berücksichtigen.

Die Gaia-Theorie legt nahe, dass Störungen und Ungleichgewichte nicht zwangsläufig negativ sind, sondern Teil eines natürlichen Anpassungsprozesses, der zu neuen Gleichgewichtszuständen führen kann. Diese Idee lässt sich auf die psychodynamische Therapie übertragen, wo psychische Konflikte und Krisen als Gelegenheiten zur inneren Veränderung und Entwicklung betrachtet werden können. Ein Gaia-basiertes Modell könnte hierbei unterstützen, indem es betont, dass Heilung nicht nur durch das Auflösen von Symptomen erreicht wird, sondern durch die dynamische Anpassung des gesamten Systems, sowohl psychisch als auch physisch, an veränderte Bedingungen.

Die Verbindung zur Natur in der Therapie könnte zudem eine Möglichkeit bieten, den Heilungsprozess auf eine tiefergehende, symbolische Ebene zu bringen. Naturerfahrungen könnten als Spiegel für innere psychische

Prozesse genutzt werden, um unbewusste Themen zu erarbeiten und neue Perspektiven zu entwickeln. Beispielsweise könnte das Erleben von Zyklen in der Natur – wie der Wechsel von Jahreszeiten oder das Wachstum und Vergehen in natürlichen Umgebungen – therapeutisch genutzt werden, um das Verständnis für die eigenen inneren Zyklen und Veränderungen zu fördern. Diese Form von Gaia-basierter Rückkopplung könnte den therapeutischen Prozess bereichern, indem sie den Patienten hilft, sich als Teil eines größeren, sich selbst regulierenden Systems zu sehen, was das Gefühl von Verbundenheit und Sinnhaftigkeit stärken kann.

Ein weiterer wichtiger Aspekt eines Gaia-basierten Modells in der psychodynamischen Therapie ist die Betonung von Selbstregulation. In der Gaia-Theorie reguliert sich das System Erde selbst, ohne dass eine zentrale Steuerung notwendig ist. Ähnlich dazu arbeiten auch unbewusste psychische Prozesse kontinuierlich daran, das Gleichgewicht aufrechtzuerhalten. Die therapeutische Arbeit könnte darin bestehen, diese unbewussten Selbstregulationsmechanismen zu erkennen und zu fördern, statt sie direkt zu kontrollieren. Dies könnte bedeuten, dass der Therapeut den Patienten dabei unterstützt, die eigenen inneren Ressourcen und die Fähigkeit zur Selbstheilung zu mobilisieren, anstatt nur auf äußere Interventionen zu setzen.

d) Tiefenpsychologische Ansätze und die Gaia-Theorie

Tiefenpsychologische Ansätze konzentrieren sich auf die Erforschung des Unbewussten und die Bearbeitung verborgener emotionaler Konflikte. Die Gaia-Theorie, die die Erde als ein selbstregulierendes System betrachtet, kann in diesen therapeutischen Kontext integriert werden, um ein tieferes Verständnis der unbewussten Rückkopplungssysteme zu fördern, die das emotionale Gleichgewicht des Individuums beeinflussen. Unbewusste Prozesse arbeiten oft im Hintergrund und stabilisieren das psychische System, ähnlich wie Gaia natürliche Systeme durch Rückkopplungsschleifen reguliert.

Störungen im psychischen Gleichgewicht, die durch unbewusste Konflikte entstehen, können durch tiefenpsychologische Techniken wie freie Assoziation und Traumanalyse bearbeitet werden. Die Gaia-Theorie bietet ein Modell, um zu erklären, wie diese unbewussten Prozesse als Teil eines größeren Systems der Selbstregulation funktionieren. Konflikte und Krisen müssen nicht als rein destruktiv betrachtet werden, sondern können als Teil eines Anpassungsprozesses gesehen werden, der letztendlich zu einem neuen Gleichgewicht führt.

Der Ansatz, dass psychische Störungen auch als Chancen für Wachstum und Transformation interpretiert werden können, findet eine Parallele in der Gaia-Theorie. Diese Perspektive könnte tiefenpsychologische Ansätze bereichern, indem sie den Fokus auf die dynamischen Prozesse der Anpassung und Veränderung legt, die sowohl in der Natur als auch im psychischen System auftreten. Rückkopplungsschleifen im Unbewussten reagieren auf emotionale und kognitive Störungen und versuchen, das System in ein neues Gleichgewicht zu bringen.

Auch die Rolle der Umwelt könnte durch die Integration der Gaia-Theorie in tiefenpsychologische Ansätze stärker berücksichtigt werden. Traditionell konzentrieren sich tiefenpsychologische Therapien vor allem auf innere Prozesse und zwischenmenschliche Beziehungen. Das

Einbeziehen der natürlichen Umgebung in die therapeutische Arbeit könnte jedoch dazu beitragen, unbewusste Rückkopplungssysteme durch die Verbindung zur Natur zu stabilisieren. Naturerfahrungen könnten als Mittel genutzt werden, um unbewusste Spannungen zu lösen und den Heilungsprozess zu unterstützen.

Die Gaia-Theorie kann neue Perspektiven für tiefenpsychologische Ansätze eröffnen, indem sie nicht nur die Selbstregulation und Anpassung innerhalb des Individuums betont, sondern auch die Bedeutung der natürlichen Umwelt für die psychische Gesundheit.

e) Unbewusste Selbstheilung durch Gaia

Die Gaia-Theorie, die die Erde als ein sich selbst regulierendes System betrachtet, bietet eine kraftvolle Metapher für die unbewussten Selbstheilungsprozesse im menschlichen Geist. Diese Theorie beschreibt, wie die Erde durch komplexe Rückkopplungssysteme in der Lage ist, auf Störungen zu reagieren und Heilungsprozesse auf natürliche Weise zu initiieren, um das ökologische Gleichgewicht wiederherzustellen. Diese Vorstellung kann direkt auf den menschlichen Geist übertragen werden, der ebenfalls über unbewusste Mechanismen verfügt, die darauf abzielen, emotionale Wunden zu heilen und das psychische Gleichgewicht zu bewahren.

Im menschlichen Geist wirken unbewusste Prozesse, die oft ohne bewusste Anstrengung arbeiten, um emotionale Heilung zu fördern. Diese Prozesse ähneln den natürlichen Rückkopplungsschleifen, die in der Gaia-Theorie beschrieben werden. Wenn der Geist mit emotionalen Herausforderungen konfrontiert wird, aktiviert er unbewusste Mechanismen, die darauf abzielen, das emotionale

Gleichgewicht wiederherzustellen. Diese Selbstregulationsprozesse können auf verschiedenen Ebenen wirken, von der Verarbeitung und Integration traumatischer Erinnerungen bis hin zur spontanen Neuausrichtung von Gedankenmustern und Emotionen.

In der Psychotherapie könnten Gaia-basierte Ansätze genutzt werden, um diese unbewussten Selbstheilungsmechanismen zu unterstützen. Der Therapeut könnte die natürlichen Fähigkeiten des Geistes zur Selbstregulation fördern, anstatt ausschließlich auf bewusste Interventionen zu setzen. Dabei geht es darum, Bedingungen zu schaffen, unter denen diese unbewussten Prozesse effektiv arbeiten können. Dies könnte durch Techniken geschehen, die den Zugang zum Unbewussten erleichtern, wie Traumdeutung, Achtsamkeitspraktiken oder körperorientierte Ansätze, die das emotionale und kognitive System in einen Zustand versetzen, der Heilung ermöglicht.

Ein zentraler Aspekt dieser Gaia-basierten Ansätze ist das Vertrauen in die natürliche Fähigkeit des Geistes, sich selbst zu heilen. Diese Sichtweise erkennt an, dass der Geist, ähnlich wie Gaia, über eine innere Weisheit verfügt, die darauf ausgerichtet ist, das Gleichgewicht wiederherzustellen. Der Therapeut fungiert hierbei eher als Begleiter, der diesen Prozess unterstützt, als jemand, der aktiv versucht, das Problem zu "lösen". Diese Haltung kann den Patienten helfen, ihre eigene innere Stärke und Resilienz zu erkennen, was den Heilungsprozess weiter fördert.

Das Konzept der unbewussten Selbstheilung, inspiriert durch die Gaia-Theorie, könnte auch in der Art und Weise reflektiert werden, wie psychische Krisen und emotionale Herausforderungen betrachtet werden. Anstatt diese Krisen ausschließlich als negative Ereignisse zu sehen, könnten sie als Auslöser für tiefgreifende Heilungs- und Wachstumsprozesse verstanden werden, ähnlich wie in der Natur Störungen oft zur Anpassung und Regeneration führen. In der Therapie könnten diese Krisen als Gelegenheiten genutzt werden, um das Potenzial für unbewusste Heilung zu aktivieren und zu stärken.

Gaia-basierte Ansätze könnten zudem den Zusammenhang zwischen der psychischen Gesundheit und der natürlichen Umwelt hervorheben. Der Kontakt mit der Natur könnte als eine Form der Rückkopplung gesehen werden, die die unbewussten Heilungsprozesse unterstützt. Indem Patienten in natürliche Umgebungen eintauchen oder sich mit natürlichen Rhythmen synchronisieren, könnten sie unbewusste Prozesse aktivieren, die das emotionale Gleichgewicht fördern. Diese Verbindung zur Natur könnte als eine Möglichkeit betrachtet werden, den Heilungsprozess auf einer tieferen, unbewussten Ebene zu unterstützen.

V. Praxis der emotionalen Rückkopplung in der Therapie

a) Gaia-basierte Techniken zur Emotionsregulation

Gaia-basierte Techniken zur Emotionsregulation basieren auf der Gaia-Hypothese, die besagt, dass die Erde und ihre ökologischen Systeme als eine Art lebender Organismus fungieren. Dieser Organismus reguliert sich selbst durch Rückkopplungsmechanismen, um ein Gleichgewicht aufrechtzuerhalten. In der psychologischen Praxis werden diese Prinzipien angewandt, um Menschen dabei zu helfen, ihr emotionales Gleichgewicht wiederzufinden und aufrechtzuerhalten.

Die Selbstregulation, die in der Gaia-Hypothese eine zentrale Rolle spielt, wird in der Emotionsregulation genutzt, um die Balance zwischen dysfunktionalen emotionalen Zuständen und dem natürlichen Zustand des Gleichgewichts zu fördern. Der menschliche Körper verfügt über eigene Mechanismen zur Emotionsregulation, die vergleichbar mit den ökologischen Rückkopplungsprozessen der Erde sind. Diese Mechanismen können jedoch durch Stress, Traumata oder chronische Belastungen gestört werden. Gaia-basierte Techniken zielen darauf ab, diese Mechanismen durch gezielte Interventionen zu reaktivieren und zu stärken.

Eine der zentralen Techniken ist das Achtsamkeitstraining in der Natur. Diese Praxis nutzt die heilende Kraft natürlicher Umgebungen, um das Nervensystem zu beruhigen und den Geist zu klären. Studien zeigen, dass der Aufenthalt in der Natur das sympathische Nervensystem, das für die Stressreaktion verantwortlich ist, herunterreguliert. Gleichzeitig wird der Parasympathikus aktiviert, der für Entspannung und Regeneration sorgt. Dies führt zu einer Reduktion von Stresshormonen wie Cortisol, einer Senkung des Blutdrucks und einer allgemeinen Verbesserung des emotionalen Wohlbefindens. Die Achtsamkeit in der Natur kann sowohl durch das bewusste Wahrnehmen von Sinneseindrücken wie den Geruch von Bäumen, das Rauschen von Blättern oder das Plätschern von Wasser als auch durch spezielle Atemübungen und Meditationstechniken vertieft werden.

Eine weitere Gaia-basierte Technik zur Emotionsregulation ist die Visualisierung natürlicher Rückkopplungsprozesse. Diese Methode nutzt mentale Bilder von Selbstregulationsmechanismen der Natur, wie beispielsweise die Balance zwischen Räubern und Beutetieren in einem

Ökosystem, um emotionale Prozesse im eigenen Inneren zu beeinflussen. Durch die Vorstellung, dass auch die eigenen Emotionen Teil eines dynamischen Systems sind, das zu seinem Gleichgewicht zurückfindet, kann das Vertrauen in die eigene Fähigkeit zur Emotionsregulation gestärkt werden. Diese Visualisierungen können in Kombination mit Atemübungen oder geführten Meditationen durchgeführt werden, um eine tiefere emotionale Stabilität zu erreichen.

Atemübungen spielen eine zentrale Rolle in Gaia-basierten Techniken. Das bewusste Atmen wird als direkter Zugang zur Selbstregulation des Körpers genutzt. Der Atem spiegelt oft den aktuellen emotionalen Zustand wider, und durch das gezielte Steuern der Atmung kann der emotionale Zustand beeinflusst werden. Tiefe, langsame Atemzüge aktivieren das parasympathische Nervensystem und signalisieren dem Körper, dass keine unmittelbare Gefahr besteht, was zu einer Beruhigung der emotionalen Reaktionen führt. Atemübungen werden häufig in der natürlichen Umgebung praktiziert, um die beruhigende Wirkung der Natur zu verstärken und die Rückkopplung zwischen inneren und äußeren Systemen zu fördern.

Ein weiterer Aspekt gaia-basierter Emotionsregulationstechniken ist die Integration von Naturerfahrungen in den Alltag. Dies kann durch einfache Maßnahmen wie tägliche Spaziergänge im Grünen, das Anlegen eines kleinen Gartens oder das Meditieren im Freien geschehen. Der kontinuierliche Kontakt mit natürlichen Umgebungen kann langfristig zu einer besseren Emotionsregulation führen, indem er das Bewusstsein für die eigene Verbindung zur Natur und die natürlichen Selbstheilungskräfte des Körpers stärkt.

Die Gaia-Hypothese legt nahe, dass das Gleichgewicht in natürlichen Systemen oft durch zyklische Prozesse erreicht wird. Auch in der Emotionsregulation gibt es Zyklen von Anspannung und Entspannung, Erregung und Beruhigung. Gaia-basierte Techniken fördern das Bewusstsein für diese emotionalen Zyklen und helfen, eine Flexibilität in der Reaktion auf emotionale Auslöser zu entwickeln. Anstatt gegen unangenehme Emotionen anzukämpfen, wird erlernt, sie als Teil eines größeren Zyklus zu akzeptieren und zu erleben, was langfristig zu einer tieferen emotionalen Resilienz führen kann.

Das zentrale Ziel gaia-basierter Techniken zur Emotionsregulation ist es, das Vertrauen in die natürlichen Selbstheilungskräfte des Körpers und Geistes zu stärken und eine harmonische Rückkopplung zwischen dem Individuum und seiner Umwelt zu fördern. Diese Techniken können in der psychotherapeutischen Praxis, in der Stressbewältigung und in der Prävention von psychischen Erkrankungen eingesetzt werden, um das emotionale Wohlbefinden zu fördern und langfristig zu stabilisieren.

b) Gaia und emotionale Achtsamkeit

Emotionale Achtsamkeit ist ein Schlüsselkonzept in der Psychologie und eine grundlegende Fähigkeit zur Regulation von Emotionen. Im Kern geht es darum, sich der eigenen emotionalen Zustände bewusst zu werden, sie ohne Bewertung wahrzunehmen und ihnen mit Akzeptanz zu begegnen. Gaia-basierte Techniken können dazu beitragen, diese Form der Achtsamkeit zu entwickeln, indem sie das Verständnis von Rückkopplungsprozessen, wie sie in der Gaia-Hypothese beschrieben werden, auf emotionale Zustände übertragen. Die Gaia-Theorie betrachtet die Erde als ein selbstregulierendes System, das durch Rückkopplungsmechanismen seine Stabilität bewahrt. Diese Idee kann auch auf die emotionale Selbstregulation angewendet werden, bei der das Individuum lernt, auf seine emotionalen Signale zu hören und eine Balance zu finden, anstatt unbewusst auf emotionale Auslöser zu reagieren.

Emotionale Achtsamkeit im Kontext der Gaia-Hypothese beinhaltet das Bewusstsein dafür, dass Emotionen als natürliche Reaktionen auf innere und äußere Stimuli betrachtet werden können, die einer dynamischen Regulation unterliegen. Diese Perspektive fördert ein Verständnis von Emotionen als vorübergehende Zustände, die in einem kontinuierlichen Fluss existieren und durch innere Rückkopplungsmechanismen reguliert werden können. Anstatt negative Emotionen als Störungen zu betrachten, wird durch Gaia-basierte emotionale Achtsamkeit eine Akzeptanz dafür entwickelt, dass auch unangenehme Emotionen Teil dieses natürlichen Prozesses sind.

Ein wesentlicher Bestandteil der Gaia-basierten emotionalen Achtsamkeit ist die Entwicklung eines tiefen Bewusstseins für die eigenen emotionalen Rückkopplungsprozesse. In der Psychologie bedeutet Rückkopplung im Kontext der Emotionsregulation, dass emotionale Reaktionen auf bestimmte Auslöser wiederum neue emotionale Zustände erzeugen können. Dies kann beispielsweise in einem Kreislauf von Angst oder Wut münden, der durch negative Gedanken und körperliche Reaktionen aufrechterhalten wird. Gaia-basierte Achtsamkeitstechniken zielen darauf ab, diese Rückkopplungsschleifen zu erkennen und zu durchbrechen, indem sie den Fokus auf das gegenwärtige Erleben lenken und eine nicht-wertende Beobachtung fördern.

Ein zentrales Element bei der Förderung emotionaler Achtsamkeit durch Gaia-basierte Techniken ist die Nutzung von Naturerfahrungen. Der Aufenthalt in der Natur kann als direkter Zugang zu emotionaler Achtsamkeit dienen, da die natürliche Umgebung oft eine beruhigende Wirkung auf den Geist und das Nervensystem hat. Studien aus der Umweltpsychologie zeigen, dass natürliche Umgebungen das Stressniveau senken, die Stimmung verbessern und die kognitive Funktion unterstützen können. Diese Effekte tragen dazu bei, dass der Geist zur Ruhe kommt und das Individuum seine Emotionen klarer wahrnehmen kann, ohne von ihnen überwältigt zu werden. Natürliche Umgebungen bieten außerdem eine Vielzahl sensorischer Reize, die den Achtsamkeitsprozess unterstützen, indem sie das Bewusstsein für den gegenwärtigen Moment fördern.

Die Natur selbst kann als Metapher für emotionale Prozesse dienen. Wie die Gaia-Hypothese beschreibt, sind auch emotionale Zustände Teil eines größeren Systems, das bestrebt ist, ein Gleichgewicht zu erreichen. Emotionale Achtsamkeit bedeutet in diesem Zusammenhang, die natürlichen Schwankungen und Zyklen von Emotionen zu akzeptieren, ähnlich wie man die wechselnden Jahreszeiten oder Wetterbedingungen in der Natur akzeptiert. Diese Perspektive erleichtert es, Emotionen als vorübergehende Phänomene zu betrachten, die kommen und gehen, ohne dass sie dauerhaft fixiert oder unterdrückt werden müssen.

Gaia-basierte emotionale Achtsamkeit kann durch spezifische Übungen vertieft werden, die Naturerfahrungen und Achtsamkeitspraxis miteinander verbinden. Eine einfache, aber wirkungsvolle Übung besteht darin, einen Spaziergang in der Natur zu machen und dabei bewusst die eigenen emotionalen Zustände zu beobachten, ohne zu versuchen, sie zu verändern. Der Fokus liegt dabei auf der Wahrnehmung der Natur und der eigenen Emotionen im gleichen Moment, was eine Art Synchronisation zwischen der äußeren und inneren Welt schafft. Diese Praxis fördert das Verständnis, dass emotionale Prozesse, genau wie natürliche Prozesse, ihren eigenen Rhythmus haben und nicht erzwungen oder kontrolliert werden müssen.

Atemübungen in der Natur stellen eine weitere Möglichkeit dar, emotionale Achtsamkeit zu vertiefen. Das bewusste Atmen, während man von natürlichen Reizen umgeben ist, fördert die Integration von Körper und Geist und unterstützt das Loslassen von emotionalem Stress. Atemtechniken, die in der Achtsamkeitspraxis verwendet werden, wie zum Beispiel das langsame und tiefe Atmen, können in natürlichen Umgebungen eine verstärkte Wirkung entfalten, da die beruhigende Wirkung der Natur die Entspannungsreaktion im Körper verstärkt. Diese Kombination aus Atembewusstsein und Naturerfahrung kann helfen, emotionale Spannungen zu lösen und das Gefühl von innerer Ruhe und Balance zu fördern.

Eine weitere Technik zur Förderung Gaia-basierter emotionaler Achtsamkeit ist die Visualisierung natürlicher Rückkopplungsprozesse während der Meditation. Diese Methode zielt darauf ab, sich die Selbstregulationsprozesse der Natur, wie das Gleichgewicht in Ökosystemen, vorzustellen und diese als Metaphern für die eigene emotionale Regulation zu nutzen. Die Visualisierung eines Waldes, der sich nach einem Sturm wieder stabilisiert, oder eines Flusses, der nach einer Überschwemmung in sein Bett zurückkehrt, kann das Vertrauen in die eigenen

Selbstheilungskräfte stärken. Diese Visualisierungen fördern eine tiefe emotionale Akzeptanz und helfen dabei, emotionale Turbulenzen als Teil eines größeren, natürlichen Zyklus zu betrachten.

Gaia-basierte emotionale Achtsamkeit bietet auch eine ganzheitliche Perspektive, indem sie den Zusammenhang zwischen individuellen Emotionen und der Umwelt betont. Emotionen werden nicht isoliert betrachtet, sondern als Teil eines dynamischen Systems, das sowohl innere als auch äußere Einflüsse integriert. Diese Perspektive fördert ein tiefes Verständnis für die Wechselwirkungen zwischen Mensch und Natur und stärkt das Bewusstsein für die Bedeutung von Umweltfaktoren für das emotionale Wohlbefinden.

c) Naturverbundenheit in der Emotionsarbeit

Naturverbundenheit stellt einen integralen Bestandteil der Emotionsarbeit dar und kann auf verschiedenen Ebenen zur emotionalen Heilung und Stabilisierung beitragen. Die Idee, dass die Natur nicht nur als physischer Raum, sondern auch als psychologische Ressource dient, hat in den letzten Jahrzehnten an Bedeutung gewonnen, sowohl in der klinischen Praxis als auch in der Forschung zur Emotionsregulation. Der Kontakt mit der Natur bietet einen einzigartigen Rahmen, der es Patienten ermöglicht, ihre emotionalen Rückkopplungssysteme zu stabilisieren, indem er sowohl physiologische als auch psychologische Prozesse anspricht, die zur emotionalen Resilienz beitragen.

Die Verbindung zur Natur kann durch direkte Erfahrungen im Freien oder durch symbolische und metaphorische Elemente in der therapeutischen Arbeit genutzt werden. Naturverbundenheit aktiviert eine Reihe von Prozessen, die sich positiv auf die Emotionsarbeit auswirken, insbesondere auf die Selbstregulation. Die Forschung hat gezeigt, dass der Aufenthalt in der Natur Stress reduziert, Angstzustände mindert und depressive Symptome lindern kann. Diese Effekte lassen sich auf die natürliche Fähigkeit der Umwelt zurückführen, das autonome Nervensystem zu beruhigen, indem sie die Aktivität des Parasympathikus fördert, was zu einer Verringerung der Stresshormone im Körper führt.

In der therapeutischen Praxis kann Naturverbundenheit auf vielfältige Weise in die Emotionsarbeit integriert werden. Eine Möglichkeit besteht darin, gezielte naturbasierte Interventionen wie Waldtherapie oder Gartentherapie anzuwenden, bei denen Patienten in natürlichen Umgebungen arbeiten, um ihre emotionalen Zustände zu regulieren. Diese Formen der Therapie bieten nicht nur sensorische und körperliche Erfahrungen, sondern auch Möglichkeiten zur Selbstreflexion und inneren Verarbeitung. Der körperliche Kontakt mit der Natur, sei es durch das Berühren von Pflanzen, das Hören von Naturgeräuschen oder das Einatmen von frischer Luft, kann das emotionale Wohlbefinden steigern, indem er das Gefühl von Verbundenheit und Sicherheit fördert.

Ein weiterer Aspekt der Naturverbundenheit in der Emotionsarbeit ist die Nutzung von Naturmetaphern, um emotionale Prozesse zu beschreiben und zu verstehen. Die Natur bietet eine Fülle von Symbolen und Metaphern, die in der Therapie genutzt werden können, um emotionale Erfahrungen zu erklären und zu verarbeiten. Das Bild eines Baumes, der tief verwurzelt ist und gleichzeitig den wechselnden Jahreszeiten ausgesetzt ist, kann beispielsweise als Metapher für emotionale Stabilität und Resilienz verwendet werden. Patienten können durch solche Bilder ein tieferes Verständnis für ihre eigenen emotionalen Zyklen und Wachstumsprozesse entwickeln.

Darüber hinaus haben Studien gezeigt, dass Naturverbundenheit die emotionale Resilienz stärkt, indem sie das Gefühl von Zugehörigkeit und Sinnhaftigkeit im Leben fördert. Menschen, die eine starke Verbindung zur Natur verspüren, berichten oft von einem gesteigerten Wohlbefinden und einer größeren Fähigkeit, mit emotionalen Herausforderungen umzugehen. Dies liegt zum Teil daran, dass die Natur als stabilisierender Faktor in einer sich ständig verändernden Welt wahrgenommen wird, was das Gefühl von Sicherheit und Geborgenheit fördert. Diese Wahrnehmung kann in der Emotionsarbeit genutzt werden, um Patienten zu helfen, eine ähnliche Stabilität und Sicherheit in ihrem inneren emotionalen Erleben zu finden.

Die therapeutische Arbeit mit Naturverbundenheit kann auch den kreativen Ausdruck emotionaler Zustände fördern. Kunsttherapie, die natürliche Materialien einbezieht, oder das Schreiben von Reflexionen, die Naturerfahrungen beinhalten, bieten Patienten die Möglichkeit, ihre Emotionen auf neue und tiefgreifende Weise zu erforschen. Durch den kreativen Prozess und die Verbindung zur Natur können Patienten neue Perspektiven auf ihre Emotionen gewinnen und alternative Wege zur Emotionsregulation entdecken.

Ein weiterer bedeutender Effekt der Naturverbundenheit ist die Förderung der Selbstreflexion und inneren Ruhe, die entscheidend für die Emotionsarbeit ist. Die Ruhe und Abgeschiedenheit natürlicher Umgebungen bieten einen Raum, der es ermöglicht, sich von den ständigen Reizen des Alltags zu distanzieren und einen klaren Blick auf innere emotionale Prozesse zu gewinnen. Dieser Rückzug in die Natur kann dazu beitragen, die innere Achtsamkeit zu schärfen und das Bewusstsein für subtile emotionale Veränderungen zu stärken, was wiederum die emotionale Selbstregulation verbessert.

Die Integration von Naturverbundenheit in die Emotionsarbeit kann auch als präventive Maßnahme gegen emotionale Dysregulation und psychische Erkrankungen dienen. Der regelmäßige Kontakt mit der Natur fördert nicht nur das allgemeine Wohlbefinden, sondern kann auch die Entwicklung von emotionaler Resilienz unterstützen, indem er das Stressniveau senkt und positive emotionale Zustände stärkt. Diese präventive Wirkung ist besonders relevant in einer Zeit, in der Stress und emotionale Überlastung weit verbreitet sind.

d) Rückkopplungsübungen für den therapeutischen Alltag

Rückkopplungsübungen, die auf dem Gaia-Modell basieren, stellen eine innovative Methode dar, um emotionale Selbstregulation zu fördern und in den therapeutischen Alltag zu integrieren. Diese Übungen zielen darauf ab, Patienten dabei zu helfen, ihre emotionalen Rückkopplungsschleifen zu erkennen, zu verstehen und bewusst zu beeinflussen. Rückkopplungen können in der Psychologie als zyklische Prozesse verstanden werden, bei denen emotionale Reaktionen auf bestimmte Auslöser weitere emotionale Zustände hervorrufen, die wiederum den ursprünglichen emotionalen Zustand verstärken oder modifizieren. Im Kontext der Gaia-Theorie, die die Erde als selbstregulierendes System betrachtet, können diese Konzepte genutzt werden, um die inneren emotionalen Prozesse zu stabilisieren und langfristige emotionale Resilienz zu fördern.

Eine Rückkopplungsübung im therapeutischen Alltag könnte damit beginnen, dass der Patient seine emotionalen Reaktionen auf bestimmte Situationen beobachtet und identifiziert. Das Ziel ist es, den Moment zu erkennen, in dem eine negative Rückkopplungsschleife entsteht – etwa wenn eine Emotion wie Angst durch negative Gedanken verstärkt wird, was wiederum die Angst erhöht und möglicherweise körperliche Reaktionen wie Herzrasen oder Atemnot auslöst. Diese Beobachtungsschleifen können durch Achtsamkeitstechniken verstärkt werden, bei denen der Patient lernt, seine Gedanken und Gefühle zu beobachten, ohne in sie involviert zu sein. Durch diese distanzierte Perspektive kann der Patient erkennen, wie Emotionen sich gegenseitig beeinflussen und in welchen Situationen diese Schleifen entstehen.

Ein konkretes Beispiel für eine Rückkopplungsübung ist das „Gefühls-Feedback-Diagramm", bei dem der Patient aufgefordert wird, eine emotionale Erfahrung graphisch darzustellen, um visuell zu erkennen, wie Emotionen sich aufeinander auswirken. Dabei wird zunächst ein emotionaler Auslöser identifiziert, beispielsweise eine stressige Situation im Beruf. Der Patient zeichnet dann die daraus resultierenden Gefühle, etwa Ärger oder Angst, und verbindet diese mit weiteren emotionalen und körperlichen Reaktionen, wie etwa negativen Gedanken oder körperlicher Anspannung. Diese Übung kann den Patienten unterstützen, die Kette von Ereignissen zu erkennen und einzugreifen, bevor die negative Rückkopplungsschleife weiter verstärkt wird.

Um die emotionale Rückkopplung bewusst zu modifizieren, können Therapeuten Übungen einsetzen, die auf der Methode der kognitiven Umstrukturierung basieren. Der Patient wird dabei ermutigt, negative Gedanken zu hinterfragen und durch neutralere oder positive Gedanken zu ersetzen, um die Rückkopplungsschleife zu unterbrechen. Beispielsweise könnte ein Patient, der nach einem Konflikt im persönlichen Umfeld in eine Spirale aus Selbstzweifeln und Wut gerät, durch therapeutische Intervention lernen, diese Gedanken zu hinterfragen und bewusst positive Affirmationen zu nutzen, um die emotionale Reaktion zu verändern. Diese Technik baut auf dem Konzept der kognitiven Verhaltenstherapie auf, wird jedoch durch die Perspektive der Gaia-Hypothese erweitert, indem das emotionale System als dynamisch und selbstregulierend betrachtet wird.

Eine weitere Rückkopplungsübung besteht darin, Atemtechniken gezielt einzusetzen, um die physiologischen Aspekte der emotionalen Rückkopplung zu beeinflussen. Das bewusste Atmen, besonders in stressigen Situationen, kann eine negative emotionale Rückkopplungsschleife unterbrechen, indem es das autonome Nervensystem beruhigt und den Körper in einen Zustand der Entspannung versetzt. Eine einfache Atemübung könnte darin bestehen, tief in den Bauch zu atmen, die Luft kurz zu halten und dann langsam auszuatmen, wobei der Patient sich auf den

Atemfluss konzentriert und alle anderen Gedanken beiseiteschiebt. Diese Technik kann dabei helfen, den emotionalen Zustand zu stabilisieren und zu verhindern, dass negative Emotionen weiter eskalieren.

Eine weitere Methode, die im therapeutischen Alltag angewendet werden kann, sind geführte Visualisierungen, die darauf abzielen, den Patienten mit den Rückkopplungsprozessen der Natur zu verbinden. In diesen Visualisierungen stellt sich der Patient beispielsweise vor, wie sich ein gestresster Wald nach einem Sturm wieder erholt oder wie ein Fluss, der zeitweise über die Ufer tritt, schließlich wieder in seinen natürlichen Lauf zurückkehrt. Diese Bilder helfen dem Patienten, ein tiefes Verständnis für den natürlichen Zyklus von Erregung und Beruhigung zu entwickeln, und unterstützen die emotionale Regulation durch symbolische Rückführung zu einem Gleichgewichtszustand.

Eine zusätzliche Rückkopplungsübung, die im Rahmen von Gruppentherapien eingesetzt werden kann, ist das „Emotionale Resonanz-Modell". Hierbei teilen die Teilnehmer emotionale Erlebnisse in der Gruppe, während die anderen aufmerksam zuhören und ihre eigene emotionale Resonanz wahrnehmen. Dies fördert das Verständnis dafür, wie emotionale Rückkopplungen nicht nur innerhalb des Individuums, sondern auch in sozialen Interaktionen ablaufen können. Die Gruppe reflektiert anschließend, wie die geteilten Emotionen bei jedem Einzelnen Resonanzen ausgelöst haben und wie diese weiterentwickelt wurden. Diese Übung fördert die emotionale Achtsamkeit und das Verständnis für kollektive Rückkopplungsprozesse, die in zwischenmenschlichen Beziehungen stattfinden.

Schließlich kann auch das Führen eines Emotionstagebuchs eine wertvolle Rückkopplungsübung darstellen. Patienten notieren ihre emotionalen Reaktionen auf bestimmte Ereignisse und reflektieren darüber, wie diese Emotionen sich im Laufe der Zeit verändert haben. Das Tagebuch hilft dabei, Muster in den emotionalen Rückkopplungen zu erkennen und zu verstehen, welche Faktoren diese beeinflussen. Diese Selbstbeobachtung unterstützt den therapeutischen Prozess, indem sie dem Patienten ermöglicht, mehr Kontrolle über seine emotionalen Reaktionen zu erlangen und bewusstere Entscheidungen im Umgang mit Emotionen zu treffen.

e) Forschung zu emotionaler Rückkopplung und Gaia

Die Erforschung emotionaler Rückkopplungsprozesse im Kontext der Gaia-Theorie bietet eine neuartige Perspektive auf die Dynamik der Emotionsregulation und eröffnet vielversprechende Möglichkeiten für innovative therapeutische Ansätze. Die Gaia-Theorie, ursprünglich von James Lovelock und Lynn Margulis in den 1970er Jahren formuliert, beschreibt die Erde als ein komplexes, selbstregulierendes System, in dem biologische und physikalische Rückkopplungsprozesse gemeinsam das Gleichgewicht der globalen Umwelt aufrechterhalten. Übertragen auf die Psychologie, bietet diese Theorie ein Modell, das menschliche Emotionen als Teil eines dynamischen Systems versteht, das bestrebt ist, sich durch Rückkopplungsprozesse zu stabilisieren. Diese Sichtweise erlaubt es, emotionale Zustände nicht als statische Ereignisse, sondern als fortlaufende Prozesse zu betrachten, die durch eine Vielzahl von internen und externen Faktoren beeinflusst werden.

In der psychologischen Forschung wird emotionale Rückkopplung in der Regel als die Interaktion zwischen emotionalen Reaktionen und kognitiven Bewertungen untersucht. Wenn beispielsweise eine Person auf einen Stressor mit Angst reagiert, kann diese Angst wiederum zu negativen Gedanken führen, die die Angst weiter verstärken, was dann in einer Rückkopplungsschleife endet. Gaia-basierte Ansätze könnten hierbei untersuchen, wie solche Rückkopplungsschleifen durch gezielte therapeutische Interventionen unterbrochen oder umgelenkt werden können, ähnlich wie ökologische Systeme durch externe Eingriffe stabilisiert werden können.

Obwohl die Anwendung der Gaia-Theorie auf emotionale Rückkopplungsprozesse in der klinischen Praxis noch relativ neu ist, gibt es bereits einige vielversprechende Studien und Konzepte, die eine Verbindung zwischen Umweltpsychologie und Emotionsregulation herstellen. Eine wachsende Zahl von Forschungsergebnissen deutet darauf hin, dass Naturverbundenheit und der Kontakt mit natürlichen Umgebungen einen positiven Einfluss auf das emotionale Wohlbefinden haben. Diese Erkenntnisse unterstützen die Idee, dass natürliche Systeme nicht nur als Metapher, sondern als tatsächlicher therapeutischer Rahmen für die Arbeit mit emotionalen Rückkopplungen genutzt werden können.

Ein Beispiel für die Forschung in diesem Bereich sind Studien zur "Biophilia-Hypothese", die besagt, dass Menschen eine angeborene Verbindung zur Natur haben und dass diese Verbindung eine positive Wirkung auf das psychische und emotionale Wohlbefinden hat. Untersuchungen zeigen, dass der Aufenthalt in der Natur das Stressniveau senken und das emotionale Gleichgewicht wiederherstellen kann. Diese Erkenntnisse legen nahe, dass Gaia-basierte therapeutische Ansätze, die Natur als Ressource zur Unterstützung der Emotionsregulation nutzen, effektiv sein könnten, um emotionale Rückkopplungsschleifen zu stabilisieren.

Ein weiterer relevanter Forschungsbereich betrifft die Achtsamkeitsbasierte Stressreduktion (MBSR), die sich zunehmend mit der Integration von Naturerfahrungen beschäftigt. Hier wird untersucht, wie Achtsamkeit in der Natur die emotionale Resilienz fördert und Rückkopplungsprozesse positiv beeinflussen kann. Studien zur Achtsamkeitspraxis in natürlichen Umgebungen zeigen, dass das bewusste Erleben von Naturphänomenen nicht nur das allgemeine Wohlbefinden steigert, sondern auch spezifische emotionale Rückkopplungsschleifen abschwächen kann, indem es die Stressreaktion des Körpers reguliert.

Einige Forschungen konzentrieren sich auch auf die physiologischen Aspekte der emotionalen Rückkopplung im Zusammenhang mit Gaia-basierten Ansätzen. Zum Beispiel könnte die Regulierung des autonomen Nervensystems durch Atemübungen oder Meditation in der Natur als eine Art „biologisches Feedback" betrachtet werden, bei dem der Körper durch die beruhigenden Reize der Natur zu einem ausgeglichenen Zustand zurückgeführt wird. Diese Form der Rückkopplung, bei der körperliche und emotionale Zustände in Wechselwirkung stehen, wird zunehmend als integraler Bestandteil der emotionalen Selbstregulation erkannt.

Längerfristig könnten weitere Studien untersuchen, wie Gaia-basierte therapeutische Ansätze in der Praxis angewendet werden können und welche Auswirkungen sie auf verschiedene psychische Erkrankungen haben. Zum

Beispiel wäre es interessant zu erforschen, wie solche Ansätze bei der Behandlung von Angststörungen, Depressionen oder posttraumatischen Belastungsstörungen eingesetzt werden können. Es könnte auch untersucht werden, ob Patienten, die regelmäßig Gaia-basierte Rückkopplungsübungen in der Natur durchführen, langfristig eine größere emotionale Resilienz entwickeln und weniger anfällig für emotionale Dysregulation sind.

Ein weiteres wichtiges Forschungsthema könnte die Untersuchung der Mechanismen sein, durch die Gaia-basierte Ansätze emotionale Rückkopplungsprozesse beeinflussen. Es könnte beispielsweise untersucht werden, wie Naturerfahrungen spezifische neurobiologische Prozesse aktivieren, die die emotionale Stabilisierung unterstützen. Bildgebende Verfahren wie fMRT könnten dabei helfen, die Gehirnareale zu identifizieren, die durch den Kontakt mit der Natur stimuliert werden, und wie diese mit den emotionalen Rückkopplungssystemen interagieren.

Schließlich könnten auch qualitative Studien einen wertvollen Beitrag zur Erforschung der emotionalen Rückkopplung im Kontext der Gaia-Theorie leisten. Durch Interviews und Fallstudien könnten Forscher untersuchen, wie Patienten Gaia-basierte Ansätze subjektiv erleben und wie diese Erfahrungen ihre emotionalen Rückkopplungsprozesse beeinflussen. Solche Studien könnten dazu beitragen, ein tieferes Verständnis dafür zu entwickeln, wie Gaia-basierte Techniken in der therapeutischen Praxis individualisiert und optimiert werden können, um den spezifischen Bedürfnissen der Patienten gerecht zu werden.

Kapitel 6

Gaia und Achtsamkeit: Eine spirituelle Verbindung zur Natur

I. Achtsamkeit und die Gaia-Theorie

a) Achtsamkeit als Verbindung zur Natur

Achtsamkeit, eine aus der buddhistischen Meditationspraxis hervorgegangene Methode, hat sich als wichtiger Baustein der modernen Psychotherapie etabliert. Sie fördert das bewusste Erleben des gegenwärtigen Augenblicks ohne Wertung, eine Haltung, die nicht nur inneren Frieden und emotionale Stabilität, sondern auch eine tiefere Verbundenheit mit der Umwelt ermöglichen kann. Diese Verbindung zur Natur kann als eine Erweiterung der klassischen Achtsamkeitspraxis betrachtet werden, die sowohl psychische Gesundheit als auch das ökologische Bewusstsein positiv beeinflusst.

Eine der tiefgründigsten Theorien, die diese Verbundenheit thematisiert, ist die Gaia-Theorie von James Lovelock. Sie beschreibt die Erde als ein komplexes, sich selbst regulierendes System, in dem alle lebenden und nichtlebenden Komponenten interagieren, um ein Gleichgewicht zu erhalten, das das Leben unterstützt. Diese Theorie kann als Brücke zwischen Achtsamkeit und Natur dienen, da sie die wechselseitige Beziehung zwischen Mensch und Umwelt betont. Der Mensch ist nicht nur ein Beobachter der Natur, sondern ein integraler Teil des größeren ökologischen Systems.

Das Erleben der Natur durch Achtsamkeit ermöglicht es, sich dieser wechselseitigen Beziehung bewusst zu werden. In der Achtsamkeitspraxis, die sich auf die Natur richtet, wird die Umwelt nicht nur als physischer Raum wahrgenommen, sondern als lebendiges, atmendes Ganzes, das in ständiger Interaktion mit dem eigenen Bewusstsein steht. Diese Praxis kann den Einzelnen dazu befähigen, eine tiefe emotionale Verbindung zur Natur zu entwickeln, die über den reinen Genuss landschaftlicher Schönheit hinausgeht. Es handelt sich hierbei um ein Erleben von Natur als Teil des Selbst.

Psychologisch betrachtet, können achtsamkeitsbasierte Naturerfahrungen eine Vielzahl von positiven Auswirkungen haben. Studien haben gezeigt, dass Achtsamkeit in der Natur das Stressniveau senken, das Wohlbefinden steigern und sogar kognitive Funktionen verbessern kann. In einer Welt, die zunehmend von technologischer Überstimulation und Urbanisierung geprägt ist, bietet die bewusste Interaktion mit der Natur eine wertvolle Möglichkeit, sich wieder mit grundlegenden Lebensprozessen zu verbinden. Diese Rückverbindung mit der Natur kann als eine Rückkehr zu einem ursprünglicheren Zustand des Seins betrachtet werden, in dem der Mensch in Harmonie mit seiner Umwelt lebt.

Die Gaia-Theorie liefert ein tiefgehendes Verständnis dafür, wie die Natur und das menschliche Bewusstsein miteinander verbunden sind. Wenn die Erde als lebendes System betrachtet wird, bedeutet dies, dass menschliche Handlungen auf globaler Ebene Auswirkungen haben. Diese Sichtweise fördert ein ökologisches Bewusstsein, das durch die Achtsamkeitspraxis gestärkt werden kann.

Indem der Mensch lernt, die subtilen Wechselwirkungen in der Natur wahrzunehmen, entwickelt er ein tieferes Verständnis für seine eigene Rolle innerhalb dieses Systems.

Ein weiterer Aspekt der Achtsamkeitspraxis in der Natur ist die Förderung der ökologischen Empathie. Ökologische Empathie ist das emotionale Verständnis und Mitgefühl für die Natur und ihre Prozesse. Achtsamkeit ermöglicht es, die Perspektive zu wechseln und sich nicht nur als Bewohner der Erde, sondern als Teil der Erde zu sehen. Diese Sichtweise kann dazu führen, dass der Mensch sich für den Erhalt der Natur und den Schutz des ökologischen Gleichgewichts einsetzt. Die Förderung von Achtsamkeit in der Natur kann somit einen direkten Beitrag zum Umweltschutz leisten, da sie das Bewusstsein für die Zerbrechlichkeit und den Wert der natürlichen Welt schärft.

Zahlreiche Praktiken, wie zum Beispiel das achtsame Gehen in der Natur oder die Meditation im Freien, wurden entwickelt, um diese Verbindung zu stärken. Diese Praktiken fördern nicht nur das psychische Wohlbefinden, sondern helfen auch, die Sinne zu schärfen und die Wahrnehmung für die feinen Veränderungen in der natürlichen Umgebung zu öffnen. Dies kann in der Form von Achtsamkeit gegenüber den Jahreszeiten, dem Wetter, den Geräuschen und Gerüchen der Natur geschehen. Jede dieser Erfahrungen kann als eine Gelegenheit gesehen werden, sich tiefer mit dem Leben selbst zu verbinden.

Der therapeutische Nutzen dieser Praktiken ist gut dokumentiert. Studien zeigen, dass Naturerfahrungen in Kombination mit Achtsamkeit zu einer signifikanten Reduktion von Stress und Angst führen können. Diese

Effekte sind nicht nur kurzfristig, sondern können sich langfristig positiv auf die psychische Gesundheit auswirken. Dabei ist die Natur nicht nur ein Hintergrund für die Achtsamkeitspraxis, sondern ein aktiver Mitgestalter des Bewusstseinsprozesses.

Die Praxis der Achtsamkeit in der Natur erfordert jedoch auch eine bewusste Einstellung und eine Sensibilität für die Umwelt. Es geht nicht nur darum, sich in der Natur aufzuhalten, sondern darum, in einen Dialog mit ihr zu treten. Dies bedeutet, die Natur als Partner im Heilungsprozess zu betrachten, der sowohl körperliches als auch geistiges Wohlbefinden fördert. Diese Haltung kann zu einer transformativen Erfahrung führen, die das persönliche Wachstum und die ökologische Verantwortung gleichermaßen fördert.

b) Gaia als Objekt achtsamer Beobachtung

Die Gaia-Theorie, die die Erde als lebendes, sich selbst regulierendes System versteht, eröffnet eine einzigartige Möglichkeit, die Welt durch die Linse der Achtsamkeit zu betrachten. Gaia, als Verkörperung der Erde in ihrer Gesamtheit, wird zu einem idealen Objekt achtsamer Beobachtung, da sie die Summe aller lebendigen und nicht-lebenden Prozesse repräsentiert, die das Gleichgewicht des Lebens auf diesem Planeten aufrechterhalten. Durch die bewusste, nicht-wertende Wahrnehmung dieser Prozesse können Menschen eine tiefere und bedeutsamere Verbindung zur natürlichen Welt aufbauen, die sowohl psychologische als auch ökologische Dimensionen umfasst.

Achtsame Beobachtung im Kontext der Gaia-Theorie geht über das einfache Wahrnehmen der Natur hinaus. Es bedeutet, die Erde als dynamisches, komplexes System zu erkennen, in dem alle Bestandteile – von den kleinsten Mikroorganismen bis zu den größten Ökosystemen – miteinander in Beziehung stehen. Diese Beziehungen sind oft unsichtbar, aber sie sind von zentraler Bedeutung für das Verständnis der Gaia-Hypothese. Achtsamkeit ermöglicht es, diese unsichtbaren Verbindungen wahrzunehmen, indem sie den Geist auf die feinen Details der Natur richtet, die normalerweise im täglichen Leben übersehen werden.

Beispielsweise kann das achtsame Beobachten des Wachsens einer Pflanze als Metapher für die größeren Prozesse dienen, die Gaia steuern. Jede Pflanze ist Teil eines Netzwerks von Beziehungen: Sie nimmt Nährstoffe aus dem Boden auf, wandelt Sonnenlicht in Energie um und trägt zum Kreislauf von Wasser und Kohlenstoff bei. Diese scheinbar einfachen Prozesse sind Teil eines globalen Systems von Rückkopplungen, das die Gaia-Theorie beschreibt. Achtsamkeit lenkt den Fokus auf diese Mikrokosmen und hilft dabei, das Bewusstsein für die Art und Weise zu schärfen, wie jede kleine Handlung im größeren Kontext des Lebens auf der Erde Bedeutung hat.

Ebenso kann das Rauschen des Windes oder das Kommen und Gehen der Jahreszeiten zu Objekten der achtsamen Betrachtung werden. Der Wind, der Blätter bewegt, die Luft reinigt und Samen verteilt, ist Teil eines globalen Kreislaufsystems, das die Gaia-Theorie beschreibt. Er ist nicht nur ein Wetterphänomen, sondern ein Ausdruck der größeren Dynamik der Atmosphäre, die Teil der selbstregulierenden Prozesse der Erde ist. Achtsamkeit ermöglicht es, diese Dynamik zu erleben und zu würdigen, und schafft so eine tiefere Verbindung zur Umwelt.

Die Jahreszeiten, als zyklisches Phänomen, sind vielleicht das klarste Beispiel für die Rückkopplungssysteme, die Gaia am Leben erhalten. Der Wechsel von Frühling, Sommer, Herbst und Winter ist das Ergebnis der Wechselwirkungen zwischen der Erdrotation, der Sonnenenergie und den biologischen Zyklen der Erde. Achtsame Beobachtung dieser Zyklen kann zu einem tieferen Verständnis der Rhythmen des Lebens führen, die auch in unserem eigenen Körper und Geist widerhallen. Dieses Verständnis kann dazu beitragen, ein Gefühl der Harmonie mit der natürlichen Welt zu entwickeln, das sowohl beruhigend als auch stärkend wirkt.

Psychologisch gesehen hat die Praxis der achtsamen Beobachtung der Natur eine Reihe von positiven Auswirkungen. Sie fördert das emotionale Wohlbefinden, reduziert Stress und stärkt das Gefühl der Zugehörigkeit zur Welt. Diese Effekte sind besonders wichtig in einer Zeit, in der viele Menschen durch den ständigen Druck des modernen Lebens von der Natur und den grundlegenden Lebensprozessen entfremdet sind. Die Gaia-Theorie, in Verbindung mit der Achtsamkeitspraxis, bietet einen Weg zurück zu einem Gefühl der Einheit mit der Erde.

Die achtsame Beobachtung Gaias fördert ein tiefes ökologisches Bewusstsein. Indem Menschen lernen, die subtilen Prozesse der Natur zu sehen und zu schätzen, entwickeln sie ein größeres Verständnis für die Zerbrechlichkeit des ökologischen Gleichgewichts. Dies kann zu einem verantwortungsvolleren Umgang mit natürlichen Ressourcen und zu einem stärkeren Engagement für den Umweltschutz führen. Achtsamkeit wird somit zu einem Werkzeug, nicht nur für das persönliche Wachstum, sondern auch für den Schutz der Erde.

Gaia als Objekt achtsamer Reflexion und Meditation zu betrachten, bedeutet auch, sich auf die spirituelle Dimension der Natur einzulassen. Für viele Menschen stellt die Achtsamkeitspraxis in der Natur eine Form von spiritueller Verbundenheit dar. Die Erde wird nicht nur als physisches Objekt gesehen, sondern als lebendes Wesen, das in tiefer Beziehung zu allen Formen des Lebens steht. Diese Sichtweise kann zu einem tieferen Gefühl der Ehrfurcht und des Respekts vor der Natur führen, das das ökologische Bewusstsein noch weiter stärkt.

In der Praxis kann die achtsame Beobachtung der Gaia-Prozesse auf viele verschiedene Weisen erfolgen. Eine Möglichkeit besteht darin, sich regelmäßig Zeit zu nehmen, um bewusst in der Natur zu sein und die Umwelt ohne Ablenkung zu beobachten. Dies kann durch Meditation im Freien, achtsames Gehen in der Natur oder durch das einfache Sitzen und Beobachten der Umgebung geschehen. Jede dieser Praktiken bietet die Gelegenheit, sich tiefer mit Gaia zu verbinden und ein besseres Verständnis für die Rolle des Menschen innerhalb dieses komplexen Systems zu entwickeln.

Gaia als Objekt achtsamer Beobachtung zu wählen, eröffnet eine neue Dimension der Achtsamkeitspraxis. Sie lädt dazu ein, die Erde nicht nur als physisches Objekt, sondern als lebendiges System zu sehen, das in ständiger Wechselwirkung mit allen Lebensformen steht. Diese

Sichtweise fördert nicht nur das persönliche Wohlbefinden, sondern auch ein tieferes ökologisches Bewusstsein, das zu einem verantwortungsvolleren Umgang mit der Natur führen kann.

c) Meditative Praktiken inspiriert durch Gaia

Meditative Praktiken, die von der Gaia-Theorie inspiriert sind, schaffen eine tiefe Verbindung zwischen dem menschlichen Geist und den natürlichen Zyklen der Erde. Diese Praktiken basieren auf der Idee, dass der Mensch nicht getrennt von der Natur existiert, sondern integraler Bestandteil eines lebendigen, sich selbst regulierenden Systems ist. Indem man sich bewusst auf die Rhythmen und Prozesse der Natur einstimmt, kann eine Meditation entstehen, die das zyklische Gleichgewicht der Erde widerspiegelt und gleichzeitig zur inneren Selbstregulation beiträgt.

Eine Praxis, die diese Verbindung stärkt, ist die Meditation zur Erdung. Diese Technik betont das Bewusstsein für die physische und energetische Verbindung zwischen dem eigenen Körper und der Erde. Dabei stellt man sich vor, wie Wurzeln aus dem Körper in die Erde wachsen und sich tief im Boden verankern. Diese Wurzeln symbolisieren die Beziehung zur Gaia und die Abhängigkeit von den natürlichen Ressourcen, die uns nähren. Durch diese Visualisierung kann ein Gefühl der Stabilität und Sicherheit entstehen, das tief in der Natur verwurzelt ist. Diese Form der Meditation fördert nicht nur das Gefühl der Erdung, sondern hilft auch, das eigene Energiefeld mit dem der Erde in Einklang zu bringen, was das allgemeine Wohlbefinden steigern kann.

Ein weiterer Aspekt dieser meditativen Praxis ist die Betonung der zyklischen Natur des Lebens. Die Gaia-Theorie sieht die Erde als ein System von Zyklen und Rückkopplungen, in denen alles in ständiger Bewegung und Erneuerung ist. Meditationen, die sich auf diese Zyklen konzentrieren, können helfen, das Bewusstsein für die natürlichen Rhythmen zu schärfen. Ein Beispiel ist die Meditation über die Jahreszeiten, bei der man sich bewusst auf die Veränderungen in der Natur einstellt, die jeder Wechsel der Jahreszeit mit sich bringt. Der Frühling kann als Symbol für Neubeginn und Wachstum dienen, der Sommer für Fülle und Energie, der Herbst für Loslassen und Ernte, und der Winter für Ruhe und Erneuerung. Indem man sich auf diese natürlichen Prozesse einstimmt, wird ein tieferes Verständnis für die eigenen inneren Zyklen und den Fluss des Lebens entwickelt.

Meditative Praktiken, die sich an der Gaia-Theorie orientieren, beinhalten auch die bewusste Wahrnehmung der Elemente – Erde, Wasser, Luft und Feuer – und deren Einfluss auf das eigene Leben. Eine Meditation könnte sich beispielsweise darauf konzentrieren, die Präsenz dieser Elemente in der eigenen Umgebung und im eigenen Körper zu spüren. Die Erde steht für Stabilität und Grundlage, das Wasser für Fluss und Veränderung, die Luft für Freiheit und Bewegung, das Feuer für Energie und Transformation. Indem man diese Elemente achtsam wahrnimmt und sich mit ihnen verbindet, kann eine tiefere Resonanz mit der natürlichen Welt entstehen.

Das bewusste Atmen im Einklang mit den natürlichen Rhythmen kann ebenfalls ein zentraler Bestandteil dieser Gaia-inspirierten Meditationen sein. Der Atem, als ständige Verbindung zwischen dem Inneren und dem Äußeren, spiegelt die Prozesse der Natur wider – das Einatmen symbolisiert die Aufnahme von Energie und Leben, das Ausatmen das Loslassen und die Rückkehr zur Erde. Diese Atemmeditation kann besonders kraftvoll sein, wenn sie in der Natur praktiziert wird, wo man den eigenen Atem mit dem Rauschen des Windes, dem Fließen des Wassers oder dem Rhythmus der Tiere in Einklang bringen kann. Diese Synchronisation schafft ein Gefühl der Harmonie und Verbundenheit, das über die eigene individuelle Existenz hinausgeht.

Eine fortgeschrittene Praxis in dieser Richtung ist die Meditation auf die globale Verbundenheit. Hierbei konzentriert man sich darauf, die Erde als Ganzes zu visualisieren und die komplexen Interaktionen zu spüren, die das Leben auf diesem Planeten möglich machen. Man stellt sich vor, wie jedes Lebewesen, jedes Ökosystem und jede Klimazone miteinander verbunden sind und in einem ständigen Austausch stehen. Diese Form der Meditation fördert nicht nur ein Gefühl der Demut und Dankbarkeit gegenüber der Natur, sondern auch ein tiefes ökologisches Bewusstsein. Der Praktizierende erkennt, dass seine Handlungen Auswirkungen auf das gesamte System haben, und entwickelt ein starkes Verantwortungsgefühl gegenüber der Erde.

Diese Gaia-inspirierten Meditationen fördern nicht nur die innere Balance und Selbstregulation, sondern auch die Verbundenheit mit der Welt um uns herum. Sie helfen, ein Gefühl der Einheit mit der Erde zu kultivieren, das nicht nur auf spiritueller, sondern auch auf praktischer Ebene Bedeutung hat. Indem man sich durch diese meditativen Praktiken mit Gaia verbindet, wird ein Bewusstsein geschaffen, das sowohl die psychische Gesundheit stärkt als auch das Engagement für den Schutz und die Pflege unseres Planeten unterstützt.

d) Verbindung zwischen Achtsamkeit und ökologischer Bewusstheit

Achtsamkeit spielt eine entscheidende Rolle dabei, das ökologische Bewusstsein zu fördern, indem sie die Aufmerksamkeit auf die unmittelbare Umgebung lenkt und ein tiefes Verständnis für die Interdependenz aller Lebewesen schafft. Diese Praxis lädt dazu ein, die Natur nicht nur als Hintergrund oder Ressource zu betrachten, sondern als integralen Bestandteil des eigenen Lebens und Wohlbefindens. Indem Menschen ihre Wahrnehmung schärfen und die subtilen Verbindungen zwischen allen Lebewesen erkennen, wird ein tiefgreifendes ökologisches Bewusstsein entwickelt, das das Verhalten und die Einstellung zur Umwelt beeinflussen kann.

Die Gaia-Theorie, die die Erde als ein lebendiges, selbstregulierendes System beschreibt, liefert das theoretische Fundament für diese erweiterte Perspektive. Sie stellt die Erde als ein komplexes Netz von Rückkopplungsschleifen dar, in dem jedes Element – von Mikroorganismen bis zu den größten Ökosystemen – miteinander verbunden ist und das Gleichgewicht des gesamten Planeten beeinflusst. Achtsamkeit, die sich auf Gaia fokussiert, lenkt die Aufmerksamkeit auf diese Wechselwirkungen und lädt dazu ein, die Rolle des Einzelnen innerhalb dieses Netzwerks zu reflektieren.

Durch achtsame Praxis lernen Menschen, ihre Umgebung mit größerer Sensibilität zu beobachten. Dies führt oft zu einem tieferen Verständnis für die Natur und deren Prozesse. Ein Spaziergang im Wald, der mit einer achtsamen Haltung unternommen wird, wird zu einer Übung in gegenwärtiger Wahrnehmung: die Textur der Blätter, das Rascheln des Windes, die Gerüche des Bodens – all diese

Eindrücke werden intensiv erlebt und in ihrem Zusammenhang wahrgenommen. Dieses Erleben schafft eine emotionale Verbindung zur Natur, die über das bloße Sehen hinausgeht und ein Gefühl der Verwurzelung und der Zugehörigkeit zur natürlichen Welt fördert.

Diese vertiefte Wahrnehmung fördert auch ein Verständnis für die wechselseitigen Abhängigkeiten innerhalb der Natur. Durch Achtsamkeit wird das Bewusstsein geschärft, dass alles Leben auf der Erde miteinander verflochten ist. Das Atmen beispielsweise, eine grundlegende achtsame Praxis, wird in diesem Zusammenhang als Teil eines größeren Kreislaufs erlebt: Pflanzen produzieren Sauerstoff, den Menschen einatmen, während der ausgeatmete Kohlenstoffdioxid von den Pflanzen wieder aufgenommen wird. Diese einfache Wechselwirkung zwischen Mensch und Natur ist Teil eines komplexen ökologischen Netzwerks, das das Überleben des Planeten sichert.

Indem Achtsamkeit das Verständnis dieser ökologischen Zusammenhänge vertieft, fördert sie auch ein Gefühl der Verantwortung gegenüber der Umwelt. Wer sich bewusst ist, dass seine eigenen Handlungen Teil eines größeren Ganzen sind, ist eher geneigt, umweltfreundliche Entscheidungen zu treffen. Dies kann sich in verschiedenen Aspekten des täglichen Lebens widerspiegeln, von der bewussten Reduktion des Ressourcenverbrauchs über die Vermeidung von Umweltverschmutzung bis hin zur aktiven Teilnahme an Umweltschutzmaßnahmen. Das durch Achtsamkeit geförderte ökologische Bewusstsein kann also direkt zu konkretem Umweltschutzverhalten führen.

Achtsamkeit schafft auch Raum für Reflexion über die Rolle des Menschen im ökologischen System. Sie lädt dazu ein, über die Auswirkungen menschlicher Handlungen auf die Umwelt nachzudenken und diese kritisch zu hinterfragen. In einer Welt, die zunehmend von Umweltproblemen wie Klimawandel, Artensterben und Ressourcenknappheit geprägt ist, bietet die Praxis der Achtsamkeit eine Möglichkeit, innezuhalten und sich darüber bewusst zu werden, wie das eigene Leben zur Gesundheit oder zur Zerstörung des Planeten beiträgt. Diese Reflexion kann eine wichtige Grundlage für nachhaltiges Handeln und ökologisch verantwortungsvolles Verhalten sein.

Die Praxis der achtsamen Naturwahrnehmung fördert darüber hinaus die Entwicklung von ökologischer Empathie. Indem Menschen lernen, sich in die Natur einzufühlen und ihre Bedürfnisse und Herausforderungen wahrzunehmen, entwickeln sie Mitgefühl für andere Lebewesen und die Umwelt. Diese empathische Verbindung kann die Motivation stärken, die Natur zu schützen und für zukünftige Generationen zu bewahren. Achtsamkeit wird so zu einem Werkzeug für ökologisches Engagement, das auf einem tiefen emotionalen Verständnis und einer spirituellen Verbundenheit mit der Erde basiert.

Durch die Verknüpfung von Achtsamkeit und ökologischer Bewusstheit entsteht eine ganzheitliche Praxis, die sowohl das individuelle Wohlbefinden als auch das kollektive Wohl der Erde fördert. Gaia als Konzept bietet eine inspirierende Grundlage, um die Verbindung zwischen Mensch und Natur zu verstehen und in die Praxis umzusetzen. Diese Achtsamkeit, die sich auf die Erde als lebendiges System richtet, eröffnet eine neue Dimension des ökologischen Bewusstseins, das nicht nur intellektuell, sondern auch emotional und spirituell erfahrbar ist.

e) Gaia-basierte Achtsamkeitstechniken

Gaia-basierte Achtsamkeitstechniken bieten eine tiefgreifende Möglichkeit, die Prinzipien der Gaia-Theorie in die persönliche Achtsamkeitspraxis zu integrieren. Sie betonen die Verbindung zwischen dem Individuum und der Natur, indem sie natürliche Rhythmen und Prozesse als zentrale Elemente der Meditation und Achtsamkeit nutzen. Diese Techniken zielen darauf ab, das Bewusstsein für die Interdependenz allen Lebens zu schärfen und die Selbstregulation zu fördern, indem der Geist auf die subtilen Wechselwirkungen in der natürlichen Welt ausgerichtet wird. Hier sind einige spezifische Gaia-basierte Achtsamkeitstechniken, die diese Ziele unterstützen.

Das bewusste Atmen in der Natur ist eine einfache, aber kraftvolle Technik, die das Prinzip der Gaia-Theorie verkörpert. Der Atem wird als Bindeglied zwischen dem eigenen Körper und der natürlichen Umwelt erlebt. Diese Technik kann in einem natürlichen Umfeld wie einem Wald, einem Park oder am Meer praktiziert werden. Man beginnt damit, bewusst die Luft einzuatmen, die von Pflanzen durch Photosynthese erzeugt wurde, und beim Ausatmen Kohlenstoffdioxid abzugeben, das von diesen Pflanzen aufgenommen wird. Dies fördert das Bewusstsein für den Kreislauf von Energie und Atem, der das Leben auf der Erde unterstützt. Durch diese Atemmeditation entsteht ein Gefühl der Einheit mit dem größeren Ökosystem, in dem man lebt. Die Praxis verbindet den eigenen Atemrhythmus mit den Rhythmen der Erde und fördert ein tiefes Gefühl der Verwurzelung und des Einklangs mit der Natur.

Achtsames Gehen in der Natur ist eine weitere Gaia-basierte Technik, die das Bewusstsein für die Verbindung zwischen Mensch und Umwelt stärkt. Beim achtsamen Gehen richtet man die Aufmerksamkeit auf jeden Schritt, den man macht, und spürt bewusst den Kontakt der Füße mit dem Boden. Während man durch die natürliche Umgebung geht, achtet man auf die Geräusche, Gerüche und visuellen Eindrücke der Umgebung, ohne diese zu bewerten. Der Fokus liegt darauf, im gegenwärtigen Moment zu bleiben und die Natur als lebendiges System wahrzunehmen, das in ständiger Wechselwirkung mit dem eigenen Körper steht. Diese Praxis kann helfen, die Sinne zu schärfen und ein tieferes Verständnis für die dynamischen Prozesse der Erde zu entwickeln, die oft unbemerkt bleiben, wie die Zirkulation des Wassers, das Wachstum von Pflanzen oder das Verhalten von Tieren. Durch das bewusste Erleben dieser Prozesse wird die eigene Rolle im größeren ökologischen System deutlicher, was das Gefühl der Verantwortung gegenüber der Umwelt verstärken kann.

Eine weitere Gaia-basierte Achtsamkeitstechnik ist die Visualisierung der Erde als lebendiges, sich selbst regulierendes System. Diese Technik kann während der Meditation praktiziert werden, indem man sich vorstellt, wie die Erde als Ganzes funktioniert, mit all ihren biologischen, geologischen und atmosphärischen Prozessen, die miteinander in Wechselwirkung stehen. Der Praktizierende kann sich beispielsweise das globale Wassersystem vorstellen, wie das Wasser von den Ozeanen verdunstet, als Wolken über die Kontinente zieht, als Regen fällt und schließlich wieder ins Meer fließt. Oder man visualisiert das Zusammenspiel von Pflanzen und Tieren, das durch Nahrungsketten und symbiotische Beziehungen das

Gleichgewicht in verschiedenen Ökosystemen aufrechterhält. Diese Visualisierung fördert ein tieferes Verständnis für die Gaia-Theorie und hilft, das Bewusstsein für die eigene Verbundenheit mit dem globalen Ökosystem zu stärken. Sie schafft ein Gefühl von Harmonie und Einheit, das sowohl psychisch stabilisierend als auch spirituell erhebend wirkt.

Eine fortgeschrittene Praxis in Gaia-basierter Achtsamkeit könnte das Synchronisieren des eigenen inneren Rhythmus mit den natürlichen Zyklen der Erde beinhalten, wie den Jahreszeiten, den Mondphasen oder den Tageszeiten. Diese Technik erfordert, dass man sich bewusst mit diesen natürlichen Rhythmen verbindet und das eigene Leben danach ausrichtet. Im Frühling könnte dies bedeuten, sich auf Wachstum und neue Projekte zu konzentrieren, im Sommer auf Fülle und Aktivität, im Herbst auf Ernte und Reflexion, und im Winter auf Ruhe und Erneuerung. Indem man diese natürlichen Zyklen in die Achtsamkeitspraxis integriert, kann man ein tieferes Verständnis für die eigene zyklische Natur entwickeln und die Selbstregulation verbessern, indem man sich im Einklang mit den größeren Rhythmen der Erde bewegt. Dies fördert nicht nur das eigene Wohlbefinden, sondern auch ein respektvolles und nachhaltiges Verhalten gegenüber der Umwelt.

Gaia-basierte Achtsamkeitstechniken haben das Potenzial, eine tiefe Transformation im Individuum zu bewirken, indem sie das Bewusstsein für die Interdependenz allen Lebens fördern und eine starke Verbindung zur Natur schaffen. Diese Praktiken bieten nicht nur eine Möglichkeit zur Stressreduktion und inneren Balance, sondern auch zur Entwicklung eines ökologischen Bewusstseins, das nachhaltiges Handeln und eine verantwortungsvolle Beziehung zur Erde unterstützt. Durch die Integration der

Gaia-Prinzipien in die Achtsamkeitspraxis wird der Einzelne eingeladen, sich als Teil eines größeren lebendigen Systems zu sehen, das er mitgestaltet und für das er Sorge trägt.

II. Die Rolle der Achtsamkeit in der Selbstregulation

a) Achtsamkeit und emotionale Regulation

Achtsamkeit ist ein wirkungsvolles Werkzeug zur emotionalen Regulation, das auf der Fähigkeit beruht, Gedanken, Gefühle und körperliche Empfindungen im gegenwärtigen Moment bewusst wahrzunehmen, ohne sofort darauf zu reagieren. Diese Praxis hilft dabei, eine gewisse Distanz zu den eigenen Emotionen zu schaffen, was es ermöglicht, weniger impulsiv zu handeln und stattdessen mit Bedacht auf emotionale Herausforderungen zu reagieren. Diese Fähigkeit zur Selbstregulation ist von zentraler Bedeutung für das emotionale Wohlbefinden und die psychische Gesundheit.

Die Forschung hat gezeigt, dass Achtsamkeit die neuronalen Mechanismen beeinflussen kann, die mit emotionaler Regulation in Verbindung stehen. Dabei spielt insbesondere die Beziehung zwischen der Amygdala, dem Zentrum für emotionale Reaktionen im Gehirn, und dem präfrontalen Kortex, der für das bewusste Denken und die Regulation von Emotionen verantwortlich ist, eine wichtige Rolle. Achtsamkeitspraxis hat nachweislich einen beruhigenden Effekt auf die Amygdala und stärkt gleichzeitig die Funktion des präfrontalen Kortex, was dazu führt, dass emotionale Reaktionen bewusster wahrgenommen und reguliert werden können. Dies kann dazu beitragen, die Intensität negativer Emotionen wie Angst, Ärger oder Trauer zu reduzieren und eine ausgewogenere emotionale Reaktion zu fördern.

Ein entscheidender Aspekt der Achtsamkeit ist die Fähigkeit, Emotionen ohne Bewertung zu beobachten. Anstatt unangenehme Gefühle sofort als „schlecht" zu kategorisieren und sie zu vermeiden oder zu unterdrücken, lehrt Achtsamkeit, diese Gefühle zu akzeptieren und sie als vorübergehende Erfahrungen zu sehen, die Teil des menschlichen Daseins sind. Diese Haltung der Akzeptanz kann die emotionale Reaktivität verringern und Menschen dabei helfen, mit schwierigen Emotionen auf eine gesunde Weise umzugehen. Indem man lernt, Emotionen zuzulassen und bewusst zu erleben, verringert sich das Risiko, in schädliche Bewältigungsstrategien wie Verdrängung, Aggression oder übermäßigen Stress zu verfallen.

Ein weiteres zentrales Konzept in der achtsamen emotionalen Regulation ist die Idee des „Respondisierens" statt des „Reagierens". Traditionell neigen Menschen dazu, auf starke Emotionen sofort zu reagieren, oft impulsiv und ohne nachzudenken. Achtsamkeit hingegen fördert das „Respondisieren" – das bedeutet, dass man bewusst innehält, die Emotion erkennt und dann überlegt, wie man am besten darauf reagieren kann. Dies schafft Raum zwischen dem Erleben der Emotion und der Handlung, was zu besseren Entscheidungen und einer gesünderen emotionalen Regulation führt.

Jon Kabat-Zinns Entwicklung des Mindfulness-Based Stress Reduction (MBSR) Programms in den 1970er Jahren war ein Meilenstein in der Anwendung von Achtsamkeit zur emotionalen Regulation und Stressbewältigung. MBSR basiert auf der Praxis der Achtsamkeit, um Menschen zu helfen, mit Stress, Schmerz und anderen Herausforderungen des Lebens besser umzugehen. Studien haben gezeigt, dass MBSR die emotionale Resilienz erhöht und das allgemeine Wohlbefinden fördert, indem es hilft, negative Gedankenspiralen zu durchbrechen und eine positive, gegenwärtige Haltung zu kultivieren. Insbesondere Menschen, die unter chronischem Stress, Angstzuständen oder Depressionen leiden, können von dieser Praxis profitieren, da sie ihnen Werkzeuge an die Hand gibt, um ihre emotionalen Reaktionen besser zu steuern und eine stabilere innere Balance zu finden.

Auch in der Psychotherapie hat Achtsamkeit an Bedeutung gewonnen, insbesondere in der Dialektisch-Behavioralen Therapie (DBT) und der Akzeptanz- und Commitment-Therapie (ACT). Beide Therapieformen integrieren Achtsamkeit als zentrales Element zur Förderung der emotionalen Regulation und Selbstakzeptanz. In der DBT wird Achtsamkeit genutzt, um Klienten zu helfen, ihre Emotionen zu erkennen und zu benennen, bevor sie impulsive oder destruktive Handlungen ausführen. In der ACT liegt der Fokus darauf, die Achtsamkeit zu nutzen, um unangenehme Gedanken und Gefühle zu akzeptieren, anstatt sie zu bekämpfen, und sich gleichzeitig auf Werte und Ziele zu konzentrieren, die ein sinnvolles Leben fördern.

Die Wirksamkeit von Achtsamkeit zur emotionalen Regulation zeigt sich auch in der Neuroplastizität, dem Prozess, durch den das Gehirn sich an Erfahrungen anpasst. Regelmäßige Achtsamkeitspraxis kann langfristig zu Veränderungen in den Gehirnstrukturen führen, die an der emotionalen Regulation beteiligt sind. Studien haben gezeigt, dass Menschen, die regelmäßig meditieren, eine erhöhte Dichte in der grauen Substanz in den Bereichen des Gehirns aufweisen, die mit emotionaler Selbstregulation, Gedächtnis und Selbstwahrnehmung in Verbindung stehen. Diese strukturellen Veränderungen können dazu beitragen, eine stabilere und widerstandsfähigere emotionale Verfassung zu fördern.

b) Kognitive Effekte der Achtsamkeit

Achtsamkeit hat tiefgreifende Auswirkungen auf verschiedene kognitive Prozesse, die das tägliche Funktionieren und das allgemeine Wohlbefinden erheblich verbessern können. Regelmäßige Achtsamkeitspraxis fördert die Fähigkeit, die Aufmerksamkeit zu fokussieren, das Gedächtnis zu stärken und die kognitive Flexibilität zu erhöhen. Diese Effekte unterstützen nicht nur die psychische Selbstregulation, sondern tragen auch zur Auflösung dysfunktionaler Denkmuster bei, indem sie eine positive Rückkopplung zwischen kognitiven Prozessen und emotionaler Balance schaffen.

Ein wesentlicher kognitiver Effekt der Achtsamkeit ist die Verbesserung der Aufmerksamkeitssteuerung. Achtsamkeit trainiert das Gehirn, die Aufmerksamkeit auf den gegenwärtigen Moment zu richten und aufrechtzuerhalten, was in einer Welt voller Ablenkungen von unschätzbarem Wert ist. Durch wiederholtes Üben, den Fokus auf eine bestimmte Aufgabe oder Wahrnehmung zu lenken – sei es der Atem, ein körperliches Gefühl oder eine bestimmte Handlung – entwickeln Menschen eine größere Fähigkeit, ihre Aufmerksamkeit bewusst zu kontrollieren. Diese Verbesserung der Aufmerksamkeit kann sich in verschiedenen Lebensbereichen bemerkbar machen, etwa bei der Arbeit, beim Lernen oder in zwischenmenschlichen Interaktionen, wo es entscheidend ist, präsent und konzentriert zu bleiben.

Studien haben gezeigt, dass Achtsamkeit auch das Arbeitsgedächtnis stärkt. Das Arbeitsgedächtnis ist die Fähigkeit, Informationen über kurze Zeiträume hinweg zu speichern und zu manipulieren, was für die Bewältigung komplexer Aufgaben unerlässlich ist. Durch Achtsamkeit wird das Arbeitsgedächtnis effizienter genutzt, da es weniger von störenden Gedanken oder äußeren Reizen beeinträchtigt wird. Menschen, die Achtsamkeit praktizieren, berichten häufig von einer klareren und stabileren mentalen Verarbeitung, was darauf hindeutet, dass sie besser in der Lage sind, relevante Informationen im Gedächtnis zu halten und gleichzeitig unnötige oder ablenkende Gedanken auszublenden. Dies führt zu einer verbesserten kognitiven Leistung in Situationen, die hohe Konzentration und Gedächtnisfähigkeiten erfordern.

Ein weiterer bedeutender kognitiver Vorteil der Achtsamkeit ist die Steigerung der kognitiven Flexibilität. Kognitive Flexibilität bezieht sich auf die Fähigkeit, zwischen verschiedenen Denkansätzen hin und her zu wechseln und sich an veränderte Bedingungen anzupassen. Diese Fähigkeit ist entscheidend für das Problemlösen, das kreative Denken und die Anpassung an neue Situationen. Achtsamkeit fördert die kognitive Flexibilität, indem sie es ermöglicht, Gedanken und Gefühle aus einer nicht-reaktiven Perspektive zu betrachten. Anstatt an bestimmten Gedankenmustern oder Überzeugungen festzuhalten, können Praktizierende lernen, ihre Gedanken objektiver zu betrachten und flexibler auf Herausforderungen zu reagieren. Dies erleichtert es, aus festgefahrenen Denkmustern auszubrechen und neue Lösungsansätze zu entwickeln.

Die Fähigkeit, Gedanken zu steuern, ist ein weiterer kognitiver Effekt der Achtsamkeit, der eng mit der emotionalen Selbstregulation verbunden ist. Menschen, die Achtsamkeit praktizieren, entwickeln eine größere Kontrolle über ihre geistigen Prozesse und können dysfunktionale Denkmuster wie Grübeln oder katastrophisierendes Denken besser erkennen und unterbrechen. Dies geschieht durch die Praxis, Gedanken bewusst wahrzunehmen, ohne sich mit ihnen zu identifizieren. Achtsamkeit schafft eine mentale Distanz zu den eigenen Gedanken, was es erleichtert, diese als vorübergehende mentale Ereignisse zu erkennen, anstatt sie als absolute Wahrheiten zu betrachten. Dadurch wird die kognitive Verzerrung verringert, und es wird ein Raum geschaffen, in dem gesündere und konstruktivere Gedankenmuster kultiviert werden können.

Die positiven kognitiven Effekte der Achtsamkeit tragen auch zur psychischen Selbstregulation bei, indem sie die Interaktion zwischen kognitiven Prozessen und emotionaler Balance stärken. Durch die verbesserte Aufmerksamkeitssteuerung und die Fähigkeit, Gedanken zu lenken, können Praktizierende negative emotionale Reaktionen frühzeitig erkennen und regulieren, bevor sie außer Kontrolle geraten. Dies führt zu einer stabileren emotionalen Grundlage, die es ermöglicht, auf stressige oder herausfordernde Situationen mit größerer Ruhe und Klarheit zu reagieren. Die kognitive Flexibilität unterstützt diesen Prozess, indem sie alternative Denkansätze und Verhaltensstrategien ermöglicht, die besser an die jeweilige Situation angepasst sind.

Zusätzlich fördert Achtsamkeit das Meta-Bewusstsein, das Bewusstsein über das eigene Bewusstsein. Diese höhere Form der Selbstwahrnehmung ermöglicht es, kognitive Prozesse und deren Auswirkungen auf Emotionen und Verhalten besser zu verstehen und zu steuern. Das Meta-Bewusstsein ist ein entscheidender Faktor für die Selbstregulation, da es hilft, automatische Reaktionen zu unterbrechen und bewusstere, reflektiertere Entscheidungen zu treffen. Durch die Praxis der Achtsamkeit wird dieses Meta-Bewusstsein gestärkt, was zu einer verbesserten Kontrolle über das eigene geistige und emotionale Erleben führt.

c) Stressbewältigung durch Achtsamkeit

Achtsamkeit hat sich als äußerst wirksames Mittel zur Stressbewältigung etabliert, indem sie den Geist beruhigt und die Fähigkeit fördert, eine bewusste Distanz zu Stressoren zu schaffen. Anstatt in automatischen Reaktionsmustern gefangen zu bleiben, lehrt Achtsamkeit, den gegenwärtigen Moment ohne Bewertung zu erleben und so eine neue Perspektive auf stressige Situationen zu gewinnen. Durch regelmäßige Praxis können Menschen lernen, ihre Reaktionen auf Stress zu regulieren, was zu einer Reduktion von stressbedingten emotionalen und körperlichen Symptomen führt und gleichzeitig die langfristige Resilienz gegenüber Stress fördert.

Ein grundlegender Mechanismus, durch den Achtsamkeit Stress reduziert, ist die Kultivierung von Präsenz und Akzeptanz. In stressigen Situationen neigt der Geist dazu, in den „Kampf- oder Flucht"-Modus zu wechseln, wobei häufig gedankliche Ruminationsmuster über mögliche negative Ergebnisse oder vergangene Fehler auftreten. Achtsamkeit unterbricht diesen Prozess, indem sie den Fokus auf den gegenwärtigen Moment lenkt und die Gedanken dazu anregt, auf das Hier und Jetzt zurückzukehren. Indem man sich bewusst auf den Atem, Körperempfindungen oder einfache Aufgaben konzentriert, beruhigt sich das Nervensystem und die physiologischen Stressreaktionen, wie erhöhter Herzschlag oder flache Atmung, nehmen ab.

Ein weiterer zentraler Aspekt der Achtsamkeit in der Stressbewältigung ist die Veränderung der Wahrnehmung von Stressoren. Achtsamkeit hilft dabei, stressauslösende Ereignisse aus einer distanzierten, beobachtenden Haltung wahrzunehmen, anstatt sich mit ihnen zu identifizieren. Diese Distanz ermöglicht es, die Situation objektiver zu betrachten und den emotionalen Aufruhr zu verringern. Statt automatisch in Panik oder Überforderung zu verfallen, lernt der Praktizierende, einen Moment der Pause einzulegen, um die Situation neu zu bewerten und angemessenere Reaktionen zu wählen. Diese Veränderung der Reaktionsmuster kann dazu beitragen, chronischen Stress zu vermeiden und akute Stresssituationen effektiver zu bewältigen.

Die Forschung hat gezeigt, dass Achtsamkeit eine Reihe von physiologischen und psychologischen Vorteilen bietet, die zur Stressbewältigung beitragen. Studien haben beispielsweise nachgewiesen, dass Achtsamkeitspraxis den Cortisolspiegel senkt, ein Hormon, das in stressigen

Situationen freigesetzt wird und langfristig negative Auswirkungen auf die Gesundheit haben kann, wenn es chronisch erhöht bleibt. Achtsamkeit aktiviert den Parasympathikus, der für Entspannungsreaktionen zuständig ist, und reduziert gleichzeitig die Aktivität des Sympathikus, der die Stressreaktion steuert. Dies führt zu einer Verbesserung der allgemeinen körperlichen Gesundheit und einer Reduktion von stressbedingten Symptomen wie Kopfschmerzen, Muskelverspannungen und Schlafstörungen.

Auch auf psychologischer Ebene bietet Achtsamkeit wertvolle Werkzeuge zur Stressbewältigung. Indem sie die Selbstwahrnehmung und das Meta-Bewusstsein stärkt, hilft sie dabei, automatische negative Denkmuster zu erkennen und zu unterbrechen, die den Stress verstärken können. Durch Achtsamkeit entwickeln Menschen eine größere emotionale Resilienz, was bedeutet, dass sie in der Lage sind, schwierige Gefühle besser zu tolerieren und sich schneller von stressigen Ereignissen zu erholen. Diese emotionale Widerstandsfähigkeit spielt eine entscheidende Rolle bei der langfristigen Stressbewältigung und dem Schutz vor den schädlichen Auswirkungen von chronischem Stress auf die mentale und körperliche Gesundheit.

Ein weiteres wichtiges Element der Achtsamkeit bei der Stressbewältigung ist die Praxis der Selbstmitgefühl. In stressigen Zeiten neigen Menschen oft dazu, hart mit sich selbst ins Gericht zu gehen und sich zusätzlich zu den äußeren Belastungen durch Selbstkritik und Selbstzweifel unter Druck zu setzen. Achtsamkeit in Verbindung mit Selbstmitgefühl lehrt, sich selbst mit der gleichen Freundlichkeit und Fürsorge zu begegnen, die man einem guten

Freund in einer schwierigen Situation entgegenbringen würde. Diese Praxis reduziert nicht nur das subjektive Stresserleben, sondern fördert auch das psychische Wohlbefinden und die emotionale Stabilität.

Ein bedeutendes Beispiel für die Anwendung von Achtsamkeit in der Stressbewältigung ist das von Jon Kabat-Zinn entwickelte Mindfulness-Based Stress Reduction (MBSR) Programm, das weltweit in klinischen und nichtklinischen Settings eingesetzt wird. Dieses achtwöchige Programm zielt darauf ab, Menschen durch gezielte Achtsamkeitsübungen zu helfen, ihre Reaktionen auf Stress zu verändern und langfristig gelassener mit Belastungen umzugehen. Zahlreiche Studien haben gezeigt, dass MBSR nicht nur das subjektive Stressempfinden signifikant reduziert, sondern auch langfristige positive Effekte auf das Wohlbefinden, die Lebensqualität und die psychische Gesundheit hat.

Achtsamkeit fördert auch die Fähigkeit zur kognitiven Neubewertung von Stressoren, ein Prozess, bei dem stressauslösende Ereignisse in einem neuen Licht betrachtet werden, um sie weniger bedrohlich oder überwältigend erscheinen zu lassen. Indem Menschen lernen, ihre Gedanken und Gefühle nicht als feste Realitäten zu betrachten, sondern als vorübergehende mentale Ereignisse, die beobachtet und verändert werden können, verringert sich die Macht, die diese Gedanken über sie haben. Dies führt zu einer größeren inneren Flexibilität und einer verbesserten Fähigkeit, auch in stressigen Situationen handlungsfähig zu bleiben.

d) Achtsamkeit und Selbstheilung

Achtsamkeit spielt eine zentrale Rolle bei der Förderung von Selbstheilungsprozessen, indem sie den Körper und den Geist in einen Zustand der Ruhe und Erholung versetzt. Diese Praxis ermöglicht es, sich bewusst mit den eigenen körperlichen und emotionalen Zuständen auseinanderzusetzen und diese ohne Urteil oder Widerstand zu akzeptieren. Durch diese Akzeptanz und das bewusste Erleben des gegenwärtigen Moments werden natürliche Heilungsprozesse unterstützt, da der Körper in einem entspannten Zustand besser in der Lage ist, seine eigenen Selbstregulationsmechanismen zu aktivieren.

Die Selbstheilung wird durch Achtsamkeit auf mehreren Ebenen gefördert. Auf der körperlichen Ebene führt Achtsamkeitspraxis zu einer Aktivierung des parasympathischen Nervensystems, das für Entspannungsreaktionen zuständig ist. Wenn der Körper entspannt ist, werden Stresshormone wie Cortisol reduziert, was Entzündungen mindern und das Immunsystem stärken kann. Dies schafft die Bedingungen, unter denen der Körper seine natürlichen Heilungsprozesse optimal durchführen kann. Regelmäßige Achtsamkeitspraxis kann somit dazu beitragen, chronischen Stress zu reduzieren, der häufig die Ursache für viele körperliche Beschwerden ist, und die allgemeine Gesundheit und das Wohlbefinden zu verbessern.

Auf der emotionalen Ebene hilft Achtsamkeit, einen heilsamen Raum zu schaffen, in dem Gefühle und Gedanken ohne Bewertung beobachtet werden können. Diese Praxis fördert die emotionale Resilienz und ermöglicht es, mit schwierigen Gefühlen wie Angst, Schmerz oder Trauer auf eine Weise umzugehen, die deren Intensität verringert und die Heilung fördert. Indem man diese Emotionen anerkennt und ihnen Raum gibt, können sie sich auf natürliche Weise transformieren und auflösen, anstatt sich im Körper zu manifestieren und psychosomatische Beschwerden zu verursachen.

Die Gaia-Theorie ergänzt diesen Ansatz zur Selbstheilung, indem sie den Körper als ein komplexes, sich selbst regulierendes System betrachtet, ähnlich wie die Erde. Laut dieser Theorie verfügt der Körper, ebenso wie die Erde, über eigene Mechanismen der Selbstregulation, die auf das Erreichen und Aufrechterhalten eines Gleichgewichts ausgerichtet sind. Achtsamkeit fördert diese natürlichen Selbstregulationsprozesse, indem sie den Geist beruhigt und die Selbstwahrnehmung schärft, sodass der Körper seine Heilungsmechanismen effektiver nutzen kann. Beispielsweise kann achtsames Atmen die Sauerstoffversorgung des Körpers verbessern und die Herzfrequenzvariabilität erhöhen, was ein Indikator für eine gute Stressbewältigung und ein starkes autonomes Nervensystem ist.

Eine achtsame Haltung kann auch den Heilungsprozess bei chronischen Krankheiten oder langfristigen Gesundheitsproblemen unterstützen. Studien haben gezeigt, dass Achtsamkeitspraxis bei der Bewältigung von Schmerzen, bei der Behandlung von Depressionen und Angstzuständen sowie bei der Verbesserung der Lebensqualität von Menschen mit chronischen Erkrankungen wirksam ist. Durch die Kultivierung von Achtsamkeit lernen Patienten, sich von der Identifikation mit ihrer Krankheit zu lösen und stattdessen eine nicht-reaktive Beobachtungshaltung einzunehmen. Dies kann die emotionale Belastung reduzieren, die oft mit chronischen Krankheiten einhergeht, und den Heilungsprozess positiv beeinflussen.

Ein weiteres Element der Selbstheilung durch Achtsamkeit ist die Förderung eines positiven Körperbewusstseins. Achtsamkeit hilft, eine tiefere Verbindung zum eigenen Körper zu entwickeln, indem sie die Wahrnehmung für körperliche Empfindungen schärft. Diese bewusste Wahrnehmung kann dazu führen, dass man Signale des Körpers früher erkennt und entsprechend darauf reagiert, bevor sie sich zu größeren gesundheitlichen Problemen entwickeln. Ein achtsamer Umgang mit dem Körper, der das Erkennen und Akzeptieren von Bedürfnissen wie Ruhe, Bewegung und gesunde Ernährung beinhaltet, kann die Selbstheilungskraft des Körpers erheblich stärken.

Die Verbindung zwischen Achtsamkeit und Selbstheilung wird auch durch die Praxis des „Body Scan" verdeutlicht, einer Technik, die oft in Achtsamkeitsprogrammen wie MBSR (Mindfulness-Based Stress Reduction) eingesetzt wird. Beim Body Scan wird die Aufmerksamkeit systematisch durch den gesamten Körper geleitet, wobei jede Empfindung ohne Urteil wahrgenommen wird. Diese Praxis fördert nicht nur die Entspannung, sondern hilft auch, unbewusste Spannungen und Stressmuster im Körper zu erkennen und aufzulösen, was die natürlichen Heilungsprozesse unterstützt.

Ein weiterer Aspekt der Achtsamkeit in der Selbstheilung ist die Integration von Geist und Körper. Achtsamkeitspraxis fördert ein tiefes Verständnis dafür, wie eng geistige und körperliche Prozesse miteinander verbunden sind. Indem man den Geist beruhigt und klärt, kann man auch positive Auswirkungen auf den Körper erzielen. Diese ganzheitliche Sichtweise auf Gesundheit und Heilung betont, dass körperliche Heilung oft von emotionalem und geistigem Gleichgewicht abhängt. Achtsamkeit schafft die Voraussetzungen für dieses Gleichgewicht, indem sie die Verbindung zwischen Körper und Geist stärkt und fördert.

e) Empirische Forschung zur Achtsamkeit und psychischer Gesundheit

Die empirische Forschung zur Achtsamkeit hat in den letzten Jahrzehnten signifikante Fortschritte gemacht und zeigt auf, dass die regelmäßige Praxis der Achtsamkeit positive Auswirkungen auf die psychische Gesundheit haben kann. Achtsamkeit wird definiert als eine Form der bewussten Aufmerksamkeitslenkung, die sich auf den gegenwärtigen Moment konzentriert, ohne diesen zu bewerten. Diese Praxis hat sich als wirkungsvolles Mittel erwiesen, um emotionale Zustände wie Angst, Depression und Stress zu beeinflussen.

In einer Vielzahl von Studien wurden die Effekte von Achtsamkeit auf psychische Störungen wie Angst und Depression untersucht. Insbesondere in randomisierten kontrollierten Studien konnte gezeigt werden, dass Programme wie das Mindfulness-Based Stress Reduction (MBSR) und das Mindfulness-Based Cognitive Therapy (MBCT) signifikante Verbesserungen in den Symptomen von Angst und Depression bewirken. Beide Programme basieren auf der Förderung einer nicht-wertenden Achtsamkeit gegenüber eigenen Gedanken und Emotionen, was die Fähigkeit zur Selbstregulation stärkt.

Studien zur generalisierten Angststörung, einer der häufigsten Angststörungen, haben gezeigt, dass die Teilnahme an einem achtwöchigen MBSR-Programm zu einer signifikanten Reduktion der Angstsymptome führen kann.

Die Mechanismen, die diesem Effekt zugrunde liegen, scheinen komplex und multifaktoriell zu sein. Ein zentraler Aspekt ist die erhöhte Fähigkeit, emotionale Reaktionen zu regulieren. Durch die Praxis der Achtsamkeit lernen Individuen, ihre Angst nicht zu unterdrücken oder zu vermeiden, sondern sie als temporären emotionalen Zustand zu akzeptieren, was letztlich zu einer Abnahme der empfundenen Bedrohung führt.

Auch bei Depressionen hat sich die Achtsamkeitspraxis als effektiv erwiesen. Besonders hervorzuheben ist das Mindfulness-Based Cognitive Therapy (MBCT), das ursprünglich entwickelt wurde, um Rückfällen bei rezidivierender Depression vorzubeugen. Empirische Studien zeigen, dass MBCT das Rückfallrisiko bei Menschen, die bereits mehrere depressive Episoden erlebt haben, signifikant senken kann. Es wird angenommen, dass MBCT durch die Kultivierung einer achtsamen Haltung gegenüber negativen Gedankenmustern und Grübeleien wirkt, die oft mit depressiven Episoden verbunden sind. Anstatt sich in diesen Gedanken zu verlieren, lernen Patienten, sie als flüchtige mentale Ereignisse zu betrachten, was die Wahrscheinlichkeit eines Rückfalls verringert.

Neben der Reduktion von Angst- und Depressionssymptomen fördert Achtsamkeit auch das allgemeine emotionale Wohlbefinden. Studien zeigen, dass Menschen, die regelmäßig Achtsamkeit praktizieren, ein höheres Maß an Lebenszufriedenheit und emotionale Resilienz aufweisen. Diese Menschen berichten auch von einer besseren Bewältigung von Alltagsstress. Ein möglicher Erklärungsansatz hierfür ist, dass Achtsamkeit die Selbstwahrnehmung und das Selbstmitgefühl stärkt, was zu einer positiveren Einstellung gegenüber sich selbst und den Herausforderungen des Lebens führt.

Ein weiterer wichtiger Aspekt der Achtsamkeitsforschung ist ihre Rolle in der Selbstregulation. Selbstregulation, verstanden als die Fähigkeit, eigene Gedanken, Emotionen und Verhaltensweisen zu steuern, ist ein wesentlicher Bestandteil der psychischen Gesundheit. Achtsamkeit fördert die Selbstregulation, indem sie Individuen hilft, sich ihrer automatischen Reaktionen auf Stressoren bewusster zu werden. Anstatt impulsiv auf stressauslösende Reize zu reagieren, ermöglicht Achtsamkeit einen achtsamen Raum, in dem bewusste Entscheidungen getroffen werden können. Dies reduziert nicht nur das Risiko ungesunder Bewältigungsmechanismen wie übermäßiges Grübeln oder Vermeidung, sondern fördert auch die Entwicklung gesünderer Verhaltensweisen.

Es gibt auch Hinweise darauf, dass Achtsamkeit auf neurologischer Ebene wirkt. Neuroimaging-Studien haben gezeigt, dass regelmäßige Achtsamkeitspraxis zu Veränderungen in Hirnregionen führt, die mit Aufmerksamkeit, Emotionsregulation und Selbstwahrnehmung verbunden sind. Insbesondere die Dichte der grauen Substanz im präfrontalen Kortex, der für höhere kognitive Funktionen wie Entscheidungsfindung und Emotionskontrolle verantwortlich ist, kann durch Achtsamkeitspraxis erhöht werden. Gleichzeitig wird eine verringerte Aktivität in der Amygdala beobachtet, einem Gehirnareal, das mit der Verarbeitung von Angst und Stress assoziiert wird. Diese Veränderungen deuten darauf hin, dass Achtsamkeit nicht nur auf psychologischer, sondern auch auf biologischer Ebene positive Auswirkungen auf die psychische Gesundheit hat.

Die Forschung zur Achtsamkeit hat ebenfalls gezeigt, dass sie einen positiven Einfluss auf körperliche Gesundheitsparameter haben kann, die eng mit psychischer Gesundheit verknüpft sind. So wurde festgestellt, dass Achtsamkeitspraxis zu einer Senkung von Cortisol, einem Stresshormon, führt. Dies wiederum kann das Risiko für stressbedingte Erkrankungen wie Herz-Kreislauf-Erkrankungen oder Bluthochdruck reduzieren. Auch das Immunsystem scheint von Achtsamkeit zu profitieren, da Studien zeigen, dass regelmäßige Achtsamkeitspraxis mit einer erhöhten Immunantwort verbunden ist.

Es bleibt jedoch festzuhalten, dass trotz der vielversprechenden Ergebnisse noch weitere Forschung nötig ist, um die genauen Mechanismen, durch die Achtsamkeit wirkt, vollständig zu verstehen. Insbesondere in Bezug auf Langzeiteffekte und die Anwendung in verschiedenen kulturellen Kontexten besteht noch Forschungsbedarf. Zudem sollten zukünftige Studien auch untersuchen, welche spezifischen Achtsamkeitspraktiken die größten Vorteile für unterschiedliche psychische Erkrankungen bieten.

III. Gaia und spirituelle Gesundheit

a) Gaia als spirituelles Konzept

Die Gaia-Theorie, ursprünglich von dem Wissenschaftler James Lovelock in den 1970er Jahren als naturwissenschaftliches Modell vorgestellt, beschreibt die Erde als ein selbstregulierendes System, in dem alle Lebewesen und nicht-lebenden Elemente zusammenarbeiten, um die Lebensbedingungen stabil zu halten. Auf einer spirituellen Ebene betrachtet, hebt dieses Konzept die Erde jedoch als mehr als nur ein physikalisch-chemisches System hervor.

Gaia wird zu einem lebendigen, heiligen Wesen erhoben, das nicht nur in ökologischen, sondern auch in metaphysischen und spirituellen Dimensionen verstanden werden kann.

Viele spirituelle Traditionen weltweit haben die Erde seit jeher als eine Art lebendige Entität betrachtet, die heilig und respektvoll behandelt werden sollte. Diese Konzepte finden sich beispielsweise in indigenen Glaubenssystemen, die die Erde als Mutter oder als Göttin verehren, sowie in östlichen Philosophien wie dem Hinduismus und Buddhismus, die die Untrennbarkeit aller Lebewesen und Elemente betonen. In diesen Traditionen wird die Erde nicht nur als physische Ressource betrachtet, sondern als eine Quelle von Leben, Weisheit und spiritueller Kraft. Der Mensch wird als Teil dieses größeren kosmischen Netzwerks gesehen, in dem alle Wesen und Elemente miteinander verbunden sind und voneinander abhängen.

Die Gaia-Theorie, wenn sie durch eine spirituelle Linse betrachtet wird, unterstützt und vertieft diese Perspektive. Sie legt nahe, dass die Erde mehr ist als die Summe ihrer physischen Teile und dass sie möglicherweise als eine Form von Bewusstsein oder lebendigem Organismus verstanden werden kann. Diese Vorstellung kann eine tiefere spirituelle Verbindung zur Natur fördern und die Wahrnehmung der Menschheit als integralen Bestandteil eines größeren Ganzen verstärken. Der Gedanke, dass alle natürlichen Systeme miteinander verbunden sind und in einem Zustand wechselseitiger Abhängigkeit existieren, führt zu einem tieferen Bewusstsein für die Verantwortung des Einzelnen, diese Verbindungen zu respektieren und zu schützen.

Spirituell orientierte Menschen, die Gaia als lebendiges Wesen betrachten, neigen dazu, ein starkes Gefühl der Ehrfurcht vor der Natur zu empfinden. Diese Sichtweise kann zu einer Lebensweise führen, die von Respekt, Dankbarkeit und Achtsamkeit gegenüber der Umwelt geprägt ist. Der Gedanke, dass die Erde ein heiliges Wesen ist, das Schutz und Pflege verdient, kann das ökologische Bewusstsein schärfen und die Motivation stärken, sich aktiv für den Schutz der Umwelt einzusetzen. Es geht hier nicht nur um die Erhaltung natürlicher Ressourcen, sondern um eine tiefere, spirituelle Verpflichtung, die Erde als lebendigen Organismus zu ehren und zu bewahren.

In vielen spirituellen Traditionen wird die Erde auch als Quelle von Heilung und spirituellem Wachstum betrachtet. Die Natur wird oft als Ort der Meditation, der Besinnung und der spirituellen Erneuerung genutzt. Diese Perspektive stimmt mit der Gaia-Theorie überein, die die Erde als ein selbstheilendes System beschreibt, das in der Lage ist, seine eigenen Bedingungen zu regulieren und wieder ins Gleichgewicht zu bringen. Indem man sich mit der Natur verbindet, kann man also nicht nur körperliche Heilung erfahren, sondern auch geistige und emotionale Erneuerung finden. Dies spiegelt die tiefe spirituelle Weisheit wider, die in vielen traditionellen Kulturen vorhanden ist und die die Erde als Quelle von Heilung und spiritueller Einsicht ehrt.

Ein weiteres wichtiges Element des Gaia-Konzepts als spirituelles Modell ist das Bewusstsein der eigenen Rolle innerhalb dieses größeren Systems. Die Gaia-Theorie fördert ein Verständnis dafür, dass jedes Individuum, jede Handlung und jede Entscheidung einen Einfluss auf das größere Ganze hat. Diese Erkenntnis kann zu einem tieferen Verständnis für die eigene Verantwortung führen, sowohl auf persönlicher als auch auf kollektiver Ebene. Spirituell gesehen bedeutet dies, dass man nicht nur für sein eigenes Leben verantwortlich ist, sondern auch für das Wohl des gesamten Planeten. Diese Verantwortung kann sich in alltäglichen Handlungen manifestieren, wie zum Beispiel in der Art und Weise, wie man mit Ressourcen umgeht, wie man die Natur behandelt und wie man seine Beziehungen zu anderen Lebewesen gestaltet.

Die spirituelle Dimension der Gaia-Theorie fördert auch eine tiefere Verbindung zum Kosmos als Ganzes. Die Erde wird nicht isoliert betrachtet, sondern als Teil eines größeren, universellen Systems, das alles Leben umfasst. Diese kosmische Perspektive betont die Einheit von allem, was existiert, und kann ein Gefühl der Demut und Ehrfurcht vor dem großen Mysterium des Lebens hervorrufen. Für viele Menschen bietet dieses Verständnis eine tiefere spirituelle Bedeutung und einen Sinn für Verbundenheit, der über das individuelle Selbst hinausgeht.

b) Spiritualität und ökologische Psychologie

Die Verbindung von Spiritualität und ökologischer Psychologie bringt eine holistische Perspektive auf das psychische Wohlbefinden hervor, die die Wechselbeziehungen zwischen dem Individuum und der Umwelt betont. In der ökologischen Psychologie wird das menschliche Erleben als eingebettet in den ökologischen Kontext verstanden. Psychische Gesundheit wird hier nicht isoliert betrachtet, sondern in Beziehung gesetzt zur Natur und den ökologischen Systemen, die das menschliche Leben beeinflussen und unterstützen. Diese Perspektive fügt eine tiefere Dimension zu traditionellen Modellen psychischen Wohlbefindens hinzu, indem sie die Bedeutung der Umwelt für das individuelle und kollektive psychische Gleichgewicht unterstreicht.

Spirituelle Ansätze, die Gaia als zentrales Konzept betrachten, bieten eine tiefere Erkenntnis über die Verflechtung von Mensch und Natur. Gaia, als lebendiges, spirituelles Wesen angesehen, symbolisiert die Einheit und Interdependenz aller Lebensformen auf der Erde. Diese Sichtweise fördert das Bewusstsein dafür, dass der Zustand der Umwelt direkt mit dem spirituellen und psychischen Wohlbefinden des Menschen verbunden ist. Die Erde wird nicht nur als physischer Lebensraum betrachtet, sondern als spirituelle Quelle, die das menschliche Leben nährt und beeinflusst. Wenn die Umwelt leidet, leiden auch die Menschen, sowohl körperlich als auch geistig. Dies verdeutlicht die zentrale Rolle, die ökologische Balance für das Wohlbefinden der Menschheit spielt.

Ökologische Psychologie untersucht, wie Menschen ihre Umwelt wahrnehmen, mit ihr interagieren und welche psychologischen Effekte Umweltveränderungen auf das Individuum haben. Das Konzept der ökologischen Identität, ein wesentlicher Bestandteil dieses Ansatzes, bezieht sich auf das Gefühl der Verbundenheit mit der natürlichen Welt. Eine gesunde ökologische Identität kann dazu beitragen, dass Menschen sich als integralen Bestandteil der Natur erleben und Verantwortung für deren Schutz übernehmen. Dieses Bewusstsein kann als ein spiritueller Weg verstanden werden, der zu einem tieferen Sinn für Verantwortung und zu einer nachhaltigen Lebensweise führt.

Spirituelle Praktiken, die von der Gaia-Theorie inspiriert sind, fördern ein solches ökologisches Bewusstsein. Diese Praktiken umfassen Meditationen, Rituale und kontemplative Übungen, die die Verbindung zur Natur stärken. Sie lehren, die Natur als heilig und schützenswert zu betrachten, nicht nur aus ökologischen, sondern auch aus spirituellen Gründen. Solche Praktiken fördern die Achtsamkeit gegenüber der natürlichen Welt und können zu einer tieferen Empfindung von Frieden und innerer Harmonie führen. Wenn man die Natur als spirituelle Quelle betrachtet, kann das Erleben der Umwelt als kraftvoller Heilungsprozess wirken, der das psychische Wohlbefinden stärkt.

Der Gedanke, dass die Natur Heilung und Erneuerung bietet, ist in vielen spirituellen Traditionen verankert. In der ökologischen Psychologie wird diese Idee erweitert, indem die Wechselwirkungen zwischen psychischer Gesundheit und ökologischer Nachhaltigkeit betont werden. Studien zeigen, dass der Aufenthalt in der Natur das Stressniveau reduziert, die Stimmung hebt und das allgemeine Wohlbefinden verbessert. Solche Erkenntnisse stehen in Einklang mit spirituellen Praktiken, die darauf abzielen, durch die Rückkehr zur Natur eine tiefe innere Ruhe und Ausgeglichenheit zu finden. Der Mensch erlebt die Natur als Spiegel seiner inneren Zustände, und durch die Pflege der Umwelt kann auch das innere Gleichgewicht gefördert werden.

Gaia als spirituelles Konzept verbindet diese Erkenntnisse, indem sie eine Brücke zwischen individueller spiritueller Praxis und globalem ökologischen Bewusstsein schlägt. Die Idee, dass der spirituelle Zustand des Menschen und die Gesundheit der Erde miteinander verwoben sind, führt zu einem ganzheitlichen Ansatz für psychisches Wohlbefinden und ökologisches Engagement. Spirituelle Praktiken, die auf der Gaia-Theorie basieren, laden dazu ein, die Erde als lebendigen Organismus zu betrachten, der im Gleichgewicht gehalten werden muss, damit auch der menschliche Geist im Gleichgewicht bleiben kann. Diese Praktiken betonen die Interdependenz von Mensch und Natur und fördern eine tiefere Wertschätzung für die natürlichen Zyklen und Prozesse, die das Leben auf der Erde unterstützen.

In der ökologischen Psychologie wird zunehmend erkannt, dass die Trennung des Menschen von der Natur eine Quelle von psychischem Stress und Unwohlsein sein kann. Der Verlust der Verbindung zur Natur, wie er in urbanen und technologisierten Gesellschaften häufig vorkommt, trägt zu Gefühlen von Isolation, Entfremdung und Sinnverlust bei. Spirituelle Praktiken, die die Verbindung zur Natur wiederherstellen, können diese Lücke füllen und helfen, ein Gefühl von Zugehörigkeit und Verbundenheit zurückzugewinnen. Dies fördert nicht nur das individuelle Wohlbefinden, sondern auch ein größeres ökologisches Bewusstsein und den Wunsch, die Umwelt zu schützen und zu erhalten.

Die Gaia-Theorie als spirituelles Konzept ermutigt dazu, die Erde als ein Wesen zu betrachten, das mit Respekt und Fürsorge behandelt werden muss. Dies erweitert das Verständnis von Spiritualität, indem es das Individuum in den größeren kosmischen Kontext stellt und die Rolle des Menschen als Hüter der Erde betont. Diese Perspektive bietet eine tiefere Bedeutung für ökologische Psychologie und Spiritualität, da sie zeigt, dass das individuelle spirituelle Wachstum und das kollektive ökologische Wohl eng miteinander verbunden sind. Durch die Integration dieser beiden Disziplinen kann ein umfassenderer Ansatz zur Förderung des psychischen Wohlbefindens und der ökologischen Nachhaltigkeit entwickelt werden.

c) Spirituelle Praktiken, die auf Gaia basieren

Spirituelle Praktiken, die auf der Gaia-Theorie basieren, entwickeln sich aus dem tiefen Verständnis der Erde als lebendigen, interdependenten Organismus, der sowohl physisch als auch spirituell existiert. Diese Praktiken spiegeln die zentrale Idee wider, dass das menschliche Leben und das Wohl der Erde untrennbar miteinander verbunden sind. Meditationen, Rituale und Gebete, die die Verbindung zur Erde betonen, spielen eine zentrale Rolle in dieser spirituellen Ausrichtung.

Meditation ist eine der häufigsten spirituellen Praktiken in Gaia-orientierten Traditionen. Diese Meditationen zielen darauf ab, die Verbindung zur Natur zu stärken, indem sie den Geist auf den gegenwärtigen Moment und die umgebende Umwelt fokussieren. Eine beliebte Form ist die Erdungsmeditation, bei der der Praktizierende sich vorstellt, tief mit der Erde verwurzelt zu sein, wie ein Baum, dessen Wurzeln sich mit dem Boden verbinden. Diese Vorstellung fördert das Bewusstsein für die Lebenskraft der Erde und hilft, ein Gefühl von Stabilität und Sicherheit zu erlangen, das aus der Verbindung mit der Natur entsteht. Solche Meditationen unterstützen nicht nur das persönliche psychische Wohlbefinden, sondern verstärken auch das Gefühl, ein integraler Bestandteil des größeren ökologischen Ganzen zu sein.

Rituale, die auf der Gaia-Theorie basieren, betonen oft zyklische Naturereignisse, wie die Sonnenwenden, Äquinoktien und Mondphasen. Diese Rituale zielen darauf ab, den natürlichen Rhythmus der Erde zu ehren und die eigene Lebensenergie mit diesen Rhythmen zu synchronisieren. Durch das bewusste Feiern dieser Momente wird die zyklische Natur des Lebens betont, was zu einem tieferen Verständnis der Vergänglichkeit und Wiederkehr von Lebensprozessen führt. Beispielsweise könnte ein Sonnenwendritual eine Zeremonie beinhalten, bei der die Teilnehmer die Sonnenenergie feiern, Dankbarkeit für das Licht und die Wärme ausdrücken und Gelübde ablegen, im kommenden Zyklus achtsamer mit den Ressourcen der Erde umzugehen.

Gebete, die Gaia gewidmet sind, können als Ausdruck der Dankbarkeit und der Bitte um Führung und Schutz betrachtet werden. Diese Gebete reflektieren oft ein tiefes Gefühl der Ehrfurcht vor der Heiligkeit der Erde und eine Bitte um Hilfe, im Einklang mit der Natur zu leben. In vielen Traditionen wird die Erde als göttliche Mutter oder als spirituelle Kraft personifiziert, die das Leben aufrechterhält. Solche Gebete können das Gefühl der Verbundenheit mit allen Lebewesen stärken und den Fokus auf die Verantwortung für den Schutz der Umwelt richten. Diese Art von spirituellem Ausdruck fördert ein tiefes Gefühl der Dankbarkeit für die Gaben der Natur und ermutigt die Menschen, diese Gaben zu respektieren und zu pflegen.

Durch diese spirituellen Praktiken wird das eigene Leben in einen größeren ökologischen Kontext gestellt. Gaia-orientierte Praktiken führen zu einem verstärkten Bewusstsein für die gegenseitige Abhängigkeit aller Lebewesen und der natürlichen Systeme, von denen das Leben abhängt. Dieses Bewusstsein kann das Gefühl der Einsamkeit oder Isolation verringern, das viele Menschen in modernen Gesellschaften empfinden, und es durch ein tiefes Gefühl der Zugehörigkeit ersetzen. Indem man sich mit der Erde und ihrer Weisheit verbindet, kann man eine tiefere Ebene der Selbstwahrnehmung und spirituellen Erfüllung erreichen, die das persönliche Wachstum und die psychische Gesundheit fördert.

Darüber hinaus helfen Gaia-basierte spirituelle Praktiken dabei, die eigene Verantwortung gegenüber der Umwelt zu erkennen. Wenn man die Erde als heiliges Wesen betrachtet, das Fürsorge und Schutz verdient, entwickelt sich ein natürlicher Wunsch, in Harmonie mit der Natur zu leben. Dies kann sich in bewussteren Entscheidungen im täglichen Leben manifestieren, wie zum Beispiel im nachhaltigen Umgang mit Ressourcen, im Einsatz für Umweltschutzmaßnahmen oder in der Förderung von Gemeinschaften, die ökologische Prinzipien und spirituelle Werte integrieren. Spirituelle Praktiken, die auf der Gaia-Theorie basieren, stärken somit nicht nur das individuelle spirituelle und psychische Wohlbefinden, sondern auch das kollektive ökologische Bewusstsein und Engagement.

Indem diese Praktiken das Gefühl der Verbundenheit mit der gesamten Schöpfung betonen, fördern sie ein tiefes Verständnis dafür, dass das Wohlergehen der Erde untrennbar mit dem eigenen spirituellen und physischen Wohlbefinden verbunden ist. Gaia-basierte Spiritualität lehrt, dass der Mensch nicht außerhalb der Natur steht, sondern ein wesentlicher Teil des globalen ökologischen Netzwerks ist. Diese Erkenntnis kann eine tiefe Transformation der Weltanschauung bewirken und den Einzelnen dazu inspirieren, ein Leben zu führen, das die Einheit von Geist und Natur widerspiegelt.

d) Gaia als Quelle spiritueller Heilung

Die Gaia-Theorie als Quelle spiritueller Heilung bietet eine tiefgreifende Perspektive auf das menschliche Wohlbefinden, indem sie die Verbindung zwischen individueller Heilung und der Natur betont. In einer Zeit, in der viele Menschen das Gefühl haben, von der natürlichen Welt getrennt zu sein, bietet das Konzept von Gaia einen Weg, diese Trennung zu überwinden und Heilung auf einer tieferen, spirituellen Ebene zu erfahren. Diese Heilung erfolgt nicht isoliert, sondern in harmonischer Resonanz mit der Erde und den natürlichen Zyklen, die das Leben auf diesem Planeten ermöglichen.

Spirituelle Heilung, die auf der Gaia-Theorie basiert, beginnt oft mit der Anerkennung, dass der Mensch ein integraler Bestandteil des größeren ökologischen Systems ist. In vielen modernen Kulturen hat die zunehmende Trennung von der Natur zu einem Gefühl der Entfremdung und spirituellen Leere geführt. Gaia-basierte Heilung zielt darauf ab, dieses Gefühl der Entfremdung zu heilen, indem sie den Menschen hilft, sich wieder mit der Natur zu verbinden. Diese Verbindung kann durch achtsame Interaktionen mit der natürlichen Welt, durch Rituale, die die Zyklen der Erde ehren, oder durch kontemplative Praktiken, die das Bewusstsein für die eigene Rolle im größeren ökologischen Kontext fördern, gestärkt werden.

Durch die bewusste Rückkehr zur Natur kann spirituelle Heilung auf einer tieferen Ebene stattfinden. Gaia-basierte Praktiken legen nahe, dass die Erde nicht nur ein physischer Ort ist, sondern eine Quelle spiritueller Energie und Weisheit, die genutzt werden kann, um emotionale und spirituelle Wunden zu heilen. Viele Menschen, die sich von der Natur entfernt haben, erleben eine innere Leere, die durch spirituelle Praktiken, die auf der Verbindung zur Erde basieren, gefüllt werden kann. Die Erde bietet eine Form von Energie und Heilung, die tief mit der menschlichen Psyche verbunden ist. Wenn diese Verbindung wiederhergestellt wird, kann sie helfen, emotionale Blockaden zu lösen und tiefsitzende Wunden zu heilen.

Gaia-basierte spirituelle Heilung fördert die Idee, dass Heilung nicht nur ein individueller Prozess ist. Stattdessen wird Heilung als etwas Ganzheitliches verstanden, das in Resonanz mit dem größeren ökologischen System stattfindet. Wenn der Mensch Heilung sucht, tut er dies nicht nur für sich selbst, sondern auch im Kontext seiner Verbindung zur Erde und zum gesamten Lebensnetz. Diese Perspektive fördert ein tieferes Verständnis dafür, dass das individuelle Wohlbefinden untrennbar mit dem Zustand der Umwelt verbunden ist. Wenn die Natur gedeiht, kann auch der Mensch gedeihen; wenn die Umwelt jedoch gestört oder zerstört wird, leidet auch das individuelle und kollektive Wohlbefinden.

Ein zentrales Element der Gaia-basierten spirituellen Heilung ist die Wiederentdeckung von Selbstmitgefühl und Achtsamkeit durch die Verbindung mit der Natur. Indem man sich achtsam der Natur öffnet, entsteht Raum für Selbsterkenntnis und inneren Frieden. Viele Praktizierende berichten, dass sie durch das bewusste Erleben der natürlichen Welt—sei es durch Meditation im Wald, das Lauschen des Windes oder das Beobachten der Sterne— ein Gefühl tiefer Ruhe und Heilung erfahren. Diese Praktiken helfen, den Geist zu beruhigen, emotionale Belastungen loszulassen und das eigene Leben im Einklang mit den natürlichen Zyklen der Erde zu gestalten.

Rituale, die auf Gaia ausgerichtet sind, verstärken diese heilenden Prozesse. Sie betonen oft die Beziehung zwischen dem eigenen Körper und der Erde, die als „Mutter Erde" verehrt wird. Diese Rituale könnten Erdungen, Dankbarkeitszeremonien oder Reinigungsrituale umfassen, die dazu beitragen, den Energiefluss zu harmonisieren und spirituelle Blockaden zu lösen. Das bewusste Einbeziehen der Elemente—Erde, Wasser, Feuer und Luft—wird in diesen Ritualen als Weg zur spirituellen und emotionalen Reinigung angesehen. Diese Elemente spiegeln die fundamentalen Kräfte wider, die das Leben auf der Erde beeinflussen, und durch die bewusste Interaktion mit ihnen kann spirituelle Heilung auf tiefgreifende Weise stattfinden.

Ein weiterer wichtiger Aspekt der Gaia-basierten Heilung ist das Verständnis, dass wahre Heilung auch die Heilung der Erde selbst umfasst. Wenn man sich als Teil des größeren ökologischen Systems sieht, wird klar, dass persönliches Wohlbefinden und Umweltschutz untrennbar miteinander verbunden sind. Viele Gaia-basierte spirituelle Traditionen betonen daher die Notwendigkeit, sich für die Heilung und den Schutz der Umwelt einzusetzen. Diese Sichtweise schafft eine tiefere Ebene von Verantwortung und Engagement, da die Heilung des Individuums und die Heilung der Erde als zwei Seiten derselben Medaille betrachtet werden.

Durch die Praxis Gaia-basierter spiritueller Heilung kann der Einzelne ein Gefühl der Ganzheit und Verbundenheit wiederentdecken, das oft durch moderne Lebensweisen verloren gegangen ist. Indem man die Erde als lebendigen Organismus und spirituelle Quelle anerkennt, kann Heilung auf allen Ebenen—körperlich, emotional und spirituell—erfolgen. Dies führt zu einem tieferen Verständnis dafür, dass das eigene Wohlbefinden eng mit dem Zustand der Natur und dem ökologischen Gleichgewicht der Erde verknüpft ist.

e) Forschung zur spirituellen Dimension der Gaia-Theorie

Die Erforschung der spirituellen Dimension der Gaia-Theorie hat in den letzten Jahren zunehmend an Bedeutung gewonnen, insbesondere im Hinblick auf ihre Auswirkungen auf das emotionale und spirituelle Wohlbefinden. Während die Gaia-Theorie ursprünglich als wissenschaftliches Konzept entwickelt wurde, das die Erde als selbstregulierendes System beschreibt, haben viele Menschen und Gemeinschaften das Konzept auf spirituelle Praktiken und Weltanschauungen angewandt. Diese Entwicklung hat die Forschung dazu veranlasst, tiefer in die Frage einzutauchen, wie Gaia-basierte spirituelle Praktiken psychisches Wohlbefinden und Resilienz fördern können.

Studien in der spirituellen Psychologie und verwandten Disziplinen zeigen, dass eine tiefe spirituelle Verbindung zur Natur positive Auswirkungen auf das emotionale und spirituelle Wohlbefinden haben kann. Diese Forschung deutet darauf hin, dass Gaia-basierte spirituelle Praktiken, die die Verbindung zur Erde und ihren natürlichen Zyklen betonen, ein Gefühl von Ganzheit, Ruhe und innerem Frieden fördern können. Ein zentraler Aspekt dieser Praktiken ist das Gefühl der Verbundenheit mit etwas Größerem als dem eigenen Selbst, was oft als Quelle von Trost und spiritueller Erneuerung empfunden wird.

Eine wichtige Erkenntnis aus dieser Forschung ist, dass Gaia-basierte Spiritualität nicht nur dazu beitragen kann, Stress abzubauen und das allgemeine Wohlbefinden zu verbessern, sondern auch als Mittel zur Bewältigung von Traumata und emotionalen Herausforderungen dienen kann. Gaia-basierte spirituelle Praktiken, wie Meditationen in der Natur, Rituale zur Ehrung der Erde oder kontemplative Spaziergänge, können dazu beitragen, tiefsitzende emotionale Wunden zu heilen, indem sie eine Rückverbindung zur natürlichen Welt fördern. Diese Praktiken bieten einen Raum, in dem Menschen sich sicher fühlen können, um emotionale Belastungen loszulassen und gleichzeitig die heilende Kraft der Natur zu erfahren.

Forschungsergebnisse legen nahe, dass diese spirituelle Verbindung zur Natur auch eine wichtige Rolle bei der Förderung von Resilienz spielt. Resilienz, verstanden als die Fähigkeit, schwierige Lebensumstände zu bewältigen und gestärkt daraus hervorzugehen, wird in Gaia-basierten spirituellen Praktiken durch die Wiederentdeckung der eigenen Verbindung zur Erde unterstützt. Die Vorstellung, Teil eines größeren lebendigen Systems zu sein, kann Menschen helfen, eine tiefere Perspektive auf ihre eigenen Herausforderungen zu gewinnen. Studien zeigen, dass Menschen, die Gaia-basierte spirituelle Praktiken in ihr Leben integrieren, oft eine größere Fähigkeit zur emotionalen Anpassung und eine erhöhte psychische Widerstandskraft aufweisen.

Ein zentraler Forschungsbereich ist dabei die Untersuchung der psychologischen Mechanismen, die diesen Effekten zugrunde liegen. Eine Hypothese ist, dass Gaia-basierte Praktiken das Bewusstsein für die eigene ökologische Identität stärken, was zu einem tieferen Gefühl der Verbundenheit und Sinnhaftigkeit führt. Dieses gestärkte

Bewusstsein kann das Selbstwertgefühl verbessern und das Gefühl der Zugehörigkeit in einer Welt, die oft von Entfremdung und Trennung geprägt ist, fördern. Darüber hinaus zeigt die Forschung, dass diese Praktiken helfen können, existenzielle Ängste zu mildern, indem sie das Individuum daran erinnern, dass es Teil eines größeren natürlichen Kreislaufs ist, der über das individuelle Leben hinausgeht.

Ein weiterer interessanter Aspekt der Forschung zur spirituellen Dimension der Gaia-Theorie ist die Untersuchung der langfristigen Auswirkungen solcher Praktiken auf das individuelle Wohlbefinden und die soziale Kohäsion. Langzeitstudien deuten darauf hin, dass Menschen, die regelmäßig Gaia-basierte spirituelle Praktiken anwenden, nicht nur weniger psychische Belastungen und eine höhere Lebenszufriedenheit aufweisen, sondern auch ein größeres Engagement für den Umweltschutz und soziale Gerechtigkeit zeigen. Diese Menschen sind häufig aktiver in Gemeinschaften, die ökologische Nachhaltigkeit fördern, was darauf hindeutet, dass Gaia-basierte Spiritualität nicht nur das individuelle, sondern auch das kollektive Wohlbefinden fördert.

Zudem wurde in der Forschung festgestellt, dass Gaia-basierte spirituelle Praktiken eine kulturell und geografisch breite Anziehungskraft haben. Sie finden Anklang in verschiedenen spirituellen und religiösen Traditionen, von indigenen Weltanschauungen, die die Erde als lebendige Göttin betrachten, bis hin zu westlichen spirituellen Bewegungen, die ökologische Verantwortung mit persönlichem Wachstum verbinden. Diese universelle Anwendbarkeit macht Gaia-basierte Praktiken zu einem wertvollen Bereich der Erforschung im Hinblick auf transkulturelle und interreligiöse Ansätze zur Heilung und Resilienzförderung.

Besonders in klinischen Kontexten wird untersucht, wie Gaia-basierte Spiritualität als komplementäre Therapieform bei der Behandlung von psychischen Erkrankungen wie Depressionen, Angststörungen und posttraumatischer Belastungsstörung eingesetzt werden kann. Erste Ergebnisse aus klinischen Studien deuten darauf hin, dass die Integration von Gaia-basierten Meditationen und Naturtherapien in psychotherapeutische Behandlungen dazu beitragen kann, die therapeutischen Ergebnisse zu verbessern, insbesondere bei Patienten, die sich durch traditionelle Therapien nicht ausreichend angesprochen fühlen. Die heilende Kraft der Natur, kombiniert mit der spirituellen Dimension von Gaia, bietet hier einen ganzheitlichen Ansatz, der das Potenzial hat, tiefgreifende positive Veränderungen im psychischen Zustand der Patienten zu bewirken.

IV. Achtsamkeit in der Naturtherapie

a) Achtsame Naturwahrnehmung

Die achtsame Wahrnehmung der Natur ist eine grundlegende Praxis, die in der Naturtherapie eine zentrale Rolle spielt. Diese Praxis, die tief in der Tradition der Achtsamkeit verwurzelt ist, ermutigt Menschen, ihre Umgebung mit vollem Bewusstsein zu erleben und auf die subtilen Details und Rhythmen der Natur zu achten, ohne sich von Gedanken, Sorgen oder Ablenkungen des Alltags überwältigen zu lassen. Indem der Fokus auf die unmittelbare

Sinneserfahrung gelenkt wird, können Individuen eine tiefe, direkte Verbindung zur natürlichen Welt aufbauen, die über rein visuelle oder oberflächliche Wahrnehmung hinausgeht.

Achtsame Naturwahrnehmung kann in unterschiedlichen Formen praktiziert werden, sei es durch das stille Sitzen in einem Wald, das Beobachten von Blättern, die sanft im Wind schaukeln, oder das Hören des gleichmäßigen Rauschens eines Flusses. Diese Praktiken helfen, den Geist von inneren Ablenkungen zu befreien und ihn auf die Details und Nuancen der natürlichen Umgebung zu lenken. Durch diese intensive Form der Wahrnehmung können sich die Menschen wieder mehr mit der Natur verbunden fühlen, was oft als eine Form der inneren Rückkehr erlebt wird—zurück zu den Wurzeln des Lebens und zu einer Art Ursprünglichkeit, die in der modernen, hektischen Welt oft verloren geht.

Die Forschung hat gezeigt, dass achtsame Naturwahrnehmung nachweislich dazu beiträgt, Stress abzubauen. Dies geschieht durch die Aktivierung des parasympathischen Nervensystems, das den Körper in einen Zustand der Entspannung und Regeneration versetzt. Durch das bewusste Erleben der Natur können Menschen ihre Herzfrequenz senken, den Blutdruck stabilisieren und eine allgemeine Beruhigung des Nervensystems erreichen. Diese physiologischen Effekte sind besonders wertvoll für Menschen, die in städtischen Umgebungen leben, wo sie oft chronischem Stress ausgesetzt sind und wenig Zugang zur natürlichen Welt haben.

Neben der Reduktion von Stress kann die achtsame Naturwahrnehmung auch das emotionale Wohlbefinden steigern. Die bewusste Verbindung zur Natur vermittelt oft ein tiefes Gefühl der Zufriedenheit und des Friedens. Studien zeigen, dass Menschen, die regelmäßig Zeit in der Natur verbringen und diese achtsam wahrnehmen, tendenziell weniger negative Emotionen wie Angst, Wut oder Traurigkeit empfinden. Dies liegt zum Teil daran, dass die Natur als unterstützendes und nicht-wertendes Umfeld erlebt wird, in dem man sich sicher und aufgehoben fühlt. Der Kontakt zur natürlichen Welt hilft dabei, emotionale Spannungen loszulassen und eine tiefere Balance zu finden.

Die achtsame Wahrnehmung der Natur fördert nicht nur das individuelle Wohlbefinden, sondern auch ein Gefühl der inneren Ruhe und Zentrierung. In einer Welt, die oft von Reizüberflutung und ständiger Hektik geprägt ist, bietet die Natur einen Raum, in dem man zur Ruhe kommen und sich auf das Wesentliche konzentrieren kann. Dieser Zustand innerer Ruhe kann durch die einfache, aber tiefgreifende Praxis der Achtsamkeit in der Natur erreicht werden. Indem man sich vollständig auf den gegenwärtigen Moment konzentriert und die natürliche Umgebung ohne Ablenkungen wahrnimmt, können sich Geist und Körper entspannen und regenerieren.

Ein weiterer wichtiger Aspekt der achtsamen Naturwahrnehmung ist die Stärkung des Bewusstseins für die Heilungskraft der Umwelt. Die Natur wird nicht nur als Hintergrund für die Achtsamkeitspraxis verstanden, sondern als aktive Kraft, die das menschliche Wohlbefinden fördert. Das bewusste Erleben der natürlichen Elemente—wie das Spüren des Windes auf der Haut oder das Beobachten des Lichts, das durch die Bäume fällt—

kann tief heilende Wirkungen haben. Durch diese Erfahrungen wird das Bewusstsein dafür geschärft, dass die Natur nicht nur ein Ort der Erholung ist, sondern eine Quelle von Heilung und Erneuerung, die immer zur Verfügung steht, wenn man sich ihr öffnet.

In der therapeutischen Anwendung ist die achtsame Naturwahrnehmung eine effektive Methode, um Menschen dabei zu helfen, sich von mentalen und emotionalen Belastungen zu befreien und eine tiefe Verbindung zu sich selbst und ihrer Umwelt herzustellen. Diese Praxis kann als eigenständige Therapieform eingesetzt werden oder in Kombination mit anderen therapeutischen Ansätzen, um die heilenden Wirkungen der Natur zu maximieren. In der Psychotherapie wird die achtsame Naturwahrnehmung oft genutzt, um Patienten dabei zu unterstützen, ihre Gedankenmuster zu durchbrechen und eine tiefere, unmittelbarere Beziehung zu ihren eigenen Empfindungen und Emotionen aufzubauen.

Durch die achtsame Verbindung zur Natur kann ein tiefes Gefühl der Demut und Dankbarkeit entstehen. Das Erleben der natürlichen Welt in ihrer ganzen Komplexität und Schönheit kann das eigene Leben in einen größeren Kontext stellen und das Bewusstsein für die eigene Rolle im ökologischen System stärken. Dieses Bewusstsein führt oft zu einem tieferen Sinn für Verantwortung und Pflege für die Umwelt, da die Menschen erkennen, dass sie nicht nur Empfänger, sondern auch Hüter der Natur sind. Achtsame Naturwahrnehmung fördert somit nicht nur das individuelle Wohlbefinden, sondern auch eine stärkere ökologische Verantwortung.

b) Meditationen in natürlichen Umgebungen

Meditationen in natürlichen Umgebungen sind eine besonders wirkungsvolle Praxis, die die heilenden und beruhigenden Eigenschaften der Natur nutzt, um den Geist zu beruhigen und die Achtsamkeit zu vertiefen. Die natürliche Umgebung, sei es ein Wald, ein Strand, eine Wiese oder ein Berg, bietet eine ideale Kulisse, um die innere Stille zu fördern und eine tiefere Verbindung sowohl zu sich selbst als auch zur Umwelt herzustellen.

Geführte Meditationen in der Natur sind eine beliebte Form dieser Praxis, bei der ein Meditationsleiter die Teilnehmer durch die Meditation führt, oft mit dem Ziel, ihre Aufmerksamkeit auf die natürlichen Elemente um sie herum zu lenken. Diese geführten Meditationen können verschiedene Schwerpunkte haben, wie zum Beispiel das bewusste Wahrnehmen von Geräuschen in der Natur, das Spüren des Bodens unter den Füßen oder das Beobachten der Atembewegung im Einklang mit dem Wind. Durch diese gezielte Lenkung der Aufmerksamkeit können die Teilnehmer eine tiefere Achtsamkeit und Präsenz im gegenwärtigen Moment entwickeln.

Stille Meditationen in der Natur, bei denen die Meditierenden ohne Anleitung und in völliger Stille in die Umgebung eintauchen, bieten eine andere, ebenso kraftvolle Erfahrung. In der Stille können die natürlichen Geräusche, Gerüche und visuellen Eindrücke intensiver wahrgenommen werden. Die Abwesenheit von künstlichen Geräuschen und Ablenkungen ermöglicht es dem Geist, zur Ruhe zu kommen und sich auf die subtilen Rhythmen der Natur einzustellen. Diese Art der Meditation fördert eine tiefe innere Stille und hilft dabei, die eigene Achtsamkeitspraxis zu vertiefen.

Die beruhigende Wirkung der Natur auf den Geist ist gut dokumentiert. Studien zeigen, dass der Aufenthalt in natürlichen Umgebungen dazu beitragen kann, den Cortisolspiegel zu senken, den Blutdruck zu stabilisieren und die Herzfrequenz zu normalisieren. Diese physiologischen Effekte sind besonders wertvoll in Kombination mit Meditation, da sie den meditativen Zustand verstärken und die Entspannung vertiefen. Der Geist wird durch die natürliche Umgebung unterstützt, zur Ruhe zu kommen und in einen Zustand der Gelassenheit zu gelangen, was die Qualität der Meditation erheblich verbessert.

Meditationen in der Natur fördern nicht nur das emotionale Wohlbefinden, sondern auch das Gefühl der Verbundenheit mit der Natur. Diese Verbindung kann eine tiefe, spirituelle Erfahrung sein, die über die einfache körperliche Präsenz hinausgeht. Viele Menschen berichten, dass sie sich durch Meditation in der Natur stärker mit der Erde und den natürlichen Zyklen verbunden fühlen. Dieses Gefühl der Verbundenheit kann zu einem tieferen Verständnis der eigenen Rolle im ökologischen System führen und ein Gefühl der Dankbarkeit und Demut gegenüber der Natur hervorrufen.

Eine der einzigartigen Qualitäten der Naturmeditation ist ihre Fähigkeit, das Bewusstsein für die wechselseitige Beziehung zwischen Mensch und Umwelt zu schärfen. Während der Meditation in der Natur können sich die Meditierenden als Teil eines größeren, lebendigen Ganzen erleben. Dies fördert ein Bewusstsein für die gegenseitige Abhängigkeit aller Lebensformen und für die Verantwortung, die jeder Mensch gegenüber der Umwelt trägt. Dieses Verständnis kann zu einer nachhaltigeren Lebensweise und einem stärkeren Engagement für den Umweltschutz führen.

In der Praxis kann Meditation in der Natur sehr flexibel gestaltet werden. Sie kann sowohl in Gruppen als auch individuell durchgeführt werden und passt sich leicht an unterschiedliche Umgebungen und persönliche Vorlieben an. Einige Menschen bevorzugen es, in Bewegung zu meditieren, wie beim Gehen in einem Wald, während andere es vorziehen, an einem festen Ort zu sitzen und die Landschaft still zu betrachten. Unabhängig von der spezifischen Form fördert die Meditation in der Natur stets ein tieferes Eintauchen in den gegenwärtigen Moment und eine stärkere Verbindung zur natürlichen Welt.

c) Waldbaden und achtsame Naturwanderungen

Waldbaden, oder „Shinrin-Yoku", stammt aus Japan und ist eine achtsame Praxis, die den bewussten Aufenthalt in Wäldern und die tiefe Wahrnehmung der Waldatmosphäre betont. Im Kern geht es darum, sich vollständig in die Natur des Waldes einzutauchen und mit allen Sinnen die Umgebung wahrzunehmen—die Geräusche der Blätter im Wind, den Duft von Kiefern oder das Gefühl von Moos unter den Füßen. Diese Praxis, die in Japan als Therapieform zur Stressbewältigung entwickelt wurde, hat sich weltweit verbreitet und wird heute als effektive Methode zur Förderung von psychischer und körperlicher Gesundheit anerkannt.

Forschungen haben gezeigt, dass Waldbaden nachweislich positive Auswirkungen auf das psychische Wohlbefinden hat. Studien aus Japan und anderen Ländern belegen, dass der Aufenthalt in Wäldern den Cortisolspiegel, ein Hormon, das in stressigen Situationen freigesetzt wird, signifikant senken kann. Auch der Blutdruck und die Herzfrequenz sinken bei regelmäßigem Waldbaden, während das Immunsystem gestärkt wird. Der bewusste Aufenthalt im Wald hat somit einen regulierenden Effekt auf das vegetative Nervensystem, was zu einem Zustand tiefer Entspannung und innerer Balance führt. Diese Praxis kann nicht nur akuten Stress lindern, sondern auch langfristig das emotionale Gleichgewicht fördern und das allgemeine Wohlbefinden verbessern.

Waldbaden bietet eine einzigartige Möglichkeit, den Kopf von den Sorgen und Belastungen des Alltags zu befreien und eine tiefe Verbindung zur Natur aufzubauen. Im Unterschied zu einfachen Spaziergängen im Wald steht beim Waldbaden die achtsame Wahrnehmung im Vordergrund. Es geht nicht um das Ziel, eine bestimmte Strecke zu bewältigen, sondern um das Erleben des Augenblicks in seiner Fülle. Das bewusste, langsame Gehen und das absichtslose Verweilen im Wald erlauben es, die Gedanken zur Ruhe kommen zu lassen und sich ganz auf die Sinneseindrücke zu konzentrieren. Diese Art von Achtsamkeit in der Natur fördert nicht nur den Abbau von Stress, sondern ermöglicht auch eine tiefe innere Regeneration.

Achtsame Naturwanderungen verfolgen ein ähnliches Ziel wie das Waldbaden, jedoch liegt hier der Fokus stärker auf der aktiven Bewegung durch die Natur. Bei achtsamen Wanderungen geht es darum, die Aufmerksamkeit bewusst auf die Umgebung und die eigenen Körperempfindungen zu lenken, während man sich durch die Landschaft bewegt. Diese Praxis fördert das Bewusstsein für die natürlichen Prozesse um einen herum—das Rauschen eines Baches, das Summen der Insekten oder den Duft von feuchter Erde nach einem Regen. Durch das bewusste Erleben dieser Sinneseindrücke wird die Verbindung zur Natur vertieft und der Geist von inneren Ablenkungen befreit.

Wie beim Waldbaden hat auch die achtsame Naturwanderung nachweislich positive Effekte auf die psychische Gesundheit. Indem man die Natur auf diese Weise achtsam wahrnimmt, kann man nicht nur die psychologischen Vorteile des Wanderns—wie die Stärkung des Kreislaufsystems und die Förderung der körperlichen Fitness—genießen, sondern auch den Geist beruhigen und das emotionale Wohlbefinden steigern. Diese Praxis bietet eine Möglichkeit, sich mit der Umgebung zu verbinden, während man gleichzeitig in Bewegung bleibt, was besonders für Menschen, die durch körperliche Aktivität Entspannung finden, von Vorteil ist.

Beide Praktiken—Waldbaden und achtsame Naturwanderungen—sind integrale Bestandteile der Naturtherapie, die sich auf die heilende Wirkung der Natur für Körper und Geist stützt. Die Naturtherapie setzt auf das Konzept, dass die natürliche Umgebung nicht nur als Hintergrund dient, sondern aktiv zur Heilung beiträgt. Indem Menschen ihre Verbindung zur Natur stärken, können sie emotionalen Stress abbauen, innere Ruhe finden und eine tiefere Resilienz gegenüber den Herausforderungen des Lebens entwickeln. Diese Praktiken fördern eine ganzheitliche Heilung, die sowohl die physische Gesundheit als auch das psychische und emotionale Wohlbefinden umfasst.

Waldbaden und achtsame Naturwanderungen unterstützen das Wiedererleben der ursprünglichen Verbindung zwischen Mensch und Natur. In modernen Gesellschaften, in denen viele Menschen die meiste Zeit in geschlossenen

Räumen oder städtischen Umgebungen verbringen, kann diese Rückkehr zur Natur eine kraftvolle Form der Selbstfürsorge und Heilung sein. Sie erinnern uns daran, dass die Natur nicht nur ein Ort der Erholung ist, sondern eine Quelle tiefer Heilung und Erneuerung. Indem diese Praktiken regelmäßig in den Alltag integriert werden, kann nicht nur das individuelle Wohlbefinden verbessert, sondern auch ein nachhaltiges Bewusstsein für die Bedeutung des Schutzes der natürlichen Umwelt entwickelt werden.

d) Gaia-basiertes Naturbewusstsein

Gaia-basiertes Naturbewusstsein geht über eine bloße Wertschätzung der Natur hinaus und beinhaltet ein tiefes Verständnis dafür, dass alle Lebewesen und ökologischen Systeme miteinander verbunden und Teil eines größeren, sich selbst regulierenden Organismus sind—der Erde, oder Gaia. Diese Perspektive, die auf der Gaia-Theorie von James Lovelock basiert, betrachtet die Erde nicht nur als physisches System, sondern als lebendiges Ganzes, in dem alle biologischen, geologischen und klimatischen Prozesse auf komplexe Weise miteinander interagieren, um die Bedingungen für das Leben zu erhalten.

Im Zentrum des Gaia-basierten Naturbewusstseins steht die Erkenntnis, dass der Mensch ein integraler Bestandteil dieses Systems ist und dass das individuelle Wohlbefinden in direkter Beziehung zum Zustand der Umwelt steht. Diese Form des Bewusstseins wird oft in Achtsamkeitspraktiken genutzt, um den Geist für die wechselseitige Verbindung zwischen Mensch und Natur zu öffnen. Gaia-basiertes Naturbewusstsein ermutigt Menschen dazu, ihre

Handlungen und Entscheidungen im Alltag im Hinblick auf ihre Auswirkungen auf die Umwelt zu reflektieren und so ihr eigenes Wohlbefinden mit dem ökologischen Gleichgewicht in Einklang zu bringen.

Durch Achtsamkeitspraktiken wie Meditation in der Natur, Waldbaden und achtsame Naturwanderungen wird das Gaia-bewusste Erleben der Erde vertieft. Diese Praktiken fördern die bewusste Wahrnehmung der natürlichen Umgebung und helfen, die eigene Verbindung zu den lebenden Systemen der Erde zu stärken. Indem man die Natur achtsam erlebt, entwickelt sich ein tieferes Gefühl der Zugehörigkeit zu einem größeren Ganzen. Diese Erkenntnis kann transformative Auswirkungen auf das persönliche Verhalten haben und die Bereitschaft fördern, aktiv zum Schutz der Umwelt beizutragen.

Gaia-basiertes Naturbewusstsein fördert eine tiefe Wertschätzung für die Natur, die über die rein ästhetische Ebene hinausgeht. Es vermittelt ein Verständnis dafür, dass das Wohl des Planeten untrennbar mit dem Wohl des Einzelnen verbunden ist. Diese Sichtweise kann dazu führen, dass Menschen ihre Beziehung zur Umwelt auf eine spirituelle Ebene heben und die Erde als heiliges, lebendiges Wesen respektieren, das Pflege und Schutz verdient. Durch dieses Bewusstsein entsteht eine tiefe Verantwortung für den Erhalt und die Pflege der natürlichen Ressourcen, die das Leben auf der Erde unterstützen.

Ein wichtiger Aspekt des Gaia-basierten Naturbewusstseins ist die Betonung der gegenseitigen Abhängigkeit aller Lebewesen. Dieses Verständnis führt zu einer ethischen Verpflichtung, die Umwelt zu schützen und nachhaltig mit den Ressourcen der Erde umzugehen. Gaia-basiertes Bewusstsein lehrt, dass jede Handlung, die wir in

Bezug auf die Umwelt unternehmen—ob positiv oder negativ—Auswirkungen auf das größere System hat. Diese Erkenntnis kann ein starkes Motiv für umweltbewusstes Handeln sein, da das Bewusstsein wächst, dass der Schutz der Erde gleichbedeutend mit dem Schutz des eigenen Lebens und des Lebens zukünftiger Generationen ist.

Gaia-basiertes Naturbewusstsein fordert auch dazu auf, die Beziehung zwischen Umweltzerstörung und menschlichem Leiden zu erkennen. Wenn die natürlichen Systeme, die das Leben auf der Erde unterstützen, beschädigt oder zerstört werden, hat dies direkte Auswirkungen auf die menschliche Gesundheit und das psychische Wohlbefinden. Umgekehrt führt der Schutz der Umwelt zu einer Verbesserung des kollektiven Wohlbefindens. Diese Sichtweise wird zunehmend in der ökologischen Psychologie und Umweltethik anerkannt, die beide betonen, dass ökologische Nachhaltigkeit und menschliches Glück eng miteinander verknüpft sind.

e) Achtsamkeit und ökologische Heilung

Achtsamkeit, als bewusste und nicht-wertende Wahrnehmung des gegenwärtigen Moments, spielt eine entscheidende Rolle in der ökologischen Heilung, indem sie das Bewusstsein für die tiefen Verbindungen zwischen menschlicher Gesundheit und der Gesundheit der Umwelt schärft. In einer Zeit, in der die Auswirkungen der Umweltzerstörung zunehmend spürbar sind, bietet die Praxis der Achtsamkeit einen wertvollen Ansatz, um die psychische und physische Gesundheit des Einzelnen mit dem Wohlbefinden der natürlichen Welt in Einklang zu bringen.

Achtsamkeit ermöglicht es Menschen, sich ihrer eigenen Gedanken, Gefühle und körperlichen Empfindungen bewusst zu werden und diese in Beziehung zur Umwelt zu setzen. Diese Praxis hilft, die oft unbewusste Trennung zwischen Mensch und Natur zu überwinden und ein tieferes Verständnis für die gegenseitige Abhängigkeit von Mensch und Umwelt zu entwickeln. Indem Menschen lernen, ihre eigenen Heilungsprozesse bewusst wahrzunehmen, können sie auch die Bedeutung der Heilung der Umwelt erkennen. Diese Erkenntnis fördert eine ganzheitliche Sichtweise, die persönliche Gesundheit und ökologisches Wohlbefinden als miteinander verflochten betrachtet.

Ein zentraler Aspekt der achtsamen ökologischen Heilung ist die Anerkennung, dass menschliches Wohlbefinden nicht isoliert betrachtet werden kann, sondern in direkter Beziehung zur Gesundheit der Umwelt steht. Achtsame Praktiken wie Meditation, Waldbaden oder achtsame Naturwanderungen fördern das Bewusstsein für die heilende Kraft der Natur und die Notwendigkeit, diese Kraft zu schützen und zu bewahren. Durch das bewusste Erleben der natürlichen Welt lernen Menschen, die Natur als eine Quelle von Heilung und Erneuerung zu sehen, die nicht nur für das eigene Wohlbefinden, sondern auch für das kollektive Überleben essenziell ist.

Die Verbindung von Achtsamkeit und ökologischer Heilung zeigt sich auch in der Art und Weise, wie Menschen auf Umweltveränderungen reagieren. Durch Achtsamkeit können Menschen lernen, die Auswirkungen ihrer Handlungen auf die Umwelt bewusster wahrzunehmen und sich stärker für den Schutz und die Erhaltung der

Natur zu engagieren. Diese bewusste Haltung kann zu einer tiefgreifenden Veränderung im Verhalten führen, die auf nachhaltigen Lebensstilen und einem achtsamen Umgang mit Ressourcen basiert.

Ein tieferes Verständnis dafür, dass persönliches Wohlbefinden und die Erhaltung der Natur untrennbar miteinander verbunden sind, kann durch achtsame Praktiken gefördert werden, die die gegenseitige Beziehung zwischen Mensch und Umwelt betonen. Indem Menschen achtsam mit der Natur interagieren—sei es durch die bewusste Wahrnehmung eines Waldes, das Lauschen auf die Geräusche eines Flusses oder das achtsame Atmen in frischer Luft—können sie eine tiefere Verbindung zu ihrer Umgebung aufbauen. Diese Verbindung fördert nicht nur das individuelle Wohlbefinden, sondern auch das Bewusstsein für die Verantwortung, die jeder Einzelne gegenüber der Umwelt trägt.

Achtsamkeit in der ökologischen Heilung geht über die individuelle Praxis hinaus und kann auch in Gemeinschaften und auf gesellschaftlicher Ebene angewendet werden. Gemeinschaften, die achtsam mit ihren natürlichen Ressourcen umgehen und sich gemeinsam für den Umweltschutz einsetzen, können eine Kultur der Achtsamkeit und ökologischen Verantwortung fördern. Diese kollektive Praxis trägt dazu bei, ein gemeinsames Bewusstsein für die Bedeutung der Umwelt für das menschliche Wohl zu schaffen und den Wandel hin zu einer nachhaltigeren und gesünderen Gesellschaft zu unterstützen.

In der Therapie und im Gesundheitswesen kann die Verbindung von Achtsamkeit und ökologischer Heilung genutzt werden, um Patienten zu helfen, ihre eigenen Heilungsprozesse in den Kontext der Umwelt zu stellen. Therapeutische Ansätze, die Achtsamkeit und Naturerfahrungen kombinieren, können dazu beitragen, Stress zu reduzieren, emotionale Belastungen zu lindern und das allgemeine Wohlbefinden zu verbessern. Gleichzeitig können diese Ansätze das Bewusstsein für die Notwendigkeit ökologischer Heilung schärfen und die Motivation fördern, sich für den Umweltschutz zu engagieren.

V. Praktische Anwendungen von Gaia und Achtsamkeit

a) Alltagstechniken für Gaia-basierte Achtsamkeit

Gaia-basierte Achtsamkeit kann leicht in den Alltag integriert werden, indem man einfache Praktiken anwendet, die das Bewusstsein für die eigene Verbindung zur Erde und zur Natur fördern. Eine dieser Techniken ist das achtsame Gehen in der Natur, bei dem der Fokus darauf liegt, jeden Schritt bewusst zu erleben. Dies bedeutet, langsamer und achtsamer zu gehen, den Boden unter den Füßen wahrzunehmen, die Geräusche der Umgebung zu hören und den Duft der Pflanzen einzuatmen. Achtsames Gehen hilft, den Geist zu beruhigen, Stress abzubauen und ein Gefühl der inneren Ruhe sowie eine tiefere Verbindung zur Umwelt zu fördern. Diese Praxis kann auf täglichen Spaziergängen oder auf dem Weg zur Arbeit leicht umgesetzt werden.

Eine weitere einfache Technik ist die bewusste Atmung im Freien. Durch das achtsame Ein- und Ausatmen der frischen Luft kann man sich zentrieren und eine tiefe Verbindung zur Natur herstellen. Ob im Park, auf einem Balkon oder bei geöffnetem Fenster, das bewusste Spüren der Luft, die in die Lungen strömt, hilft, sich zu erden und den Geist zu klären. Diese Praxis kann jederzeit angewendet werden, um sich von den Anforderungen des Alltags zu lösen und innere Ruhe zu finden.

Regelmäßiges Beobachten von natürlichen Phänomenen wie dem Sonnenaufgang, dem Wechsel der Jahreszeiten oder dem Fluss eines Baches ist eine weitere Möglichkeit, Gaia-basierte Achtsamkeit in den Alltag zu integrieren. Indem man bewusst Zeit dafür einplant, diese natürlichen Ereignisse zu beobachten, vertieft sich das Verständnis für die zyklischen Prozesse der Natur. Dies kann helfen, eine tiefere Verbindung zu den natürlichen Rhythmen der Erde zu entwickeln und das Bewusstsein für die eigene Rolle im größeren ökologischen Kontext zu schärfen.

Indem man solche Gaia-basierten Achtsamkeitstechniken regelmäßig in den Alltag integriert, fördert man nicht nur das eigene Wohlbefinden, sondern auch ein tieferes Verständnis für die Verbindungen zur Umwelt. Diese Praktiken unterstützen einen achtsameren und bewussteren Umgang mit der Natur und stärken das Gefühl der Verantwortung gegenüber der Umwelt.

b) Übungen zur Förderung der Naturverbindung

Die Förderung der Naturverbindung hat einen erheblichen Einfluss auf das Wohlbefinden des Menschen. Die Beziehung zur Natur spielt eine zentrale Rolle in der mentalen und physischen Gesundheit, indem sie Stress reduziert, das Immunsystem stärkt und das allgemeine Wohlbefinden steigert. Mehrere Übungen und Praktiken zielen darauf ab, die Naturverbindung zu stärken und das ökologische Bewusstsein zu vertiefen.

Achtsamkeit in der Natur ist ein wirkungsvoller Ansatz, um die Naturverbindung zu intensivieren. Diese Praxis fördert die bewusste Wahrnehmung der Umgebung, indem man sich auf Sinneseindrücke konzentriert. Der Geruch des Waldes, das Rauschen der Blätter im Wind oder das Vogelgezwitscher bieten hierbei wichtige sensorische Ankerpunkte. Diese achtsame Wahrnehmung hilft, den Geist zu beruhigen und eine tiefere Verbindung zur natürlichen Umwelt herzustellen. Ein Beispiel für eine solche Praxis ist das sogenannte „Waldbaden", das in der japanischen Kultur als „Shinrin Yoku" bekannt ist. Wissenschaftliche Studien haben gezeigt, dass ein achtsamer Aufenthalt in der Natur eine signifikante Senkung des Kortisolspiegels bewirken kann, was den Abbau von Stress unterstützt. Die Effekte sind nicht nur psychologisch, sondern auch physiologisch spürbar, indem sie die Herzfrequenz senken und das Immunsystem stärken.

Eine weitere Möglichkeit, die Naturverbindung zu fördern, besteht darin, Kreativität mit der Natur zu verbinden. Menschen, die regelmäßig kreative Aktivitäten im Freien ausüben, wie das Malen, Zeichnen oder Schreiben, berichten häufig von einer stärkeren emotionalen Bindung zur Natur. Das bewusste Erleben der Umgebung kann als Inspiration dienen und fördert das Gefühl der Zugehörigkeit zur Umwelt. Farben, Formen und Strukturen der Natur bieten unerschöpfliche Quellen kreativer Impulse, die helfen, eine tiefere Verbindung zur natürlichen Welt zu entwickeln. Indem man diese Eindrücke festhält, entsteht ein Gefühl von Verbundenheit und Wertschätzung für die Natur, das langfristig zu einem stärkeren ökologischen Bewusstsein führen kann.

Die Meditation in der Natur ist eine weitere Methode, um die Beziehung zur Umwelt zu vertiefen. Dabei wird die Natur als Fokus der Meditation verwendet, sei es durch das bewusste Sitzen an einem natürlichen Ort oder das achtsame Hören der natürlichen Geräusche. Diese Form der Meditation unterstützt die Harmonisierung von Körper und Geist und fördert eine ganzheitliche Integration des Menschen in seine Umwelt. Meditation in der Natur verstärkt das Gefühl der Verbundenheit, indem sie die Trennung zwischen dem Individuum und seiner Umgebung auflöst. Die psychischen und physiologischen Vorteile von Meditation sind gut dokumentiert, und wenn diese Praxis in der Natur stattfindet, können sich die positiven Effekte weiter verstärken.

Das Anpflanzen eines Gartens ist ebenfalls eine wirksame Möglichkeit, die Naturverbindung zu fördern. Der Prozess des Säens, Pflegens und Erntens fördert ein tiefes Verständnis für natürliche Zyklen und Prozesse. Diese Art der Interaktion mit der Erde schafft ein Gefühl von Verantwortung und Respekt für die Umwelt. Der direkte Kontakt mit dem Boden und den Pflanzen bietet darüber hinaus eine physische Verbindung zur Erde, die das Gefühl der Verwurzelung und Zugehörigkeit verstärken kann. Gärtnern wird oft als therapeutische Aktivität betrachtet, da es sowohl körperliche als auch psychologische Vorteile bietet. Es kann helfen, Stress abzubauen, die Stimmung zu verbessern und das Gefühl von Zufriedenheit und Sinnhaftigkeit zu stärken.

Eine weitere Übung zur Förderung der Naturverbindung ist das bewusste Beobachten von Wildtieren. Diese Praxis erfordert Geduld und Achtsamkeit und kann zu einer tieferen Wertschätzung der natürlichen Welt führen. Indem man die Verhaltensweisen von Tieren in ihrem natürlichen Lebensraum beobachtet, entwickelt man ein tieferes Verständnis für die Komplexität und Schönheit des Lebens. Diese Art der Verbindung zur Natur stärkt das Bewusstsein für die wechselseitige Abhängigkeit zwischen Mensch und Umwelt und kann das ökologische Bewusstsein vertiefen. Das Beobachten von Wildtieren fördert Empathie und Respekt für andere Lebewesen und erinnert daran, dass der Mensch nur ein Teil eines größeren Ökosystems ist.

Ein weiterer Ansatz zur Förderung der Naturverbindung ist das bewusste Verweilen an einem natürlichen Ort. Diese Übung beinhaltet das Verweilen an einem bestimmten Ort in der Natur, ohne Ablenkungen oder Aufgaben. Ziel ist es, sich vollständig auf die Umgebung einzulassen und die Verbindung zur Natur auf einer tieferen, emotionalen Ebene zu spüren. Diese Praxis fördert nicht nur Achtsamkeit, sondern auch das Gefühl der Erdung und Zugehörigkeit. Sie kann helfen, die Beziehung zur natürlichen Welt zu stärken und das Bewusstsein für die eigene Rolle innerhalb des Ökosystems zu schärfen.

Jede dieser Übungen trägt auf ihre Weise dazu bei, die Naturverbindung zu stärken und ein tieferes ökologisches Bewusstsein zu entwickeln. Sie helfen, die eigene Beziehung zur Erde zu vertiefen und fördern gleichzeitig das psychische und physische Wohlbefinden. Die Integration dieser Praktiken in den Alltag kann nicht nur individuelle Vorteile bringen, sondern auch zu einem größeren kollektiven Bewusstsein für den Schutz und die Erhaltung der Umwelt beitragen.

c) Integration von Gaia-Praktiken in die Therapie

Die Integration von Gaia-Praktiken in die Therapie bietet ein innovatives und holistisches Modell, um Heilungsprozesse zu unterstützen und die Beziehung zwischen Mensch und Natur zu vertiefen. Gaia-Praktiken basieren auf dem Verständnis, dass die Erde als lebender Organismus betrachtet werden kann, mit dem der Mensch in einer symbiotischen Beziehung steht. Diese Perspektive, die auf der Gaia-Hypothese von James Lovelock beruht, erweitert das therapeutische Spektrum und bietet Patienten eine tiefere, ganzheitliche Ebene der Selbstregulation und Heilung. Durch die bewusste Einbindung der natürlichen Welt in den therapeutischen Prozess wird nicht nur das emotionale Wohlbefinden gefördert, sondern auch das ökologische Bewusstsein geschärft.

Die Anwendung von achtsamen Naturwanderungen als therapeutische Intervention verlagert den Fokus von einem rein psychotherapeutischen Setting hin zu einer dynamischen Interaktion mit der Umwelt. Diese Praxis verbindet körperliche Bewegung mit Achtsamkeit und ermöglicht den Patienten, durch die bewusste Wahrnehmung der natürlichen Umgebung eine tiefere Verbindung zur Erde aufzubauen. In der klinischen Praxis wird häufig beobachtet, dass achtsame Naturwanderungen das Stressniveau erheblich senken und gleichzeitig die Fähigkeit zur emotionalen Regulation verbessern. Die rhythmische Bewegung beim Gehen, kombiniert mit der Achtsamkeitspraxis, stimuliert das parasympathische Nervensystem und fördert Entspannung und innere Ruhe. Dabei ist die Natur nicht nur der Rahmen für die Therapie, sondern ein aktiver Teil des Heilungsprozesses, der den Patienten hilft, in ihrer Beziehung zur Umwelt Sicherheit und Stabilität zu finden.

Meditative Übungen im Freien ergänzen dieses Modell, indem sie den Patienten ermöglichen, sich auf die tiefe Harmonie der Natur einzustimmen. Durch diese meditativen Praktiken werden nicht nur das innere Gleichgewicht und die emotionale Stabilität gefördert, sondern auch das Bewusstsein für die zyklischen Rhythmen der Natur gestärkt. Solche Übungen können sowohl strukturiert als auch intuitiv durchgeführt werden, je nach den individuellen Bedürfnissen der Patienten. Indem man sich beispielsweise auf den Atem und die natürlichen Geräusche der Umgebung konzentriert, wird eine tiefe Entspannung erreicht, die den Geist klärt und das Gefühl der Verbundenheit mit der natürlichen Welt intensiviert. Studien zeigen, dass Naturmeditationen eine signifikante Reduktion von Angstzuständen und Depressionen bewirken können, da sie helfen, den Fokus von stressauslösenden Gedankenmustern auf die Gegenwart und die Natur zu lenken.

Das Erleben natürlicher Rhythmen und Zyklen ist ein weiterer essenzieller Bestandteil der Gaia-Praktiken in der Therapie. Die Integration dieser natürlichen Rhythmen in den therapeutischen Prozess ermöglicht es den Patienten, sich mit den zyklischen Mustern der Natur zu synchronisieren. Dies kann durch den bewussten Umgang mit Tages- und Jahreszeiten, Mondphasen oder den Zyklen der Natur geschehen. Beispielsweise kann die Beobachtung und Reflexion über den Wechsel der Jahreszeiten den Patienten helfen, Übergänge im eigenen Leben besser zu verstehen und zu akzeptieren. Durch das Erkennen und Erleben dieser natürlichen Prozesse wird die Wahrnehmung geschult, dass das Leben ebenfalls zyklisch verläuft, was eine heilende Wirkung auf das emotionale Erleben von Veränderungen und Verlusten haben kann. Diese Synchronisation mit den natürlichen Zyklen fördert das Gefühl von Beständigkeit und Erdung, das in therapeutischen Kontexten von unschätzbarem Wert sein kann.

Ein zentrales Element dieser Gaia-basierten Ansätze ist die Förderung der Selbstregulation. Durch die aktive Verbindung mit der Natur lernen Patienten, ihre körperlichen und emotionalen Zustände besser zu regulieren. Die Natur bietet ein unmittelbares Feedback-System, das Menschen hilft, ihre innere Balance wiederzufinden. In der Praxis bedeutet dies, dass die natürliche Umwelt als Spiegel für die eigenen inneren Prozesse fungiert. Beispielsweise kann die Beobachtung eines ruhigen Sees oder eines sanft fließenden Baches eine beruhigende Wirkung haben und als Metapher für die eigenen Emotionen dienen. Dies ermöglicht es den Patienten, emotionale Zustände wie Angst, Wut oder Traurigkeit auf einer tieferen Ebene zu verstehen und zu verarbeiten.

Ein weiterer wichtiger Aspekt ist die Förderung der emotionalen Heilung. Gaia-Praktiken ermöglichen es den Patienten, sich auf einer tieferen Ebene mit ihrer Umwelt zu verbinden, was zu einem Gefühl von Ganzheit und Zugehörigkeit führt. Diese Verbindung zur Natur kann besonders heilsam für Menschen sein, die unter Gefühlen von Isolation, Entfremdung oder emotionalem Schmerz leiden. Durch den bewussten Kontakt mit der Natur erleben viele Patienten eine Wiederentdeckung ihrer inneren Ressourcen und eine Stärkung ihres emotionalen

Gleichgewichts. Die Erde wird in diesem Prozess zu einem heilsamen Partner, der den Patienten dabei hilft, sich selbst besser zu verstehen und sich in der Welt sicherer und verbundener zu fühlen.

Diese Gaia-basierten therapeutischen Ansätze erweitern das traditionelle therapeutische Repertoire, indem sie die Natur als aktiven Teilnehmer im Heilungsprozess integrieren. Anstatt die Natur nur als Kulisse zu betrachten, wird sie als ein lebendiger und dynamischer Partner in der Therapie anerkannt, der den Heilungsprozess auf tiefgreifende Weise unterstützt. Dies fördert nicht nur das individuelle Wohlbefinden, sondern auch eine stärkere Verbindung zum Planeten, was letztlich zu einem bewussteren und nachhaltigeren Lebensstil führen kann.

d) Achtsame Umweltgestaltung

Die achtsame Umweltgestaltung zielt darauf ab, Umgebungen zu schaffen, die das psychische Wohlbefinden und die Naturverbundenheit fördern. In der Architektur, Stadtplanung und Innenraumgestaltung wird zunehmend erkannt, dass die physische Umgebung tiefgreifende Auswirkungen auf die mentale Gesundheit und das allgemeine Wohlbefinden hat. Die bewusste Gestaltung von Räumen, die Achtsamkeit und Naturverbindung fördern, bietet daher nicht nur ästhetische, sondern auch therapeutische Vorteile.

Ein zentraler Aspekt der achtsamen Umweltgestaltung ist die Schaffung von Grünflächen. Urbanes Grün – sei es in Form von Parks, Gemeinschaftsgärten oder begrünten Dächern – hat nachweislich positive Auswirkungen auf die psychische Gesundheit. Grünflächen bieten den Bewohnern eines städtischen Umfelds die Möglichkeit, eine Pause vom hektischen Alltag einzulegen, und schaffen Räume, in denen Achtsamkeit praktiziert werden kann. Das Vorhandensein von Bäumen, Pflanzen und Wasserflächen kann das Stressempfinden deutlich reduzieren, die Stimmung verbessern und das Gefühl der Verbundenheit mit der Natur stärken. Studien belegen, dass der Zugang zu Grünflächen mit geringeren Raten von Angstzuständen, Depressionen und allgemeinem psychischen Stress verbunden ist. Diese positiven Effekte lassen sich auf die beruhigende Wirkung der natürlichen Umgebung und die Möglichkeit, in diesen Räumen Achtsamkeit zu üben, zurückführen.

Ein weiterer wichtiger Bestandteil der achtsamen Umweltgestaltung ist die Einbindung natürlicher Elemente in die Raumgestaltung. Dies kann durch die Verwendung von natürlichen Materialien wie Holz, Stein und Pflanzen in Innenräumen geschehen. Räume, die organische Formen, natürliche Lichtquellen und eine direkte Verbindung zur Außenwelt bieten, fördern das Wohlbefinden und schaffen eine beruhigende Atmosphäre. Die Biophilie-Hypothese, die besagt, dass der Mensch eine angeborene Affinität zur Natur hat, unterstützt die Idee, dass natürliche Elemente in der Raumgestaltung das Gefühl von Wohlbefinden und Zufriedenheit steigern können. Ein achtsam gestalteter Raum mit natürlichen Materialien und Ausblicken ins Grüne bietet den Bewohnern eine Gelegenheit, sich mit der Natur zu verbinden, auch wenn sie sich drinnen aufhalten. Diese Verbindung kann die geistige Klarheit fördern und das emotionale Gleichgewicht stabilisieren.

Die Schaffung von Ruhezonen in der Natur stellt einen weiteren wesentlichen Ansatz der achtsamen Umweltgestaltung dar. Solche Zonen bieten den Menschen die Möglichkeit, sich bewusst in die Natur zurückzuziehen und Ruhe zu finden. Ob es sich um spezielle Bereiche in Parks, stille Waldlichtungen oder eigens dafür gestaltete Gärten handelt, diese Ruhezonen sind darauf ausgelegt, einen Rückzugsort vom Alltagsstress zu bieten. Hier können Achtsamkeit, Meditation oder einfach nur stilles Verweilen praktiziert werden, um das innere Gleichgewicht wiederherzustellen. Die Gestaltung dieser Zonen kann die Integration von natürlichen Elementen wie Wasser, Steinen und Pflanzen umfassen, die das Gefühl von Ruhe und Erdung verstärken. Diese Umgebungen bieten einen sicheren Raum, um Achtsamkeit zu üben, die Verbindung zur Natur zu vertiefen und sich zu regenerieren.

Die bewusste Gestaltung von Umgebungen, die Achtsamkeit und Naturverbundenheit fördern, geht jedoch über die rein physische Gestaltung hinaus. Es geht auch darum, Räume zu schaffen, die eine bestimmte Qualität von Präsenz und Bewusstsein kultivieren. Dies kann durch subtile Designelemente erreicht werden, die den Nutzer anregen, im gegenwärtigen Moment zu verweilen. Das könnte die Anordnung von Sitzgelegenheiten sein, die auf bestimmte Ausblicke in die Natur ausgerichtet sind, oder die Schaffung von Wegen, die zum langsamen, bewussten Gehen einladen. Auch die Auswahl von Pflanzen und die Art und Weise, wie Wasser in die Gestaltung integriert wird, können das Erlebnis von Achtsamkeit unterstützen. Solche Elemente laden die Nutzer dazu ein, achtsam zu verweilen und ihre Umgebung bewusst wahrzunehmen, was zur psychischen Regeneration beiträgt.

Die positive Wirkung von achtsam gestalteten Umgebungen zeigt sich nicht nur im privaten Raum, sondern auch in gemeinschaftlichen und öffentlichen Räumen. In Krankenhäusern, Schulen und Arbeitsumgebungen kann die achtsame Gestaltung von Räumen eine entscheidende Rolle bei der Förderung des Wohlbefindens spielen. Beispielsweise haben Studien gezeigt, dass Patienten in Krankenhäusern mit Zugang zu natürlichen Ausblicken eine schnellere Genesung und weniger postoperative Komplikationen erfahren. In Schulen und Arbeitsplätzen können natürliche Elemente und achtsame Raumgestaltung die Konzentration, Kreativität und das allgemeine Wohlbefinden der Nutzer verbessern. Solche Umgebungen schaffen eine unterstützende Atmosphäre, die das Gefühl von Ruhe, Sicherheit und Verbundenheit fördert.

e) Forschung zu praktischen Gaia-basierten Achtsamkeitsmethoden

Die Forschung zu Gaia-basierten Achtsamkeitsmethoden hat in den letzten Jahren zunehmend an Bedeutung gewonnen, da die Wechselwirkungen zwischen Mensch und Umwelt intensiver untersucht werden. Gaia-basierte Achtsamkeit, die auf der Gaia-Hypothese von James Lovelock basiert, erweitert traditionelle Achtsamkeitspraxen um eine tiefere Verbindung zur Erde als lebendem Organismus. Diese Praktiken betonen die wechselseitige Beziehung zwischen der persönlichen Gesundheit und dem ökologischen Gleichgewicht des Planeten. Die Forschung zeigt, dass Gaia-basierte Achtsamkeitstechniken das emotionale Wohlbefinden verbessern, die Selbstregulation fördern und das ökologische Bewusstsein vertiefen können.

Eine der wesentlichen Erkenntnisse dieser Forschung ist, dass Gaia-basierte Achtsamkeitsmethoden die Selbstregulation und das emotionale Gleichgewicht auf vielfältige Weise fördern. Selbstregulation bezieht sich auf die Fähigkeit, emotionale Zustände, Stress und Impulse zu kontrollieren und auszubalancieren. Gaia-basierte Praktiken integrieren natürliche Elemente und die bewusste Wahrnehmung der Umwelt, um diesen Prozess zu unterstützen. Studien zeigen, dass das Praktizieren von Achtsamkeit in Verbindung mit der Natur die Aktivität des parasympathischen Nervensystems verstärkt, was zur Senkung des Stressniveaus und zur Förderung von Entspannung und Erholung führt. Diese physiologische Wirkung wird durch den Aufenthalt in natürlichen Umgebungen noch verstärkt, da die Natur als beruhigender Reiz auf das Nervensystem wirkt. Forscher fanden heraus, dass Patienten, die Gaia-basierte Achtsamkeitstechniken praktizieren, signifikante Verbesserungen in ihrer Fähigkeit zur emotionalen Regulation zeigten, was sich positiv auf ihre allgemeine psychische Gesundheit auswirkte.

Neben der Förderung des emotionalen Wohlbefindens trägt Gaia-basierte Achtsamkeit auch zur Stärkung des ökologischen Bewusstseins bei. Dieses Bewusstsein beschreibt die Fähigkeit, die wechselseitige Beziehung zwischen dem eigenen Verhalten und der Gesundheit des Planeten zu erkennen. Gaia-basierte Praktiken ermutigen die Menschen, sich ihrer Verbindung zur Erde bewusst zu werden und sich als Teil eines größeren ökologischen Systems zu sehen. Forschungsergebnisse legen nahe, dass Teilnehmer, die regelmäßig Gaia-basierte Achtsamkeit praktizieren, eine größere Empathie gegenüber der natürlichen Welt entwickeln und ein stärkeres Verantwortungsbewusstsein für den Schutz der Umwelt zeigen. Diese erhöhte Sensibilität für ökologische Themen führt oft zu Verhaltensänderungen, die nachhaltiger und umweltbewusster sind. Beispielsweise berichten Praktizierende von einer erhöhten Bereitschaft, umweltfreundliche Entscheidungen im Alltag zu treffen, wie den Konsum zu reduzieren, umweltbewusste Transportmittel zu nutzen oder aktiv am Umweltschutz teilzunehmen.

Eine interessante Beobachtung aus der Forschung ist die Fähigkeit Gaia-basierter Achtsamkeitstechniken, den Menschen zu helfen, sich in größeren kosmischen und ökologischen Zusammenhängen zu sehen. Indem man sich auf die zyklischen Muster der Natur einstimmt, beispielsweise durch das Erleben von Jahreszeitenwechseln oder den natürlichen Rhythmus von Tag und Nacht, entwickeln viele Praktizierende ein tieferes Verständnis für die zyklischen Prozesse, die das Leben auf der Erde bestimmen. Diese Art des Bewusstseins kann zu einem Gefühl von Demut und Dankbarkeit führen, das das individuelle Wohlbefinden stärkt und gleichzeitig die Wertschätzung für die natürliche Welt vertieft.

Die Forschung zu Gaia-basierten Achtsamkeitsmethoden zeigt auch, dass diese Techniken bei der Bewältigung von Traumata und chronischem Stress hilfreich sein können. Gaia-basierte Ansätze bieten eine sichere und unterstützende Umgebung, in der traumatisierte Menschen sich mit ihren Emotionen auseinandersetzen können, ohne sich überwältigt zu fühlen. Durch die Verbindung zur Natur können sie lernen, ihren Körper als einen Teil der Erde zu erfahren, was oft als stabilisierend und heilend empfunden wird. In Studien mit traumatisierten Individuen, die Gaia-basierte Achtsamkeit praktizierten, wurde eine Verbesserung der Symptome von posttraumatischer Belastungsstörung (PTBS) festgestellt. Die natürliche Umgebung bietet einen Raum der Sicherheit und des Rückzugs, in dem der Heilungsprozess gefördert wird.

Darüber hinaus legen aktuelle Studien nahe, dass Gaia-basierte Achtsamkeit eine effektive Methode zur Behandlung von Depressionen und Angststörungen sein kann. In einer Studie, die Gaia-basierte Achtsamkeit mit traditioneller kognitiver Verhaltenstherapie verglich, zeigten die Teilnehmer der Gaia-Gruppe eine größere Reduktion der Symptome von Angst und Depression. Dies wird auf die verstärkende Wirkung der Natur auf die Achtsamkeitspraxis zurückgeführt, die ein tieferes Gefühl von Zugehörigkeit und Akzeptanz fördert. Teilnehmer berichten häufig, dass die Verbindung zur Natur ihnen hilft, ihre Probleme in einem größeren Kontext zu sehen, was zu einer Verringerung von Angstgefühlen und einem gesteigerten Gefühl von innerer Ruhe führt.

In der Forschung zu Gaia-basierten Achtsamkeitsmethoden wird auch die Rolle der Natur als Co-Therapeut hervorgehoben. Anstatt die Natur nur als Kulisse für die Therapie zu betrachten, wird sie als aktiver Teilnehmer am Heilungsprozess anerkannt. Pflanzen, Bäume, Flüsse und Berge werden als lebendige Wesen betrachtet, die die Fähigkeit haben, Heilung und Unterstützung zu bieten. Diese Perspektive verändert die Art und Weise, wie Menschen ihre Umgebung wahrnehmen und mit ihr interagieren. In der therapeutischen Praxis wird die Natur so zu einem Verbündeten, der den Heilungsprozess unterstützt und verstärkt.

Kapitel 7

Gaia und die Körper-Geist-Verbindung: Somatische Psychologie

I. Die Körper-Geist-Verbindung in der Psychologie

a) Somatische Psychologie und Selbstregulation

Geist und geht davon aus, dass körperliche Empfindungen eine zentrale Rolle bei der emotionalen Selbstregulation spielen. In dieser Disziplin wird der Körper als untrennbar mit dem Geist verbunden betrachtet, was bedeutet, dass körperliche Erfahrungen oft einen direkten und unmittelbaren Einfluss auf das emotionale Erleben haben. Die somatische Psychologie zielt darauf ab, das Bewusstsein für diese Verbindung zu schärfen und sie in therapeutischen Kontexten zu nutzen, um psychisches Wohlbefinden zu fördern. Dabei wird das Konzept der körperlichen Selbstregulation als Schlüssel zum Verständnis emotionaler Stabilität angesehen. Der Körper reagiert in Echtzeit auf Stressoren und emotionale Belastungen, indem er Signale sendet, die über das autonome Nervensystem verarbeitet werden. Diese Signale – wie Herzschlag, Atmung, Muskelspannung und andere physiologische Reaktionen – bilden die Grundlage dessen, was als somatische Marker bezeichnet wird. Diese Marker geben wertvolle Hinweise darauf, wie der Körper mit inneren und äußeren Herausforderungen umgeht, und sind eng mit emotionalen Zuständen verbunden.

Die somatische Psychologie nutzt diese Erkenntnisse, um Ansätze zu entwickeln, die körperzentrierte Therapien und Interventionen beinhalten. Ein tiefes Verständnis der autonomen Selbstregulation ist dabei unerlässlich. Das autonome Nervensystem besteht aus zwei Hauptzweigen: dem sympathischen und dem parasympathischen Nervensystem. Das sympathische Nervensystem aktiviert den „Kampf-oder-Flucht"-Modus als Reaktion auf wahrgenommene Bedrohungen, während das parasympathische Nervensystem für die Beruhigung und Wiederherstellung des Gleichgewichts im Körper verantwortlich ist. Ein gut reguliertes autonomes Nervensystem ist entscheidend für die Fähigkeit, auf stressige Situationen angemessen zu reagieren und danach wieder in einen Zustand des Gleichgewichts zurückzukehren. Wenn diese Regulation gestört ist, kann es zu einer anhaltenden Aktivierung des Stresssystems kommen, was wiederum zu chronischem Stress, Angstzuständen und anderen psychischen sowie körperlichen Beschwerden führen kann.

Ein prominentes Konzept in der somatischen Psychologie ist die Polyvagal-Theorie, die von Stephen Porges entwickelt wurde. Diese Theorie erweitert das Verständnis des autonomen Nervensystems, indem sie einen dritten Zweig einführt, den ventralen Vagus, der eng mit sozialen Interaktionen und der Fähigkeit zur Selbstregulation verbunden ist. Der ventrale Vagus vermittelt eine Art von „sozialer Sicherheit", die es Menschen ermöglicht, sich zu beruhigen und sich sicher in ihrer Umgebung zu fühlen. Dies spielt eine entscheidende Rolle bei der Selbstregulation, da soziale Verbundenheit und Sicherheit als Gegenmittel zu Stress und Angstzuständen wirken können. Die Polyvagal-Theorie unterstreicht, dass das Nervensystem in einem dynamischen Fluss ist, der ständig zwischen Zuständen der Aktivierung und Beruhigung wechselt, abhängig von den wahrgenommenen Signalen aus der Umwelt.

Somatische Psychotherapie-Techniken, wie Somatic Experiencing von Peter Levine oder die Körperpsychotherapie nach Wilhelm Reich, zielen darauf ab, diesen somatischen Aspekt in den therapeutischen Prozess zu integrieren. Diese Techniken betonen, wie wichtig es ist, im Körper „verankert" zu sein, um eine gesunde Selbstregulation zu ermöglichen. Die Arbeit am Körper, insbesondere bei Menschen mit traumatischen Erfahrungen, erfordert eine behutsame Herangehensweise, bei der es darum geht, den Körper in einem sicheren Raum wieder zu spüren und zu erleben, ohne von überwältigenden Empfindungen überrollt zu werden. Traumaforschung hat gezeigt, dass traumatische Erlebnisse oft nicht nur im Gedächtnis, sondern auch im Körper gespeichert werden. Diese „Körperspeicherung" von Trauma führt dazu, dass Betroffene häufig in einem Zustand erhöhter Wachsamkeit oder chronischer Anspannung verharren, was die Selbstregulation beeinträchtigt.

Die Gaia-Theorie von James Lovelock bietet eine hilfreiche Analogie zum Verständnis der somatischen Psychologie. Die Gaia-Theorie beschreibt die Erde als ein komplexes, integriertes System, in dem alle lebenden und nicht-lebenden Komponenten zusammenwirken, um ein dynamisches Gleichgewicht aufrechtzuerhalten. Dieses Gleichgewicht ist fragil, aber essenziell für das Überleben des Planeten. In ähnlicher Weise betrachtet die somatische Psychologie den Körper als ein dynamisches System, in dem verschiedene physiologische, psychologische und somatische Prozesse kontinuierlich interagieren, um ein inneres Gleichgewicht zu gewährleisten. Wenn eine Komponente dieses Systems gestört ist – sei es durch emotionale Traumata, chronischen Stress oder körperliche Beschwerden – kann dies das gesamte System destabilisieren. Der Prozess der somatischen Selbstregulation kann daher als eine ständige „Feinabstimmung" des inneren Gleichgewichts verstanden werden, die darauf abzielt, emotionale Stabilität zu bewahren und psychische Gesundheit zu fördern.

Ein weiterer zentraler Aspekt der somatischen Psychologie ist die Bedeutung der Körperwahrnehmung, oft als „Körperbewusstsein" bezeichnet. Dieses Bewusstsein ist nicht nur eine passive Beobachtung des eigenen Körpers, sondern ein aktiver Prozess, bei dem Menschen lernen, auf die subtilen Signale ihres Körpers zu achten und sie in ihre psychische Selbstregulation zu integrieren. Forschungen haben gezeigt, dass ein erhöhtes Körperbewusstsein eng mit einer verbesserten emotionalen Regulation und einer gesteigerten Resilienz gegenüber Stress verbunden ist. Menschen, die ein starkes Körperbewusstsein haben, sind in der Regel besser in der Lage, emotionale Zustände zu identifizieren und zu regulieren, bevor sie außer Kontrolle geraten. In der therapeutischen Praxis bedeutet dies, dass Klienten ermutigt werden, ihre körperlichen Empfindungen zu erforschen und zu nutzen, um emotionale Blockaden zu lösen und ein tieferes Verständnis ihrer emotionalen Reaktionen zu entwickeln.

Die Rolle der Atmung in der somatischen Psychologie kann nicht überbetont werden. Atmung ist eine der wenigen physiologischen Funktionen, die sowohl autonom als auch bewusst gesteuert werden kann, was sie zu einem mächtigen Werkzeug für die Selbstregulation macht. Verschiedene Atemtechniken, wie die Bauchatmung oder das sogenannte „kohärente Atmen", werden in der somatischen Therapie verwendet, um den Parasympathikus zu aktivieren und so das Nervensystem zu beruhigen. Diese Techniken helfen dabei, das Bewusstsein für den eigenen Körper zu schärfen und eine tiefere Verbindung zwischen körperlichen Empfindungen und emotionalen Zuständen herzustellen. Studien haben gezeigt, dass regelmäßige Atemübungen nicht nur die körperliche Gesundheit fördern, sondern auch Angstzustände reduzieren und das allgemeine Wohlbefinden verbessern können.

Die Integration von Bewegung in den therapeutischen Prozess ist ein weiteres zentrales Element der somatischen Psychologie. Körperliche Bewegung, insbesondere achtsame oder somatische Bewegungsformen wie Yoga, Tai Chi oder Qigong, hat sich als äußerst wirksam erwiesen, um den Körper zu entspannen und die Selbstregulation zu fördern. Diese Praktiken fördern nicht nur die körperliche Gesundheit, sondern helfen auch, das Nervensystem zu beruhigen und emotionale Spannungen abzubauen. Sie unterstützen den Prozess der emotionalen Selbstregulation, indem sie den Klienten helfen, ein tieferes Bewusstsein für ihren Körper zu entwickeln und die Fähigkeit zur Selbstberuhigung zu stärken.

b) *Körperorientierte Therapieansätze*

Körperorientierte Therapieansätze, wie die Bioenergetik, die sensorimotorische Psychotherapie oder auch das Somatic Experiencing, repräsentieren innovative therapeutische Methoden, die sich auf die Integration körperlicher Erfahrungen in den psychotherapeutischen Prozess konzentrieren. Diese Ansätze wurzeln in der Annahme, dass der Körper tiefgreifende Informationen über emotionale und psychische Zustände enthält und dass unbewusste oder verdrängte Emotionen oft in körperlichen Mustern und Verspannungen gespeichert sind. Im Zentrum dieser Therapieansätze steht die bewusste Wahrnehmung und Bearbeitung von Körperempfindungen, Bewegungen und Haltung, um emotionale Blockaden zu lösen und die psychische Gesundheit zu fördern.

Bioenergetik, ein von Alexander Lowen entwickelter Ansatz, basiert auf der Theorie, dass unterdrückte Emotionen zu chronischen Muskelspannungen und anderen körperlichen Blockaden führen. Diese Blockaden behindern den freien Fluss von Energie im Körper und führen zu emotionalen und psychischen Problemen. Lowen argumentierte, dass durch spezifische körperliche Übungen und Bewegungen, die darauf abzielen, diese Spannungen zu lösen, die in den Muskeln gespeicherten Emotionen freigesetzt werden können. Diese Freisetzung trägt zu einem tieferen emotionalen Erleben und einer besseren Selbstregulation bei. Bioenergetik arbeitet mit Konzepten wie der Erdung, die den Klienten hilft, eine stärkere Verbindung zu ihrem Körper und der Erde herzustellen. Durch die Wiederherstellung dieser Verbindung kann ein Gefühl von Sicherheit und Stabilität entstehen, das die Grundlage für psychisches Wohlbefinden bildet.

Die sensorimotorische Psychotherapie, entwickelt von Pat Ogden, integriert körperliche, emotionale und kognitive Ebenen des Erlebens, um Traumata und emotionale Dysregulationen zu behandeln. Dieser Ansatz geht davon aus, dass der Körper sowohl die Geschichte des Traumas als auch die Lösungsmuster enthält. Sensorimotorische Psychotherapie konzentriert sich darauf, die Körperwahrnehmung und Bewegungsimpulse zu untersuchen und zu verändern, die durch traumatische Erfahrungen konditioniert wurden. Oft zeigen sich unbewusste Überlebensreaktionen wie Erstarrung, Kampf oder Flucht in der Körperhaltung und Bewegung. Durch gezielte Übungen und somatische Achtsamkeitstechniken lernen Klienten, ihre körperlichen Reaktionen zu beobachten und zu modifizieren, was zu einer verbesserten emotionalen und kognitiven Selbstregulation führt. Diese Arbeit stellt den Körper als aktiven Teilnehmer im Heilungsprozess dar, anstatt ihn nur als passives Gefäß für den Geist zu betrachten.

Ein weiteres bedeutendes körperorientiertes Therapieverfahren ist Somatic Experiencing, entwickelt von Peter Levine. Dieser Ansatz basiert auf der Beobachtung, dass Tiere in der Wildnis, obwohl sie regelmäßig extremen Bedrohungen ausgesetzt sind, selten an posttraumatischen Belastungsstörungen (PTBS) leiden. Levine postuliert, dass Tiere durch instinktive Bewegungen und somatische Reaktionen in der Lage sind, die im Nervensystem durch traumatische Ereignisse erzeugte Energie effektiv zu entladen. Menschen hingegen haben oft den instinktiven Impuls, bei Gefahr zu erstarren oder zu fliehen, unterdrückt, was zu einer chronischen Aktivierung des Nervensystems und damit zu langanhaltendem Stress führt. Somatic Experiencing konzentriert sich darauf, diesen unvollständigen „Überlebenszyklus" im Körper zu erkennen und durch langsame, bewusste körperliche Prozesse zu vervollständigen, was zur Beruhigung des Nervensystems und zur Heilung traumatischer Erlebnisse führt.

All diese körperorientierten Therapieansätze teilen die Überzeugung, dass der Körper als Spiegel emotionaler Zustände und innerer Konflikte verstanden werden kann. Sie postulieren, dass körperliche Empfindungen, Bewegungen und Muster auf einer tiefen Ebene mit emotionalen Zuständen verbunden sind und dass durch die Arbeit am Körper emotionale Heilung und psychische Gesundheit gefördert werden können. Diese Methoden betonen, dass emotionale Dysregulation oft nicht allein auf kognitiver oder verbaler Ebene gelöst werden kann, sondern dass eine tiefe Integration von Körper und Geist erforderlich ist. In diesem Zusammenhang wird der Körper nicht als passives Opfer von Stress und Trauma betrachtet, sondern als aktiver und dynamischer Partner im Prozess der Selbstregulation und Heilung.

Die Gaia-Theorie, die das Verständnis des Körpers als integralen Teil eines größeren, selbstregulierenden Systems unterstützt, findet auch in diesen körperorientierten Therapieansätzen Resonanz. Die Gaia-Theorie beschreibt die Erde als ein lebendiges, dynamisches System, in dem alle Komponenten – von den Ozeanen bis zu den Wäldern, von der Atmosphäre bis zum Boden – miteinander verbunden sind und zusammenarbeiten, um das Gleichgewicht des gesamten Planeten zu erhalten. Dieses Modell lässt sich auf den menschlichen Körper übertragen, indem er als ein integriertes System betrachtet wird, in dem physische, emotionale und psychische Prozesse miteinander interagieren und zusammenarbeiten, um das innere Gleichgewicht zu bewahren. Störungen in einem dieser Bereiche – sei es durch Stress, Trauma oder unterdrückte Emotionen – können das gesamte System aus dem Gleichgewicht bringen. Körperorientierte Therapien zielen darauf ab, dieses Gleichgewicht wiederherzustellen, indem sie den Körper als Schlüssel zur Lösung emotionaler und psychischer Probleme einsetzen.

Ein praktisches Beispiel für die Anwendung der Gaia-Theorie in der körperorientierten Therapie ist die Vorstellung, dass emotionale Heilung nicht nur durch mentale Prozesse, sondern durch körperliche Interventionen erreicht werden kann. Wenn der Körper als Spiegel emotionaler Zustände fungiert, kann das Arbeiten mit dem Körper, wie es in der Bioenergetik oder sensorimotorischen Psychotherapie der Fall ist, als ein Weg zur Wiederherstellung des Gleichgewichts im gesamten System betrachtet werden. In ähnlicher Weise wie das Ökosystem der Erde auf Störungen mit natürlichen Selbstregulationsmechanismen reagiert – etwa durch das Wachstum von Wäldern nach einem Waldbrand oder durch die Heilung von Riffen nach Schäden – so kann auch der menschliche Körper auf therapeutische Interventionen reagieren, um das innere Gleichgewicht wiederherzustellen und die psychische Gesundheit zu fördern.

Die Relevanz dieser Ansätze für die heutige psychotherapeutische Praxis ist bedeutend, insbesondere in einer Zeit, in der die Auswirkungen von chronischem Stress, traumatischen Erlebnissen und psychosomatischen Beschwerden zunehmend anerkannt werden. Körperorientierte Therapien bieten eine effektive Möglichkeit, tief sitzende emotionale Blockaden zu lösen, die oft nicht allein durch kognitive oder gesprächsbasierte Therapieansätze erreicht werden können. Indem sie den Körper in den Heilungsprozess einbeziehen, schaffen sie Raum für eine umfassendere und nachhaltigere Selbstregulation und emotionale Stabilität. Diese Ansätze verdeutlichen, dass psychische Gesundheit nicht losgelöst vom physischen Erleben betrachtet werden kann, sondern dass eine ganzheitliche Herangehensweise, die sowohl den Körper als auch den Geist einbezieht, entscheidend für die Förderung von Wohlbefinden und Resilienz ist.

Der Erfolg körperorientierter Therapien in der klinischen Praxis unterstreicht die Bedeutung der somatischen Dimensionen von psychischer Gesundheit. Immer mehr Therapeuten integrieren diese Ansätze in ihre Arbeit, um Patienten dabei zu unterstützen, ein tieferes Verständnis für die Verbindung zwischen ihren körperlichen Empfindungen und emotionalen Zuständen zu entwickeln. Diese Arbeit ermöglicht es den Patienten, sich nicht nur auf mentaler Ebene, sondern auch auf somatischer Ebene zu regulieren, was oft zu tieferen und nachhaltigeren Ergebnissen führt. Körperorientierte Therapieansätze bieten damit einen wertvollen Beitrag zur psychotherapeutischen Praxis, indem sie den Körper als Quelle von Wissen und Heilung anerkennen und integrieren.

c) Körperwahrnehmung und emotionale Regulation

Die bewusste Wahrnehmung von körperlichen Empfindungen spielt eine zentrale Rolle in der emotionalen Regulation und ist ein essenzielles Element moderner psychotherapeutischer Ansätze, insbesondere in der somatischen Psychologie und den körperorientierten Therapien. Körperwahrnehmung – oft auch als somatische Achtsamkeit bezeichnet – bezieht sich auf die Fähigkeit, die subtilen Signale und Empfindungen des eigenen Körpers in Echtzeit zu erkennen und bewusst zu erleben. Diese Signale, die von Muskelverspannungen über den Atemrhythmus bis hin zu Herzschlagveränderungen reichen, sind direkte Indikatoren für den inneren Zustand und ermöglichen es dem Individuum, eine tiefe Verbindung zu seinen emotionalen Zuständen herzustellen.

Die Fähigkeit, körperliche Empfindungen wahrzunehmen und zu interpretieren, trägt entscheidend zur emotionalen Regulation bei. Wenn Menschen lernen, ihre körperlichen Reaktionen auf Stress oder emotionale Belastungen bewusst wahrzunehmen, können sie diese Signale als frühe Warnzeichen nutzen, um dysregulative Prozesse zu unterbrechen, bevor sie zu intensiven emotionalen Reaktionen führen. So wie das autonome Nervensystem den Körper auf unbewusster Ebene reguliert, indem es auf Bedrohungen reagiert und gleichzeitig das Gleichgewicht wiederherstellt, bietet die bewusste Körperwahrnehmung dem Menschen eine Möglichkeit, aktiv an diesem Prozess teilzunehmen. Das Ziel ist es, aus der automatischen Reaktion auszubrechen und eine bewusstere, kontrolliertere Reaktion zu entwickeln.

Körperwahrnehmung ist daher nicht nur ein passiver Prozess des Erkennens körperlicher Zustände, sondern auch ein aktiver Prozess der Selbstregulation. Durch gezielte Achtsamkeitsübungen oder körperorientierte Therapien lernen Menschen, ihre Körperempfindungen zu beobachten, ohne sofort darauf zu reagieren. Dies schafft einen Raum zwischen dem Auftreten einer körperlichen Reaktion und der damit verbundenen emotionalen Reaktion, in dem eine bewusste Entscheidung getroffen werden kann. Dies ist besonders hilfreich in Situationen, in denen emotionale Dysregulation oder impulsives Verhalten oft die Kontrolle übernehmen. Wenn der Körper Signale wie erhöhte Herzfrequenz oder Atemnot sendet, die oft mit

Angst oder Stress verbunden sind, ermöglicht die bewusste Wahrnehmung dieser Signale eine aktive Steuerung, z. B. durch Atemtechniken oder körperliche Entspannung, um das emotionale Gleichgewicht wiederherzustellen.

Die Gaia-Theorie bietet eine wertvolle Analogie, um diesen Prozess der Selbstregulation zu verstehen. Wie in der Gaia-Theorie beschrieben, ist die Erde ein komplexes, selbstregulierendes System, in dem natürliche Prozesse kontinuierlich darauf ausgerichtet sind, ein Gleichgewicht aufrechtzuerhalten. In ähnlicher Weise funktioniert auch der menschliche Körper als ein selbstregulierendes System, das auf interne und externe Reize reagiert, um Homöostase zu bewahren. Körperwahrnehmung kann als der bewusste Zugang zu diesen selbstregulierenden Prozessen betrachtet werden. Indem Menschen lernen, die subtilen Signale ihres Körpers zu erkennen und darauf zu reagieren, können sie aktiv zur Aufrechterhaltung ihres inneren Gleichgewichts beitragen. Dies ist besonders relevant in einer Welt, in der Stress und emotionale Belastungen allgegenwärtig sind und oft die Fähigkeit des Körpers, sich selbst zu regulieren, überfordern.

Die Forschung hat gezeigt, dass eine erhöhte Körperwahrnehmung eng mit einer verbesserten emotionalen Regulation und einer gesteigerten Resilienz gegenüber Stress verbunden ist. Menschen, die in der Lage sind, ihre körperlichen Empfindungen achtsam wahrzunehmen, berichten häufig von einer verbesserten Fähigkeit, ihre Emotionen zu verstehen und zu kontrollieren. Sie können Stress und emotionale Belastungen früher erkennen und entsprechende Maßnahmen ergreifen, um das Gleichgewicht wiederherzustellen, bevor sie überwältigt werden. Körperwahrnehmungstechniken, wie sie in der Achtsamkeitsmeditation, im Yoga oder in der sensorimotorischen Psychotherapie eingesetzt werden, fördern diese Fähigkeit und tragen dazu bei, emotionale Stabilität und Wohlbefinden zu verbessern.

Eine der wichtigsten Komponenten der Körperwahrnehmung ist die Fähigkeit, den Atem zu kontrollieren und zu regulieren. Atmung ist eine der wenigen physiologischen Funktionen, die sowohl autonom als auch bewusst gesteuert werden kann, was sie zu einem besonders mächtigen Werkzeug für die emotionale Selbstregulation macht. Wenn Menschen bewusst auf ihren Atem achten und lernen, ihn zu verlangsamen und zu vertiefen, können sie das parasympathische Nervensystem aktivieren, das für Ruhe und Erholung verantwortlich ist. Dies führt zu einer sofortigen Beruhigung des Körpers und einer Reduktion von Stress und Angst. Atemtechniken werden daher in vielen körperorientierten Therapien als zentraler Bestandteil zur Förderung der emotionalen Regulation eingesetzt.

Ein weiteres wichtiges Element der Körperwahrnehmung ist die Achtsamkeit gegenüber Muskelspannung und Körperhaltung. Viele Menschen tragen unbewusst chronische Verspannungen mit sich, die oft mit unterdrückten Emotionen oder anhaltendem Stress verbunden sind. Diese Spannungen können sich in spezifischen Körperregionen manifestieren, wie dem Nacken, den Schultern oder dem unteren Rücken. Durch die bewusste Wahrnehmung und Entspannung dieser Bereiche können emotionale Blockaden gelöst und die Selbstregulation gefördert werden. Körperwahrnehmungstechniken, die sich auf die Beobachtung und Veränderung von Muskelspannung und

Körperhaltung konzentrieren, ermöglichen es den Menschen, einen tieferen Zugang zu ihren emotionalen Zuständen zu finden und die in diesen Verspannungen gespeicherten Emotionen zu verarbeiten.

Die Bedeutung der Körperwahrnehmung für die emotionale Regulation wird auch in der Traumatherapie deutlich. Bei Menschen, die traumatische Erfahrungen gemacht haben, sind oft starke körperliche Reaktionen auf Erinnerungen oder Auslöser präsent, die mit dem Trauma verbunden sind. Diese körperlichen Reaktionen, wie Zittern, Erstarrung oder schnelle Herzschläge, können überwältigend sein und das Gefühl der Kontrolle über den eigenen Körper untergraben. In der körperorientierten Traumatherapie lernen Betroffene, ihre Körperempfindungen achtsam wahrzunehmen, ohne von ihnen überwältigt zu werden. Dies ermöglicht es ihnen, ihre Reaktionen allmählich zu regulieren und ein Gefühl der Sicherheit und Kontrolle zurückzugewinnen.

d) Gaia und die Ganzheit von Körper und Geist

Die Gaia-Theorie, ursprünglich von James Lovelock in den 1970er Jahren entwickelt, beschreibt die Erde als ein komplexes, lebendiges System, in dem alle Bestandteile – lebende und nicht-lebende – miteinander verbunden sind und zusammenarbeiten, um ein dynamisches Gleichgewicht zu wahren. Diese ganzheitliche Sichtweise betont die Interdependenz aller Elemente und stellt die Idee in den Vordergrund, dass kein Teil des Systems isoliert existiert. Jede Veränderung in einem Bereich des Systems hat potenzielle Auswirkungen auf das Ganze. Diese Theorie hat nicht nur in der Ökologie und Umweltwissenschaft Bedeutung erlangt, sondern bietet auch ein wertvolles Modell zum Verständnis der Ganzheit von Körper und Geist in der menschlichen Erfahrung.

Das Konzept der Ganzheit, das die Gaia-Theorie verkörpert, lässt sich hervorragend auf die menschliche Psychologie und Medizin übertragen, indem es verdeutlicht, dass Körper und Geist nicht als separate Einheiten betrachtet werden können. Stattdessen arbeiten sie als integriertes System zusammen, das ständig in einem dynamischen Austausch steht. Emotionen, Gedanken, körperliche Empfindungen und physiologische Reaktionen sind nicht voneinander getrennt, sondern interagieren kontinuierlich und formen gemeinsam das menschliche Erleben. Diese Sichtweise stellt eine Abkehr von der kartesianischen Trennung von Körper und Geist dar, die in der westlichen Medizin und Psychologie lange vorherrschte, und fördert stattdessen ein ganzheitliches Verständnis von Gesundheit und Wohlbefinden.

Ganzheitliche Ansätze, die auf der Gaia-Theorie basieren, betonen, dass körperliche und geistige Gesundheit eng miteinander verwoben sind. So wie die verschiedenen Ökosysteme der Erde miteinander in Verbindung stehen und voneinander abhängig sind, so interagieren auch die physischen und psychischen Systeme des menschlichen Körpers. Ein Ungleichgewicht in einem Bereich des Körpers kann sich auf die gesamte Gesundheit auswirken. Dies zeigt sich zum Beispiel in der Psychosomatik, einem Bereich der Medizin, der sich mit der Wechselwirkung zwischen psychischen und körperlichen Zuständen befasst. Stress, Angst und emotionale Belastungen können direkte physiologische Auswirkungen haben, wie erhöhte Herzfrequenz, Muskelverspannungen oder Verdauungsprobleme. Umgekehrt können körperliche Beschwerden wie chronische Schmerzen oder Erkrankungen das emotionale und psychische Wohlbefinden beeinträchtigen. Diese wechselseitige Beziehung verdeutlicht, dass eine ganzheitliche Sichtweise, die sowohl den Körper als auch den Geist in den Heilungsprozess einbezieht, entscheidend für die Förderung von Gesundheit und Wohlbefinden ist.

Therapieansätze, die auf diesem ganzheitlichen Verständnis basieren, setzen darauf, den Körper und den Geist gleichermaßen in den Heilungsprozess einzubeziehen. Sie gehen davon aus, dass Heilung nicht nur durch kognitive oder verbale Interventionen erreicht werden kann, sondern dass der Körper eine zentrale Rolle spielt, insbesondere wenn es um tiefsitzende emotionale und psychische Probleme geht. Körperorientierte Therapien, wie die Bioenergetik, das Somatic Experiencing oder die sensorimotorische Psychotherapie, nutzen diesen Ansatz, indem sie gezielt körperliche Empfindungen, Bewegungen und Haltung in den therapeutischen Prozess integrieren. Diese Methoden beruhen auf der Annahme, dass der Körper ein wesentlicher Träger von emotionalen Erinnerungen und traumatischen Erlebnissen ist und dass durch die Arbeit mit dem Körper emotionale Blockaden gelöst und psychische Heilung gefördert werden können.

Ein konkretes Beispiel für diesen Ansatz ist die Behandlung von posttraumatischen Belastungsstörungen (PTBS). Traumatische Erlebnisse hinterlassen nicht nur psychische Spuren, sondern werden oft auch im Körper gespeichert. Betroffene können Symptome wie chronische Anspannung, Hypervigilanz oder körperliche Schmerzen entwickeln, die mit dem Trauma zusammenhängen. Körperorientierte Therapien helfen den Betroffenen, wieder Zugang zu ihrem Körper zu finden und die im Körper gespeicherten traumatischen Erfahrungen allmählich zu verarbeiten. Dieser Prozess erfordert eine behutsame und achtsame Herangehensweise, da das Ziel darin besteht, den Körper zu regulieren und wieder ein Gefühl von Sicherheit und Kontrolle herzustellen.

Die Ganzheit von Körper und Geist spiegelt sich auch in der Präventionsmedizin wider, die zunehmend ganzheitliche Ansätze zur Gesundheitsförderung integriert. Präventionsmaßnahmen, die sowohl körperliche als auch geistige Aspekte berücksichtigen, haben sich als besonders effektiv erwiesen. Programme, die Bewegung, Ernährung und Stressbewältigung kombinieren, zeigen positive Effekte auf die allgemeine Gesundheit und das Wohlbefinden. Yoga und Meditation sind prominente Beispiele für Praktiken, die auf der Idee der Einheit von Körper und Geist basieren und dazu beitragen, das innere Gleichgewicht zu fördern. Diese Praktiken aktivieren das parasympathische Nervensystem, das für Ruhe und Regeneration verantwortlich ist, und unterstützen gleichzeitig die emotionale Regulation durch Achtsamkeit und bewusste Körperwahrnehmung.

Darüber hinaus zeigt sich die Ganzheit von Körper und Geist auch in der zunehmenden Integration von komplementären und alternativen Heilmethoden in die konventionelle Medizin. Ansätze wie Akupunktur, Ayurveda oder traditionelle chinesische Medizin legen seit jeher großen Wert auf die Verbindung von Körper und Geist und betrachten den Menschen als ein integriertes System. Diese Methoden betonen, dass Gesundheit das Ergebnis eines harmonischen Gleichgewichts zwischen den physischen, emotionalen und geistigen Ebenen ist. Durch die Kombination von konventionellen medizinischen Behandlungen mit solchen ganzheitlichen Ansätzen kann eine tiefere und umfassendere Heilung erreicht werden.

Ein weiteres Gebiet, in dem das Verständnis der Ganzheit von Körper und Geist an Bedeutung gewinnt, ist die Neurowissenschaft. Aktuelle Forschungen zeigen, dass das Gehirn und der Körper in einem ständigen Dialog stehen und dass dieser Dialog entscheidend für die Aufrechterhaltung der Homöostase ist. Das autonome Nervensystem, das sowohl das sympathische als auch das parasympathische Nervensystem umfasst, spielt eine zentrale Rolle bei der Regulierung von Stressreaktionen und der Wiederherstellung des inneren Gleichgewichts. Studien haben gezeigt, dass regelmäßige körperliche Aktivität, Achtsamkeitspraxis und eine gesunde Ernährung das Nervensystem positiv beeinflussen und die Fähigkeit zur Selbstregulation stärken können. Diese Erkenntnisse unterstreichen die Bedeutung eines ganzheitlichen Ansatzes für die Förderung von Gesundheit und Wohlbefinden.

e) Forschung zur Körper-Geist-Verbindung und Gaia

Die Forschung zur Körper-Geist-Verbindung hat in den letzten Jahrzehnten einen bedeutenden Aufschwung erlebt, insbesondere durch die zunehmende Anerkennung von somatischen Praktiken und körperbasierten Therapien als wirksame Mittel zur Förderung der psychischen Gesundheit. Zahlreiche Studien haben gezeigt, dass somatische Techniken wie Achtsamkeit, Atemübungen, Yoga und körperorientierte Therapien tiefgreifende positive Auswirkungen auf die psychische und emotionale Gesundheit haben können. Diese Ansätze betonen die enge Wechselwirkung zwischen Körper und Geist und legen nahe, dass körperliche Prozesse eine direkte Rolle bei der Regulation von Emotionen, dem Abbau von Stress und der Verarbeitung von Traumata spielen.

Eine wachsende Zahl von wissenschaftlichen Studien unterstützt die Idee, dass somatische Praktiken die psychische Gesundheit fördern, indem sie die Körperwahrnehmung verbessern und die Fähigkeit zur Selbstregulation stärken. Achtsamkeit, eine Praxis, die ihre Wurzeln in buddhistischen Traditionen hat, hat sich als besonders wirksam erwiesen. Achtsamkeit bedeutet, bewusst und ohne Urteil im gegenwärtigen Moment präsent zu sein, wobei ein besonderer Fokus auf die Wahrnehmung von Körperempfindungen gelegt wird. Forschungsergebnisse zeigen, dass Achtsamkeitsübungen die Aktivität in Gehirnregionen beeinflussen, die mit Emotionen und Selbstregulation in Verbindung stehen, wie der präfrontale Cortex und die Amygdala. Diese Veränderungen führen zu einer verbesserten emotionalen Resilienz, einer Verringerung von Angst und Depressionen sowie einer besseren Stressbewältigung.

Darüber hinaus zeigen Studien, dass Atemtechniken, wie sie in vielen somatischen und achtsamkeitsbasierten Ansätzen verwendet werden, einen direkten Einfluss auf das autonome Nervensystem haben. Die bewusste Steuerung des Atems, insbesondere die Verlangsamung und Vertiefung der Atmung, aktiviert den Parasympathikus, der für Entspannung und Regeneration zuständig ist. Dies kann das Stressniveau senken, die Herzfrequenz regulieren und die emotionale Stabilität fördern. Atemtechniken werden oft in Verbindung mit Achtsamkeitsübungen und körperorientierten Therapien eingesetzt, um den therapeutischen Prozess zu unterstützen und die Verbindung zwischen Körper und Geist zu stärken.

Körperorientierte Therapien wie Somatic Experiencing, sensorimotorische Psychotherapie und Bioenergetik nutzen diese Verbindung zwischen Körper und Geist, um emotionale und psychische Blockaden zu lösen, die oft tief im Körper gespeichert sind. Forschung im Bereich der Traumatherapie zeigt, dass traumatische Erlebnisse nicht nur im Gedächtnis, sondern auch im Körper gespeichert werden, und dass körperbasierte Interventionen helfen können, diese gespeicherten Traumata zu verarbeiten. Peter Levine, der Begründer von Somatic Experiencing, hat betont, dass der Körper instinktive Reaktionen auf traumatische Ereignisse zeigt, die oft unvollständig bleiben, was zu anhaltenden Symptomen von posttraumatischem Stress führt. Durch die gezielte Arbeit am Körper kann dieser „Überlebenszyklus" vervollständigt und das Nervensystem beruhigt werden.

Diese Erkenntnisse zur Körper-Geist-Verbindung haben das Potenzial, durch Gaia-basierte Ansätze erweitert zu werden, die den Körper und den Geist als Teile eines größeren, sich selbst regulierenden Systems betrachten. Die Gaia-Theorie, die die Erde als ein integriertes System betrachtet, in dem alle Komponenten miteinander interagieren, um ein Gleichgewicht zu erhalten, bietet eine wertvolle Metapher für das Verständnis der menschlichen Gesundheit. Wenn der Körper als Teil eines größeren Systems betrachtet wird, das sich ständig an interne und externe Reize anpasst, um Homöostase zu bewahren, dann können neue therapeutische Methoden entwickelt werden, die dieses ganzheitliche Verständnis integrieren.

Gaia-basierte Ansätze könnten die Entwicklung neuer therapeutischer Interventionen fördern, die sowohl den physischen Körper als auch den Geist in den Heilungsprozess einbeziehen, wobei das Augenmerk darauf gerichtet ist, wie beide Ebenen in einem größeren, sich selbst regulierenden System agieren. Diese Ansätze könnten zum Beispiel die Integration von somatischen Praktiken mit ökologischen und naturbasierten Therapien fördern, die auf der Annahme beruhen, dass die Gesundheit des Einzelnen eng mit der Gesundheit seines Umfelds verbunden ist. Die Verbindung zur Natur, sei es durch achtsame Naturerlebnisse, ökologisch basierte Therapieformen oder das bewusste Erleben natürlicher Rhythmen, könnte dabei helfen, die körperliche und emotionale Gesundheit zu verbessern, indem sie das Gefühl der Verbundenheit und der Zugehörigkeit zu einem größeren Ganzen stärkt.

Forschung zu Naturtherapien, wie Waldtherapie oder Gartenarbeit, unterstützt diese Gaia-basierte Perspektive. Studien zeigen, dass der Aufenthalt in der Natur, insbesondere in Wäldern oder grünen Umgebungen, positive Auswirkungen auf das Nervensystem hat, den Blutdruck senkt, das Immunsystem stärkt und das allgemeine Wohlbefinden fördert. Diese Ergebnisse stützen die Idee, dass die Integration von Körper-Geist-Ansätzen mit ökologischen Perspektiven zu einer ganzheitlicheren Form der Therapie führen kann, die sowohl die individuelle als auch die planetare Gesundheit berücksichtigt.

II. Gaia und körperliche Heilung

a) Einfluss von Gaia auf das körperliche Wohlbefinden

Die Gaia-Theorie bietet ein umfassendes Modell, das die Erde als ein lebendiges, selbstregulierendes System betrachtet, in dem alle Teile miteinander interagieren, um das Gleichgewicht des gesamten Planeten zu erhalten. Dieser ganzheitliche Ansatz kann auch auf das menschliche Wohlbefinden angewendet werden, insbesondere in Bezug auf den Einfluss der natürlichen Umgebung auf das körperliche Wohlbefinden. Der Kontakt mit der Natur und das Eintauchen in natürliche Umgebungen haben nachweislich tiefgreifende Auswirkungen auf die körperliche Gesundheit und fördern Prozesse der Selbstregulation, ähnlich wie es in der Gaia-Theorie beschrieben wird.

Zahlreiche Studien zeigen, dass regelmäßige Naturerfahrungen erhebliche gesundheitliche Vorteile mit sich bringen. Der Aufenthalt in der Natur, insbesondere in Wäldern, Parks oder an Gewässern, kann das Stressniveau signifikant senken. Dieser Effekt wird oft als „Biophilia-Effekt" bezeichnet, der auf der angeborenen menschlichen Neigung basiert, eine Verbindung zur Natur herzustellen. Natürliche Umgebungen bieten eine sensorische Vielfalt und beruhigende Reize, die das parasympathische Nervensystem aktivieren, das für Entspannung und Erholung zuständig ist. Diese Aktivierung senkt die Produktion von Stresshormonen wie Cortisol, was wiederum die Herzfrequenz und den Blutdruck reguliert. Der Einfluss von Gaia auf das körperliche Wohlbefinden zeigt sich also in der Fähigkeit der Natur, physiologische Prozesse zu harmonisieren und das innere Gleichgewicht des Körpers zu unterstützen.

Darüber hinaus hat die Forschung gezeigt, dass der Kontakt mit der Natur das Immunsystem stärkt. Eine japanische Studie zur sogenannten „Waldtherapie" (Shinrin Yoku) fand heraus, dass der Aufenthalt in Wäldern die Aktivität der natürlichen Killerzellen im Immunsystem erhöht. Diese Zellen spielen eine entscheidende Rolle bei der Bekämpfung von Infektionen und der Prävention von Krebserkrankungen. Forscher vermuten, dass flüchtige organische Verbindungen, die von Bäumen und Pflanzen freigesetzt werden, die Immunabwehr des menschlichen Körpers stimulieren können. Solche Befunde verdeutlichen, wie das Eintauchen in natürliche Umgebungen die biologische Selbstregulation des Körpers fördern kann – ein Konzept, das stark mit der Gaia-Theorie übereinstimmt, da es die enge Wechselbeziehung zwischen Mensch und Natur betont.

Auch die Herzgesundheit profitiert nachweislich von Naturerfahrungen. Studien haben gezeigt, dass Menschen, die regelmäßig Zeit im Freien verbringen, eine niedrigere Herzfrequenz und einen niedrigeren Blutdruck haben, was das Risiko für kardiovaskuläre Erkrankungen verringert. Dies liegt zum Teil daran, dass die beruhigende Wirkung der Natur Stress reduziert, was wiederum das Herz-Kreislauf-System entlastet. Gleichzeitig fördern körperliche Aktivitäten in der Natur, wie Wandern, Laufen oder Gartenarbeit, die allgemeine Fitness und unterstützen die Aufrechterhaltung eines gesunden Gewichts, was ebenfalls zur Prävention von Herzerkrankungen beiträgt. Die Gaia-Theorie unterstützt diese Perspektive, indem sie darauf hinweist, dass der Körper – ähnlich wie die Erde – durch ein dynamisches Gleichgewicht von Aktivität und Regeneration seine Gesundheit erhält.

Ein weiteres interessantes Gebiet der Forschung ist der Einfluss natürlicher Rhythmen auf das körperliche Wohlbefinden. Die Gaia-Theorie legt nahe, dass natürliche Prozesse zyklisch und harmonisch ablaufen, was auch für die menschliche Gesundheit von großer Bedeutung ist. Studien zeigen, dass das Leben im Einklang mit natürlichen Rhythmen, wie dem Tag-Nacht-Zyklus und den Jahreszeiten, das Wohlbefinden steigern kann. Licht, Temperatur und saisonale Veränderungen beeinflussen die biologischen Rhythmen des Körpers, einschließlich des Schlaf-Wach-Rhythmus und des Hormonhaushalts. Menschen, die diesen natürlichen Rhythmen folgen, berichten oft von einem besseren Schlaf, einer ausgeglicheneren Stimmung und einer höheren Energie. Die Forschung betont, wie wichtig es ist, sich an den natürlichen Rhythmen zu orientieren, um das körperliche Wohlbefinden zu optimieren und Dysregulationen im Körper zu vermeiden.

In Anlehnung an die Gaia-Theorie zeigt sich auch die Bedeutung der Umweltbedingungen für die körperliche Gesundheit. Verschmutzte oder städtische Umgebungen, die von Lärm, schlechter Luftqualität und mangelndem Zugang zu Grünflächen geprägt sind, können negative Auswirkungen auf das körperliche Wohlbefinden haben. Zahlreiche Studien haben gezeigt, dass Menschen, die in städtischen Gebieten mit wenig Zugang zur Natur leben, häufiger unter chronischen Krankheiten wie Herz-Kreislauf-Erkrankungen, Atemwegserkrankungen und mentalen Gesundheitsproblemen leiden. Diese Forschung unterstreicht die Notwendigkeit, das städtische Design und die Lebensbedingungen zu überdenken, um den Zugang zu natürlichen Umgebungen zu verbessern und so das Wohlbefinden der Bevölkerung zu fördern.

Das Konzept der „heilsamen Landschaften" greift die Idee auf, dass bestimmte natürliche Umgebungen eine besonders starke regenerative Wirkung auf den Menschen haben. Dies kann sich in Form von „Therapiegärten" in Krankenhäusern oder durch die Einbeziehung von Natur in städtische Räume äußern. Die Forschung zeigt, dass solche heilsamen Landschaften nicht nur die Genesung von körperlichen Krankheiten beschleunigen, sondern auch das allgemeine Wohlbefinden verbessern können. Patienten, die Zugang zu Natur und Grünflächen während ihrer Genesung haben, berichten von einer schnelleren Heilung, weniger Schmerzen und einem besseren psychischen Zustand. Dies passt zu der Gaia-Theorie, die das Zusammenspiel zwischen der Gesundheit des Ökosystems und der Gesundheit des Individuums betont.

b) Somatische Heilung durch Naturverbundenheit

Die Naturverbundenheit als kraftvolle Ressource für somatische Heilung spielt eine zentrale Rolle in modernen therapeutischen Ansätzen, insbesondere in der somatischen Psychologie. Dieser Ansatz erkennt an, dass der Kontakt mit der Natur nicht nur eine wohltuende Wirkung auf die Psyche, sondern auch auf den Körper haben kann. Die Verbindung zur Natur unterstützt den Stressabbau, beruhigt das Nervensystem und fördert die Selbstheilungskräfte des Körpers. Diese Prozesse basieren auf der Annahme, dass der menschliche Körper auf natürliche Umgebungen positiv reagiert und durch diese Resonanz mit der Natur in seinen Selbstregulationsprozessen gestärkt wird.

In der somatischen Psychologie wird die Naturverbundenheit als eine wesentliche Komponente der körperlichen und emotionalen Heilung betrachtet. Somatische Heilung setzt auf die Integration von Körperwahrnehmung und -bewegung, um emotionale Blockaden und Traumata zu lösen. Die Einbeziehung der Natur in diesen Heilungsprozess erweitert diesen Ansatz, indem sie die natürliche Umgebung als einen heilenden Raum anerkennt, der die Selbstheilung des Körpers unterstützt. Naturerfahrungen bieten eine sensorische Vielfalt, die die Achtsamkeit und Körperwahrnehmung fördert, wodurch Menschen in der Lage sind, ihre somatischen Empfindungen tiefer zu erkunden und zu regulieren.

Die Verbindung zur Natur hat nachweislich direkte physiologische Auswirkungen auf den Körper. Studien zeigen, dass der Aufenthalt in natürlichen Umgebungen das parasympathische Nervensystem aktiviert, das für Entspannung und Regeneration zuständig ist. Diese Aktivierung fördert die Reduktion von Stresshormonen wie Cortisol, senkt die Herzfrequenz und verbessert den Blutdruck. Diese physiologischen Veränderungen tragen zu einem Gefühl der Ruhe und des Wohlbefindens bei, das die Grundlage für somatische Heilung bildet. Der beruhigende Effekt der Natur ermöglicht es dem Körper, in einen Zustand der Ruhe und Erholung einzutreten, in dem Heilungsprozesse optimal ablaufen können.

Ein zentrales Element der somatischen Heilung durch Naturverbundenheit ist die Achtsamkeitspraxis in der Natur. Achtsamkeit in der Natur, oft als „Öko-Achtsamkeit" bezeichnet, kombiniert traditionelle Achtsamkeitsübungen mit bewusster Naturwahrnehmung. Diese Praxis ermöglicht es Menschen, sich intensiver mit ihren körperlichen Empfindungen und der sie umgebenden natürlichen

Umgebung zu verbinden. Durch die Fokussierung auf die Sinne – das Sehen, Hören, Riechen, Schmecken und Fühlen – wird der Geist in den gegenwärtigen Moment verankert, während der Körper eine tiefe Entspannung erfährt. Solche Praktiken können besonders wirksam sein, um somatische Spannungen zu lösen, die durch chronischen Stress oder emotionale Traumata verursacht wurden.

Gaia-basierte Therapieansätze, die die Verbindung zwischen Mensch und Natur in den Vordergrund stellen, betrachten die Natur als integralen Bestandteil des Heilungsprozesses. Die Gaia-Theorie, die die Erde als ein lebendiges, selbstregulierendes System beschreibt, legt nahe, dass der Mensch als Teil dieses Systems ebenfalls durch Selbstregulation zur Heilung fähig ist, wenn er in Harmonie mit seiner natürlichen Umgebung lebt. Diese Ansätze betonen, dass das körperliche und psychische Wohlbefinden eng mit der Beziehung zur Umwelt verbunden ist. Naturverbundenheit wird nicht nur als eine Möglichkeit zur Stressbewältigung, sondern als ein grundlegender Bestandteil der Wiederherstellung des Gleichgewichts und der Ganzheit von Körper und Geist betrachtet.

Therapeutische Ansätze, die auf der Gaia-Theorie basieren, integrieren oft Naturerfahrungen in den Heilungsprozess. Beispiele hierfür sind Waldtherapie, Naturbasierte Achtsamkeit und ökotherapeutische Programme, bei denen Patienten ermutigt werden, Zeit in der Natur zu verbringen, um ihre Körperwahrnehmung zu schärfen und die heilende Wirkung der natürlichen Umgebung zu nutzen. Diese Ansätze fördern das Bewusstsein für die tiefe Verbindung zwischen Mensch und Natur und ermöglichen es den Patienten, in Resonanz mit der Natur zu treten, um sowohl körperliche als auch psychische Balance wiederherzustellen.

Eine besonders wirkungsvolle Form der somatischen Heilung durch Naturverbundenheit ist die sogenannte „Waldtherapie" oder „Shinrin Yoku", ein Konzept, das in Japan entwickelt wurde. Bei dieser Praxis geht es darum, bewusst Zeit in Wäldern zu verbringen und die Umgebung mit allen Sinnen wahrzunehmen. Studien haben gezeigt, dass Waldtherapie die Immunfunktion verbessert, Stress reduziert und die psychische Gesundheit fördert. Die heilende Wirkung der Wälder wird auf die phytonziden Substanzen zurückgeführt, die von Bäumen freigesetzt werden und das Immunsystem stimulieren. Gleichzeitig fördert die ruhige und friedliche Umgebung des Waldes die somatische Entspannung und Selbstregulation, was zur Heilung und Stärkung des Körpers beiträgt.

Auch die Praxis des „Erden" oder „Grounding" ist ein Gaia-basierter Ansatz, der die direkte Verbindung des Körpers mit der Erde betont. Beim Erden geht es darum, barfuß auf natürlichen Oberflächen wie Gras, Erde oder Sand zu gehen, um die natürliche elektrische Energie der Erde aufzunehmen. Forschungsergebnisse deuten darauf hin, dass das Erden entzündungshemmende Wirkungen hat, den Schlaf verbessert und chronischen Schmerzen entgegenwirkt. Dieser Ansatz stellt eine direkte physische Verbindung zur Erde her und symbolisiert die Wiederherstellung des natürlichen Gleichgewichts im Körper, was zu einer besseren körperlichen Gesundheit und einem gesteigerten Wohlbefinden führt.

c) Körperliche Homöostase und Gaia

Die Idee der Homöostase, die das Gleichgewicht und die Stabilität des Körpers beschreibt, ist ein zentraler Aspekt der körperlichen Gesundheit und Selbstregulation. Homöostase bezieht sich auf die Fähigkeit des Körpers, seine internen Bedingungen konstant zu halten, trotz der Herausforderungen und Veränderungen in der Umwelt. Diese Prozesse betreffen unter anderem die Regulierung von Temperatur, Blutdruck, Säure-Basen-Haushalt und den Glukosespiegel. Homöostase ist entscheidend für das Überleben, da sie dem Körper ermöglicht, seine Funktionen unter wechselnden Bedingungen optimal aufrechtzuerhalten.

Die Gaia-Theorie bietet ein umfassendes Modell zur Erklärung dieser Art von Selbstregulation, jedoch auf einer globalen Ebene. Ähnlich wie der menschliche Körper in der Lage ist, durch komplexe physiologische Mechanismen ein Gleichgewicht zu bewahren, beschreibt die Gaia-Theorie, wie die Erde als ein integriertes, selbstregulierendes System funktioniert. In diesem Modell interagieren die verschiedenen Elemente der Erde – Atmosphäre, Ozeane, Böden und Biosphäre – miteinander, um ein stabiles Umfeld zu schaffen, das das Leben unterstützt. Diese Selbstregulationsprozesse sind essenziell für das Überleben des Planeten, genau wie die Homöostase für die Gesundheit des menschlichen Körpers.

In der somatischen Psychologie wird die Homöostase als grundlegendes Prinzip der körperlichen Gesundheit betrachtet. Körperorientierte Therapien zielen darauf ab, die Fähigkeit des Körpers zur Selbstregulation zu unterstützen und zu stärken. Dies ist besonders relevant, wenn diese natürliche Fähigkeit durch Stress, Trauma oder chronische Erkrankungen beeinträchtigt wurde. Körperliche Homöostase kann durch gezielte Techniken wie Atemübungen, bewusste Bewegung und Entspannung wiederhergestellt werden, um das Gleichgewicht im Körper zu fördern.

Atemübungen spielen eine zentrale Rolle in vielen körperorientierten Therapieansätzen, da sie direkt auf das autonome Nervensystem wirken und somit die Homöostase unterstützen. Das autonome Nervensystem, das für die Regulierung lebenswichtiger Funktionen wie Herzschlag, Atmung und Verdauung zuständig ist, besteht aus zwei Hauptzweigen: dem sympathischen Nervensystem, das den „Kampf-oder-Flucht"-Modus aktiviert, und dem parasympathischen Nervensystem, das für Ruhe und Regeneration verantwortlich ist. Atemtechniken, die auf tiefe, langsame Atemzüge abzielen, aktivieren den parasympathischen Zweig und fördern so die Entspannung und Wiederherstellung der Homöostase im Körper. Dies hilft, Stresshormone zu reduzieren, den Blutdruck zu senken und das Herz-Kreislauf-System zu beruhigen.

Bewegung ist ein weiteres essentielles Mittel zur Unterstützung der körperlichen Homöostase. Körperorientierte Therapien, die auf der Gaia-Theorie basieren, betonen, dass der Körper in ständiger Bewegung und Anpassung ist, ähnlich wie die Erde ihre Gleichgewichtsprozesse dynamisch aufrechterhält. Bewegungspraktiken wie Yoga, Tai Chi und achtsame Körperarbeit zielen darauf ab, die natürliche Balance des Körpers wiederherzustellen und das Nervensystem zu beruhigen. Diese Bewegungen fördern den Fluss von Energie und Vitalität durch den Körper, lösen muskuläre Spannungen und unterstützen die

Aufrechterhaltung eines gesunden inneren Gleichgewichts. Bewegung kann somit helfen, die Homöostase zu stabilisieren und die Selbstheilungskräfte des Körpers zu aktivieren.

Bewusste Entspannungstechniken, wie sie in der somatischen Psychologie eingesetzt werden, ergänzen diese Prozesse, indem sie dem Körper ermöglichen, in einen Zustand tiefer Ruhe und Regeneration einzutreten. In einer Welt, die oft von chronischem Stress geprägt ist, ist der Körper häufig in einem Zustand der Übererregung, was die Homöostase stört. Techniken wie progressive Muskelentspannung, Meditation und achtsame Körperwahrnehmung helfen dem Körper, diesen übererregten Zustand zu verlassen und die Balance wiederherzustellen. Diese Entspannungspraktiken fördern nicht nur die körperliche Homöostase, sondern tragen auch zur emotionalen Stabilität bei, indem sie den Menschen helfen, in Kontakt mit ihren inneren Prozessen zu kommen und sich selbst auf tieferer Ebene zu regulieren.

Gaia-basierte Therapieansätze, die den Körper als Teil eines größeren, sich selbst regulierenden Systems betrachten, nutzen diese Techniken, um das körperliche Gleichgewicht wiederherzustellen und die Homöostase zu fördern. Sie betonen, dass der Körper in ständiger Wechselwirkung mit seiner Umwelt steht und dass das Verständnis dieser Dynamik entscheidend für die Wiederherstellung von Gesundheit und Wohlbefinden ist. In ähnlicher Weise, wie die Erde durch ihre natürlichen Zyklen und Prozesse ihre Stabilität bewahrt, wird der menschliche Körper durch eine bewusste Rückkehr zu seinen natürlichen Rhythmen und durch die Einbindung von Entspannungs- und Achtsamkeitstechniken in den Alltag unterstützt.

Ein praktisches Beispiel für Gaia-basierte Therapieansätze ist die Integration von Naturerfahrungen in den therapeutischen Prozess. Der Aufenthalt in der Natur, wie in der Waldtherapie oder beim „Erden" (Grounding), unterstützt die körperliche Homöostase, indem er dem Körper ermöglicht, sich wieder mit natürlichen Rhythmen zu synchronisieren. Diese Erfahrungen fördern die Entspannung, senken den Blutdruck und stärken das Immunsystem – allesamt Prozesse, die zur Aufrechterhaltung der Homöostase beitragen. Durch die Verbindung mit der Natur wird der Körper auf subtile Weise in seine natürlichen Selbstregulationsprozesse eingebunden, was eine tiefere und nachhaltigere Heilung ermöglicht.

d) Gaia-basierte somatische Praktiken

Gaia-basierte somatische Praktiken sind therapeutische Ansätze, die das Ziel verfolgen, das körperliche und geistige Gleichgewicht durch eine bewusste Verbindung zur Natur wiederherzustellen. Diese Praktiken basieren auf der Gaia-Theorie, die die Erde als ein lebendiges, sich selbst regulierendes System betrachtet, in dem alle Komponenten zusammenwirken, um das Gleichgewicht aufrechtzuerhalten. In der somatischen Psychologie wird dieses Konzept genutzt, um den Körper als integralen Bestandteil eines größeren natürlichen Systems zu betrachten, dessen Heilung und Selbstregulation durch die Rückkehr zu natürlichen Rhythmen und Umgebungen unterstützt werden können.

Eine zentrale Komponente dieser Gaia-basierten somatischen Praktiken sind Atemtechniken, die in natürlicher Umgebung praktiziert werden. Atemübungen haben eine direkte Wirkung auf das autonome Nervensystem und können den Körper in einen Zustand der Ruhe und Entspannung versetzen. Das Praktizieren von Atemtechniken in der Natur verstärkt diese Effekte, da die Umgebung zusätzliche Reize bietet, die das Nervensystem beruhigen. Ein Beispiel für eine solche Praxis ist das „kohärente Atmen", bei dem der Atemrhythmus bewusst verlangsamt wird, um den Parasympathikus zu aktivieren. Wenn diese Technik in einem Wald, am Meer oder in einem Park angewendet wird, fördert die natürliche Umgebung die Entspannung, senkt das Stressniveau und unterstützt die Wiederherstellung des inneren Gleichgewichts.

Achtsame Bewegung in der Natur ist eine weitere Gaiabasierte somatische Praxis, die darauf abzielt, den natürlichen Fluss der Energie im Körper zu unterstützen. Diese Praktiken können Formen von Yoga, Tai Chi oder Qigong in natürlichen Umgebungen umfassen, bei denen die Bewegungen mit der natürlichen Umgebung synchronisiert werden. Die sanften, fließenden Bewegungen dieser Praktiken fördern die Verbindung zwischen Körper und Geist und helfen, Spannungen zu lösen und den Energiefluss zu harmonisieren. Die Naturumgebung verstärkt die Wirkung dieser Übungen, indem sie sensorische Reize wie frische Luft, das Rauschen von Blättern oder das Plätschern von Wasser bietet, die die Achtsamkeit vertiefen und die Selbstregulation des Körpers fördern.

Ein Beispiel für eine solche Praxis ist „Wald-Qigong", bei dem die traditionellen Qigong-Bewegungen im Wald oder in einem anderen natürlichen Umfeld ausgeführt werden. Diese Bewegungen, kombiniert mit der Umgebung, unterstützen den Körper dabei, sich wieder mit den natürlichen Rhythmen zu verbinden und den Fluss von „Qi" oder

Lebensenergie im Körper zu fördern. Die Praxis von Qigong in der Natur wird oft als besonders erdend und heilend empfunden, da sie die Verbindung zur Erde stärkt und die Selbstregulation des Körpers unterstützt.

Körperbasierte Meditationen, die sich auf die Verbindung zur Natur konzentrieren, sind ebenfalls ein integraler Bestandteil von Gaia-basierten somatischen Praktiken. Diese Meditationen richten die Aufmerksamkeit auf die körperlichen Empfindungen und die Umgebung, um eine tiefere Verbindung zwischen Körper und Natur herzustellen. Ein Beispiel hierfür ist die „Naturmeditation", bei der die Teilnehmer still sitzen oder liegen und ihre Aufmerksamkeit auf die Geräusche, Gerüche und Empfindungen der Natur richten. Diese Art der Meditation fördert die körperliche Entspannung, reduziert Stress und unterstützt die Wiederherstellung der Homöostase. Indem der Körper in die natürliche Umgebung eintaucht, kann er seine Selbstheilungskräfte aktivieren und das Gleichgewicht wiederherstellen.

Ein weiteres Beispiel ist die „Erden" (Grounding)-Meditation, bei der die Teilnehmer bewusst den Kontakt zwischen ihrem Körper und der Erde herstellen. Diese Praxis kann barfuß auf Gras, Erde oder Sand durchgeführt werden und zielt darauf ab, die natürliche Energie der Erde aufzunehmen, um den Körper zu beruhigen und zu erden. Die Forschung hat gezeigt, dass solche Praktiken entzündungshemmende Wirkungen haben und das allgemeine Wohlbefinden verbessern können. Die direkte Verbindung zur Erde hilft, Spannungen abzubauen und das Nervensystem zu regulieren, was zu einer tieferen körperlichen und emotionalen Balance führt.

In Gaia-basierten somatischen Praktiken spielt auch die bewusste Integration von Naturerfahrungen in den Alltag eine wichtige Rolle. Dies kann durch regelmäßige Spaziergänge in der Natur, Gartenarbeit oder andere Aktivitäten geschehen, die den Kontakt zur natürlichen Welt fördern. Solche Praktiken fördern nicht nur die körperliche Gesundheit, sondern stärken auch das Gefühl der Verbundenheit mit der Umwelt. Diese Verbindung kann eine tiefere emotionale Resonanz und ein Gefühl der Ganzheit fördern, das sowohl die körperliche als auch die psychische Heilung unterstützt.

Diese Praktiken basieren auf dem Verständnis, dass der menschliche Körper ein Teil des größeren natürlichen Systems ist und dass Gesundheit und Wohlbefinden durch die Wiederherstellung des Gleichgewichts innerhalb dieses Systems gefördert werden können. Gaia-basierte somatische Praktiken erkennen die gegenseitige Abhängigkeit von Mensch und Natur an und nutzen diese Beziehung, um den Heilungsprozess zu unterstützen. Durch die bewusste Rückkehr zu natürlichen Rhythmen und Umgebungen kann der Körper seine Selbstregulationsprozesse stärken, was zu einer nachhaltigen Verbesserung des körperlichen und emotionalen Wohlbefindens führt.

e) Praktische Anwendungen in der somatischen Therapie

In der somatischen Therapie lassen sich Gaia-basierte Ansätze durch das bewusste Arbeiten mit dem Körper in der Natur effektiv umsetzen. Diese Methode kann beispielsweise durch Therapiesitzungen im Freien angewendet werden, sei es in Wäldern, Parks oder anderen naturnahen Umgebungen. Solche Umgebungen wirken beruhigend und schaffen eine förderliche Atmosphäre für die therapeutische Arbeit am Körper. Dabei können verschiedene Techniken eingesetzt werden, wie achtsames Gehen oder Körperwahrnehmungsübungen, die den Patienten helfen, sich intensiver mit ihren körperlichen Empfindungen zu verbinden. Der Aufenthalt in der Natur bietet zahlreiche sensorische Reize – etwa das Gefühl des Bodens unter den Füßen, das Rauschen des Windes oder das Zwitschern der Vögel – die den Patienten dabei unterstützen, sich stärker auf ihren Körper zu konzentrieren und dabei gleichzeitig eine tiefe Entspannung zu erfahren.

Atemtechniken sind ein weiteres zentrales Element in der Gaia-basierten somatischen Therapie. Atemübungen, die bewusst in natürlichen Umgebungen praktiziert werden, wirken besonders effektiv, da die Natur eine zusätzliche beruhigende Wirkung auf das Nervensystem hat. Patienten werden ermutigt, ihre Atmung zu verlangsamen und zu vertiefen, während sie sich in einer natürlichen Umgebung befinden, wodurch das parasympathische Nervensystem aktiviert wird. Diese Praxis unterstützt die körperliche Entspannung, reduziert Stress und fördert die Wiederherstellung der Homöostase. Durch die Kombination von Atemübungen mit dem Aufenthalt in der Natur können die therapeutischen Effekte verstärkt werden, da die natürliche Umgebung die Entspannung und Selbstregulation zusätzlich unterstützt.

Bewegungstechniken wie Yoga, Tai Chi oder Qigong, die in der Natur praktiziert werden, stellen eine weitere wertvolle Anwendung dar. Diese achtsamen Bewegungspraktiken fördern den Fluss von Energie im Körper und helfen dabei, Spannungen zu lösen und das innere Gleichgewicht wiederherzustellen. Wenn diese Bewegungen in einer natürlichen Umgebung durchgeführt werden, wird der

Heilungsprozess durch die beruhigende Wirkung der Natur verstärkt. Patienten können sich durch die Kombination von Bewegung und Naturerfahrung tiefer mit ihrem Körper verbinden und gleichzeitig ihre emotionale und körperliche Balance verbessern. Solche Praktiken helfen, den natürlichen Fluss der Lebensenergie zu harmonisieren, was wiederum die körperliche und emotionale Heilung fördert.

Eine weitere Anwendung Gaia-basierter Ansätze in der somatischen Therapie ist die Nutzung von Naturbildern zur Unterstützung des Heilungsprozesses. Selbst wenn direkte Naturerfahrungen nicht möglich sind, können Visualisierungen oder das Betrachten von Naturbildern therapeutische Wirkungen entfalten. Studien haben gezeigt, dass allein der Anblick von Naturbildern oder das mentale Eintauchen in eine natürliche Umgebung Stress reduzieren und das Wohlbefinden fördern kann. Therapeuten können ihre Patienten anleiten, sich während einer Meditation oder Entspannungsübung einen natürlichen Ort vorzustellen, an dem sie sich sicher und geborgen fühlen. Diese mentale Verbindung zur Natur kann das Nervensystem beruhigen und die Selbstregulation des Körpers unterstützen, ähnlich wie es durch einen tatsächlichen Aufenthalt in der Natur geschehen würde.

Ein wichtiger Aspekt dieser Anwendungen ist die Betonung der Verbindung zwischen Körper, Geist und Natur als integrierte Einheit. Gaia-basierte somatische Praktiken zielen darauf ab, diese Einheit zu stärken, indem sie den Patienten helfen, sich als Teil eines größeren natürlichen Systems zu begreifen. Durch die Rückkehr zu den natürlichen Rhythmen und das Eintauchen in natürliche Umgebungen wird der Körper in seiner Fähigkeit zur Selbstheilung unterstützt. Die therapeutische Arbeit in der

Natur, kombiniert mit Atem-, Bewegungs- und Meditationspraktiken, fördert die Wiederherstellung der körperlichen und emotionalen Balance und unterstützt die langfristige Gesundheit und das Wohlbefinden.

III. Gaia und Embodiment

a) Embodiment-Theorien und Gaia

Embodiment-Theorien, die in den letzten Jahren verstärkt in den Fokus der Kognitionswissenschaften, Psychologie und Philosophie gerückt sind, betonen die enge Verbindung zwischen Körper und Geist. Diese Theorien argumentieren, dass der Körper nicht nur ein passives Gefäß für mentale Prozesse ist, sondern aktiv in die Wahrnehmung, das Denken und das emotionale Erleben eingebunden ist. Wahrnehmung, Kognition und Emotionen werden in Embodiment-Theorien als verkörperte Prozesse verstanden, bei denen der Körper nicht nur die Umwelt wahrnimmt, sondern auch durch seine physische Beschaffenheit die Art und Weise beeinflusst, wie Menschen diese Umwelt verstehen und mit ihr interagieren. Körperliche Erfahrungen sind somit direkt mit mentalen und emotionalen Prozessen verknüpft, und das Bewusstsein sowie das Verständnis der Welt basieren auf der Interaktion zwischen dem Körper und seiner Umgebung.

Die Gaia-Theorie, die die Erde als ein lebendiges, sich selbst regulierendes System betrachtet, bietet ein umfassendes Modell für Embodiment, indem sie zeigt, dass der menschliche Körper Teil eines größeren ökologischen Systems ist. Diese Perspektive erweitert das Verständnis von Embodiment, indem sie betont, dass körperliche Erfahrungen nicht isoliert vom Rest der Umwelt betrachtet werden können, sondern im Kontext des gesamten Systems, zu dem der Körper gehört, verstanden werden müssen. Der Körper ist nicht nur in der Lage, seine Umgebung wahrzunehmen und zu beeinflussen, sondern er ist auch ein integraler Bestandteil dieses größeren Systems. Die Gaia-Theorie legt nahe, dass der Körper in ständiger Wechselwirkung mit der Umwelt steht und dass diese Interaktionen sowohl den Körper als auch die Umwelt formen.

Diese ökologische Perspektive betont, dass körperliche Erfahrungen in einem dynamischen Austausch mit der natürlichen Umgebung stehen. Zum Beispiel beeinflussen Faktoren wie Licht, Luft, Temperatur und das Vorhandensein von Pflanzen und Tieren die körperliche Wahrnehmung und das emotionale Erleben. Der menschliche Körper reagiert auf diese Umwelteinflüsse auf vielfältige Weise – von physiologischen Reaktionen wie der Regulation des Schlaf-Wach-Rhythmus durch Licht bis hin zu emotionalen Reaktionen, die durch den Aufenthalt in der Natur ausgelöst werden. Diese Wechselwirkungen zwischen Körper und Umwelt unterstreichen die Ganzheitlichkeit des Embodiment-Prozesses, bei dem der Körper als ein Knotenpunkt von sensorischen, kognitiven und ökologischen Informationen fungiert.

In der somatischen Psychologie und körperorientierten Therapien spielt diese Gaia-basierte Sichtweise auf Embodiment eine zentrale Rolle. Der Körper wird als mehr als nur ein biologisches System verstanden, sondern als ein Element, das ständig in Beziehung zu seiner Umwelt steht. Diese Beziehung ist für das emotionale und körperliche Wohlbefinden entscheidend. Therapeutische Ansätze, die sich auf Gaia-basierte Embodiment-Theorien stützen, fördern die Achtsamkeit gegenüber diesen Wechselwirkungen und ermutigen Patienten, ihre Körpererfahrungen im Kontext ihrer Umwelt zu verstehen und zu regulieren. Ein Beispiel hierfür sind Naturtherapien oder achtsame Bewegungstechniken in natürlichen Umgebungen, bei denen der Körper bewusst mit der natürlichen Welt in Einklang gebracht wird, um Heilung und Balance zu fördern.

Embodiment im Kontext der Gaia-Theorie bedeutet auch, dass der Körper nicht als getrennt von der Umwelt betrachtet wird, sondern als ein dynamischer Teil des ökologischen Netzwerks. Diese Sichtweise steht in Kontrast zu dualistischen Ansätzen, die den Körper und die Umwelt als getrennte Entitäten betrachten. Stattdessen fördert die Gaia-basierte Embodiment-Theorie die Idee, dass der menschliche Körper in einem kontinuierlichen Austausch mit seiner Umwelt steht und dass beide untrennbar miteinander verbunden sind. Dieses Verständnis kann tiefgreifende Auswirkungen auf therapeutische Ansätze haben, indem es das Bewusstsein für die Rolle der Umwelt bei der Förderung von Gesundheit und Wohlbefinden schärft.

Die praktische Anwendung dieser Theorie in der Therapie könnte dazu führen, dass Patienten ermutigt werden, nicht nur ihre körperlichen Empfindungen, sondern auch ihre Umwelt bewusst wahrzunehmen und zu reflektieren, wie beide miteinander interagieren. Ein konkretes Beispiel wäre die Einbeziehung von Naturerfahrungen in die therapeutische Arbeit, um das Verständnis für die Wechselwirkungen zwischen Körper und Umwelt zu vertiefen. Solche Praktiken fördern ein erweitertes Bewusstsein für die ökologische Einbettung des Körpers und helfen den Patienten, ihre körperlichen und emotionalen Erfahrungen im Kontext eines größeren Systems zu verstehen.

Gaia-basierte Embodiment-Theorien betonen außerdem, dass Gesundheit und Wohlbefinden nicht allein durch interne Prozesse des Körpers bestimmt werden, sondern dass sie stark von der Qualität der Beziehung des Körpers zur Umwelt abhängen. Eine gestörte Beziehung zur Umwelt, etwa durch Umweltverschmutzung, Urbanisierung oder den Verlust von Grünflächen, kann direkte Auswirkungen auf die körperliche und psychische Gesundheit haben. Daher plädieren Gaia-basierte Ansätze für eine Wiederherstellung der Balance zwischen Mensch und Natur, um sowohl das individuelle Wohlbefinden als auch die Gesundheit des gesamten Planeten zu fördern.

b) Körperwahrnehmung als Rückkopplung

Körperwahrnehmung als Rückkopplung stellt ein essentielles Konzept in der somatischen Psychologie dar. Sie beschreibt den Prozess, bei dem der Körper kontinuierlich Signale über seinen emotionalen und physischen Zustand an das Bewusstsein sendet. Diese Signale, die sich in Form von Empfindungen wie Anspannung, Schmerz, Wärme, Kälte oder auch subtileren Gefühlen von Wohlbefinden oder Unbehagen äußern, bieten dem Individuum wertvolle Informationen darüber, wie der Körper auf interne und externe Reize reagiert. Diese Form der Rückkopplung ähnelt den natürlichen Rückkopplungsmechanismen, die in der Gaia-Theorie beschrieben werden, bei denen die verschiedenen Systeme der Erde in ständiger Wechselwirkung stehen, um ein stabiles Gleichgewicht zu erhalten.

In der Gaia-Theorie werden Rückkopplungsmechanismen als entscheidende Prozesse verstanden, die es der Erde ermöglichen, auf Veränderungen in der Umwelt zu reagieren und ihr Gleichgewicht zu wahren. Diese Mechanismen wirken auf verschiedenen Ebenen, von der Klimaregulierung bis hin zur Stabilisierung von Ökosystemen. Analog dazu funktionieren die Rückkopplungssysteme im menschlichen Körper auf ähnliche Weise. Der Körper reagiert auf physische und emotionale Reize, indem er Signale sendet, die das Nervensystem, das Hormonsystem und andere physiologische Prozesse beeinflussen, um das innere Gleichgewicht, die Homöostase, zu erhalten. Körperwahrnehmung ist somit ein Schlüsselmechanismus, der es dem Individuum ermöglicht, diese Rückkopplungssignale bewusst wahrzunehmen und entsprechend zu handeln, um die eigene Selbstregulation zu fördern.

Das Erlernen der bewussten Wahrnehmung und Interpretation dieser Signale ist ein zentraler Aspekt in der somatischen Therapie. Wenn Menschen lernen, ihre körperlichen Rückkopplungssignale aufmerksam zu beobachten und zu interpretieren, können sie besser verstehen, wie emotionale Zustände ihren Körper beeinflussen und umgekehrt. Diese bewusste Körperwahrnehmung wird zu einem wichtigen Werkzeug für die emotionale und körperliche Selbstregulation. Zum Beispiel können Anzeichen von Muskelverspannungen oder erhöhter Herzfrequenz auf Stress oder Angst hinweisen, während ein Gefühl von Leichtigkeit oder Wärme als Zeichen von Entspannung und Wohlbefinden interpretiert werden kann. Indem Menschen auf diese Signale achten, können sie ihre Reaktionen anpassen und proaktive Maßnahmen ergreifen, um ihr inneres Gleichgewicht zu stabilisieren.

Die Parallelen zur Gaia-Theorie werden besonders deutlich, wenn man bedenkt, dass sowohl auf der Ebene des Planeten als auch auf der individuellen Ebene des menschlichen Körpers Rückkopplungsprozesse auf das Ziel der Stabilisierung und Selbstregulation ausgerichtet sind. Auf der Erde funktioniert dies über Rückkopplungsschleifen, bei denen verschiedene Systeme wie die Ozeane, die Atmosphäre und die Vegetation miteinander interagieren, um klimatische und ökologische Stabilität zu gewährleisten. Ähnlich agiert der menschliche Körper als ein System, das in ständiger Kommunikation mit sich selbst steht, um Homöostase zu bewahren. Störungen in diesen Rückkopplungssystemen, sei es durch anhaltenden Stress, emotionale Traumata oder körperliche Überlastung, können dieses Gleichgewicht gefährden, was zu körperlichen und psychischen Beschwerden führt.

Ein konkretes Beispiel für diese Form von Rückkopplung ist die Stressreaktion des Körpers. Bei wahrgenommenem Stress aktiviert das sympathische Nervensystem eine „Kampf-oder-Flucht"-Reaktion, die mit einer Reihe von physiologischen Veränderungen einhergeht, wie erhöhter Herzfrequenz, schnellerer Atmung und erhöhter Muskelspannung. Diese körperlichen Reaktionen sind Signale, die den Menschen darauf hinweisen, dass der Körper in einen Alarmzustand übergegangen ist. Durch bewusste Körperwahrnehmung und den Einsatz von Entspannungstechniken wie Atemübungen oder achtsamer Bewegung kann diese Rückkopplung genutzt werden, um den Körper zu beruhigen und das Gleichgewicht wiederherzustellen.

Die Fähigkeit, körperliche Rückkopplungssignale zu erkennen und zu regulieren, ist auch in der Traumatherapie von großer Bedeutung. Traumatische Erlebnisse hinterlassen oft tiefe Spuren im Körper, und die Rückkopplungssignale, die der Körper in Form von Anspannung, Zittern oder anderen somatischen Symptomen sendet, sind Ausdruck dieser unbewältigten Erfahrungen. Somatische Therapien wie Somatic Experiencing oder sensorimotorische Psychotherapie helfen den Patienten, diese Signale zu identifizieren und schrittweise zu regulieren, um die körperliche und emotionale Stabilität wiederherzustellen. Dies geschieht, indem der Körper gezielt in die therapeutische Arbeit einbezogen wird, um die Rückkopplungsprozesse neu zu kalibrieren und das Nervensystem zu beruhigen.

Das Verständnis der Körperwahrnehmung als Rückkopplung im Kontext der Gaia-Theorie eröffnet eine ganzheitliche Sichtweise auf Gesundheit und Wohlbefinden. Der Körper wird nicht isoliert betrachtet, sondern als Teil eines größeren Systems, das in ständiger Wechselwirkung mit der Umwelt steht. Indem Menschen lernen, die Signale ihres Körpers als Teil dieses größeren Systems zu verstehen, können sie ein tieferes Bewusstsein für die eigene Gesundheit und die Rolle der Umwelt in ihrem Leben entwickeln. Dieses Bewusstsein fördert nicht nur die Selbstregulation, sondern auch ein erweitertes Verständnis für die Verbindung zwischen individueller Gesundheit und dem Gleichgewicht der Erde als Ganzes.

Durch die bewusste Integration von Körperwahrnehmung in den Alltag und die Therapie wird die Rückkopplung zu einem aktiven Werkzeug, das es Menschen ermöglicht, ihre eigene Gesundheit und ihr Wohlbefinden zu steuern. Diese Praxis stärkt die Fähigkeit zur Selbstregulation und unterstützt die Wiederherstellung von körperlicher und emotionaler Balance, indem sie das Bewusstsein für die subtilen, aber bedeutenden Signale des Körpers schärft.

Letztlich führt diese Herangehensweise zu einer tieferen und nachhaltigeren Form der Heilung, die sowohl den Körper als auch das größere ökologische System, zu dem er gehört, berücksichtigt.

c) Gaia als Modell für verkörperte Heilung

Gaia bietet ein Modell für verkörperte Heilung, indem sie die Idee der Selbstregulation auf körperliche Prozesse überträgt. Verkörperte Heilung betont die Rolle des Körpers bei der Gaia als Modell für verkörperte Heilung liefert einen wertvollen Rahmen für das Verständnis der tiefgreifenden Verbindungen zwischen körperlichen, emotionalen und ökologischen Prozessen. Die Gaia-Theorie betrachtet die Erde als ein sich selbst regulierendes System, das in der Lage ist, auf Veränderungen in der Umwelt zu reagieren und ein dynamisches Gleichgewicht aufrechtzuerhalten. Dieses Modell der Selbstregulation lässt sich auf den menschlichen Körper übertragen, insbesondere in der somatischen Therapie, wo verkörperte Heilung die Rolle des Körpers bei der Wiederherstellung von emotionaler und psychischer Balance in den Mittelpunkt stellt. Der Körper wird nicht nur als passives Gefäß, sondern als aktiver Teilnehmer im Heilungsprozess verstanden, dessen natürliche Selbstheilungskräfte gefördert und unterstützt werden können.

Verkörperte Heilung, die auf Gaia-basierten Prinzipien beruht, erkennt an, dass der Körper in einem ständigen Fluss von Energie und Information steht, ähnlich wie die Erde in ständiger Interaktion mit ihren ökologischen Systemen ist. Diese Interaktionen und Prozesse sind nicht statisch, sondern dynamisch, was bedeutet, dass der Körper kontinuierlich auf interne und externe Reize reagiert, um das innere Gleichgewicht zu bewahren. Gaia-basierte Therapien nutzen dieses Verständnis, indem sie Techniken anwenden, die den natürlichen Fluss der Energie im Körper unterstützen, was zu einer Harmonisierung von physischen und emotionalen Zuständen führt.

Ein zentrales Prinzip dieser Therapien ist die Anerkennung des Körpers als zentrales Element im Heilungsprozess. Gaia-basierte somatische Ansätze betrachten den Körper als ein intelligentes System, das durch bewusste Aufmerksamkeit und gezielte Interventionen seine eigene Selbstheilung aktivieren kann. Diese Interventionen können Atemtechniken, achtsame Bewegung, Körperwahrnehmung oder Naturtherapie umfassen – alles Praktiken, die darauf abzielen, die Rückkopplungsprozesse des Körpers zu regulieren und das innere Gleichgewicht wiederherzustellen. Diese Techniken fördern die Verkörperung, indem sie Menschen dabei helfen, ihre Aufmerksamkeit von kognitiven Prozessen weg und hin zu den somatischen Signalen ihres Körpers zu lenken.

Atemtechniken spielen in Gaia-basierten verkörperten Heilungsansätzen eine wichtige Rolle. Der Atem ist eine der wenigen physiologischen Funktionen, die sowohl unbewusst als auch bewusst gesteuert werden kann, und bietet somit eine direkte Verbindung zur Selbstregulation des Nervensystems. Durch gezielte Atemübungen kann der natürliche Fluss der Energie im Körper unterstützt werden, was dazu beiträgt, Spannungen abzubauen und das parasympathische Nervensystem zu aktivieren, das für Entspannung und Regeneration zuständig ist. Diese Techniken fördern nicht nur die körperliche Heilung, sondern wirken sich auch positiv auf emotionale und psychische Zustände aus, indem sie Stress reduzieren und ein Gefühl der inneren Ruhe schaffen.

Auch achtsame Bewegung ist ein wesentlicher Bestandteil von Gaia-basierten verkörperten Heilungsansätzen. Praktiken wie Yoga, Tai Chi oder Qigong, die in der Natur oder in einem achtsamen Rahmen ausgeführt werden, unterstützen den natürlichen Fluss der Lebensenergie im Körper. Diese Bewegungen helfen dabei, Spannungen zu lösen, die durch emotionale oder physische Belastungen entstanden sind, und fördern die Selbstregulation des Körpers. Indem der Körper in Bewegung gesetzt wird, kann er seine natürlichen Heilungsprozesse aktivieren und das innere Gleichgewicht wiederherstellen. Diese Form der Bewegung wird oft als besonders erdend und heilend empfunden, da sie den Menschen in Einklang mit seinem eigenen Körper und der umgebenden Natur bringt.

Ein weiterer wichtiger Aspekt der verkörperten Heilung im Gaia-Modell ist die Körperwahrnehmung. Bewusste Körperwahrnehmungstechniken, die in der somatischen Therapie verwendet werden, ermöglichen es den Menschen, in einen tieferen Kontakt mit ihren somatischen Empfindungen zu treten und die Rückkopplungssignale ihres Körpers wahrzunehmen. Diese Signale bieten wertvolle Informationen darüber, wie der Körper auf verschiedene emotionale oder physische Herausforderungen reagiert. Durch die gezielte Aufmerksamkeit auf diese Signale können Menschen lernen, ihre körperlichen Reaktionen zu interpretieren und ihre Selbstregulation zu verbessern. Körperwahrnehmung wird so zu einem zentralen Werkzeug, um das innere Gleichgewicht zu stabilisieren und Heilungsprozesse zu unterstützen.

Naturtherapie, die auf Gaia-basierte Prinzipien zurückgreift, ergänzt diese verkörperten Heilungsansätze, indem sie die heilende Kraft der natürlichen Umgebung in den therapeutischen Prozess einbezieht. Der Kontakt mit der

Natur bietet eine kraftvolle Möglichkeit, den Körper in seine natürlichen Rhythmen zurückzuführen und das Nervensystem zu beruhigen. Studien haben gezeigt, dass der Aufenthalt in natürlichen Umgebungen, wie Wäldern oder an Gewässern, tiefgreifende positive Auswirkungen auf das körperliche und psychische Wohlbefinden haben kann, indem er Stress reduziert und die Selbstheilungskräfte des Körpers aktiviert. Gaia-basierte Ansätze in der Naturtherapie fördern die bewusste Rückkehr zu diesen natürlichen Umgebungen, um den Heilungsprozess auf ganzheitliche Weise zu unterstützen.

Verkörperte Heilung im Rahmen der Gaia-Theorie betont, dass Heilung nicht nur auf mentaler Ebene, sondern auch durch die bewusste Einbeziehung des Körpers und seiner natürlichen Selbstregulationsmechanismen erfolgen muss. Diese Perspektive erweitert das Verständnis von Heilung, indem sie den Körper als aktiven und integralen Teil eines größeren Systems betrachtet, das in ständiger Wechselwirkung mit seiner Umwelt steht. Gaia-basierte Therapien fördern diese ganzheitliche Sichtweise, indem sie Techniken integrieren, die sowohl den Körper als auch die Umwelt als zentrale Elemente im Heilungsprozess anerkennen. Letztlich führt diese Herangehensweise zu einer tiefen und nachhaltigen Heilung, die sowohl körperliche als auch emotionale Balance wiederherstellt und das Individuum in Einklang mit den natürlichen Prozessen der Erde bringt.

Wiederherstellung des emotionalen und psychischen Gleichgewichts. Gaia-basierte Therapien fördern die Selbstheilung, indem sie den Körper als zentrales Element im Heilungsprozess betrachten und Techniken nutzen, die den natürlichen Fluss der Energie im Körper unterstützen.

d) Embodiment in der ökologischen Psychologie

Embodiment spielt eine zentrale Rolle in der ökologischen Psychologie, indem es die enge Beziehung zwischen Mensch und Umwelt durch die direkte körperliche Erfahrung betont. In diesem Ansatz wird der Körper als das primäre Medium verstanden, durch das Menschen ihre Umgebung wahrnehmen, mit ihr interagieren und eine tiefe Verbindung zur Natur aufbauen. Gaia-basierte Ansätze innerhalb der ökologischen Psychologie nutzen dieses Verständnis, um das Bewusstsein für körperliche Erfahrungen zu fördern und deren Bedeutung für den Heilungsprozess zu betonen.

Der Embodiment-Ansatz in der ökologischen Psychologie geht davon aus, dass der Körper nicht nur ein passives Objekt ist, sondern aktiv an der Wahrnehmung und am Erleben der Umwelt beteiligt ist. Der Mensch erfährt die Welt durch seinen Körper: durch Berührungen, Bewegungen, Sinneswahrnehmungen und die Interaktion mit der natürlichen Umgebung. Diese körperlichen Erfahrungen sind eng mit dem emotionalen und psychischen Erleben verknüpft und beeinflussen die Art und Weise, wie Menschen ihre Beziehung zur Natur und zu sich selbst verstehen. In diesem Sinne ist der Körper nicht nur ein Instrument, sondern ein lebendiger Knotenpunkt, durch den ökologische und psychologische Prozesse ineinandergreifen.

Gaia-basierte Ansätze in der ökologischen Psychologie vertiefen dieses Verständnis, indem sie die Erde als ein lebendiges, selbstregulierendes System betrachten, das in ständiger Wechselwirkung mit dem menschlichen Körper steht. Diese Perspektive betont, dass der Körper Teil eines größeren ökologischen Ganzen ist und dass die Erfahrungen, die Menschen in der Natur machen, einen direkten Einfluss auf ihre psychische Gesundheit haben können. Das Gefühl der Verbundenheit mit der Natur, das durch Embodiment vermittelt wird, kann zu einer tieferen emotionalen und kognitiven Resonanz führen und somit das psychische Wohlbefinden erheblich fördern.

Embodiment in der ökologischen Psychologie bedeutet, dass körperliche Erfahrungen mit der Natur nicht isoliert betrachtet werden, sondern in einem größeren Kontext verstanden werden müssen. Der Aufenthalt in natürlichen Umgebungen kann starke somatische Reaktionen hervorrufen, wie etwa ein Gefühl von Entspannung, Erholung oder sogar Ehrfurcht. Diese körperlichen Erfahrungen tragen dazu bei, das Bewusstsein für die wechselseitige Beziehung zwischen Mensch und Umwelt zu schärfen. Ein Spaziergang durch einen Wald, das Eintauchen in das Meer oder das Beobachten von Tieren in ihrer natürlichen Umgebung sind nicht nur sinnliche Erlebnisse, sondern auch verkörperte Interaktionen, die das Bewusstsein für die tiefe Verbundenheit mit der Natur stärken.

Gaia-basierte therapeutische Ansätze nutzen dieses Verständnis von Embodiment, um Naturerfahrungen gezielt in den Heilungsprozess zu integrieren. Naturverbundene Praktiken wie Waldtherapie, ökologisch basierte Achtsamkeit oder Naturmeditationen betonen die Rolle des Körpers als Schnittstelle zwischen der inneren und äußeren Welt. Diese Praktiken fördern das Erleben des Körpers als Teil der Natur und ermöglichen es den Patienten, durch ihre körperlichen Erfahrungen in der Natur ein tieferes Verständnis für ihre eigenen emotionalen und psychischen Prozesse zu entwickeln. Die direkte Verbindung zur Natur kann Stress abbauen, die Selbstregulation fördern und das Gefühl von innerem Frieden und Stabilität stärken.

In der ökologischen Psychologie wird Embodiment auch als Schlüssel zur Wiederherstellung des psychischen Gleichgewichts angesehen. Studien haben gezeigt, dass Naturerfahrungen, die durch den Körper vermittelt werden, einen positiven Einfluss auf das Nervensystem haben können, indem sie das parasympathische Nervensystem aktivieren und so zur Entspannung und Regeneration beitragen. Diese Prozesse ähneln den Rückkopplungsmechanismen der Gaia-Theorie, bei denen das ökologische System der Erde auf Veränderungen reagiert, um das Gleichgewicht zu bewahren. Indem der Körper in die natürliche Umgebung eingebettet wird, kann er sich selbst regulieren und Heilungsprozesse aktivieren.

Ein weiteres Beispiel für Embodiment in der ökologischen Psychologie ist die Praxis der achtsamen Naturbeobachtung, bei der der Körper bewusst in die Erfahrung der natürlichen Umgebung einbezogen wird. Durch das gezielte Wahrnehmen von Naturphänomenen – sei es das Rauschen des Windes, das Glitzern der Sonne auf dem Wasser oder die Geräusche des Waldes – wird der Körper als Medium genutzt, um die Verbindung zur Natur zu intensivieren. Diese achtsame Präsenz in der Natur fördert das Gefühl der Verbundenheit und unterstützt die psychische Gesundheit, indem sie ein tieferes Bewusstsein für die natürlichen Rhythmen und Prozesse schafft, die sowohl den Körper als auch die Umwelt prägen.

Gaia-basierte Embodiment-Praktiken können auch in der Traumatherapie eine wichtige Rolle spielen. Menschen, die traumatische Erfahrungen gemacht haben, fühlen sich oft von ihrem Körper und ihrer Umgebung entfremdet. Durch die bewusste Rückkehr zu körperlichen Erfahrungen in der Natur können diese Patienten lernen, ihren Körper wieder als sicheren und heilenden Raum wahrzunehmen. Naturerfahrungen, die durch achtsame Bewegung, Atemübungen oder direkte Interaktion mit der Umwelt unterstützt werden, helfen den Patienten, ihre Verbindung zum Körper und zur Umwelt wiederherzustellen. Diese Prozesse fördern nicht nur das emotionale und psychische Wohlbefinden, sondern auch die Heilung auf einer tieferen, somatischen Ebene.

e) Forschung zu Gaia und Embodiment

Die Forschung zu Gaia und Embodiment hat in den letzten Jahren zunehmend Aufmerksamkeit erlangt, da sie eine Verbindung zwischen körperlichen Erfahrungen und psychischer Gesundheit herstellt. Diese Studien untersuchen, wie Gaia-basierte Embodiment-Praktiken, die den Körper und Geist in Einklang mit natürlichen Prozessen bringen, zur psychischen Selbstregulation und Heilung beitragen können. Die Ergebnisse dieser Forschung betonen die zentrale Rolle verkörperter Erfahrungen bei der Wiederherstellung des inneren Gleichgewichts und unterstützen die Anwendung Gaia-basierter Ansätze als effektive Methode zur Förderung ganzheitlicher Gesundheit.

Eine wesentliche Erkenntnis dieser Forschung ist die Feststellung, dass Gaia-basierte Embodiment-Praktiken das Wohlbefinden fördern, indem sie den Menschen helfen, ihre Körperwahrnehmung und ihre Verbindung zur Umwelt zu vertiefen. Beispielsweise haben Studien zur Waldtherapie („Shinrin Yoku"), einer Praxis, die den Aufenthalt in der Natur mit achtsamer Präsenz und körperlicher Bewegung kombiniert, gezeigt, dass diese Praktiken das parasympathische Nervensystem aktivieren, Stresshormone wie Cortisol senken und die Herzfrequenz sowie den Blutdruck regulieren können. Diese physiologischen Veränderungen fördern nicht nur die körperliche Gesundheit, sondern tragen auch zur emotionalen Stabilität bei, indem sie das Nervensystem beruhigen und die Selbstregulation unterstützen.

Weitere Forschungen haben sich mit der Rolle von Naturerfahrungen in der Traumatherapie beschäftigt. Menschen, die Traumata erlebt haben, weisen häufig eine dysregulierte Körperwahrnehmung auf, was zu einem gestörten Verhältnis zu ihrem eigenen Körper und ihrer Umwelt führt. Gaia-basierte Embodiment-Praktiken wie achtsame Naturmeditationen, bei denen der Körper bewusst in die Erfahrung der natürlichen Umgebung einbezogen wird, haben sich als wirksam erwiesen, um diese Dysregulation zu mildern. Solche Praktiken helfen den Betroffenen, ein Gefühl von Sicherheit und Verbundenheit wiederzuerlangen, indem sie ihren Körper durch die Interaktion mit der Natur als Teil eines größeren, unterstützenden Systems wahrnehmen. Diese Erkenntnisse unterstreichen die Bedeutung verkörperter Naturerfahrungen bei der Wiederherstellung des inneren Gleichgewichts und der Förderung von Heilungsprozessen.

Ein weiteres Forschungsgebiet untersucht die Wirkung von Gaia-basierten Atemtechniken auf die psychische Gesundheit. Studien zeigen, dass Atemübungen, die in natürlichen Umgebungen durchgeführt werden, nicht nur die körperliche Entspannung fördern, sondern auch das emotionale Wohlbefinden steigern können. Die beruhigende Wirkung der Natur in Kombination mit gezielter Atemkontrolle trägt dazu bei, dass Menschen besser mit Stress umgehen und ihre Emotionen regulieren können. Diese Erkenntnisse stützen die These, dass Gaia-basierte Atemtechniken eine wirksame Methode zur Förderung der psychischen Selbstregulation sind und dass verkörperte Atemerfahrungen einen integralen Bestandteil der ganzheitlichen Heilung darstellen.

Die Forschung zu Gaia und Embodiment hat auch gezeigt, dass Naturerfahrungen die Wahrnehmung von Selbstwirksamkeit und Resilienz stärken können. Menschen, die regelmäßig Gaia-basierte Embodiment-Praktiken in ihren Alltag integrieren, berichten häufig von einem gesteigerten Gefühl der Selbstbestimmung und einer verbesserten Fähigkeit, Herausforderungen zu bewältigen. Diese Erfahrungen wirken sich positiv auf das Selbstbild aus und fördern ein tiefes Gefühl der Verbundenheit mit der Umwelt. Studien legen nahe, dass dieser verstärkte Kontakt zur Natur und das Bewusstsein für den eigenen Körper dazu beitragen, ein stabileres emotionales Gleichgewicht zu erreichen und die psychische Widerstandsfähigkeit zu stärken.

In Bezug auf die Anwendung Gaia-basierter Ansätze in der klinischen Praxis wird zunehmend erforscht, wie diese Methoden zur Unterstützung von Patienten mit chronischen Erkrankungen oder psychischen Störungen eingesetzt werden können. Erste Ergebnisse deuten darauf hin, dass solche Praktiken die konventionelle Therapie ergänzen können, indem sie einen Raum für verkörperte Heilung schaffen, der Körper und Geist gleichzeitig anspricht. Insbesondere bei Patienten mit psychosomatischen Beschwerden oder Stress-bedingten Erkrankungen zeigt sich, dass die Integration von Gaia-basierten Embodiment-Techniken zu einer spürbaren Verbesserung der Symptome führen kann. Diese Forschung unterstützt die Idee, dass verkörperte Erfahrungen in der Natur eine wichtige Rolle in der ganzheitlichen Gesundheitsförderung spielen können.

IV. Somatische Selbstregulation und Gaia

a) Somatische Stressbewältigung

Somatische Stressbewältigungstechniken bieten eine effektive Methode, um den Körper und das Nervensystem zu beruhigen und den Stresspegel zu senken. Zu den häufig verwendeten Techniken gehören Atemübungen, progressive Muskelentspannung und achtsame Bewegung, die alle darauf abzielen, das autonome Nervensystem zu regulieren und den Körper in einen Zustand der Entspannung und Regeneration zu versetzen. Diese Techniken können durch Gaia-basierte Ansätze vertieft werden, die die Verbindung zur Natur in den Prozess der Stressbewältigung integrieren. Indem der Körper als Teil eines größeren natürlichen Systems verstanden wird, können Menschen lernen, ihre somatische Selbstregulation zu verbessern und Stress auf natürliche Weise abzubauen.

Atemübungen sind ein zentraler Bestandteil der somatischen Stressbewältigung, da sie eine direkte Verbindung zum Nervensystem herstellen. Durch langsames, tiefes Atmen wird der Parasympathikus aktiviert, was zu einer Beruhigung des Körpers und einer Reduzierung von Stresshormonen wie Cortisol führt. Gaia-basierte Ansätze verstärken die Wirkung dieser Atemtechniken, indem sie sie in natürliche Umgebungen verlegen. Beispielsweise kann das Praktizieren von Atemübungen in einem Wald, am Meer oder in einem Park dazu beitragen, den beruhigenden Effekt der Natur auf das Nervensystem zu nutzen. Die natürlichen Geräusche, Düfte und visuellen Reize der Umgebung verstärken die Entspannung und fördern die körperliche Regeneration. Diese Kombination von Atemtechniken und Naturerfahrung bietet eine tiefere Entspannung, als es in einer künstlichen Umgebung möglich wäre.

Progressive Muskelentspannung ist eine weitere effektive Technik zur somatischen Stressbewältigung. Bei dieser Methode wird die Muskulatur des Körpers systematisch angespannt und wieder entspannt, um das Bewusstsein für Spannungen im Körper zu erhöhen und sie gezielt zu lösen. Gaia-basierte Ansätze können diese Technik durch die Integration von Naturerfahrungen erweitern. Das Praktizieren der progressiven Muskelentspannung in der Natur, etwa auf einer Wiese oder am Ufer eines Sees, unterstützt die körperliche und emotionale Entspannung. Die Verbindung zur natürlichen Umgebung verstärkt das Gefühl von Ruhe und Sicherheit, was den Abbau von Stress fördert und die Selbstregulation des Körpers unterstützt. Die Kombination von körperlicher Entspannung und Naturerfahrung schafft ein tiefes Gefühl von Erdung und Balance.

Achtsame Bewegung, wie sie in Praktiken wie Yoga, Tai Chi oder Qigong zum Einsatz kommt, ist ebenfalls eine wichtige Technik zur somatischen Stressbewältigung. Diese Bewegungsformen zielen darauf ab, den Energiefluss im Körper zu harmonisieren und das Bewusstsein für den eigenen Körper zu schärfen. Wenn achtsame Bewegung in natürlichen Umgebungen praktiziert wird, etwa im Freien oder in einem Wald, wird die Verbindung zwischen Körper und Umwelt gestärkt. Die natürliche Umgebung wirkt beruhigend auf das Nervensystem und fördert eine tiefere Entspannung, während die Bewegung den Körper unterstützt, Spannungen abzubauen und das innere Gleichgewicht wiederherzustellen. Gaia-basierte achtsame Bewegungspraktiken bieten somit eine effektive Methode, um sowohl körperliche als auch emotionale Spannungen zu lösen und die Selbstregulation zu verbessern.

Gaia-basierte Stressbewältigungstechniken bieten einen ganzheitlichen Ansatz zur Stressreduktion, indem sie die natürlichen Heilungspotenziale des Körpers in Verbindung mit der Umwelt nutzen. Diese Techniken fördern nicht nur die körperliche Entspannung, sondern auch das Bewusstsein für die tiefe Verbindung zwischen Körper und Natur. Indem Menschen lernen, ihren Körper als Teil eines größeren natürlichen Systems zu verstehen, können sie eine tiefere Resonanz mit ihrer Umgebung herstellen, die zur Stressbewältigung beiträgt. Dieses Verständnis fördert ein Gefühl von Zugehörigkeit und Verbundenheit, das das emotionale Wohlbefinden stärkt und die Resilienz gegenüber Stress erhöht.

b) Körperorientierte Ansätze zur Emotionsregulation

Körperorientierte Ansätze zur Emotionsregulation spielen eine wichtige Rolle in der Psychotherapie und fördern das Verständnis, dass emotionale Zustände nicht nur durch kognitive Prozesse, sondern auch durch körperliche Erfahrungen reguliert werden können. Diese Ansätze betonen, dass der Körper eng mit emotionalen Zuständen verknüpft ist und dass körperliche Spannungen oft als Ausdruck unterdrückter oder ungelöster Emotionen auftreten. Durch das bewusste Arbeiten mit dem Körper können diese emotionalen Spannungen gelöst und das emotionale Gleichgewicht wiederhergestellt werden. Gaia-basierte Methoden integrieren diese körperorientierten Ansätze mit Naturerfahrungen, um die emotionale Selbstregulation zu unterstützen und das Wohlbefinden ganzheitlich zu fördern.

Ein zentraler Aspekt körperorientierter Ansätze zur Emotionsregulation ist die Arbeit mit dem autonomen Nervensystem, das eine Schlüsselrolle bei der Regulation von Stress und Emotionen spielt. Der Körper reagiert auf emotionale Reize durch physiologische Veränderungen, die vom Nervensystem gesteuert werden. Diese Veränderungen können sich in Form von erhöhter Herzfrequenz, flacher Atmung oder Muskelverspannungen manifestieren. Techniken wie Atemübungen, progressive Muskelentspannung und achtsame Bewegung zielen darauf ab, das Nervensystem zu beruhigen und die physiologischen Auswirkungen von emotionalem Stress zu mindern. Wenn der Körper in einen Zustand der Entspannung gebracht wird, kann dies auch das emotionale Erleben positiv beeinflussen.

Atemübungen sind besonders wirksam, um emotionale Zustände zu regulieren, da sie einen direkten Einfluss auf das Nervensystem haben. Durch langsames, tiefes Atmen wird der Parasympathikus aktiviert, der für Ruhe und Regeneration zuständig ist. Dies hilft, stressbedingte Reaktionen zu reduzieren und den Körper zu beruhigen, was wiederum das emotionale Gleichgewicht unterstützt. Gaia-basierte Ansätze erweitern die Wirkung von Atemübungen, indem sie die Natur in den Prozess einbeziehen. Das Praktizieren von Atemtechniken in der Natur kann die beruhigenden Effekte verstärken, da die natürlichen Reize der Umgebung – wie frische Luft, natürliche Geräusche und visuelle Eindrücke – zusätzlich zur Entspannung beitragen. Diese Integration von Atemtechniken und Naturerfahrung unterstützt eine tiefe emotionale Selbstregulation.

Progressive Muskelentspannung ist eine weitere Methode, die in körperorientierten Ansätzen zur Emotionsregulation verwendet wird. Diese Technik hilft, muskuläre Spannungen abzubauen, die oft mit emotionalem Stress verbunden sind. Durch das systematische Anspannen und Entspannen der Muskulatur wird das Bewusstsein für körperliche Spannungen geschärft, und es wird eine tiefe Entspannung erreicht. Gaia-basierte Methoden integrieren diese Praxis in natürliche Umgebungen, um die Wirkung der Entspannung zu vertiefen. Die Verbindung zur Natur, sei es durch das Praktizieren der progressiven Muskelentspannung im Freien oder durch die bewusste Wahrnehmung der Umgebung während der Übung, verstärkt die körperliche und emotionale Entspannung und fördert das innere Gleichgewicht.

Achtsame Bewegung, wie Yoga, Tai Chi oder Qigong, ist ebenfalls ein wirksames Mittel zur Emotionsregulation. Diese Bewegungspraktiken zielen darauf ab, den Energiefluss im Körper zu harmonisieren und das Bewusstsein für den eigenen Körper zu schärfen. Indem der Körper achtsam bewegt wird, können emotionale Blockaden gelöst und das emotionale Gleichgewicht wiederhergestellt werden. Wenn achtsame Bewegung in der Natur praktiziert wird, wird die Verbindung zwischen Körper und Umwelt gestärkt, was zu einer tieferen emotionalen Selbstregulation führt. Gaia-basierte Ansätze fördern das Praktizieren von achtsamer Bewegung in natürlichen Umgebungen, um den Körper in Einklang mit den natürlichen Prozessen zu bringen und die emotionale Heilung zu unterstützen.

Eine weitere wichtige Komponente körperorientierter Ansätze zur Emotionsregulation ist die Körperwahrnehmung. Durch das bewusste Erspüren von körperlichen Empfindungen können Menschen lernen, ihre emotionalen Zustände besser zu verstehen und zu regulieren. Körperwahrnehmungstechniken fördern das Bewusstsein für subtile körperliche Signale, die oft emotionale Zustände widerspiegeln. Gaia-basierte Methoden nutzen dieses Konzept, indem sie die natürliche Umgebung in den Prozess der Körperwahrnehmung einbeziehen. Zum Beispiel können Therapeuten Patienten anleiten, ihre Aufmerksamkeit auf ihre Körperempfindungen zu richten, während sie in der Natur sind, und die beruhigende Wirkung der natürlichen Umgebung auf ihren Körper zu beobachten. Diese Praxis unterstützt die emotionale Selbstregulation und hilft, ein tieferes Verständnis für die Verbindung zwischen Körper, Emotionen und Umwelt zu entwickeln.

Naturtherapie, die auf Gaia-basierten Prinzipien aufbaut, erweitert diese körperorientierten Ansätze zur Emotionsregulation, indem sie die heilende Kraft der Natur in den therapeutischen Prozess integriert. Der Kontakt mit der Natur kann emotionale Zustände positiv beeinflussen, indem er das Nervensystem beruhigt und das Gefühl von Verbundenheit und Zugehörigkeit stärkt. Naturerfahrungen können helfen, Stress abzubauen, emotionale Spannungen zu lösen und das Wohlbefinden zu fördern. Gaiabasierte Therapien kombinieren körperorientierte Techniken mit Naturerfahrungen, um eine ganzheitliche Emotionsregulation zu unterstützen und den Heilungsprozess zu vertiefen.

c) Gaia und somatische Achtsamkeit

Somatische Achtsamkeit ist eine Praxis, die das bewusste Wahrnehmen von körperlichen Empfindungen betont und deren Verbindung zu emotionalen und psychischen Zuständen ins Zentrum stellt. Diese Form der Achtsamkeit ermöglicht es, die subtilen Signale des Körpers zu erkennen und zu interpretieren, um emotionale Spannungen zu lösen und die Selbstregulation zu fördern. Gaiabasierte somatische Achtsamkeit erweitert dieses Konzept, indem sie den Körper nicht isoliert betrachtet, sondern als integralen Teil eines größeren ökologischen Systems. Sie lenkt das Bewusstsein auf die Wechselwirkungen zwischen dem Körper und der natürlichen Umwelt und fördert ein tiefes Verständnis für die Verbindung zwischen der inneren körperlichen Balance und der äußeren natürlichen Welt.

Die Praxis der somatischen Achtsamkeit lehrt Menschen, sich auf ihre Körperempfindungen im gegenwärtigen Moment zu konzentrieren und diese nicht nur wahrzunehmen, sondern auch mit ihrer emotionalen und psychischen Verfassung zu verbinden. Zum Beispiel kann das Erspüren von Anspannung oder Wärme in bestimmten Körperbereichen als Hinweis auf zugrunde liegende emotionale Zustände dienen, die ansonsten unbewusst bleiben würden. Diese Praxis hilft, das Bewusstsein für den eigenen Körper zu schärfen und emotionale Reaktionen auf eine somatische Ebene zu bringen, wodurch sie greifbarer und regulierbarer werden. Gaia-basierte somatische Achtsamkeit integriert zusätzlich die Natur als einen aktiven Partner in diesem Prozess. Der Körper wird als Teil eines umfassenden ökologischen Netzwerks betrachtet, das in ständiger Wechselwirkung mit den natürlichen Rhythmen der Umwelt steht.

Die bewusste Wahrnehmung der Natur kann tiefe Auswirkungen auf die somatische Achtsamkeit haben. Gaiabasierte Achtsamkeit lehrt, die Empfindungen des eigenen Körpers im Kontext der natürlichen Umgebung zu erfahren. Zum Beispiel kann das Erspüren von Sonne auf der Haut, das Einatmen frischer Luft oder das Gefühl von Wind auf dem Gesicht die Körperwahrnehmung verstärken und gleichzeitig das Bewusstsein für die Verbindung zwischen dem Körper und den natürlichen Elementen schärfen. Diese Praxis ermöglicht es, nicht nur den eigenen Körper, sondern auch die Natur als eine Quelle von Unterstützung und Balance zu erleben. Die Wahrnehmung dieser Verbindung kann zu einer tieferen Entspannung und einem Gefühl der Erdung führen, was die Selbstregulation fördert.

Ein wichtiger Aspekt von Gaia-basierter somatischer Achtsamkeit ist die Betonung natürlicher Rhythmen und Zyklen. Die Gaia-Theorie beschreibt die Erde als ein lebendiges System, das sich durch ständige Selbstregulation und die Aufrechterhaltung des Gleichgewichts auszeichnet. Diese Rhythmen spiegeln sich auch im menschlichen Körper wider, der ebenfalls zyklisch funktioniert – vom Herzschlag über den Atemrhythmus bis hin zu den zirkadianen Rhythmen, die den Schlaf-Wach-Zyklus steuern. Gaia-basierte somatische Achtsamkeit fördert das Bewusstsein für diese natürlichen Rhythmen im Körper und wie sie mit den Zyklen der Natur synchronisiert werden können. Das bewusste Erleben dieser Rhythmen, sei es durch Atemübungen, achtsame Bewegung oder das Verweilen in der Natur, unterstützt die körperliche und emotionale Selbstregulation.

Ein praktisches Beispiel für Gaia-basierte somatische Achtsamkeit ist die Praxis der Naturmeditation, bei der der Fokus auf die Wahrnehmung der natürlichen Umgebung und der körperlichen Empfindungen gleichzeitig gerichtet wird. Während man in der Natur sitzt oder sich langsam bewegt, wird der Atem bewusst wahrgenommen, die körperlichen Empfindungen werden beobachtet, und die Aufmerksamkeit richtet sich auf die Verbindung zwischen dem eigenen Körper und der umgebenden Natur. Diese Art der Achtsamkeitspraxis fördert nicht nur das körperliche Bewusstsein, sondern hilft auch, eine tiefere Resonanz mit der Umwelt zu entwickeln. Dieses Erleben von Einheit und Verbindung kann zu einer starken Beruhigung des Nervensystems führen und emotionale Spannungen abbauen.

Gaia-basierte somatische Achtsamkeit kann auch in der Therapie Anwendung finden, um Menschen dabei zu unterstützen, ihre somatischen und emotionalen Erfahrungen im Kontext der Natur zu reflektieren. Therapeuten können ihre Patienten anleiten, ihre Körperwahrnehmung in natürlichen Umgebungen zu vertiefen und die Natur als Ressource für Heilung und Balance zu nutzen. Diese Praxis kann besonders hilfreich sein, um emotionale Blockaden zu lösen und die Resilienz zu stärken. Die direkte Verbindung zur Natur kann als Gegenmittel zu den stressigen und oft entfremdenden Erfahrungen des modernen Lebens dienen und das Bewusstsein für die natürliche Balance im Körper und in der Umwelt schärfen.

d) Körperbewusstsein in natürlichen Umgebungen

Körperbewusstsein in natürlichen Umgebungen ist eine wirksame Praxis, die die heilende Kraft der Natur nutzt, um das Körpergefühl zu vertiefen und die Selbstregulation zu fördern. Der bewusste Aufenthalt in der Natur bietet eine einzigartige Möglichkeit, das eigene Körperbewusstsein zu stärken, indem er sensorische Reize und natürliche Rhythmen nutzt, um das Nervensystem zu beruhigen, die Atmung zu regulieren und das allgemeine Wohlbefinden zu steigern. Gaia-basierte Ansätze, die den Körper als integralen Teil eines größeren ökologischen Systems betrachten, betonen, dass das bewusste Erleben des Körpers in der Natur eine kraftvolle Methode zur Förderung der körperlichen und emotionalen Gesundheit darstellt.

Der Aufenthalt in natürlichen Umgebungen kann das Körperbewusstsein auf verschiedene Weise intensivieren. Die sensorische Vielfalt der Natur – sei es durch das Gefühl von Gras unter den Füßen, das Rauschen von Blättern im Wind oder das Plätschern eines Baches – bietet eine Fülle von Reizen, die den Körper in den gegenwärtigen Moment bringen. Diese Sinneseindrücke fördern eine tiefe Verankerung im Körper und ermöglichen es, den eigenen physischen Zustand bewusster wahrzunehmen. Körperbewusstsein bedeutet in diesem Zusammenhang, die Verbindung zwischen den äußeren sensorischen Erfahrungen und den inneren körperlichen Empfindungen zu erkennen. Dieser Prozess stärkt das Bewusstsein für den eigenen Körper und kann helfen, Spannungen und Unruhe loszulassen.

Natürliche Umgebungen haben eine beruhigende Wirkung auf das Nervensystem. Studien zeigen, dass der Aufenthalt in der Natur das parasympathische Nervensystem aktiviert, das für Entspannung und Regeneration zuständig ist. Dies führt zu einer Reduktion von Stresshormonen, einer Senkung des Blutdrucks und einer Beruhigung der Herzfrequenz. Gaia-basierte Ansätze nutzen diese natürlichen Effekte, um das Körperbewusstsein zu vertiefen und die Selbstregulation zu unterstützen. Indem Menschen ihre Aufmerksamkeit bewusst auf ihre körperlichen Empfindungen in der Natur richten, können sie diese beruhigende Wirkung maximieren und ihren Körper in einen Zustand der Entspannung und Balance bringen.

Atemübungen in der Natur sind ein weiteres wirksames Mittel, um das Körperbewusstsein zu stärken. Das bewusste Atmen im Freien, wo die Luft frisch ist und die Umgebung beruhigend wirkt, kann die Atmung vertiefen und regulieren. Tiefes, langsames Atmen in einer natürlichen Umgebung fördert nicht nur die körperliche Entspannung, sondern hilft auch, das Nervensystem zu beruhigen und das Bewusstsein für den Atem und den Körper zu schärfen. Gaia-basierte Ansätze integrieren diese Atemübungen in die Naturerfahrung, um den Fluss der Lebensenergie im Körper zu harmonisieren und die Selbstregulation zu unterstützen.

Achtsame Bewegung in der Natur, wie Yoga, Tai Chi oder achtsames Gehen, bietet ebenfalls eine kraftvolle Methode, um das Körperbewusstsein zu fördern. Wenn der Körper bewusst in natürlichen Umgebungen bewegt wird, vertieft dies das Gefühl der Verbundenheit mit der Natur und verstärkt das Bewusstsein für die eigenen Bewegungen und Empfindungen. Diese Bewegungspraktiken harmonisieren den Energiefluss im Körper und helfen, emotionale Spannungen zu lösen. Gaia-basierte Bewegungsansätze betonen, dass diese Praktiken in der Natur besonders wirkungsvoll sind, da die natürlichen Reize die körperliche Wahrnehmung und das emotionale Wohlbefinden unterstützen.

Das Konzept des „Erden" oder „Grounding" ist ein weiterer Gaia-basierter Ansatz, der das Körperbewusstsein in der Natur stärkt. Diese Praxis betont die physische Verbindung des Körpers zur Erde, indem Menschen barfuß auf natürlichen Oberflächen wie Gras, Sand oder Erde gehen. Diese direkte Verbindung zur Erde hilft, den Körper zu erden und ein Gefühl der Stabilität und Sicherheit zu fördern. Forschungsergebnisse deuten darauf hin, dass das Erden entzündungshemmende Wirkungen hat, den Schlaf verbessert und Stress reduziert. Durch diese tiefe Verbindung zur Erde wird das Körperbewusstsein geschärft, und der Körper kann in einen natürlichen Zustand der Balance zurückkehren.

Körperbewusstsein in der Natur kann auch durch bewusste Naturmeditationen gefördert werden. Diese Meditationen lenken die Aufmerksamkeit auf die Umgebung und den eigenen Körper zugleich. Indem man die natürlichen Reize wahrnimmt – sei es das sanfte Rauschen von Wasser, das Zwitschern von Vögeln oder das Spiel von Licht und Schatten – und gleichzeitig die eigenen Empfindungen im Körper beobachtet, wird eine tiefe Verbindung zwischen Körper und Natur hergestellt. Diese Praxis hilft, das Nervensystem zu beruhigen, das Körperbewusstsein zu vertiefen und das emotionale Gleichgewicht zu unterstützen.

e) Somatische Übungen inspiriert durch Gaia

Die Forschung zu Gaia-basierten somatischen Übungen und ihrer Wirkung auf das körperliche und emotionale Gleichgewicht hat in den letzten Jahren zunehmend an Bedeutung gewonnen. Diese Ansätze zielen darauf ab, den natürlichen Fluss der Energie im Körper zu fördern und den Menschen in Einklang mit den natürlichen Rhythmen der Erde zu bringen. Die Gaia-Theorie, die die Erde als ein lebendiges, sich selbst regulierendes System beschreibt, dient als Modell für das Verständnis von Heilungsprozessen, die nicht isoliert, sondern als Teil eines größeren ökologischen Ganzen betrachtet werden. Diese Perspektive, die die Interdependenz zwischen dem menschlichen Körper und seiner natürlichen Umgebung betont, hat weitreichende Implikationen für die Praxis der somatischen Therapie, insbesondere in Bezug auf die Förderung der Selbstregulation und der Heilung.

Atemtechniken, die sich an den natürlichen Rhythmen der Erde orientieren, stellen eine effektive Methode dar, um den Energiefluss im Körper zu harmonisieren. Der Atem wird hier als ein zentraler Mechanismus der Selbstregulation betrachtet, der sowohl auf körperlicher als auch auf emotionaler Ebene wirkt. Studien zeigen, dass das bewusste Verlangsamen und Vertiefen der Atmung nicht nur das autonome Nervensystem beruhigt, sondern auch eine tiefgreifende Wirkung auf die emotionale Stabilität hat. Diese Effekte werden verstärkt, wenn die Atemübungen in natürlichen Umgebungen durchgeführt werden. Forschungen zur sogenannten „Biophilia-Hypothese" haben bestätigt, dass die menschliche Physiologie auf natürliche Umgebungen positiv reagiert, was zu einer verbesserten Stressbewältigung und emotionalen Regulierung führt. In diesem Zusammenhang bietet die Gaia-Theorie eine umfassende Erklärung dafür, warum die Integration natürlicher Elemente in somatische Praktiken so wirkungsvoll sein kann. Der menschliche Körper wird als Teil des größeren, selbstregulierenden Systems der Erde betrachtet, was bedeutet, dass Heilung und Selbstregulation durch die Synchronisierung mit diesen natürlichen Prozessen gefördert werden können.

Die Idee der Bewegungsmeditationen, die auf den natürlichen Zyklen der Erde basieren, unterstützt ebenfalls das Verständnis von Körper und Geist als Teil eines größeren Systems. Diese Form der Meditation nutzt langsame, fließende Bewegungen, die den Bewegungen der Natur nachempfunden sind. Studien in der Psychoneuroimmunologie haben gezeigt, dass sanfte, achtsame Bewegung, wie sie in Praktiken wie Tai Chi oder Qigong eingesetzt wird, das Immunsystem stärkt und die psychische Gesundheit fördert. Diese Bewegungsmeditationen, wenn sie in der

Natur durchgeführt werden, können das Gefühl der Verbundenheit mit der Umwelt intensivieren und helfen, den Energiefluss im Körper zu harmonisieren. Die Gaia-Theorie unterstützt diese Ansätze, indem sie den Menschen als integralen Bestandteil eines lebendigen und dynamischen Systems betrachtet, in dem jede Bewegung und jeder Prozess miteinander verbunden ist. Die Synchronisierung der eigenen Bewegungen mit den natürlichen Rhythmen der Umwelt fördert nicht nur die körperliche Gesundheit, sondern auch das emotionale Wohlbefinden, indem sie eine tiefe Verbindung zwischen Körper und Natur herstellt.

Achtsame Körperarbeit, die in der Natur ausgeführt wird, bietet eine weitere Möglichkeit, die Selbstregulation zu unterstützen und das emotionale Gleichgewicht zu fördern. Der Körper wird hier bewusst mit der Umgebung in Einklang gebracht, was zu einem tieferen Gefühl der Erdung und Stabilität führen kann. Die Praxis des „Grounding", also der direkten Verbindung des Körpers mit der Erde, hat nachweislich entzündungshemmende Effekte und fördert das allgemeine Wohlbefinden. Diese Praxis, die oft barfuß auf natürlichem Untergrund wie Gras, Erde oder Sand ausgeführt wird, hilft, den Körper zu erden und das Nervensystem zu beruhigen. Die Gaia-Theorie bietet eine theoretische Grundlage für diese Praxis, indem sie betont, dass der Mensch nicht von seiner Umwelt getrennt ist, sondern in ständiger Interaktion mit ihr steht. Diese Interaktionen sind entscheidend für die Aufrechterhaltung des inneren Gleichgewichts und der Gesundheit.

Das bewusste Gehen in der Natur, eine weitere Gaia-basierte somatische Übung, fördert das Körperbewusstsein und die Selbstregulation. Diese Praxis, bei der jeder Schritt achtsam ausgeführt wird, unterstützt die Synchronisierung von Atmung und Bewegung mit den natürlichen Rhythmen der Umwelt. Das achtsame Gehen in der Natur hat sich als wirksam erwiesen, um das Nervensystem zu beruhigen und das emotionale Gleichgewicht wiederherzustellen. Studien zeigen, dass das Gehen in natürlichen Umgebungen, insbesondere in Wäldern oder entlang von Gewässern, das Stressniveau signifikant senken und die körperliche und psychische Gesundheit verbessern kann. Diese Praxis fördert nicht nur das Körperbewusstsein, sondern auch die Verbindung zur Umwelt, was die Gaia-Theorie bestätigt. Der Mensch wird als Teil eines lebendigen Systems betrachtet, in dem jede Bewegung und jeder Atemzug in Resonanz mit den natürlichen Prozessen der Erde steht.

Naturmeditationen, bei denen das Bewusstsein sowohl auf die Umgebung als auch auf den eigenen Körper gerichtet wird, bieten eine kraftvolle Methode zur Förderung der Selbstregulation und des emotionalen Gleichgewichts. Diese Meditationen, die oft in stillen natürlichen Umgebungen wie Wäldern oder Gärten durchgeführt werden, zielen darauf ab, die Wahrnehmung von Körper und Umwelt zu synchronisieren. Das Erleben der Natur in Kombination mit einer tiefen Körperwahrnehmung fördert die Selbstheilungskräfte des Körpers, indem es das Nervensystem beruhigt und das Gefühl der Verbundenheit verstärkt. Die Gaia-Theorie unterstützt diese Ansätze, indem sie darauf hinweist, dass die natürliche Umgebung als ein unterstützendes System für den menschlichen Körper fungiert, das zur Wiederherstellung des inneren Gleichgewichts beiträgt.

Die Forschung zu Gaia-basierten somatischen Übungen zeigt, dass diese Ansätze nicht nur das körperliche, sondern auch das emotionale Wohlbefinden signifikant verbessern können. Die Integration von Atemtechniken, Bewegungsmeditationen und achtsamer Körperarbeit in natürliche Umgebungen nutzt die heilende Kraft der Natur, um den natürlichen Fluss der Energie im Körper zu fördern und die Selbstregulation zu unterstützen. Gaia-basierte Ansätze zur somatischen Therapie bieten eine ganzheitliche Methode zur Förderung der Gesundheit, indem sie den Menschen als integralen Bestandteil eines größeren ökologischen Systems betrachten. Diese Perspektive eröffnet neue Möglichkeiten für die Therapie und Heilung, indem sie den Körper und die Umwelt als miteinander verbundene Elemente in den Prozess der Selbstregulation einbezieht.

V. Ganzheitliche Therapieansätze: Körper, Geist und Natur

a) Integration von somatischen und psychologischen Gaia-Prinzipien

Ganzheitliche Therapieansätze, die auf der Gaia-Theorie basieren, integrieren somatische und psychologische Prinzipien, um Körper, Geist und Natur in einen umfassenden Heilungsprozess einzubeziehen. Diese Ansätze erkennen die enge Verzahnung von physischen und psychischen Prozessen an und fördern die Selbstregulation, indem sie den Menschen als integralen Teil eines größeren natürlichen Systems betrachten. Die Gaia-Theorie, die die Erde als lebendiges, sich selbst regulierendes System beschreibt, dient als Modell für diese ganzheitlichen

Ansätze, bei denen die Wechselwirkungen zwischen Körper, Geist und Umwelt als zentral für die Wiederherstellung des Gleichgewichts und der Gesundheit betrachtet werden.

In der Praxis bedeutet die Integration von somatischen und psychologischen Prinzipien im Rahmen der Gaia-Theorie, dass körperliche Erfahrungen und psychische Prozesse nicht isoliert betrachtet werden, sondern als miteinander verknüpfte Elemente eines größeren ökologischen Systems verstanden werden. Der Körper wird als Medium angesehen, durch das der Mensch sowohl auf interne emotionale Zustände als auch auf externe Umwelteinflüsse reagiert. Gleichzeitig wird der Geist als aktiv an der Interpretation und Verarbeitung dieser körperlichen und umweltbedingten Reize beteiligt betrachtet. Diese Sichtweise betont, dass Heilung nur dann vollständig ist, wenn sowohl der Körper als auch der Geist in den Heilungsprozess einbezogen werden und dass dieser Prozess durch die Verbindung zur Natur intensiviert werden kann.

Ein Beispiel für die Integration somatischer und psychologischer Prinzipien ist die Arbeit mit Atemtechniken in Verbindung mit psychotherapeutischen Interventionen. Atemübungen, die darauf abzielen, das Nervensystem zu beruhigen und den Energiefluss im Körper zu harmonisieren, können parallel zu psychologischen Prozessen der emotionalen Verarbeitung eingesetzt werden. Wenn diese Atemtechniken in einer natürlichen Umgebung durchgeführt werden, wird die beruhigende Wirkung der Natur genutzt, um sowohl körperliche als auch emotionale Spannungen zu lösen. Studien haben gezeigt, dass diese Kombination aus somatischen und psychologischen Techniken die Wirksamkeit beider Ansätze erhöht, indem sie die Selbstregulation auf mehreren Ebenen fördert. Die

Gaia-Theorie unterstützt diese Ansätze, indem sie betont, dass der Körper und der Geist in ständiger Interaktion mit der natürlichen Umgebung stehen und dass diese Interaktionen entscheidend für die Wiederherstellung von Gesundheit und Wohlbefinden sind.

Ein weiterer Ansatz zur Integration somatischer und psychologischer Prinzipien ist die achtsame Bewegungstherapie, bei der Körperwahrnehmung und emotionale Achtsamkeit kombiniert werden, um das innere Gleichgewicht zu fördern. Bewegungstherapien wie Yoga oder Tai Chi werden oft genutzt, um den Körper zu entspannen und den Geist zu beruhigen, indem sie die Aufmerksamkeit auf den gegenwärtigen Moment und die eigenen körperlichen Empfindungen lenken. Wenn diese Bewegungspraktiken in der Natur durchgeführt werden, wird die Verbindung zwischen Körper, Geist und Umwelt verstärkt, was die emotionalen und psychischen Vorteile der Bewegung intensiviert. Gaia-basierte Ansätze betonen, dass die natürliche Umgebung als ein unterstützendes System fungiert, das den Heilungsprozess durch seine beruhigenden und regenerativen Eigenschaften fördert. Diese Art von ganzheitlicher Bewegungstherapie kann sowohl auf körperliche als auch auf psychische Symptome positiv wirken, indem sie den Körper in einen Zustand der Balance bringt und gleichzeitig den Geist beruhigt.

Naturtherapie ist ein weiteres Beispiel für die Integration von somatischen und psychologischen Gaia-Prinzipien. Diese Form der Therapie nutzt die heilenden Eigenschaften der Natur, um sowohl körperliche als auch emotionale Prozesse zu unterstützen. In der Natur zu sein, fördert das Bewusstsein für die Verbindung zwischen dem eigenen Körper und der Umwelt und hilft, stressbedingte Reaktionen zu mildern und das emotionale Wohlbefinden zu stärken. Gaia-basierte Naturtherapie geht jedoch über das bloße Verweilen in der Natur hinaus, indem sie gezielt Techniken integriert, die sowohl den Körper als auch den Geist einbeziehen. Zum Beispiel können Körperwahrnehmungsübungen, Atemtechniken und geführte Visualisierungen in der Natur eingesetzt werden, um die Selbstregulation zu fördern und emotionale Blockaden zu lösen. Die Gaia-Theorie liefert hierbei die theoretische Grundlage, indem sie darauf hinweist, dass der Mensch in einem dynamischen Austausch mit seiner natürlichen Umgebung steht und dass diese Wechselwirkungen entscheidend für die Gesundheit und das Wohlbefinden sind.

Ein zentraler Aspekt der Integration von somatischen und psychologischen Prinzipien ist die Förderung des Körperbewusstseins und der emotionalen Achtsamkeit. Körperbewusstsein bedeutet, die subtilen Signale des Körpers wahrzunehmen und zu interpretieren, während emotionale Achtsamkeit darauf abzielt, die eigenen emotionalen Reaktionen ohne Urteil zu beobachten und zu regulieren. Gaia-basierte Ansätze betonen, dass diese beiden Prozesse eng miteinander verbunden sind und dass die Wiederherstellung des emotionalen Gleichgewichts oft über die Arbeit am Körper erfolgen kann. Wenn der Körper als Teil eines größeren natürlichen Systems verstanden wird, können diese Körper- und Geistemotionen in einen umfassenderen Kontext eingebettet werden, der die Heilung fördert. Die Natur wird dabei als eine Ressource betrachtet, die den Körper unterstützt und hilft, emotionale und psychische Prozesse auf eine Weise zu regulieren, die tiefer geht als rein kognitive Ansätze.

Die Forschung hat gezeigt, dass Gaia-basierte somatische und psychologische Ansätze besonders effektiv bei der Behandlung von stressbedingten Erkrankungen, posttraumatischen Belastungsstörungen und psychosomatischen Beschwerden sein können. Diese Ansätze fördern nicht nur die körperliche Heilung, sondern auch die emotionale Resilienz, indem sie den Menschen helfen, sich als Teil eines größeren ökologischen Systems zu verstehen. Dies schafft ein Gefühl der Zugehörigkeit und Verbundenheit, das sowohl die körperliche als auch die emotionale Heilung unterstützt. Gaia-basierte Therapien bieten somit eine ganzheitliche Methode, die die Selbstregulation fördert, indem sie den Körper und den Geist in Einklang mit den natürlichen Prozessen bringt.

Der ganzheitliche Charakter dieser Ansätze zeigt sich auch in der Art und Weise, wie sie präventiv wirken können. Durch die regelmäßige Praxis von somatischen und psychologischen Gaia-Prinzipien, wie Atemübungen, achtsamer Bewegung und Naturtherapie, können Menschen lernen, Stress besser zu bewältigen und ihre emotionale Stabilität aufrechtzuerhalten. Diese Präventionsstrategien unterstützen nicht nur die individuelle Gesundheit, sondern fördern auch das Bewusstsein für die Bedeutung eines harmonischen Verhältnisses zur natürlichen Umwelt. Gaia-basierte Ansätze erinnern uns daran, dass die Heilung des Einzelnen untrennbar mit der Gesundheit des Planeten verbunden ist und dass die Wiederherstellung des Gleichgewichts in beiden Bereichen eine tiefgreifende Wirkung auf das Wohlbefinden haben kann.

b) Gaia-basierte ganzheitliche Therapieansätze

Gaia-basierte ganzheitliche Therapieansätze vereinen somatische und psychologische Techniken mit der Einbindung der Natur, um den Heilungsprozess auf eine tiefgreifende und umfassende Weise zu unterstützen. Diese Therapieansätze basieren auf der Erkenntnis, dass der Mensch als Teil eines größeren natürlichen Systems betrachtet werden muss, um vollständige Heilung zu erreichen. Die Verbindung zur Natur, die in diesen Ansätzen betont wird, bietet nicht nur eine unterstützende Umgebung für die körperliche und emotionale Selbstregulation, sondern fördert auch ein tieferes Verständnis für die Interdependenz zwischen dem individuellen Wohlbefinden und der Gesundheit des gesamten Ökosystems.

Ein zentrales Prinzip Gaia-basierter ganzheitlicher Therapieansätze ist die Wiederherstellung des inneren Gleichgewichts durch die bewusste Integration von Naturerfahrungen in den Heilungsprozess. Der Aufenthalt in der Natur und das bewusste Erleben der natürlichen Umgebung sind entscheidend, um das Nervensystem zu beruhigen und den Körper in einen Zustand der Entspannung zu bringen. Zahlreiche Studien haben gezeigt, dass natürliche Umgebungen wie Wälder, Strände oder Gärten eine beruhigende Wirkung auf das Nervensystem haben und das Stressniveau senken. Gaia-basierte Ansätze nutzen diese natürliche Ressource, um den Körper in seine natürlichen Rhythmen zurückzuführen und die Selbstregulation zu fördern.

Somatische Achtsamkeit ist eine weitere Schlüsselkomponente dieser Therapieansätze. Diese Praxis umfasst das bewusste Wahrnehmen von körperlichen Empfindungen und deren Verbindung zu emotionalen Zuständen. Gaia-basierte somatische Achtsamkeit geht jedoch noch einen Schritt weiter, indem sie den Körper als Teil eines größeren ökologischen Systems betrachtet und die Aufmerksamkeit auf die Verbindung zwischen Körper und Natur lenkt. Durch das bewusste Erleben der Natur in Kombination mit somatischer Achtsamkeit können Menschen lernen, ihre körperlichen und emotionalen Zustände besser zu regulieren. Diese Praxis unterstützt die Selbstheilung, indem sie das Bewusstsein für die natürlichen Rhythmen im Körper und in der Umwelt schärft und das Gefühl der Verbundenheit mit der Natur stärkt.

Naturtherapie, die oft im Mittelpunkt Gaia-basierter Ansätze steht, bietet eine kraftvolle Möglichkeit, die heilenden Eigenschaften der Natur in den therapeutischen Prozess einzubeziehen. In der Natur zu sein, fördert nicht nur das körperliche Wohlbefinden, sondern kann auch tiefe emotionale Heilung ermöglichen. Gaia-basierte Naturtherapie nutzt gezielte Techniken wie Atemübungen, geführte Meditationen oder achtsame Bewegung, um die körperliche und emotionale Selbstregulation zu unterstützen. Diese Praktiken werden oft in natürlichen Umgebungen wie Wäldern oder am Meer durchgeführt, um die heilende Wirkung der Natur zu maximieren. Die Verbindung zur Natur wird hier als ein zentrales Element betrachtet, das dem Körper und dem Geist hilft, in einen Zustand der Balance und Harmonie zurückzufinden.

Ein weiterer wichtiger Aspekt Gaia-basierter ganzheitlicher Therapieansätze ist die Körperarbeit. Diese Praxis umfasst Techniken, die darauf abzielen, den Energiefluss im Körper zu harmonisieren und körperliche Spannungen zu lösen, die oft mit emotionalen Blockaden verbunden sind. Körperarbeit kann in Form von Massage, achtsamer Bewegung oder Körperwahrnehmungsübungen erfolgen, wobei die Integration der Natur in den Prozess entscheidend ist. Gaia-basierte Körperarbeit fördert das Bewusstsein für die natürliche Verbindung zwischen Körper und Umwelt und hilft, den Körper in einen Zustand der Entspannung und Regeneration zu bringen. Diese Praxis unterstützt nicht nur die körperliche Heilung, sondern auch die emotionale Stabilität, indem sie das Nervensystem beruhigt und das innere Gleichgewicht wiederherstellt.

Eine zentrale Annahme dieser ganzheitlichen Therapieansätze ist, dass Heilung nicht nur durch kognitive oder verbale Interventionen erreicht werden kann, sondern dass der Körper und die Natur als aktive Partner im Heilungsprozess betrachtet werden müssen. Gaia-basierte Ansätze fördern die Selbstregulation, indem sie den Körper und den Geist in Einklang mit den natürlichen Prozessen bringen, die in der Umwelt ablaufen. Die Synchronisierung mit den natürlichen Rhythmen der Erde wird als eine Methode zur Wiederherstellung des inneren Gleichgewichts betrachtet, das durch Stress, Traumata oder emotionale Belastungen gestört wurde.

Die Forschung hat gezeigt, dass Gaia-basierte ganzheitliche Therapien besonders effektiv bei der Behandlung von stressbedingten Erkrankungen, Angststörungen und posttraumatischen Belastungsstörungen sind. Diese Ansätze fördern nicht nur die körperliche Heilung, sondern auch die emotionale Resilienz, indem sie den Menschen helfen, sich als Teil eines größeren, lebendigen Systems zu verstehen. Diese Erkenntnis fördert ein tiefes Gefühl der Zugehörigkeit und Verbundenheit, das sowohl die körperliche als auch die emotionale Heilung unterstützt.

In der Praxis umfassen Gaia-basierte ganzheitliche Therapieansätze eine Kombination aus Naturtherapie, somatischer Achtsamkeit und Körperarbeit. Diese Ansätze zielen darauf ab, eine tiefe und nachhaltige Heilung zu fördern, indem sie Körper, Geist und Natur als miteinander verbundene Elemente betrachten. Die Integration dieser Techniken bietet eine ganzheitliche Methode zur Förderung der Gesundheit, die weit über traditionelle therapeutische Ansätze hinausgeht und den Menschen in seiner Gesamtheit betrachtet. Indem Körper, Geist und Natur in den Heilungsprozess einbezogen werden, kann eine tiefere und nachhaltigere Form der Heilung erreicht werden, die sowohl das individuelle Wohlbefinden als auch die Gesundheit des gesamten Ökosystems fördert.

c) Körper-Geist-Praktiken in der Naturtherapie

Körper-Geist-Praktiken in der Naturtherapie setzen auf die heilende Kraft der Natur, um sowohl das körperliche als auch das emotionale Wohlbefinden zu fördern. Diese Ansätze basieren auf der Erkenntnis, dass der Mensch in enger Wechselwirkung mit seiner natürlichen Umgebung steht und dass diese Verbindung genutzt werden kann, um den Heilungsprozess zu unterstützen. Gaia-basierte Naturtherapie integriert Körper und Geist in einer Weise, die auf die natürlichen Rhythmen und Prozesse der Umwelt abgestimmt ist. Diese Integration fördert die Selbstheilung und stärkt die Resilienz gegenüber Stress und emotionalen Herausforderungen.

Achtsame Bewegung ist eine zentrale Praxis in der Gaia-basierten Naturtherapie. Bewegungen wie achtsames Gehen, Yoga oder Tai Chi werden in natürlichen Umgebungen ausgeführt, um den Körper mit den Rhythmen der Natur zu synchronisieren. Durch das bewusste Erleben von Bewegung im Einklang mit der Umgebung wird der Energiefluss im Körper harmonisiert, und Spannungen werden auf sanfte Weise gelöst. Diese achtsamen Bewegungspraktiken helfen, das Nervensystem zu beruhigen und fördern das Bewusstsein für die Verbindung zwischen Körper, Geist und Natur. Die natürliche Umgebung wirkt dabei unterstützend, indem sie sensorische Reize liefert, die das Gefühl der Erdung und des Gleichgewichts verstärken.

Atemübungen in der Natur sind eine weitere wirkungsvolle Methode zur Förderung der Körper-Geist-Integration. Atemtechniken wie tiefes, langsames Atmen können helfen, das parasympathische Nervensystem zu aktivieren, das für Ruhe und Erholung zuständig ist. Wenn diese Atemübungen in einer natürlichen Umgebung praktiziert werden, verstärkt sich der beruhigende Effekt durch die natürliche Umgebung. Die frische Luft, die beruhigenden Geräusche der Natur und die visuellen Eindrücke tragen dazu bei, den Körper in einen Zustand der Entspannung zu versetzen und das emotionale Gleichgewicht wiederherzustellen. Gaia-basierte Ansätze in der Naturtherapie legen besonderen Wert auf diese Synchronisierung von Atem und Natur, um die Selbstregulation und das Wohlbefinden zu fördern.

Meditative Techniken in der Natur, wie Naturmeditationen oder achtsame Naturbeobachtung, sind ebenfalls wesentliche Bestandteile Gaia-basierter Körper-Geist-Praktiken. Diese Techniken zielen darauf ab, die Aufmerksamkeit auf den gegenwärtigen Moment zu lenken und die natürliche Umgebung bewusst wahrzunehmen. Indem der Geist auf die Sinneseindrücke der Natur gerichtet wird – sei es durch das Beobachten von Bäumen im Wind, das

Lauschen der Vögel oder das Spüren von Sonnenstrahlen auf der Haut – wird das Bewusstsein für die Verbundenheit mit der Umwelt gestärkt. Diese meditativen Techniken fördern nicht nur die mentale Klarheit, sondern auch die emotionale Stabilität, indem sie den Geist beruhigen und das Nervensystem unterstützen.

Gaia-basierte Naturtherapie sieht den Körper als integralen Bestandteil eines größeren ökologischen Systems. Dieses Verständnis trägt dazu bei, dass die körperliche Heilung nicht isoliert vom Geist oder der Umwelt betrachtet wird. Vielmehr wird betont, dass der Körper in ständiger Wechselwirkung mit seiner Umgebung steht und dass diese Interaktionen genutzt werden können, um das körperliche und emotionale Gleichgewicht wiederherzustellen. Körper-Geist-Praktiken in der Naturtherapie greifen auf dieses ganzheitliche Verständnis zurück, indem sie den Heilungsprozess durch die Integration von Naturerfahrungen und körperlicher Achtsamkeit intensivieren.

Die Forschung unterstützt die Wirksamkeit dieser Ansätze. Studien zeigen, dass der Aufenthalt in der Natur das Stressniveau signifikant senken kann und dass Naturerfahrungen eine positive Wirkung auf das Nervensystem haben. Menschen, die regelmäßig Zeit in der Natur verbringen und achtsame Körper-Geist-Praktiken integrieren, berichten oft von einem gesteigerten Gefühl der emotionalen Stabilität, einer verbesserten körperlichen Gesundheit und einer tieferen Verbindung zur Natur. Diese Erkenntnisse unterstreichen die Bedeutung der Gaia-basierten Naturtherapie, die Körper und Geist als miteinander verbundene Elemente in einem größeren natürlichen System betrachtet.

d) Ganzheitliche Heilung durch die Verbindung mit Gaia

Ganzheitliche Heilung durch die Verbindung mit Gaia basiert auf der tiefen Überzeugung, dass körperliche, geistige und spirituelle Gesundheit untrennbar miteinander verbunden sind und in ständiger Wechselwirkung stehen. Gaia-basierte Therapieansätze betrachten den Menschen als Teil eines größeren, lebendigen und sich selbst regulierenden Systems, das die gesamte Erde und ihre natürlichen Prozesse umfasst. Diese ganzheitliche Perspektive fördert die Heilung auf allen Ebenen des menschlichen Daseins, indem sie Körper, Geist und Natur als integrale Bestandteile des Heilungsprozesses einbezieht.

Der Begriff „ganzheitliche Heilung" geht über die Behandlung von Symptomen hinaus und zielt darauf ab, das Gleichgewicht und die Harmonie im gesamten Individuum wiederherzustellen. Gaia-basierte Ansätze betonen, dass Heilung nicht isoliert vom Rest der Welt geschehen kann, sondern dass sie im Einklang mit den natürlichen Rhythmen und Prozessen der Erde erfolgen muss. Die Gaia-Theorie, die die Erde als ein dynamisches und sich selbst regulierendes System beschreibt, bietet ein Modell für dieses Verständnis von Heilung, bei dem der Mensch als Teil eines größeren ökologischen Netzwerks gesehen wird. Dieses Netzwerk umfasst nicht nur den physischen Körper, sondern auch den Geist und die spirituelle Verbindung zur Natur.

In der Praxis bedeutet dies, dass Gaia-basierte Therapieansätze eine breite Palette von Techniken und Praktiken umfassen, die darauf abzielen, den Menschen wieder in Verbindung mit der Natur zu bringen. Dazu gehören somatische Übungen, achtsame Bewegung, Atemtechniken, Naturtherapie und spirituelle Praktiken, die alle darauf ausgerichtet sind, das innere Gleichgewicht wiederherzustellen und die Selbstheilungskräfte des Körpers zu aktivieren. Der Kern dieser Ansätze liegt in der Idee, dass der Mensch, wenn er sich mit den natürlichen Prozessen synchronisiert, eine tiefere und nachhaltigere Heilung erfahren kann.

Atemübungen, die in natürlichen Umgebungen praktiziert werden, sind ein Beispiel für eine Gaia-basierte Technik, die sowohl körperliche als auch geistige Gesundheit fördert. Der Atem, der als Brücke zwischen Körper und Geist fungiert, kann in der Natur tiefer und bewusster erlebt werden. Die frische Luft, die Ruhe der Umgebung und die rhythmischen Bewegungen der Natur verstärken die Wirkung von Atemtechniken und helfen, das Nervensystem zu beruhigen, den Geist zu klären und die emotionale Stabilität zu fördern. Gaia-basierte Atemtechniken zielen darauf ab, den Menschen in den natürlichen Rhythmus der Erde einzubetten, was zu einer tiefen Entspannung und Regeneration führt.

Naturtherapie spielt eine zentrale Rolle in Gaia-basierten ganzheitlichen Ansätzen. Der direkte Kontakt mit der Natur, sei es durch Spaziergänge in Wäldern, das Sitzen am Meer oder das Verweilen in Gärten, hat nachweislich positive Auswirkungen auf das körperliche und geistige Wohlbefinden. Studien zeigen, dass Naturerfahrungen das Stressniveau senken, das Immunsystem stärken und das emotionale Gleichgewicht verbessern können. Gaiabasierte Naturtherapie geht jedoch über das bloße Verweilen in der Natur hinaus. Sie integriert gezielte Übungen, die das Bewusstsein für die eigene Verbindung zur Umwelt fördern und helfen, das innere Gleichgewicht wiederherzustellen. Diese Therapieform nutzt die heilende Kraft der Natur, um den Körper zu entspannen, den Geist zu beruhigen und die spirituelle Verbindung zur Erde zu stärken.

Achtsame Bewegung, wie Yoga, Tai Chi oder Qigong, in der Natur fördert die Integration von Körper, Geist und Natur. Diese Bewegungspraktiken harmonisieren den Energiefluss im Körper und stärken das Bewusstsein für die Verbindung zur Umgebung. Wenn diese Praktiken in natürlichen Umgebungen ausgeführt werden, wird die Wirkung verstärkt, da die Natur eine zusätzliche Quelle der Ruhe und Erdung bietet. Die Bewegungen selbst können mit den natürlichen Rhythmen synchronisiert werden, etwa durch das Nachahmen des sanften Wiegen von Bäumen oder das Fließen von Wasser. Diese Art der Bewegung bringt den Körper in Einklang mit der Natur und unterstützt eine tiefere körperliche und geistige Heilung.

Spirituelle Praktiken, die auf Gaia-basierten Prinzipien beruhen, betonen die Verbindung des Menschen zur Erde als spirituelle Entität. Diese Praktiken können Meditationen umfassen, die sich auf das Erleben der Erde als lebendiges Wesen konzentrieren, sowie Rituale, die die Verbindung zur Natur zelebrieren. Gaia-basierte spirituelle Praktiken fördern das Bewusstsein für die wechselseitige Beziehung zwischen Mensch und Natur und betonen, dass spirituelle Heilung durch die Wiederherstellung dieser Verbindung erreicht werden kann. Diese Perspektive fördert ein tiefes Gefühl der Zugehörigkeit und des Einsseins mit der Erde, was zu einer tiefgreifenden Transformation und Heilung auf allen Ebenen führen kann.

Die Forschung unterstützt die Effektivität dieser ganzheitlichen Ansätze, indem sie zeigt, dass Menschen, die regelmäßig Zeit in der Natur verbringen und Gaia-basierte Körper-Geist-Praktiken integrieren, eine verbesserte physische und emotionale Gesundheit erleben. Die positive Wirkung der Natur auf das Nervensystem, das Immunsystem und die emotionale Resilienz ist gut dokumentiert. Diese Erkenntnisse unterstreichen die Bedeutung der Gaia-basierten ganzheitlichen Heilung, die Körper, Geist und Natur als miteinander verbundene Elemente betrachtet und darauf abzielt, das Gleichgewicht in allen Bereichen des Lebens wiederherzustellen.

Die ganzheitliche Heilung durch die Verbindung mit Gaia geht über traditionelle therapeutische Ansätze hinaus, indem sie den Menschen als Teil eines größeren ökologischen Systems versteht. Diese Sichtweise fördert nicht nur die individuelle Gesundheit, sondern auch das Bewusstsein für die Bedeutung des harmonischen Zusammenspiels zwischen Mensch und Natur. Indem Gaia-basierte Therapieansätze Körper, Geist und Natur in den Heilungsprozess einbeziehen, wird eine tiefere und nachhaltigere Form der Heilung ermöglicht, die das individuelle Wohlbefinden und die Gesundheit des Planeten gleichermaßen fördert.

e) Forschung zur Ganzheitstherapie und Gaia

Die Forschung zur Ganzheitstherapie und Gaia hat in den letzten Jahren an Bedeutung gewonnen, da das Interesse an ganzheitlichen Ansätzen zur Förderung der psychischen und physischen Gesundheit stetig wächst. Diese Forschung untersucht, wie die Integration von Körper, Geist und Natur zur Stärkung der Selbstregulation und zur Förderung des allgemeinen Wohlbefindens beitragen kann. Die Gaia-Theorie, die die Erde als lebendiges, selbstregulierendes System betrachtet, bietet eine wertvolle Grundlage für das Verständnis von Heilungsprozessen, die nicht isoliert, sondern als Teil eines größeren ökologischen Kontextes betrachtet werden. Die Ergebnisse dieser Studien legen nahe, dass Gaia-basierte ganzheitliche Ansätze nicht nur das individuelle Wohlbefinden fördern, sondern auch neue therapeutische Methoden ermöglichen, die tiefer in die Dynamik der menschlichen Erfahrung und ihrer Verbindung zur Natur eingreifen.

Zahlreiche Studien haben gezeigt, dass die Integration von Naturerfahrungen in die Therapie sowohl psychische als auch physische Vorteile bietet. Eine wachsende Anzahl von Forschungen zur sogenannten „Ökotherapie" oder „Naturtherapie" deutet darauf hin, dass der Aufenthalt in der Natur signifikante positive Effekte auf das Nervensystem hat. Menschen, die regelmäßig Zeit im Freien verbringen, erleben eine Reduktion von Stresshormonen wie Cortisol, eine Senkung des Blutdrucks und eine verbesserte Herzfrequenzvariabilität, was auf eine stärkere Aktivierung des parasympathischen Nervensystems hinweist. Diese physiologischen Veränderungen tragen nicht nur zur körperlichen Gesundheit bei, sondern fördern auch die emotionale Stabilität und Resilienz gegenüber Stress. Gaia-basierte Ganzheitstherapie nutzt diese natürlichen Effekte gezielt, um die Selbstregulation des Körpers zu unterstützen und das emotionale Gleichgewicht wiederherzustellen.

Eine zentrale Erkenntnis dieser Forschung ist die Bedeutung der Natur für die psychische Gesundheit. Studien im Bereich der Umweltpsychologie haben gezeigt, dass der Kontakt mit natürlichen Umgebungen das Gefühl von Wohlbefinden, Zufriedenheit und Zugehörigkeit verstärkt.

Diese Effekte sind besonders bei Menschen ausgeprägt, die in städtischen Gebieten leben und unter einem Mangel an natürlicher Umgebung leiden. Gaia-basierte Ansätze zur Ganzheitstherapie betonen, dass die Wiederherstellung der Verbindung zur Natur ein entscheidender Faktor für die Förderung der psychischen Gesundheit ist. Der Aufenthalt in natürlichen Umgebungen wirkt als Gegenmittel zu den stressigen und oft entfremdenden Bedingungen des modernen Lebens und hilft, ein tiefes Gefühl der Ruhe und Erdung zu entwickeln.

Ein weiterer Schwerpunkt der Forschung zur Ganzheitstherapie und Gaia liegt auf der Integration von Körper-Geist-Praktiken in die Naturtherapie. Diese Ansätze kombinieren Techniken wie achtsame Bewegung, Atemübungen und Körperwahrnehmung mit Naturerfahrungen, um die Heilung zu vertiefen. Eine Studie zur Wirksamkeit von Waldtherapie (Shinrin Yoku) zeigte, dass Teilnehmer, die sich regelmäßig in Wäldern aufhielten und dabei achtsame Körper-Geist-Praktiken integrierten, eine signifikante Verbesserung ihrer psychischen Gesundheit und eine erhöhte Widerstandsfähigkeit gegenüber Stress und Angstzuständen erlebten. Diese Ergebnisse deuten darauf hin, dass die Kombination von somatischen und psychologischen Techniken mit Naturerfahrungen eine effektive Methode zur Förderung der ganzheitlichen Gesundheit ist.

Die Forschung zeigt auch, dass Gaia-basierte Ganzheitstherapieansätze besonders wirksam bei der Behandlung von psychosomatischen Beschwerden sind. Psychosomatische Störungen, bei denen körperliche Symptome durch emotionale oder psychische Belastungen verursacht oder verstärkt werden, sprechen gut auf Therapien an, die sowohl den Körper als auch den Geist in den Heilungsprozess einbeziehen. Studien zur Naturtherapie und Körperarbeit haben gezeigt, dass diese Ansätze dazu beitragen, körperliche Spannungen zu lösen, die oft als Ausdruck von emotionalem Stress oder ungelösten Traumata auftreten. Gaia-basierte Ganzheitstherapie nutzt gezielte Körperarbeitstechniken, um den Energiefluss im Körper zu harmonisieren und emotionale Blockaden zu lösen, was sowohl die körperliche Heilung als auch die emotionale Stabilität unterstützt.

Ein weiterer Bereich der Forschung zur Ganzheitstherapie und Gaia befasst sich mit den spirituellen Aspekten der Heilung. Gaia-basierte Therapieansätze betonen, dass spirituelle Gesundheit ein wesentlicher Bestandteil des ganzheitlichen Wohlbefindens ist. Studien haben gezeigt, dass Menschen, die eine starke spirituelle Verbindung zur Natur haben, eine höhere Lebenszufriedenheit und eine bessere psychische Gesundheit berichten. Diese spirituelle Verbindung kann durch Praktiken wie Naturmeditationen, achtsame Naturbeobachtung oder Rituale, die die Verbindung zur Erde zelebrieren, gestärkt werden. Diese Praktiken fördern das Bewusstsein für die tiefe Verbundenheit zwischen Mensch und Natur und helfen, ein Gefühl von Sinn und Zugehörigkeit zu entwickeln, das die Heilung auf einer tieferen Ebene unterstützt.

Die Forschung zur Ganzheitstherapie und Gaia trägt auch zur Entwicklung neuer therapeutischer Methoden bei, die die Ganzheit von Körper, Geist und Natur in den Mittelpunkt stellen. Diese Methoden gehen über traditionelle therapeutische Ansätze hinaus, indem sie den Menschen als integralen Teil eines lebendigen Systems betrachten, das auf natürlichen Rhythmen und Prozessen basiert. Die Einbeziehung von Naturerfahrungen und die Betonung der Körper-Geist-Verbindung eröffnen neue Möglichkeiten für die Therapie, insbesondere für Menschen, die unter chronischem Stress, Angstzuständen oder psychosomatischen Beschwerden leiden. Gaia-basierte Ganzheitstherapie bietet eine umfassende und tiefgreifende Heilungsmethode, die sowohl das individuelle Wohlbefinden als auch das Bewusstsein für die Bedeutung der Verbindung zur Natur fördert.

Diese Forschung liefert eine solide Grundlage für die Integration von Gaia-basierten Ansätzen in die klinische Praxis und unterstützt die Idee, dass Heilung am effektivsten ist, wenn sie alle Aspekte des menschlichen Daseins einbezieht – Körper, Geist und die Verbindung zur Natur. Gaia-basierte Ganzheitstherapieansätze ermöglichen eine tiefere Heilung, indem sie die Selbstregulation fördern, die körperliche und emotionale Gesundheit unterstützen und die spirituelle Verbindung zur Umwelt stärken.

Quellen und Literaturverzeichnis

James Lovelock: The Revenge of Gaia: Earth's Climate Crisis and the Fate of Humanity
ISBN: 978-0465041688

James Lovelock: Gaia: A New Look at Life on Earth
ISBN: 978-0192862181

Stephan Harding: Animate Earth: Science, Intuition and Gaia
ISBN: 978-1900322547

Lynn Margulis: Symbiotic Planet: A New Look at Evolution
ISBN: 978-0465015689

Fritjof Capra: The Web of Life: A New Scientific Understanding of Living Systems
ISBN: 978-0385476768

Joanna Macy und Chris Johnstone: Active Hope: How to Face the Mess We're in without Going Crazy
ISBN: 978-1577319726

Arne Naess: Ecology, Community and Lifestyle: Outline of an Ecosophy
ISBN: 978-0521348737

Richard Heinberg: The End of Growth: Adapting to Our New Economic Reality
ISBN: 978-0865716957

Bill McKibben: Eaarth: Making a Life on a Tough New Planet

ISBN: 978-0805090567

David Abram: The Spell of the Sensuous: Perception and Language in a More-Than-Human World

ISBN: 978-0679776390

James Lovelock: The Vanishing Face of Gaia: A Final Warning

ISBN: 978-0465015498

Timothy Morton: The Ecological Thought

ISBN: 978-0674064225

Jeremy Rifkin: The Third Industrial Revolution: How Lateral Power is Transforming Energy, the Economy, and the World

ISBN: 978-0230341975

Thomas Berry: The Great Work: Our Way into the Future

ISBN: 978-0609804995

David Korten: The Great Turning: From Empire to Earth Community

ISBN: 978-1887208075

Alastair McIntosh: Hell and High Water: Climate Change, Hope and the Human Condition

ISBN: 978-1841586172

Paul Hawken: Blessed Unrest: How the Largest Movement in the World Came into Being and Why No One Saw It Coming

ISBN: 978-0143113652

Vandana Shiva: Earth Democracy: Justice, Sustainability, and Peace

ISBN: 978-0896087453

Naomi Klein: This Changes Everything: Capitalism vs. The Climate

ISBN: 978-1451697384

Gus Speth: The Bridge at the Edge of the World: Capitalism, the Environment, and Crossing from Crisis to Sustainability

ISBN: 978-0300151152

Richard Louv: Last Child in the Woods: Saving Our Children from Nature-Deficit Disorder

ISBN: 978-1565126053

Gabor Maté: When the Body Says No: Understanding the Stress-Disease Connection

ISBN: 978-0470923351

Joanna Macy: World as Lover, World as Self: Courage for Global Justice and Ecological Renewal

ISBN: 978-1888375882

Peter Levine: Waking the Tiger: Healing Trauma

ISBN: 978-1556432330

Robert Scaer: The Trauma Spectrum: Hidden Wounds and Human Resiliency

ISBN: 978-0393704508

Bessel van der Kolk: The Body Keeps the Score: Brain, Mind, and Body in the Healing of Trauma

ISBN: 978-0143127741

Judith Herman: Trauma and Recovery: The Aftermath of Violence - From Domestic Abuse to Political Terror

ISBN: 978-0465061716

Rachel Yehuda: Trauma and Stressor-Related Disorders

ISBN: 978-0199395125

Stephen W. Porges: The Polyvagal Theory: Neurophysiological Foundations of Emotions, Attachment, Communication, and Self-Regulation

ISBN: 978-0393707004

Daniel J. Siegel: Mindsight: The New Science of Personal Transformation

ISBN: 978-0553386394

Rick Hanson: Resilient: How to Grow an Unshakable Core of Calm, Strength, and Happiness

ISBN: 978-0451498847

Kelly McGonigal: The Upside of Stress: Why Stress Is Good for You, and How to Get Good at It

ISBN: 978-1101982938

Erica F. Wood: Health Psychology: Biopsychosocial Interactions

ISBN: 978-1119585630

David Spiegel: Living Beyond Limits: New Hope and Help for Facing Life-Threatening Illness

ISBN: 978-0446516115

Gabor Maté: In the Realm of Hungry Ghosts: Close Encounters with Addiction

ISBN: 978-1556438806

Irvin D. Yalom: The Gift of Therapy: An Open Letter to a New Generation of Therapists and Their Patients

ISBN: 978-0060938112

Carl G. Jung: Man and His Symbols

ISBN: 978-0440351835

Jon Kabat-Zinn: Full Catastrophe Living: Using the Wisdom of Your Body and Mind to Face Stress, Pain, and Illness

ISBN: 978-0345536938

Bruce Lipton: The Biology of Belief: Unleashing the Power of Consciousness, Matter & Miracles

ISBN: 978-1401923129

Daniel J. Siegel: The Developing Mind: How Relationships and the Brain Interact to Shape Who We Are

ISBN: 978-1462542758

Catherine Malabou: The Ontology of the Accident: An Essay on Destructive Plasticity

ISBN: 978-0745652610

David Servan-Schreiber: The Instinct to Heal: Curing Depression, Anxiety and Stress Without Drugs and Without Talk Therapy

ISBN: 978-1594861581

Susan Hart: Brain, Attachment, Personality: An Introduction to Neuroaffective Development

ISBN: 978-1780490223

Joan Borysenko: Minding the Body, Mending the Mind

ISBN: 978-0738203411

Marsha M. Linehan: Cognitive-Behavioral Treatment of Borderline Personality Disorder

ISBN: 978-0898621839

Richard C. Schwartz: Internal Family Systems Therapy

ISBN: 978-1462541461

Tara Brach: Radical Acceptance: Embracing Your Life With the Heart of a Buddha

ISBN: 978-0553380996

Patricia Ogden: Trauma and the Body: A Sensorimotor Approach to Psychotherapy

ISBN: 978-0393704577

1. University of California, Berkeley (UC Berkeley)

Zentrum: The Environmental Science, Policy, and Management Department (ESPM)

Relevante Programme:

Master in Environmental Science, Policy, and Management

Ph.D. in Environmental Psychology

Forschungsschwerpunkte: Umweltpsychologie, ökologische Resilienz, nachhaltige Entwicklung

Adresse: Berkeley, CA 94720, USA

Telefon: +1 510-642-6000

Website: berkeley.edu

2. Stanford University

Zentrum: Stanford Woods Institute for the Environment

Relevante Programme:

Master in Environmental Studies

Ph.D. in Psychology (Fokus: ökologische Psychologie und Verhalten)

Forschungsschwerpunkte: Klimawandel, Umweltgesundheit, menschliches Verhalten und Nachhaltigkeit

Adresse: Stanford, CA 94305, USA

Telefon: +1 650-723-2300

Website: stanford.edu

3. Yale University

Zentrum: Yale School of the Environment (YSE)

Relevante Programme:

Master of Environmental Management (MEM)

Ph.D. in Environmental Science

Forschungsschwerpunkte: Nachhaltige Entwicklung, globale Umweltpolitik, ökologische Resilienz

Adresse: New Haven, CT 06511, USA

Telefon: +1 203-432-4771

Website: environment.yale.edu

4. University of Cambridge

Zentrum: Cambridge Conservation Initiative (CCI)

Relevante Programme:

MPhil in Conservation Leadership

Ph.D. in Environmental Science

Forschungsschwerpunkte: Biodiversität, Umweltpolitik, ökologische Heilung

Adresse: Cambridge, CB2 1TN, Vereinigtes Königreich

Telefon: +44 1223 337733

Website: cam.ac.uk

5. Harvard University

Zentrum: Harvard T.H. Chan School of Public Health, Center for Climate, Health, and the Global Environment (C-CHANGE)

Relevante Programme:

Master of Public Health (Fokus: Umweltgesundheit)

Ph.D. in Environmental Health

Forschungsschwerpunkte: Klimawandel und Gesundheit, ökologische Resilienz, globale Umweltgesundheit

Adresse: Boston, MA 02115, USA

Telefon: +1 617-495-1000

Website: harvard.edu

6. University of Oxford

Zentrum: Environmental Change Institute (ECI)

Relevante Programme:

MSc in Environmental Change and Management

Ph.D. in Environmental Studies

Forschungsschwerpunkte: Klimaforschung, nachhaltige Entwicklung, ökologische Widerstandsfähigkeit

Adresse: Oxford OX1 2JD, Vereinigtes Königreich

Telefon: +44 1865 270000

Website: ox.ac.uk

7. University of Colorado Boulder

Zentrum: Center for Science and Technology Policy Research

Relevante Programme:

MS in Environmental Studies

Ph.D. in Environmental Sociology

Forschungsschwerpunkte: Klimapolitik, ökologische Resilienz, Umweltsoziologie

Adresse: Boulder, CO 80309, USA

Telefon: +1 303-492-1411

Website: colorado.edu

8. University of Washington

Zentrum: EarthLab

Relevante Programme:

Master of Environmental Health

Ph.D. in Environmental and Occupational Health Sciences

Forschungsschwerpunkte: Umweltgesundheit, Klimawandelanpassung, ökologische Resilienz

Adresse: Seattle, WA 98195, USA

Telefon: +1 206-543-2100

Website: washington.edu

9. Australian National University (ANU)
Zentrum: Fenner School of Environment and Society
Relevante Programme:
Master of Climate Change
Ph.D. in Environmental Science
Forschungsschwerpunkte: Klimawandel, ökologische Heilung, Umweltpolitik
Adresse: Canberra, ACT 2601, Australien
Telefon: +61 2 6125 5111
Website: anu.edu.au

10. University of Toronto
Zentrum: School of the Environment
Relevante Programme:
Master of Environmental Science
Ph.D. in Environmental Studies
Forschungsschwerpunkte: Umweltpsychologie, ökologische Heilung, nachhaltige Städte
Adresse: Toronto, ON M5S 1A1, Kanada
Telefon: +1 416-978-2011
Website: utoronto.ca

Impressum
Titel: Gaia und die Psychologie der Selbstheilung
Die Verbindung von Natur, Geist und
Körper als Weg zur inneren Balance
Band 1
Autor: S. Nic Lawrenz
Herausgeber: Krisenintervention Nordrhein Westfalen
Verlag: CAMPUS der Krisenintervention NRW
ISBN: 9798336695632
1. Auflage
Veröffentlichungsdatum: August 2024
Verlagsadresse: Krisenintervention NRW Pressestelle Nord
to CAMPUS
Hauptstraße 30
48432 Rheine
presse [at] krisenintervention.nrw
www.krisenintervention.nrw